U0746185

全国高等职业教育口腔医学／口腔医学技术专业"十三五"规划教材·

# 口腔内科学

（供口腔医学、口腔医学技术专业使用）

主　编　熊均平　王新萍
副主编　蔡成莲　余光生　王家霞　孙建欣
编　委　（以姓氏笔画为序）
　　　　王家霞（山东医学高等专科学校）
　　　　王琴秀（兰州市口腔医院）
　　　　王新萍（安阳职业技术学院）
　　　　付　娟（河南护理职业学院）
　　　　朱兰兰（重庆医药高等专科学校）
　　　　刘彦杰（漯河医学高等专科学校）
　　　　孙建欣（邢台医学高等专科学校）
　　　　李　钊（南阳医学高等专科学校）
　　　　李美静（菏泽医学专科学校）
　　　　余光生（安徽中医药高等专科学校）
　　　　陈罗曼（安徽中医药高等专科学校）
　　　　徐庚池（菏泽医学专科学校）
　　　　蔡成莲（遵义医药高等专科学校）
　　　　熊均平（漯河医学高等专科学校）

中国健康传媒集团
中国医药科技出版社

# 内 容 提 要

本教材为"全国高等职业教育口腔医学专业/口腔医学技术专业'十三五'规划教材"之一,系根据本套教材的编写指导思想和原则要求,结合口腔医学专业培养目标和本课程的教学目标、内容与任务要求编写而成。本教材具有专业针对性强、紧密结合新时代行业要求和社会用人需求、与口腔执业助理医师考试和口腔职业技能鉴定相对接等特点;内容包括口腔内科检查及病历记录、牙体牙髓病、儿童牙病和老年牙病、牙周病、口腔黏膜病和口腔内科学实训指导6部分。本教材为书网融合教材,即纸质教材有机融合电子教材、教学配套资源(PPT、微课、视频、图片等)、题库系统、数字化教学服务(在线教学、在线作业、在线考试),主要供口腔医学专业和口腔医学技术专业师生使用,也可作为口腔医务工作者参考用书。

## 图书在版编目(CIP)数据

口腔内科学 / 熊均平,王新萍主编 . — 北京:中国医药科技出版社,2019.12

全国高等职业教育口腔医学 / 口腔医学技术专业"十三五"规划教材

ISBN 978-7-5214-1439-4

Ⅰ.①口… Ⅱ.①熊… ②王… Ⅲ.①口腔科学—内科学—高等职业教育—教材 Ⅳ.① R781

中国版本图书馆 CIP 数据核字(2019)第 266863 号

**美术编辑** 陈君杞

**版式设计** 古今方圆

出版 **中国健康传媒集团** │ 中国医药科技出版社

地址 北京市海淀区文慧园北路甲 22 号

邮编 100082

电话 发行:010-62227427 邮购:010-62236938

网址 www.cmstp.com

规格 889×1194mm $\frac{1}{16}$

印张 29 $\frac{3}{4}$

字数 651 千字

版次 2019 年 12 月第 1 版

印次 2019 年 12 月第 1 次印刷

印刷 北京市密东印刷有限公司

经销 全国各地新华书店

书号 ISBN 978-7-5214-1439-4

定价 **79.00** 元

获取新书信息、投稿、为图书纠错,请扫码联系我们。

# 数字化教材编委会

主　编　熊均平　王新萍

副主编　蔡成莲　余光生　王家霞　孙建欣

编　委　（以姓氏笔画为序）

王家霞（山东医学高等专科学校）

王琴秀（兰州市口腔医院）

王新萍（安阳职业技术学院）

付　娟（河南护理职业学院）

朱兰兰（重庆医药高等专科学校）

刘彦杰（漯河医学高等专科学校）

孙建欣（邢台医学高等专科学校）

李　钊（南阳医学高等专科学校）

李美静（菏泽医学专科学校）

余光生（安徽中医药高等专科学校）

陈罗曼（安徽中医药高等专科学校）

徐庚池（菏泽医学专科学校）

蔡成莲（遵义医药高等专科学校）

熊均平（漯河医学高等专科学校）

# 全国高等职业教育口腔医学/口腔医学技术专业"十三五"规划教材

# 出版说明

为深入贯彻《现代职业教育体系建设规划（2014－2020年）》以及《医药卫生中长期人才发展规划（2011－2020年）》文件的精神，满足高等职业教育口腔医学/口腔医学技术专业培养目标和其主要职业能力的要求，不断提升人才培养水平和教育教学质量，在教育部及国家药品监督管理局的领导和指导下，在本套教材建设指导委员会主任委员王斌教授等专家的指导和顶层设计下，中国医药科技出版社组织全国60余所高职高专院校及附属医疗机构近130余名专家、教师历时1年多精心编撰了"全国高等职业教育口腔医学/口腔医学技术专业'十三五'规划教材"。本套教材包括高等职业教育口腔医学/口腔医学技术专业理论课程主干教材共计10门，主要供全国高等职业教育口腔医学/口腔医学技术专业教学使用。

本套教材定位清晰、特色鲜明，主要体现在以下方面。

**一、紧扣培养目标，满足职业标准和岗位要求**

口腔医学专业高等职业教育的培养目标是培养能够面向口腔医疗机构的助理医师或医师助手等高素质、实用型医学专门人才，即掌握口腔医学、基础医学和临床医学的基本理论知识，具备口腔临床工作的主要技术技能，能够从事口腔常见病、多发病的基本诊疗和预防工作；口腔医学技术专业高等职业教育的培养目标是培养能适应口腔修复制作行业需要的高素质、技能型专门人才，即具有与专业相适应的基础理论与专业技能，能运用现代技术和手段进行各种口腔修复体制作。本套教材的编写以高等职业教育口腔医学/口腔医学技术专业培养目标为导向，对接职业标准和岗位要求，为培养口腔医学/口腔医学技术专业高素质、技能型专门人才提供教学蓝本。

**二、体现口腔医学/口腔医学技术专业特色**

本套教材在专业思想、专业知识、专业工作方法和技能上体现口腔医学/口腔医学技术专业特色。基础课、专业基础课教材的内容注重与专业课教材内容对接；口腔医学专业课教材内容与口腔临床岗位对接，着重强调符合基层口腔临床岗位需求及全科医生口腔助理医师培养需求；口腔医学技术专业课教材内容与行业及企业标准、职业资格标准衔接，着重强调符合行业需要及职业能力培养需要。

**三、对接口腔执业助理医师和口腔医学技术初级（士）卫生专业技术资格考试**

本套教材中，涉及口腔执业助理医师和口腔医学技术初级（士）卫生专业技术资格考试的课程内容紧密对接《口腔执业助理医师资格考试大纲》《口腔医学技术初级（士）考试大纲》，并在教材中插入相关"考点提示"，有助于学生复习考试，提升考试通过率。

**四、书网融合，使教与学更便捷更轻松**

全套教材为书网融合教材，即纸质教材与数字教材、配套教学资源、题库系统、数字化教学服务有机融合。通过"一书一码"的强关联，为读者提供全免费增值服务。按教材封底的提示激活教材后，读者可通过PC、手机阅读电子教材和配套课程资源（PPT、微课、视频等），并可在线进行同步练习，实时反馈答案和解析。同时，读者也可以直接扫描书中二维码，阅读与教材内容关联的课程资源，从而丰富学习体验，使学习更便捷。教师可通过 PC 在线创建课程，与学生互动，开展在线课程内容定制、布置和批改作业、在线组织考试、讨论与答疑等教学活动，学生通过 PC、手机均可实现在线作业、在线考试，提升学习效率，使教与学更轻松。此外，平台尚有数据分析、教学诊断等功能，可为教学研究与管理提供技术和数据支撑。

编写出版本套高质量教材，得到了全国知名专家的精心指导和各有关院校领导与编者的大力支持，在此一并表示衷心感谢。出版发行本套教材，希望受到广大师生欢迎，并在教学中积极使用本套教材和提出宝贵意见，以便修订完善，共同打造精品教材，为促进我国高等职业教育口腔医学 / 口腔医学技术专业教育教学改革和人才培养做出积极贡献。

中国医药科技出版社
2019 年 11 月

# 全国高等职业教育口腔医学/口腔医学技术专业"十三五"规划教材

# 建设指导委员会

# 前 言
## Foreword

　　本教材为"全国高等职业教育口腔医学/口腔医学技术专业'十三五'规划教材"之一，供口腔医学专业和口腔医学技术专业使用。本教材主要根据全国高等职业教育口腔医学专业培养目标和主要就业方向及职业能力要求，按照本套教材编写指导思想和原则要求，结合本课程的课程标准，由全国十余所院校从事教学和临床一线的教师、学者精心编写而成。

　　口腔内科学是口腔医学专业核心课程。本教材在内容选取上紧密结合新时代行业要求和社会用人需求，并与口腔执业助理医师考试相对接，包括口腔内科检查及病历记录，口腔内科疾病如龋病、牙体硬组织的非龋性疾病、牙髓病和根尖周病、儿童牙病、老年牙病、牙周病、口腔黏膜病等疾病的病因、病理、临床表现、诊断及鉴别诊断、治疗及预防，口腔内科实训等。编写形式上，将治疗技术性操作的描述性内容放在实训部分，将口腔内科常用药物按照临床医疗实际应用过程在各章节中编写。整体优化了教学内容，体现了口腔医学专业的学科特点。

　　本教材在每一单元的编写上设置学习要点、考点提示、习题等内容，在教材编写中配插了图片和表格，增加了直观性，便于学习者学习和记忆。为了增加趣味性和知识面，在每个单元适当的插入知识拓展。本教材将纸质教材有机融合电子教材、教学配套资源（PPT、微课、视频、图片等）、题库系统、数字化教学服务（在线教学、在线作业、在线考试）等。

　　本教材的编者均为从事教学、临床一线的教师、学者，有丰富的教学和临床工作经验。在本教材编写过程中得到了各编者所在单位的大力支持，同时参考了一些文献资料，在此一并表示衷心的感谢。

　　由于编者的编写水平有限，编写时间仓促，本教材内容难免存在疏漏和不足之处，恳请广大师生及读者给予批评指正。

编 者

2019 年 7 月

# 目 录
**Contents**

# 第二篇　牙体牙髓病

# 第四篇　牙周病

## 实训指导

# 绪　论

口腔内科学是口腔医学重要的临床课程之一，是口腔医学专业的核心课程。是研究牙体牙髓病、牙周病、口腔黏膜病等疾病的病因、病理、临床表现、诊断、治疗和预防的一门临床综合学科。主要内容包括口腔内科检查及病历记录、龋病、牙体硬组织的非龋性疾病、牙髓病和根尖周病、儿童牙病、老年牙病、牙周病、口腔黏膜病及口腔内科实训等。主要研究的学科有牙体牙髓病学、牙周病学、口腔黏膜病学。口腔内科学不仅与口腔基础学科有密切关系，而且也是其他口腔专业临床学科的基础，在执业助理医师考试中占有非常重要的地位。

人类在数千年前即已经存在牙周疾病。从我国陕西宝鸡发掘的新石器时代的遗骨上，看到不同程度的牙槽骨破坏。《黄帝内经》素问篇中有对牙周病的描述，如牙龈红、流血、"肉不着骨"、牙伸长等，并记有治疗方法。《外台秘要》中对龈上牙石和龈下菌斑及其治疗有准确的描述："附齿有黄色物，如烂骨状，名为食床。凡疗齿者，看有此物，先以钳刀略去之，然后依方用药。其齿龈内附齿根者，形如鸡子膜，有如蝉翼缠着齿者，亦需细看之，不尔，其齿龈永不附着齿根也。"文中"附齿有黄色物如烂骨状"当是指龈上牙石，要有器械去除之（洁治和刮治术）；"齿龈内附齿根者，形如鸡子膜或蝉翼"，很像龈下菌斑；并且在书中指出龈下菌斑也要除去，否则不能形成新附着。这段叙述反映了唐代的医者对牙周炎的治疗已有较深刻的认识和正确的方法。《千金方》《外台秘要》等对牙周病的病因、临床表现、治疗方面做了全面的论述。

龋病是最古老的疾病之一。公元前 14 世纪的殷墟甲骨文中出现"龋"的象形文字。公元前 3 世纪《内经》中记载用针灸治疗龋齿、牙痛的方法。汉代《金匮要略》中有雄黄治疗小儿龋齿。唐代《本草》记载用银汞合金补牙。司马迁《史记·仓公列传》记载"齐中大夫病龋齿，臣意灸其左太阳脉，即为苦参汤，日漱二三升，出入五六日，病已。得之风，及卧开口，食而不漱"。这是世界上第一例龋病的病历记录。三国时期，嵇康的《养生论》中就有"齿晋而黄"的描述，是早期记载氟牙症的资料。许多口腔病治疗技术、药物或病因都是我国首创：西汉砷剂失活牙髓，比外国约早 1500 年；唐代银汞充填，比外国约早1200 年；宋牙齿再植术，比外国约早 700 年；辽植毛牙刷，比外国约早 700 年。隋、唐太医署有耳目口齿科。

国外口腔医学对牙体牙髓病学也有了很多研究。1889 年，美国的 Miller 对龋病、牙周病的细菌病因作了影响深入的研究，提出了龋病的化学细菌病因学说，并指出牙周病是非特异性的口腔菌群混合感染所致，奠定了龋病病因研究的基础。1962 年 Keyes 及后人在Miller 化学细菌病因学说的基础上，提出了龋病病因的四联因素学说。1632～1723 年，荷兰 Leewen hock 观察到牙本质小管、牙石上附着的微生物。1678～1761 年，法国 Fauchard 将牙科知识系统化，对牙槽脓肿、充填、矫正和修复技术都有专著。公元前 6 世纪，古印度就有牙齿松动的记载。古埃及的文献中有用乳香和薄荷治疗牙病的记载。

牙体牙髓病学是研究牙体硬组织和牙髓组织疾病的发病机制、病理变化、病理生理、临床表现、治疗及转归的一门学科。教材内容包括龋病学、牙体硬组织非龋性疾病、牙髓病和根尖周病，涉及这些疾病的病因、临床表现、诊断及治疗各个方面。这些疾病在临床上颇为常见，其发病率和就诊率非常高，因此，在学习中应充分掌握这些疾病相关的基础理论和临床操作要点。

牙周病学主要研究牙周组织的结构、生理和病理变化，是指发生在牙周支持组织的各种疾病，主要包括两大类，即牙龈病和牙周炎。牙龈病是发生在牙龈组织的疾病，而牙周炎是累及牙周支持组织的炎症性、破坏性疾病。牙周疾病和龋病是是口腔两大类主要疾病，牙周病的患病率更居于龋病之上，而且随着年龄的增长患病率明显增高。随着我国进入老龄化社会，牙周病更将成为突出的保健问题。

关于牙周病的预防，中外古代医书均强调晨起及饭后漱口，唐代盛行以盐水漱口或揩齿、按摩、叩齿等护齿方法。从三国时代（220-280 年）古墓中出土精致的金制牙签距今已有 1750 余年。从辽代墓葬中发现有二排八孔的植毛牙刷骨柄。宋代医书中还有关于用马尾制成的牙刷易损伤牙龈的记述。

20 世纪 70 年代以后，牙周病学的发展又上了一个新台阶，牙周病学的病因学、发病机制、病情进展、治疗原则及方法、促进组织再生、诊断及预防等全方位地发生观念性的改变。牙周病学的研究与临床医学和基础医学的结合更为紧密。牙周病与全身健康和疾病有着双向的密切关联，把口腔和牙周组织视为人体的一个重要部分，在临床工作中兼顾局部和全身、兼顾预防和治疗、兼顾牙周疾病和口腔的其他疾病，努力使自己成为一名具有全面知识的合格的口腔医师，通过优质的服务，维护公众的口腔和全身健康。

1989 年原卫生部等九部委批准了"9.20"为全国爱牙宣传日。随着科学技术的不断进步，口腔科设备的不断更新，口腔新材料的不断问世，我国口腔医学无论从医疗、教育、科研等各方面都会有更迅速的发展。

（熊均平）

第一篇

口腔内科检查及病历记录

# 第一章

# 口腔检查

学习目标

口腔医学专业

**1. 掌握** 口腔检查的一般检查方法。

**2. 熟悉** 口腔特殊检查方法。

**3. 了解** 口腔检查前的准备。

4. 具有对口腔一般检查和特殊检查操作的能力。

5. 具有以患者为中心的人文关怀精神和交流沟通能力。

口腔医学技术专业

**1. 熟悉** 口腔检查的基本方法。

**2. 了解** 牙髓活力测试的方法。

## 案例分析

【案例】

患者，55岁，男性，主诉：右上后牙剧烈自发性疼痛2天，疼痛向头部放散。检查：右上第一磨牙远中邻面深龋洞，探及穿髓孔。

【讨论】

1. 该患者需要做的一般检查有哪些？

2. 该患者还需要做哪项特殊检查？

口腔检查是口腔疾病诊断和治疗的主要依据，内容包括病史采集和各种口腔检查。口腔医师通过病史采集，根据具体病情，重点对牙体、牙周组织、口腔黏膜、口腔颌面部等进行检查，然后将病史和检查结果加以综合、分析和判断，做出正确诊断，制订出合理的治疗计划。因此，口腔检查是口腔疾病诊断和治疗过程中的重要步骤。

医师在病史采集和口腔检查时应有爱伤观念、无菌观念和整体观念，要思想集中，细心热情、操作轻柔，并做好解释工作，避免给患者增加痛苦和造成医源性损伤。

# 第一节　口腔检查前的准备

口腔检查前的准备包括工作环境的准备、医师本身的准备及检查器械的准备等。

## 一、环境的准备

诊疗室是口腔检查的主要环境。诊疗室的布置既要符合消毒管理要求，又要方便工作，还要让患者感到舒适、有安全感。因此，诊室环境应光线明亮、清洁整齐、通风良好，空气清新。同时，诊疗室应定期用紫外线照射消毒。

## 二、医师的准备

医师需要衣着整洁，举止规范，穿工作服，戴工作帽和口罩。在对患者进行检查前，先进行手部消毒；剪短指甲，肥皂洗手，清水冲洗后戴一次性医用手套。

## 三、椅位及器械的准备

### （一）椅位的调节

口腔检查患者通常是在牙椅上，对椅位的检查和调节是进行口腔检查的第一步，要让患者和医师都感到舒适。一般来说，患者的头、颈和背部应在一条直线上，检查下颌牙时，椅背应稍向后仰，使咬合平面与地面基本平行；检查上颌时，椅背应向后仰得更多些，使咬合平面与地面成45°角。灯光要照射在患者口腔拟检查的部位，避免因强光照射患者眼睛引起不适。口腔检查时，医师坐在治疗椅的右前方或右后方，要保持较舒适的坐姿。不能直视的部位要尽量使用口镜，减少过度或长时间的弯腰、低头和抬头仰视等动作。医师操作时常有助手配合，即四手操作法（图1-1）。助手采用坐姿，其位置以时钟钟点号表示，医师位于9：30至12：30点间；助手位于12：30至2：30点间。

图1-1　双人四手操作法

### （二）常用检查器械的准备

口腔检查除了常规的望、闻、问之外，还需要口腔检查器械，才能对口腔内的软硬组织进行详细系统的检查。口腔检查的常用器械有口镜、探针和镊子（图1-2），用前应经过灭菌消毒。为避免交叉感染，现多用一次性口腔检查器械。

1. **口镜**　由口镜头与柄组成。镜面有平面和凹面两种，前者影像真实，后者可以放大影像，医师根据需要选用。检查时医师左手执口镜。口镜的作用是：牵拉或推压唇、颊、舌等软组织，以利于检

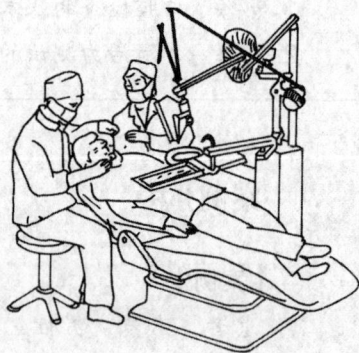

图1-2　口腔检查的常用器械

查和治疗；不能直视的部位（如磨牙远中面）可借助口镜，反射被检查部位的影像；用口镜反射并聚集光线于被检查部位，增加局部光度；金属口镜柄可用于牙齿叩诊检查。

📋 **知识拓展**

### 口镜使用过程中产生气雾的预防方法

关于口腔治疗过程中口镜使用时，患者呼吸时产生的气雾会使镜面形成一层霜面，产生原理就是冰冷的镜面遇到患者呼出热气体产生水气使镜面形成一层薄薄的霜层，使医生的视线无法看清晰患者口内的情况。解决方法是在口镜伸进患者嘴里之前在镜面事先贴一层透明塑料膜，用保鲜膜也可以，这样使冰冷的镜面被薄膜搁开，不会产生水汽，患者的气雾不会和口镜的镜面直接接触。

**2. 探针** 有尖头和钝头两种。尖头探针两端弯曲形状不同，一端为半圆形，另一端呈三弯形，两端均有锐利的尖端。探针的作用是：用于检查牙面点隙、裂沟及邻面有无龋坏；检查牙本质暴露区的敏感性；探查牙周袋位置及牙周袋内牙石的数量和分布；也可检查充填体有无悬突、与牙体组织的密合度等。钝头探针为牙周探针，末端为球形，针柄有刻度，用于探测牙周袋深度。

**3. 镊子** 主要作用是夹持物品。用于夹持棉球和敷料。拭净窝洞和手术区；夹持药物，涂擦患处；夹去腐败组织和异物，清洁患处和手术区；也用牙齿松动度的检查。

此外，口腔检查，还有一些辅助器材，如挖匙，用于除去龋洞内食物残渣和龋坏牙本质；水冲用于冲洗窝洞；气冲用于吹干牙面或窝洞；蜡片和咬合纸用于检查咬合关系；牙线用于检查牙邻接关系和清除嵌塞的食物。

**考点提示** ▶ 口镜、镊子、探针的使用方法。

## 第二节 口腔检查的内容

口腔检查包括一般检查和特殊检查。一般检查是用常规器械即可完成的检查，特殊检查是要借助一些特殊器械、设备和方法才能完成的检查。

### 一、一般检查

一般检查适用于多数患者，是进行口腔检查的基本内容，包括问诊、视诊、探诊、叩诊、扪诊、咬诊和牙松动度检查等。检查时应首先检查主诉部位，然后按一定顺序依次进行检查，以免遗漏。

**（一）问诊**

问诊是诊断口腔疾病最重要的依据。通过询问，可了解疾病发生的原因、时间和部位

扫码"学一学"

以及主要症状特征，明确患者主诉，也可了解疾病的发展情况及治疗经过，明确病史。医师问诊时，态度要和蔼，条理要清楚，所用语言应通俗易懂、简明扼要，避免使用过多的专业术语，切忌暗示或诱导，以免影响病史的真实性。问诊内容包括主诉、现病史、既往史和系统回顾，怀疑有家族性的疾病还应了解家族史。

1. **主诉** 是患者本次就诊的主要原因，也是患者最明显、最痛苦的主观感觉。询问内容包括主要症状、部位及患病时间等要素。如"下颌后牙冷热激发痛1周"。

2. **现病史** 是病史的主体部分，包括疾病的发生、发展及演变的全过程。基本内容包括发病情况和患病时间，主要症状和诱因，症状加重或缓解的原因，病情的发展和演变，诊治经过和效果等。牙痛是口腔内科患者就诊最常见的原因，问诊时可围绕疼痛部位、疼痛性质、疼痛程度、疼痛时间、有无放散痛等内容进行。

3. **既往史** 是患者以往的患病情况，如外伤史、手术史及药物过敏史等。

4. **系统回顾** 有些口腔疾病与全身情况有关，如一些血液病、内分泌疾病和维生素缺乏患者，可能因牙龈出血等症状最初是到口腔科就诊的，因此，相关的全身系统性疾病情况也应询问并记录。

5. **家族史** 询问家族中有无类似疾病的患者。家族情况等与现患疾病可能有关时，应对家族史询问并记录，如有些牙周炎、口腔溃疡性疾病等也可有明显的家族高患病率倾向。对氟牙症患者，要询问幼年时的居住地及当地氟牙症流行情况。

### 知识拓展

## 如何进行涉及患者隐私的问诊

问诊过程中无可避免地会触及患者的个人隐私。比如，对于年轻的女性而言，性经历、婚姻情况、经期等就很有可能属于较为私密的信息。而对于年轻的男性，伴侣情况、性行为等就是十分私密的信息。医护人员在开始问诊前应该通过一些通常信息和初步观察去推断对方的具体隐私范围，只有知道了患者的具体隐私范围，我们才能更好地进行接下来的问诊过程。

（二）视诊

视诊是医师用视觉对患者全身和局部进行观察、判断的方法。应按一定顺序，先检查主诉部位，再全面检查其他部位。视诊的主要内容如下。

1. **全身情况** 虽然患者是因为口腔疾病来就诊，但是一些疾病会出现特殊的面容或表情特征，因此，口腔医师可以通过望诊对患者所患疾病及全身状况有个初步的了解，如患者的精神状态、营养状况、发育状况等。

2. **颌面部** 观察患者双侧颌面部是否对称，有无肿胀、肿物及畸形；观察患者的面容是否为急性疼痛面容；观察皮肤的颜色及光滑度，有无瘢痕及窦道等；必要时，嘱患者做闭目、皱眉、吹口哨等动作，观察眼睑能否闭合、鼻唇沟是否变浅或消失，口角有无歪斜等，以检查面神经功能。

3. **牙和牙列** 重点是检查主诉牙,同时兼顾其他牙齿,检查中要注意以下变化。

(1)牙齿的颜色与透明度 因牙齿在患某疾病时会出现颜色和透明度的改变,故它的改变可为诊断提供线索,如牙齿患龋病时呈白垩色、棕色或棕褐色,牙髓坏死后牙齿呈暗灰色,牙内吸收的牙齿呈粉红色,氟牙症患者牙齿为白垩色或黄褐色斑纹,四环素牙呈暗黄或灰棕色等。

(2)牙齿的形状 某些牙齿因先天原因导致形态异常,如前磨牙的畸形中央尖、上颌切牙的畸形舌侧窝及畸形舌侧沟、融合牙、双生牙、结合牙及先天性梅毒牙等,这些牙齿容易引起硬组织破坏,甚至导致牙髓炎等,要注意检查。另外还有过大牙、过小牙和锥形牙等牙齿形态异常。

(3)牙齿的排列及接触关系 观察牙齿有无扭转、倾斜、错位及深覆盖、深覆𬌗、开𬌗、反𬌗等牙列紊乱情况。

(4)牙齿的缺损或缺失 对于缺损(如龋洞、楔状缺损和外伤性缺损等)要注意其大小、深度及有无露髓等情况,所以观察牙齿的缺损应结合探诊进行。同时,观察牙列是否完整,有无缺失牙等。

4. **牙龈和牙周组织** 观察牙龈的色、形、质有无改变。正常牙龈呈粉红色,龈缘薄,沿牙颈部呈连续弧形,龈乳头充塞牙间隙,质地坚韧,表面有点彩。炎症时龈缘及龈乳头肿胀变圆钝、点彩消失,牙龈色变鲜红或暗红;血液病时牙龈出现苍白、渗血、水肿、糜烂等;慢性汞、铅中毒时,牙龈缘组织内有色素沉着线。还应观察牙龈是否存在窦道,牙龈有无萎缩、增生、坏死等;有无牙周袋,累及范围和深度如何,袋内分泌物等情况。

5. **口腔黏膜及舌** 口腔黏膜是指覆盖在唇、舌、腭、咽等部位的表层组织。检查中要注意以下变化。

(1)色泽 炎症时黏膜充血、发红,扁平苔藓时还有糜烂和白色网状纹,白斑时有各种类型的白色斑片。另外,口腔黏膜病变可能与全身疾病有关,如白血病或血小板减少性紫癜患者,口腔黏膜可见出血点、瘀斑及牙龈出血。

(2)溃疡 复发性口疮、口腔黏膜结核和癌症等均可表现为溃疡,应仔细检查。需结合问诊了解持续时间和复发情况;结合触诊等了解质地是否坚硬,有无周围浸润等。

(3)肿胀和肿物 结合其他检查,确定附近有无牙源性损害、有无压痛、边界是否清楚、肿物的活动情况等。

(4)舌 应注意舌质和舌苔的颜色、厚薄,舌面有无裂纹、增生物或溃疡,舌乳头有无充血、肥大或萎缩,舌体有无畸形,运动和感觉功能是否正常等。

(三)探诊

探诊是利用探查器械进行检查和诊断的方法。检查的对象包括牙齿、牙周和窦道等。探诊时应有支点,动作轻柔,防止损伤牙周组织和其他部位软组织,避免触碰牙髓产生剧痛。

1. **牙齿** 主要用于对龋洞的探诊。探诊时选用尖锐探针进行检查,以确定其部位、范围、深度、敏感性、洞底软硬度及有无露髓等;对于邻面及颈部龋需仔细探查,以防遗漏。龋洞已行充填者,应检查充填物边缘密合度,有无悬突和继发龋。

2. **牙周** 探测牙龈表面的质感是松软还是坚实;用有刻度的牙周探针,探测牙龈和牙齿的附着关系,了解牙周袋的深度和附着情况。

**3. 窦道** 多见于牙龈，偶见于皮肤，窦道的存在提示有患慢性根尖周炎的牙齿。用圆钝质软的窦道探针缓慢顺势推进，探查窦道的方向、深度及来源，以帮助找到患牙。必要时可结合 X 线检查。

### （四）叩诊

叩诊指用平头金属器械末端叩击牙冠，根据患者的反应和叩击声音来判断牙周膜的反应。叩诊分垂直叩诊和侧向叩诊。前者叩击方向与牙长轴一致，主要检查根尖周牙周膜反应；后者叩击方向和牙长轴垂直，用于检查根侧牙周膜的反应。叩诊时应先叩两侧或对侧同名正常牙作为对照，后叩患牙。叩击力量不宜过猛，先轻轻叩击，如无反应再逐渐加力。正常牙叩诊时叩音清脆，无疼痛反应；患牙叩诊音浊，有不同程度的疼痛反应。根据叩诊时有无疼痛及疼痛的轻重程度分为 5 级，分别记录为：（ - ）、（ ± ）、（ + ）、（ ++ ）、（ +++ ），分别代表"无、可疑、轻度、中度、重度"叩痛。

### （五）触诊

触诊是医师利用手指或器械在病变部位进行触摸和按压，根据医师的触觉和患者对触压的反应来进行诊断。借助触诊，可了解病变的硬度、范围、形状、活动度、有无扣痛、有无波动感等。触诊时操作动作应轻柔，以免给患者增加不必要的痛苦。

**1. 颌面部的触诊** 用手指触压颌面部病变部位，了解其范围、硬度、有无触痛、波动感和动度。

**2. 淋巴结的触诊** 应检查下颌下、颏下和颈部的淋巴结，注意其大小、数目、硬度、压痛、有无粘连。检查时，嘱患者头部略向下低并偏向检查者，使组织松弛；检查者一手固定患者头部，另一手触诊相关部位的淋巴结。正常淋巴结体积小、左右对称、质软、无压痛、可移动。口腔颌面部炎症，相关区域的淋巴结肿大、触痛、可移动、质地无显著变化。肿瘤转移的淋巴结为渐进性增大、质硬、无触痛，多与周围的组织粘连。淋巴结结核时，淋巴结肿大、有粘连、呈串珠状。

**3. 颞下颌关节的检查** 医师面对患者，用双手示指和中指指腹置贴于患者耳屏前，嘱患者做开闭口、前伸和侧向运动，检查两侧髁突运动是否对称协调、有无运动受限和开口偏斜、有无杂音，触压关节及其周围组织，了解有无压痛。张口度的确定是以患者大张口时，上下中切牙切缘间能放入自己横指（通常是示指、中指和无名指）的数目为根据的（表 1-1）。

表1-1 张口受限程度的检查记录方法和临床意义

| 能放入的手指数 | 检查记录 | 临床意义 |
| --- | --- | --- |
| 3 | 正常 | 张口度正常 |
| 2 | I° 受限 | 轻度张口受限 |
| 1 | II° 受限 | 中度张口受限 |
| 1 以下 | III° 受限 | 重度张口受限 |

**4. 牙周组织的触诊** 用镊子夹棉球按压牙龈，观察牙周袋有无脓液溢出；把示指置于可疑牙唇颊侧牙颈和牙龈交界处，嘱患者做咬合运动，通过手指感觉振动大小，可了解有无咬合创伤。

**5. 根尖周组织的触诊** 用示指扪压根尖部，根据是否有压痛、波动感、脓性分泌物溢出等来判断根尖周组织的炎症情况。

### （六）牙齿松动度检查

用镊子夹住前牙切端或用闭合的镊尖抵住后牙𬌗面窝沟，轻轻向颊（唇）舌（腭）向、近远中及垂直向摇动，判断牙齿的松动度。牙齿松动度常根据松动幅度和松动方向两种评价依据，均分为 3 度。

#### 1. 依据牙齿松动方向

Ⅰ度松动：颊（唇）舌（腭）方向松动。

Ⅱ度松动：颊（唇）舌（腭）方向松动，伴有近远中方向松动。

Ⅲ度松动：颊（唇）舌（腭）方向松动，伴有近远中方向松动和垂直向松动。

#### 2. 依据牙齿松动幅度

Ⅰ度松动：松动幅度在 1mm 以内。

Ⅱ度松动：松动幅度为 1～2mm。

Ⅲ度松动：松动幅度大于 2mm。

### （七）咬合检查

咬诊用于检查患牙有无咬合痛和早接触，常用的方法如下。

**1. 空咬法** 嘱患者咬紧上下牙或做各种咬合运动，询问患者有无疼痛，同时观察牙齿松动度和牙龈颜色的改变。

**2. 咬实物法** 嘱患者咬棉签或其他实物，询问有无疼痛。如发生疼痛，表明根尖周组织或牙周组织有病变，或存在牙隐裂。

**3. 咬脱色纸法** 将咬合纸置于上、下牙之间，嘱患者做各种咬合运动，从牙面上的染色痕迹确定早接触的部位。

**4. 咬蜡片法** 将蜡片烤软，置于患牙咬合面，嘱患者做正中咬合，待蜡片冷却后取出，蜡片较薄或穿孔处可作为发现早接触点的参考。

**考点提示** 视诊、探诊、叩诊、触诊及牙齿松动度检查。

### （八）嗅诊

嗅诊指通过气味的鉴别协助诊断。牙髓坏疽和坏死性龈口炎均有腐败性恶臭；牙周溢脓及多龋者口臭较明显；某些消化道和呼吸道疾病，口腔内均可发出异样臭味。

## 二、特殊检查

特殊检查是指一般检查后仍不能确诊，须借助一些特殊器械、设备进行的检查。特殊检查的方法很多，常用的有以下几种。

### （一）牙髓活力测试

正常牙髓组织对温度和电流刺激有一定的耐受阈，当牙髓有病变时，刺激阈会发生改变，此时牙髓对外界刺激可产生不同程度的感觉反应。因此，利用温度和电流刺激检查牙髓的反应，可帮助诊断牙髓活力和牙髓病变。

**1. 冷热诊牙髓活力测试** 正常牙髓对 20～50℃的温度刺激有一定的耐受性，不会引起牙痛，10～20℃冷水和 50～60℃热水的刺激一般也不引起牙痛。因此，温度测试常用低于

10℃的冷刺激和高于60℃的热刺激测试牙髓反应，以判断牙髓情况。牙髓炎症时，对温度的耐受性降低，较为敏感；牙髓变性或坏死时阀值提高，对温度刺激反应迟钝；牙髓坏死时无感觉。由于存在个体差异，测试时需与对侧同名牙或邻牙对比。

（1）冷诊法　选用冷水、氯乙烷、冰条或小冰棒等为冷刺激源，作用于牙面，观察患者的反应。进行冷诊测试时，应将冷刺激物置于被测试牙的唇（颊）面颈1/3区。刺激源为冷水时，测试时应先调节椅位，患者张口时，后牙处于最低位。冷水喷注时，由低位牙开始缓慢向高位牙喷注，同时观察喷注部位和患者反应。

（2）热诊法　选用热牙胶、金属等热刺激，作用于牙面，进行牙髓活力测试。热诊测试时，先隔离唾液，擦干被试牙面后涂薄层凡士林，将牙胶条的一端在酒精灯上加热变软，以不冒烟为准（约60℃），立即置于被测试牙的唇颊面颈1/3区，观察患者反应。

（3）冷热诊测试结果和临床意义　冷热诊测试有反应，反应程度同对照牙，表示牙髓活力正常；冷热诊出现疼痛反应，刺激去除后疼痛即刻消失，表示存在牙髓充血；冷刺激引起剧痛，并持续一段时间，表示处于牙髓炎浆液期；化脓性牙髓炎，热刺激引起疼痛，冷刺激反可缓解疼痛；冷热诊如无反应，表示牙髓已坏死。

临床记录应写明测试的具体情况。如受测牙反应正常，记录为"冷热诊反应正常"；冷热诊均引起患牙疼痛，记录为"冷热诊激发痛"；冷热诊均未引起患牙反应或持续一段时间才出现疼痛，记录为"冷热诊无反应"或"冷热诊反应迟钝"；冷诊缓解疼痛，热诊使疼痛加剧，记录为"冷诊疼痛缓解，热诊激发痛"。

**考点提示**　牙髓活力温度测验方法。

**2. 电诊牙髓活力测试**　是通过观察牙齿对不同强度电流的耐受程度对牙髓状态进行判断的方法。

活力测试器种类很多，使用时应先阅读产品说明书，熟悉仪器性能及具体操作方法。使用时先隔离唾液，擦干被试牙面。医师左手持口镜牵拉患者颊、唇黏膜，或用手直接接触黏膜，右手握笔式持测试器。用小棉球蘸生理盐水放置于被测牙面上，将牙髓活力电测仪的工作端放于牙齿唇（颊）面中1/3处，逐渐加大电流强度，当患者有感觉时，将工作端移离牙面并记录读数。一般重复2~3次，取平均值。

牙髓电活力测验应先测试对照牙，后测试患牙，通过比较其结果，推断患牙牙髓的活力。测试电流强度与对照牙相同，表示牙髓活力正常。测试电流强度低于对照牙，则牙髓敏感性增强。测试电流强度高于对照牙，牙髓反应迟钝，表示牙髓有变性改变。若测试电流强度达最高读数仍无反应，表示牙髓无感觉，牙髓已经坏死。临床记录分别为"电测试反应正常""电测试反应敏感""电测试反应迟钝""电测试无反应"。

使用牙髓电活力测试时还需注意：伤后6周内的牙，牙髓神经呈暂时休克状态，可出现假阴性结果；新萌出的牙，因根尖未发育完全，其牙髓对电流常无反应；因牙髓电测仪会干扰心脏起搏器的工作而诱发心律失常，安装心脏起搏器患者禁用。

**（二）局部麻醉法**

局部麻醉法是通过麻醉排查的方式从易混淆的区域中确定疼痛部位的方法。急性牙髓炎产生放射性疼痛，当无法确定患牙位于上颌还是下颌时，可用局麻药（2%普鲁卡因或利多卡因）做下牙槽神经阻滞麻醉。如疼痛停止，可确定患牙位于下颌。反之，表示患牙位于上颌。临床上难以定位三叉神经痛的神经支时，也可用局部麻醉法鉴别。

### （三）X线检查

X线检查是一项重要的辅助检查方法，它是利用X线穿过不同密度的物体后剩余量的差异能够在胶片上表现出来的原理，以显示机体内部结构的方法。

口腔内科常用口内片、全景片和锥形束CT。口内片分为根尖片、𬌗翼片和咬合片。根尖片可了解牙体、牙周、牙髓组织及根尖周组织的病变情况。𬌗翼片可同时观察上、下颌牙冠，用于检查邻面龋和修复物；咬合片有上颌前部𬌗片、上颌后部𬌗片及口底片，可用于检查上颌骨、下颌骨病变，埋伏牙定位及下颌下腺导管结石等。全景片可观察和了解全口牙和牙槽骨的病变。锥形束CT可用于牙体、根管系统、牙根、根尖周等结构的检查。

X线检查的应用范围如下。

**1. 诊断方面**

（1）牙体牙髓病 临床检查难以发现的龋病，如邻面龋、根面龋、继发龋、潜行龋、隐匿龋等；牙体发育畸形，如畸形中央尖、畸形舌侧窝等；牙根情况，如牙根的内、外吸收及牙根发育不全、牙根折断等；髓室和根管情况，如髓腔钙化、髓石、根管数目、形态、长度和弯曲情况等。

（2）根尖周病 各种根尖周病，如根尖周肉芽肿、根尖周脓肿、根尖周囊肿及致密性骨炎等。

（3）牙周病 了解牙槽骨吸收、破坏的程度和类型。

（4）口腔颌面外科疾病 阻生牙、埋伏牙、先天性缺牙等；颌骨炎症、囊肿、肿瘤等。

**2. 治疗方面** 治疗前，对手术难度的估计，如欲做根管治疗的牙是否根管钙化等；治疗中对治疗质量的评估，如牙根是否拔净；根管充填物是否到位、致密等；治疗后对疗效的追踪，如根管治疗后，根尖周破坏区域是否减小、愈合等。

### （四）诊断性备洞

临床上对牙髓的状况有时难以进行准确的判定，可通过诊断性备洞的方法来帮助判断。当磨到牙本质层时，患牙有感觉，说明患牙的牙髓未坏死；反之，说明患牙的牙髓坏死。

### （五）穿刺检查

穿刺检查是用注射器刺入肿胀物，然后抽出其中的液体或内容物进行检查的方法，一般是在常规消毒处理和局麻后进行。抽取物要进行肉眼和显微镜检查，可帮助了解肿块或肿胀组织内容物的性质。

**1. 肉眼观察** 通过颜色和性状的观察，初步确定是囊液、脓液或血液。

**2. 镜下观察** 不同液体在镜下有不同的特点，囊液有胆固醇结晶和少量炎症细胞。如为脓液，急性炎症以中性粒细胞为主，慢性炎症以淋巴细胞为主。如为血液，主要是红细胞。

### （六）实验室检查

实验室检查包括血常规检查、口腔微生物涂片和培养、活体组织检查、脱落细胞学检查等。但对一般门诊患者，这些检查不列入常规检查项目，在临床上可根据病情选择相关项目进行检查，协助诊断和治疗。

**1. 血常规检查** 是最常用的基本检查手段。通过检查，可以了解某些口腔疾病对机体的反应，帮助确定某些口腔疾病病变性质。如急性化脓性炎症、较严重的口腔黏膜溃疡，应做血常规检查，包括白细胞计数及分类计数，以了解炎症程度。牙龈出血、口腔黏膜或皮肤上有出血点、瘀斑，应做血常规、出凝血时间、血小板计数检查，以排除其他血液病。

**2. 口腔微生物涂片和培养**　临床上有些口腔黏膜病变难以确诊，需要做细菌学检查帮助诊断。例如牙龈或口腔黏膜出现糜烂、溃疡、假膜，坏死时，可通过细菌涂片和培养，以明确诊断。同时，还可做药物敏感试验，以便选用有效药物提高治疗效果。

**3. 脱落细胞学检查**　是根据细胞形态学改变特征判断机体病理变化的一种方法。肿瘤细胞易脱落，从病损表面刮下少许组织，做涂片固定染色后，观察表面脱落细胞的形态。此法损伤小，操作简便，安全、无痛苦，能在短时间内初步确定疾病为良性还是恶性。如未发现癌细胞，也不能排除癌瘤的存在，仍需进行活体组织检查。

**4. 活体组织检查**　是从病变部位取一小块组织制成切片，镜下观察细胞形态及结构，做出病理学诊断，必要时也可采用冷冻切片检查。使用范围如下。

（1）口腔肿瘤，通过活检判断肿瘤性质、浸润情况。

（2）判断口腔黏膜疾病是否为癌前病变，有无恶变倾向。

（3）确定是否为特殊感染，如梅毒、结核等。

（4）对术后标本的检查，以进步明确诊断。

取材方法：用 75% 乙醇消毒病损表面，局麻下在病损最典型处或恶变的可疑处作梭形切除，注意避开已坏死的组织和重要的组织结构。病变小、有蒂和包膜完整的良性肿瘤应全部切除。术中要注意减少出血和避免造成新的创伤。切下的组织立即固定在 10% 甲醛液中，并填写病理检查申请表送病理科检验。

## 本 章 小 结

本章内容重点讲解了口腔检查前的准备及一般检查；同时介绍了临床上常用的辅助检查方法。同学们在学习时要重点掌握口腔检查常用器械、一般检查及常用的特殊检查。使同学们在临床接诊时，具有对口腔一般检查和特殊检查操作的能力。本章内容比较简单易懂，同学们在重点掌握口腔一般检查的基础上，利用课余时间互相检查，以加深对理论知识的理解，为进入临床实习打下理论基础。

## 习 题

扫码"练一练"

**一、选择题**

1. 口腔检查常用的检查器械是

A. 治疗盘、手套、头灯　　　　　　　　　B. 口镜、口腔镊子、探针

C. 镊子、酒精灯、口镜　　　　　　　　　D. 口镜、手电筒、镊子

E. 头灯、口镜、镊子

2. 口腔颌面部检查时，医生应坐在患者头部的

A. 前方　　　　　　　　　　　　　　　　B. 左前方

C. 右侧或右后方　　　　　　　　　　　　D. 左后方

E. 后方

3. 检查患者上颌牙齿时，上颌平面与地平面成的角度应为

A. 30°                                    B. 35°

C. 40°                                    D. 45°

E. 50°

4. 口腔检查时，不正确的医患体位为

A. 医师位于手术椅的右后方或右前方

B. 医师检查患者时可取坐位或站位

C. 医师检查口腔时可以弯腰或仰视

D. 患者位置应稳定舒适而便于检查

E. 患者头部不应过度后仰而易疲劳

5. 口镜的作用是

A. 反映被检查部位的影像                    B. 牵拉软组织

C. 聚集光线至被检查部位                    D. 柄端用于牙齿叩诊检查

E. 以上各项均是

6. 下列对尖端探针用处的描述，错误的是

A. 一般有两端弯曲不同的工作端

B. 用于检查龋洞和牙齿的感觉

C. 工作端的角度可以任意改变

D. 探针两端的尖端应保持锐利

E. 用探针检查时必须有支点

7. 下列对口腔专用镊子作用的叙述，错误的是

A. 喙部两尖端不必闭合严密

B. 可用于测定牙齿的松动度

C. 柄端可用于牙齿的叩诊检查

D. 前部反角式弯曲符合功能要求

E. 可用于夹取药物、材料和敷料

8. 一般检查法包括

A. 问诊、叩诊、嗅诊、咬诊和温度测验等

B. 问诊、视诊、嗅诊、咬诊和 X 线检查等

C. 问诊、视诊、探诊、叩诊和动度检查等

D. 问诊、叩诊、嗅诊、咬诊和活力测验等

E. 问诊、视诊、叩诊、扪诊和 X 线检查等

9. 口腔检查的重点是依据患者

A. 叙述的病史和症状                        B. 提出的主要要求

C. 表现不适的部位                          D. 医师习惯检查的部位

E. 任意挑选的部位

10. 口腔检查的目的是检查

A. 牙体组织的患病情况                      B. 牙周组织的患病情况

C. 口腔黏膜的患病情况                      D. 颌面部分的患病情况

E. 口腔和颌面部患病情况

11. 问诊内容如下，除外

A. 患者就诊最痛苦的主观感觉 　　 B. 疾病发生的情况和发展过程

C. 曾患过的疾病和做过的治疗 　　 D. 家庭成员有无类似疾病发生

E. 不必询问有无过敏史

12. 叩诊的注意事项如下，除外

A. 先叩正常牙，后叩患病牙齿 　　 B. 用器械的平头工作端做叩诊

C. 力量按从大到小的顺序进行 　　 D. 方向和牙长轴一致查根尖部

E. 方向与牙长轴垂直查根周部

13. 某牙齿颊、舌向松动幅度 1.0mm，伴近远中方向活动，应考虑为

A. Ⅰ度松动 　　 B. Ⅱ度松动

C. Ⅲ度松动 　　 D. Ⅳ度松动

E. Ⅴ度松动

14. 检查松动度时，Ⅰ度松动是指牙齿近、远中或颊、舌向的松动幅度在

A. 0.5mm 以内 　　 B. 0.6 ~ 0.9mm

C. 1 ~ 2mm 　　 D. 2.1 ~ 2.9mm

E. 3mm 以上

15. 牙齿的Ⅱ度松动，可能是指

A. 牙齿松动 2 ~ 3mm 之间 　　 B. 颊舌向松动

C. 颊舌向和近远中向都松动 　　 D. 颊舌向、近远中和垂直向都松动

E. 颊舌向和垂直向均松动

16. 牙髓活力测试温度测试时，刺激源应放在牙的

A. 唇、颊面 　　 B. 舌面

C. 近中面 　　 D. 唇颊面颈 1/3 处

E. 邻面

17. 患者的主诉应包括

A. 主要症状、发生的部位和治疗情况

B. 主要症状、发生的部位和发生频率

C. 主要症状、发生的时间和间歇时间

D. 主要症状、发生的强度和缓解程度

E. 主要症状、发生的部位和发生时间

18. 牙齿温度测验的注意事项除外

A. 先测患牙 　　 B. 隔离唾液

C. 冷测用小冰棍 　　 D. 热测温度为 50 ~ 60℃

E. 置牙齿颊（唇）面中部测试

19. 可用于临床上难以发现的龋病的检查方法是：

A. 探诊 　　 B. 温度测验

C. X 线片 　　 D. 染色法

E. 麻醉法

20.张口度的测量指标是

A.上下唇之间的距离

B.上下前牙的切缘间的距离

C.上下中切牙切缘间的距离

D.上下切牙之间的距离

E.上下颌骨之间的距离

二、思考题

1.口腔常用的一般检查方法有哪些?

2.简述牙髓活力温度测试的方法和临床意义。

（徐庚池）

# 第二章

# 病历记录

学习目标

口腔医学专业

**1. 掌握** 口腔内科门诊病历的书写要求。

**2. 了解** 常用的牙位记录方法。

3. 具有书写口腔内科门诊病历的能力。

4. 具有以病人为中心的人文关怀精神和交流沟通能力。

口腔医学技术

**了解** 口腔内科门诊病历的书写格式。

## 案例分析

**【案例】**

男，46岁。牙龈刷牙时出血3年。检查见全口牙石（++），牙面色素多，牙龈中度红、肿，探诊深度4～6mm，附着丧失2～4mm，未见牙齿松动。否认全身疾病史。

**【讨论】**

对该患者检查后按照要求，如何书写口腔内科病历？

病历是疾病检查、诊断和治疗过程的记录，也是分析、研究疾病规律的宝贵资料。在某些情况下还具法律效力，可作为判断医疗纠纷的原始资料。因此，作为医师，必须严肃认真地书写病历，记录内容务求准确、清晰、完整，文字描述应做到简明扼要、重点突出，禁止涂改、伪造。

# 第一节 病历记录项目

扫码"学一学"

口腔内科病历基本内容和书写要求如下。

## 一、一般项目

一般项目包括姓名、性别、年龄、民族、职业、工作单位、婚否、住址和电话号码、门诊号以及药物过敏史等。有些项目是资料保存、疗效观察所需要的，一定要准确记录在病历首页或封面上。

## 二、主诉

主诉是患者本次就诊的主要原因。以患者的口吻，简明扼要地记录患者就诊时疾病的主要症状、部位及发生的时间，避免用专业术语。

## 三、现病史

现病史是指与主诉疾病有关的病史。客观详细的现病史对疾病的诊断有很好的提示作用。医师应根据主诉，按照症状发生的时间顺序，记录疾病的发生、发展、演变的过程，目前状况，曾经做过的治疗及疗效等。另外，有意义的阴性结果也应记录。记录时要求文字简洁，有逻辑性。

## 四、既往史和家族史

记录与现有口腔疾病的诊断和治疗有关的既往史和家族史。如氟牙症要了解其生活史，个别前牙变色要了解有无外伤史，牙颌畸形要记录家族史等。此外，还要特别注意记录有无药物过敏史、出血史等。

## 五、口腔检查记录

在全面检查的基础上，重点记录主诉和现病史所反映的体征。记录顺序为先颌面，后口腔；先牙体后牙周、黏膜。记录主诉牙应首先记录牙位，然后记录一般检查的结果，如视诊、探诊、叩诊、扪诊、松动度的情况及咬诊等；最后再记录所做特殊检查的结果，如牙髓活力测试结果及 X 线片的表现等。另外，有意义的阴性体征也应记录。

## 六、诊断

根据病史和检查结果做出诊断，将主诉牙的牙位和疾病名称记录在病历右下方。若同时患两种及以上口腔疾病，则以主诉相关疾病为第一诊断，其他疾病的诊断根据严重程度顺序排列。如第一次不能确诊时，可暂写初步诊断或印象，并根据需要做进一步检查、观察或会诊，确定诊断后重新记录。

注意：不可将患者的主诉或症状如龋洞、牙痛、出血等作为诊断名称记录。

## 七、治疗计划

明确诊断后，根据病情的轻重缓急制订治疗计划，包括对症处理和根治疗法。治疗时要注意先解决主诉问题，再解决其他问题。另外，有些患者的病情是发展变化的，因此在整个治疗过程中，还应根据病情的变化适时对治疗计划进行调整、修改，以达到全面、最佳的治疗效果。

## 八、知情同意书

治疗计划制订后，需要对患者进行详细的讲解，使患者了解其所患的疾病及相应的治疗方案，并根据自身情况加以选择。在实施治疗前，需要患者签署知情同意书。

## 九、治疗过程记录

治疗过程记录是要求完整、清晰地记录整个治疗过程中的关键步骤及其所见。如记录患牙牙位、龋洞去腐后的情况、达到牙本质的深度、敏感程度、有无露髓、所用充填材料和所做的治疗等。复诊治疗记录项目应包括日期、牙位、前次治疗的反应、病情变化及检查结果，本次治疗的措施、所用药物和剂量、下次复诊的时间和拟采用的治疗方法。治疗过程记录应简明扼要。

## 十、医师签名

医师应字迹清楚地签署全名，实习和进修医师还应请指导医师签名，以示负责。

### 知识链接

#### 患者如何签署知情同时书

对需取得患者书面同意方可进行的治疗，应当由患者本人签署知情同意书。患者不具备完全民事行为能力时，应当由其法定代理人签字；患者因病无法签字时，应当由其授权的人员签字；为抢救患者，在法定代理人或被授权人无法及时签字的情况下，可由医疗机构负责人或者授权的负责人签字。因实施保护性医疗措施不宜向患者说明情况的，应当将有关情况告知患者近亲属，由患者近亲属签署知情同意书，并及时记录。患者无近亲属的或者患者近亲属无法签署同意书的，由患者的法定代理人或者关系人签署同意书。

# 第二节 牙位记录法

在病历书写时，牙位记录要使用统一符号。常用的牙位记录法有以下几种。

## 一、Palmer-Zsigmondy 记录法（符号法）

是目前临床上常用的方法。特点是有一个"+"符号，水平线将上、下颌牙齿分开，垂直线将左右分开,两条线交叉将全口的牙齿分为上下左右四个象限。在相应的象限内填上数字或字母,即表示牙位。

**1.恒牙式** 阿拉伯数字1、2、3、4、5、6、7、8依次表示恒牙中的中切牙、侧切牙、尖牙、第一前磨牙、第二前磨牙、第一磨牙、第二磨牙、第三磨牙。恒牙式的表达方法如下:

```
8 7 6 5 4 3 2 1 | 1 2 3 4 5 6 7 8
─────────────────────────────────
8 7 6 5 4 3 2 1 | 1 2 3 4 5 6 7 8
```

**2.乳牙式** 罗马数字Ⅰ、Ⅱ、Ⅲ、Ⅳ、Ⅴ或英文字母A、B、C、D、E依次表示乳中切牙、乳侧切牙、乳尖牙、第一乳磨牙、第二乳磨牙。乳牙式的表达方法如下:

```
Ⅴ Ⅳ Ⅲ Ⅱ Ⅰ | Ⅰ Ⅱ Ⅲ Ⅳ Ⅴ
─────────────────────────
Ⅴ Ⅳ Ⅲ Ⅱ Ⅰ | Ⅰ Ⅱ Ⅲ Ⅳ Ⅴ


E D C B A | A B C D E
─────────────────────
E D C B A | A B C D E
```

表示某个牙位时,需要先写出"+"符号,在相应的象限写一个数字或字母即可。如右上第一恒磨牙为6⌐,左上乳尖牙为⌐Ⅲ或⌐C。

## 二、FDI 记录法

FDI记录法是目前世界卫生组织推荐的牙位记录方法。该方法由国际牙科联盟(FDI)编制,获国际标准化组织(ISO)的认可。该方法采用的是二位数牙位标志法,即每个牙齿都用两位阿拉伯数字表示,第一位数字代表象限,第二位数字代表牙齿的名称。

**1.恒牙式** 恒牙的编号为1~8,由中线向后为序;恒牙的象限编号为1~4,从右上象限为1开始,按顺时针依次为2、3、4象限。恒牙式的表达方法如下:

```
18 17 16 15 14 13 12 11 | 21 22 23 24 25 26 27 28
──────────────────────────────────────────────────
48 47 46 45 44 43 42 41 | 31 32 33 34 35 36 37 38
```

**2.乳牙式** 乳牙的编号为1~5,由中线向后为序;乳牙的象限编号为5~8,从右上限按顺时针依次为5、6、7、8四个象限。乳牙式的表达方法下:

```
55 54 53 52 51 | 61 62 63 64 65
─────────────────────────────────
85 84 83 82 81 | 71 72 73 74 75
```

## 三、通用法

通用法(universal system)也称通用数字法。目前,在美国等国家应用较普遍。也是以"+"符号将全口牙齿分为上下左右四个象限。

**1. 恒牙式** 各象限内的牙齿从右上第三磨牙开始，顺时针方向旋转至右下第三磨牙止，分别用阿拉伯数字 1~32 表示。表达方法如下：

| 1 2 3 4 5 6 7 8 | 9 10 11 12 13 14 15 16 |
|---|---|
| 32 31 30 29 28 27 26 25 | 24 23 22 21 20 19 18 17 |

**2. 乳牙式** 各象限内的牙齿从右上第二乳磨牙开始，顺时针方向旋转至右下第二乳磨牙止，分别用大写英文字母表示。表达方法如下：

| A B C D E | F G H I J |
|---|---|
| T S R Q P | O N M L K |

**考点提示** 牙位的记录方法。

## 本 章 小 结

本章内容重点讲解口腔内科门诊病历的书写要求及临床常用的牙位记录方法。同学们在学习时要重点掌握口腔门诊书写病历格式及内容，学会用牙位记录法书写病历。注意书写病历必须严肃认真，记录内容务求准确、清晰、完整，诊断用词要规范，文字描述应做到简明扼要、重点突出，禁止涂改、伪造。在患者进行治疗之前，必须和病人进行充分的沟通，并签署知情同意书。

## 习 题

**一、选择题**

1. 病历书写时，以下哪些是需要记录的项目
A. 主诉
B. 既往史和家族史
C. 诊断和治疗计划
D. 知情同意书
E. 以上选项都对

2. 病历记录的作用如下，除外
A. 诊断和治疗的依据
B. 疾病治愈的判断标准
C. 提高医疗质量的资料
D. 总结医疗经验的根据
E. 涉及法律争议的依据

3. 记录患者的现病史应包括疾病
A. 发展过程、目前状况和缓解的程度
B. 开始发生经过、目前状况和治疗的情况
C. 发展过程、目前状况和治疗的情况
D. 发生发展、目前状况、治疗和疗效

E. 发展过程、目前状况和治疗的效果

4. 口腔检查的记录应注意的事项如下，除外

A. 重点记录主诉和现病史体征

B. 口腔检查应按顺序全面记录

C. 记录一般检查各项阳性结果

D. 检查的阴性结果一律不记录

E. 正确记录特殊检查各项结果

5. 书写疾病的诊断应注意的事项如下，除外

A. 以疾病的病名诊断记录在病历下方

B. 主诉和症状也可作为诊断名称记录

C. 将对主诉症状的疾病诊断写在最前

D. 第一次就诊不能确诊者写初诊印象

E. 三次不能确诊者应请上级医师会诊

6. 制定的治疗计划应包括

A. 第一次就诊进行的治疗项目　　　　　　B. 针对患牙症状的对症治疗

C. 针对疾病原因的对因治疗　　　　　　　D. 对症处理和根治的全面计划

E. 制订了的计划不应该再修改

7. 6⌐属于什么记录方法

A. Palmer-Zsigmondy 记录法　　　　　　B. 通用法

C. 国际牙科联合会记录法（FDI）　　　　D. 标准编号系统

E. 部位记录法

8. 按照世界卫生组织规定的牙位记录方法，26 是

A. 上颌左侧第二恒磨牙　　　　　　　　　B. 下颌左侧第一恒磨牙

C. 上颌左侧第一恒磨牙　　　　　　　　　D. 下颌右侧第一恒磨牙

E. 上颌右侧第一恒磨牙

9. 常用的牙位记录方法为部位记录法，其中阿拉伯数字 5 代表

A. 中切牙　　　　　　　　　　　　　　　B. 第一前磨牙

C. 第一磨牙　　　　　　　　　　　　　　D. 第二前磨牙

E. 第二磨牙

10. Palmer 记录中乳牙以英语字母表示，其中 A 代表

A. 乳中切牙　　　　　　　　　　　　　　B. 乳侧切牙

C. 乳尖牙　　　　　　　　　　　　　　　D. 第一乳磨牙

E. 第二乳磨牙

二.思考题

1. 口腔内科病历基本上内容和书写要求有哪些?

2. 简述主诉包括哪些内容。

（徐庚池）

第一篇

牙体牙髓病

# 第三章

# 龋　病

**学习目标**

口腔医学专业

1. **掌握**　龋病的定义、分类、临床表现、诊断、鉴别诊断和治疗。
2. **熟悉**　深龋的治疗原则及方法。
3. **了解**　龋病的病因和病因学说。
5. 具有对龋病进行诊断和鉴别诊断能力，并能制定出正确的治疗方案。
6. 具有以患者为中心的人文关怀精神和交流沟通能力。

口腔医学技术专业

1. **掌握**　龋病的定义及临床特征。
2. **了解**　龋病的病因及诊断。

## 案例分析

**【案例】**

　　患者，男，20岁。患者发现右侧后牙有蛀牙数月，近一周进食物有嵌塞痛，要求诊治。查体：右侧下 6 殆面有较大龋洞，有大量腐质，边缘不规则，颜色黑褐色，质地松软，探诊有轻度酸痛，叩诊（－），冷热诊反应同对照牙，但如刺激进入龋洞时有明显酸痛感，去除刺激后疼痛立即消失。

**【讨论】**

1. 龋病的诊断依据是什么？
2. 从牙髓的反应来看，龋病达到牙体组织的哪一层？

# 第一节　概　述

## 一、龋病的定义和特征

龋病（dental caries）是一种以细菌为主的多因素作用下，发生在牙齿硬组织上的慢性、

扫码"学一学"

27

进行性、破坏性疾病。

龋病的临床特征是牙齿硬组织在色、形、质各方面均发生变化。初期，牙齿龋坏部位的硬组织发生脱矿，微晶结构改变，牙齿透明度下降，致使牙釉质呈白垩色。继之病变部位有色素沉着，局部可呈黄褐色或棕褐色。随着无机物脱矿和有机质破坏分解的不断进行，牙釉质和牙本质疏松软化，最终发生牙体缺损，形成龋洞。龋洞一旦形成，则缺乏自身修复能力。

龋病是可以治疗的疾病。古代中医采用苦参汤治疗龋病，"日漱三升，可止痛也"。司马迁（公元前 135～公元前 63 年）著作《史记》中有关于用针刺和苦参汤含漱治疗龋齿疼痛的记载。唐朝和宋朝医书中记载有用银膏填补龋洞的方法，这与我们当今采用银汞合金充填龋洞极为相似。龋病的治疗方法，所用设备和材料迅速发展，高速喷水涡轮机的运用，使龋齿的治疗速度不仅提高，而且对牙髓的损伤可以降到最低。性能优良的牙科材料不断问世，使龋病治疗更容易，效果更好。

龋病是可以预防的疾病。人类早期就有用茶水含漱，咀嚼核桃仁、大蒜等预防龋齿的记载。龋病的现代预防方法始于 20 世纪 30 年代，氟化物的发现及各种氟制剂的运用为龋病预防提供了有效的原材料和方法。

**考点提示** ▶ 龋病的定义和临床特征。

## 二、龋病的危害

龋病的病程进展缓慢，在相当长一段时间内不会引起任何主观症状，往往被患者忽视，因而得不到早期治疗。直到产生疼痛或其他不适感时，疾病已发展到相当严重的程度了，这时病变侵犯的已不仅是牙齿硬组织而是已伤及牙髓，引起了牙髓疾病，进一步还会引起根尖周炎、蜂窝织炎、颌骨骨髓炎等，破坏咀嚼器官的完整性，致咀嚼功能下降，妨碍消化功能，进而影响营养物质的吸收和全身健康。

在儿童时期还可影响牙颌系统的生长发育，严重的造成颌面的后天畸形。龋病及其并发症造成的牙齿缺失也占首位，牙齿脱落引起邻牙倾斜移位，食物嵌塞，进而引起牙龈炎和牙周炎并促进这些部位龋病的形成和发展。因上下前牙缺失还会造成发音不清，某些唇齿音如"吹""吃""齿"等字发音不准确。上下前牙缺失可影响人的心理和社会交往，甚至对职业的选择。

龋病继发的根尖周炎治疗不及时，可引起病灶感染。病变区的有害代谢产物或细菌毒素可随血液侵犯其他器官，造成这些器官发生病变，如常见的风湿性心脏病、风湿性关节炎、慢性肾炎等疾病。

由此可见，龋病及其继发病带给人们的危害甚大，因此，要引起人们的重视。

## 三、龋病的流行病学和好发部位

龋病是人类最常见的口腔疾病，已成为世界性问题，被世界卫生组织列为继癌症、心血管疾病之后的第三大慢性非传染性疾病，其患病率高、危害范围广，发病不分种族、性别、年龄和地区。

**（一）龋病的流行情况**

20世纪70年代以前，工业化程度高的国家龋病发病率较高，自70年代后，一些发达国家的龋病流行情况开始出现下降趋势，而发展中国家开始出现龋病上升趋势。据2015年《第四次全国口腔健康流行病学调查报告》结果显示，12岁儿童恒牙龋患率为34.5%，比10年前上升了7.8个百分点；5岁儿童乳牙龋患率为70.9%，比十年前上升了5.8个百分点，农村高于城市。儿童患龋情况已呈现上升态势。35～44岁年龄段人群患龋率为88.1%，龋均为4.5颗；65～74岁老年人患龋率为98.4%，龋均为14.65颗，其中根龋患病率为63.6%。

**（二）龋病的好发部位**

龋病的好发部位与食物是否容易滞留有密切关系，这些部位包括窝沟、邻接面和牙颈部（图3-1）。

龋病的牙位分布是左右侧基本对称，下颌多于上颌，后牙多于前牙，这种规律具有普遍性，恒下颌前牙患龋者少，但恒下乳前牙好发龋病却较多。

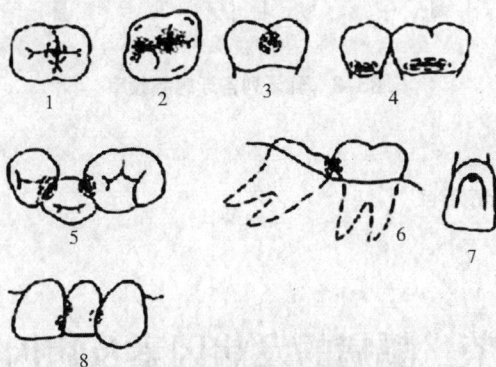

图3-1 龋病的好发部位

恒牙列中各个牙齿患龋率为：下颌第一磨牙＞下颌第二磨牙＞上颌第一、二磨牙＞双尖牙＞第三磨牙＞上前牙（图3-2）。乳牙列中，下颌第二乳磨牙＞上颌第二乳磨牙＞第一乳磨牙＞乳上前牙（图3-3）。

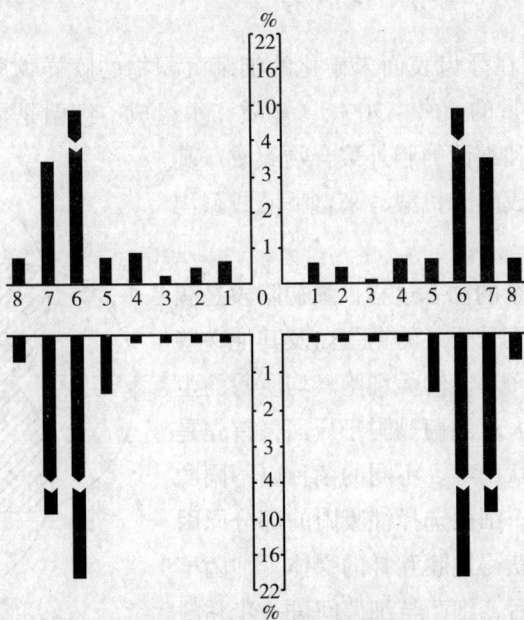

图3-2 恒牙列各牙患龋频率

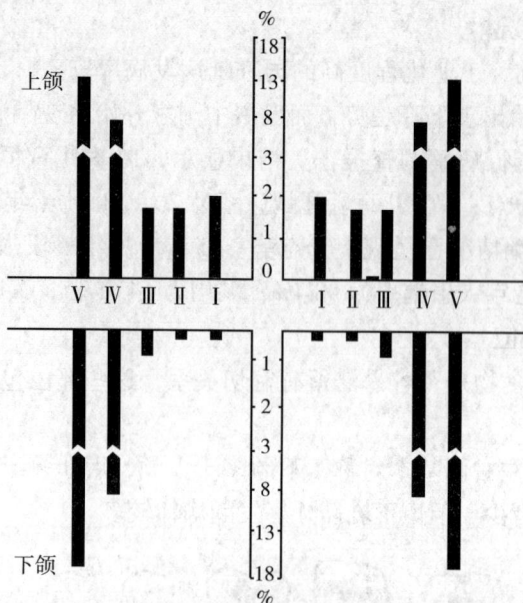

图3-3 乳牙列各牙患龋频率

考点提示 龋病的好发牙位。

# 第二节 龋病的发病因素及病因学说

## 一、龋病的发病因素

目前公认的龋病发病的主要因素包括细菌、食物、宿主和时间四大因素（图3-4）。

### （一）细菌因素

**1. 牙菌斑** 是附着在牙齿表面未矿化的细菌沉积物的膜样物质，即牙表面的生物膜。牙菌斑由细菌（菌斑容量的 60%～70%）、基质和水组成。细菌是牙菌斑微生物中的主体，基质主要由唾液糖蛋白和细菌的胞外聚合物组成。其他成分包括细菌代谢生成的有机酸，来自唾液或龈沟液的成分等。

牙菌斑的形成是复杂的动态过程，最初阶段是获得性膜的形成。获得性膜是唾液的糖蛋白及其他一些成分选择性黏附在牙表面形成的无细胞、均质状的生物膜。通过获得性膜使大量细菌黏附于牙面，首先是球菌，以后是杆菌、丝状菌等。不同的菌种以不同的速率吸附至获得性膜上。细菌选择性吸附的部分原因是细菌表面成分中有与获得性膜互补的受体。细菌牢固地附着于获得性膜之后，细菌与细菌间进一步黏附可产生聚集，在局部可增至若干层，最后形成菌斑。

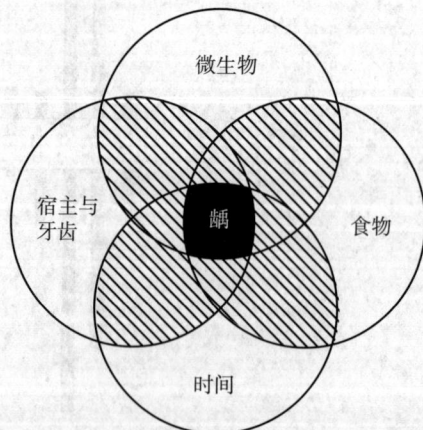

扫码"学一学"

图3-4 龋病发病的四联因素

30

从获得性膜形成到一定量的细菌黏附和聚集在牙面，经过2天牙菌斑初步成形。此时菌斑质地松散，其中以链球菌为主。2天以后菌斑内细菌数迅速增多，除链球菌外，丝状菌和厌氧菌数增加，细菌密度增大，渗透性降低，菌斑深处呈厌氧状态。位于深层的丝状菌垂直排列，呈栅栏状结构，扩大细菌附着面积。一般认为5~7天菌斑成熟，细菌数量、种类都趋稳定（图3-5）。

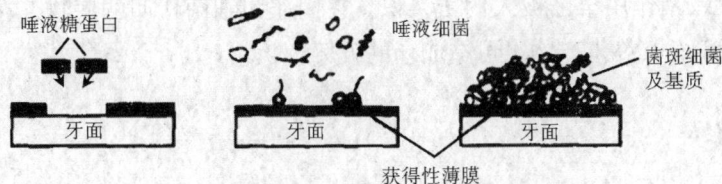

图3-5 菌斑形成的3个阶段

牙菌斑的致龋作用与牙菌斑内致龋细菌的代谢活动紧密相关。各种糖类（主要是蔗糖）在口腔内经水解成为单糖后，进入致龋细菌体内。由于菌斑内缺乏氧气，主要进行无氧酵解糖代谢，结果产生大量乳酸及甲酸、乙酸、丁酸等。由于所产生的酸在致密的、凝胶状的菌斑中不易扩散和清除，唾液的缓冲作用也难以发挥，酸的局部持续作用可以使pH下降至临界值以下，使釉质脱矿，形成龋损。除非通过口腔卫生措施将牙菌斑彻底清除，否则它将长期聚集于牙面并导致龋病和（或）牙周疾病。

临床流行病学调查表明，口腔卫生差、牙菌斑指数高、变形链球菌数量大，龋病发病率也高。在治疗中，彻底清除菌斑就可以有效地预防龋病。因此，可以认为牙菌斑就是龋病发病的最重要的因素，没有牙菌斑就不会发生龋病。

2. 致龋细菌 牙菌斑中的细菌与龋病发病密切相关。常见的致龋细菌包括链球菌属、乳杆菌属和放线菌属。

（1）链球菌属 目前公认的主要致龋菌是变形链球菌。变形链球菌是口腔天然菌群中占比例最大的链球菌属中的一种。经反复研究证实，变形链球菌可以造成啮齿类动物和灵长类动物实验性龋的动物模型，同时也有证据表明该菌与人类龋病密切相关。目前可分为血清型8种（a~h）和遗传型6种（Ⅰ~Ⅵ）。变形链球菌有强的致龋性主要取决于其产酸性和耐酸性。在菌斑中生存的变形链球菌能迅速发酵多种碳水化合物产生多量酸，可使局部pH下降至5.5以下。变形链球菌耐酸性强，在pH 4.5时仍能继续生活并产酸。

血链球菌是最早在牙面定居的细菌之一。这些细菌对牙菌斑形成和细菌在硬组织上聚集有重要作用。目前已证实血链球菌在动物模型中具有致龋性，尚无充分证据表明血链球菌是人类龋病的致龋细菌。轻链球菌是牙菌斑中最常分离到的细菌。目前尚无报道证实轻链球菌与龋病的正相关关系，但轻链球菌能储存多糖。这一特征使菌斑在缺乏碳水化合物的情况下继续产酸。

（2）乳杆菌属 是口腔的正常菌群，为革兰阳性兼性厌氧或专性厌氧杆菌。该菌能发酵多种糖，产酸能力强，能使菌斑pH降至5.5以下，而且有很高的耐酸力。在唾液和龋损中常可发现此菌。但此菌对牙面黏附能力差，在牙菌斑中所占比例不大。乳杆菌对人类的致龋作用较弱，且更多涉及牙本质龋，在牙本质龋损、根面龋损中有较多的乳杆菌存在。故多数学者认为，乳杆菌可能不是龋病发生的初始致病菌，但参与龋病的发展。乳杆菌数量增加不是导致龋病开始的原因，而是龋病进展的结果。

（3）放线菌属 是口腔正常菌丛中最常见的G⁺杆状或丝状菌。所有放线菌均能发酵葡萄糖产酸，主要产生乳酸，少量乙酸和琥珀酸等。目前普遍认为，放线菌的生物学性能说明该菌可能与致龋性有关。黏性放线菌促进变形链球菌定殖于根面，对根面菌斑形成及根面龋的发生可能有重要的协同作用。

### （二）食物因素

**1. 糖（蔗糖与碳水化合物）** 在龋病的发病过程中，饮食因素至关重要，尤其是蔗糖与碳水化合物，其致龋作用早已被人们所认识。它们作为细菌代谢的底物，在代谢过程中为细菌生存提供营养，其终末产物又可造成牙的破坏。

📋 **知识链接**

#### 糖的致龋作用机制

糖的致龋作用机制有以下几方面：①发酵产酸作用；②合成胞外多糖，促进菌斑形成；③细菌可利用摄入的糖聚合为胞内多糖（主要是糖原），它们在细菌缺乏外源糖时可被利用，产生必要的能量，使致龋菌不断生长、繁殖、代谢。

糖的致龋力大小与以下多种因素相关。

（1）食糖量 食糖消耗与龋病的流行成正相关关系，高糖消耗组具有高的龋病流行率。与此相反，食糖消耗量低的人群龋病的流行率亦低，而无龋人数增加。这说明，食糖量愈多，患龋的情况愈严重，有力地证实糖有显著致龋作用的观点。

（2）糖的种类 各种糖由于分子量和化学结构的不同，产酸能力也不同。实验研究发现，各种碳水化合物中，蔗糖致平滑面龋的能力最强。菌斑中很多细菌可以代谢蔗糖，其中变形链球菌代谢蔗糖能力最强。各种糖致龋性的排序如下：蔗糖＞葡萄糖＞麦芽糖＞乳糖＞果糖＞山梨糖＞木糖醇。山梨糖和木糖醇基本上不能被致龋菌利用产酸，故常作为防龋的甜味替代剂。

（3）进食频率 进食糖的频率与龋的发生有密切关系。摄糖频率高，可以持续地为口腔微生物提供代谢的底物和能量，长时间保持菌斑低 pH 的酸性环境。有研究表明，对儿童餐间、睡前加甜食都会显著地增加龋病的严重程度。

（4）含糖食物的物理性状和摄入方式 含糖食物的硬度、粗细度、黏稠度等物理性状与其在口腔中的溶解、停留的时间和在牙面上的黏附情况有密切关系。凡是精细的、黏稠的含糖食物致龋力大。经胃管导入含糖食物不产生龋齿，只有食物经口摄入才能致龋。

**2. 氟化物** ①全身作用：在发育期，机体摄入适量氟，氟可进入骨和牙齿硬组织使其形成稳定的氟化磷酸钙晶体，增强釉质抗酸溶解性。②局部作用的抗龋机制：降低釉质羟基磷灰石的溶解性，改善晶体结构以及促进脱钙矿物质的再矿化；对菌斑细菌酶的抑制，抑制致龋菌生长；解除釉质表面蛋白质和（或）细菌的吸附，降低表面自由能。

**3. 磷酸盐** 大量的研究认为，磷酸盐的局部作用有抑菌的效果。食物或饮水含磷酸盐多可以使菌斑、唾液的磷酸盐浓度呈饱和状态，此磷酸盐缓冲体系可缓冲菌斑内有机酸，抑制脱矿作用，可降低或抑制釉质羟基磷灰石的溶解。对已脱矿的釉面可以造成磷酸钙的再沉积。

### （三）宿主因素

**1. 牙齿** 是致龋微生物的宿主，其解剖结构、理化特性、排列和对龋病的易感性与细菌的黏附和菌斑的形成都有着密切关系。

（1）牙齿的排列 拥挤或排列不齐的牙齿的交界处以及正常牙列中两牙间的邻面，不易被唾液冲洗或被自洁作用所清洁，这些部位容易首先发生龋损。

（2）牙齿结构 后牙咬合面有复杂的窝沟结构，食物碎片和微生物易于嵌入，而不易被探针及牙刷毛清除，成为龋病易感区。牙对龋病的敏感性与窝沟深度成正比。深的窝沟不易探入，且窝沟深部有菌斑形成，不易清除；食物碎片和细菌也容易在窝沟内滞留，形成临床上常见的窝沟龋。

（3）牙表面 牙各表面对龋的敏感性不尽相同，某些表面易患龋，另一些表面很少波及。如下颌第一磨牙各表面患龋病的顺序为咬合面、颊面、近中面、远中面和舌面；对于上颌侧切牙，舌面较唇面更易患龋。这些差别的形成部分由于形态学的原因所致，如下颌磨牙颊沟、上颌第一磨牙腭沟和上颌侧切牙舌窝形成的滞留区易患龋。

（4）牙齿的理化特性 牙齿所含成分的量和矿化程度都可以影响其对龋病的易感性。釉质发育不全的牙齿容易患龋而且严重。牙齿硬组织中碳酸盐含量高可以增加牙齿溶解性，牙骨质中碳酸盐和有机物含量高，当牙龈萎缩时，牙骨质暴露于菌斑，易溶解脱矿。因此，老年人根面龋发病严重。釉质中氟、锌含量较高时，患龋的机率降低。

**2. 唾液** 是牙齿的外环境，对牙齿的代谢有重要影响，唾液的分泌量、成分的改变、缓冲能力的大小以及抗菌系统的变化都与龋病发生过程有着密切的关系。临床能见到唾液腺因各种原因遭到破坏后龋病极易发生的病例。唾液可以在以下几方面影响龋病的发生、发展。

（1）机械清洗作用 唾液分泌量很大，每天可达 1000 ~ 1500ml，唾液在口腔中流动，对牙面有机械清洗作用，可以减少细菌的积聚，清除牙菌斑中细菌的代谢产物。唾液多、稀薄，清洗作用强；反之，唾液少、黏稠，则清洗作用差，有利于龋病的发生。

（2）缓冲作用 唾液具有很强的缓冲能力，可以中和细菌产生的酸，保持口腔中的 pH 值接近中性，防止龋病的发生。

（3）抗菌作用 唾液中含有很多种抗菌因子，如溶菌酶、免疫球蛋白等，可以杀灭或抑制口腔内的细菌。

（4）抗溶作用 牙齿硬组织中的矿物质在口腔中不断地溶解和沉积，是一个动态过程。因此，唾液影响牙齿硬组织的溶解和沉积。唾液中的钙、磷、氟离子可促进牙齿矿化，抵抗牙齿硬组织溶解。

**3. 机体全身状态** 牙齿的生长、发育在很大程度上取决于牙齿发育过程中机体的营养状况。营养不良影响牙齿的正常发育，某些全身性疾病（内分泌病、代谢病等）患者，龋病发生的机会也较正常人多。儿童时期全身营养不足，出现钙、磷、维生素、蛋白质的缺乏及代谢紊乱，可以严重地影响牙齿发育和矿化，从而增加对龋病的易感性，可显著地使龋病发病严重。

## （四）时间因素

龋病发病的每一过程都需要一定的时间才能完成。从牙面上清除所有附着物到获得性膜开始产生；从获得性膜附着到菌斑形成；从致龋菌代谢碳水化合物产酸到釉质脱矿等过程，均需要一定时间。时间因素还包括牙齿萌出之后的时间和碳水化合物滞留于牙面的时间。不论哪种情况，时间因素都和其他三大因素有联系。如果能从时间上对龋病发生的各个阶段进行干预，则有助于预防龋病，降低患龋率。

**考点提示** 龋病的病因。

## 二、龋病的病因学说

一百多年来，人们对龋病的病因进行了广泛的研究，提出了许多发病学说和病因理论。代表性学说如下。

**1. 化学细菌学说** 由 Miller（1890 年）在酸脱矿理论的基础上提出。此学说认为，龋病的发生是由于寄生在牙面上的细菌与口腔内碳水化合物作用，发酵产酸，使牙齿硬组织内的无机物脱矿溶解，而后蛋白溶解酶分泌，将有机物分解，最终使牙体组织崩溃，形成缺损。这一学说首次明确提出龋病的发生与口腔致龋细菌、致龋食物糖及酸溶解的关系，为龋病病因的现代理论奠定基础。

**2. 蛋白溶解学说** 由 Gottlieb 和 frisbie 等（1944 年）提出。该学说认为，牙面上的细菌产生的蛋白水解酶首先使牙体局部有机物分解，打开细菌侵入牙体组织的通道，致使细菌通过釉质的有机途径侵入，产酸使无机物溶解脱矿，晶体分解，结构崩溃形成龋损。此学说由于缺乏病理学、生物化学的实验依据，至今尚未发现釉质龋是由蛋白质溶解开始的证据。

**3. 蛋白溶解 – 螯合学说** 由 Schatz 和 Martin 等（1955 年）提出。他们认为龋病是由早期附着在牙面上的细菌和酶对釉质中有机基质的蛋白溶解作用开始的，而不是釉质初期的脱矿。该学说提出，通过蛋白溶解释放出各种螯合剂，如有机酸，继之螯合剂溶解羟磷灰石晶体，形成龋病损害。虽然此学说似乎包括龋病过程的两个反应机制。但釉质中有机质含量少于 1%，这样少的有机质溶解释放出的螯合物要使 96% 以上的矿物质溶解，目前还缺乏实验证据支持。因此，还有待于进一步研究。

# 第三节　龋病的临床病理及分类

## 一、龋病的临床病理

### （一）龋病病变过程及特点

龋病最初是牙体硬组织在菌斑内酸的作用下脱矿，酸性物质沿着牙釉质或牙骨质微细通道（沟裂、裂纹、釉板、釉梭等）向深部渗透，逐渐发展，过程极为缓慢。龋病在发生过程中由于全身或局部环境因素的改变，其病变速度可加快或减慢，甚至停止。

龋病发展到釉牙骨质界或牙骨质 – 牙本质界时，由于该部位组织结构疏松，可能存在

扫码"学一学"

有微小间隙，龋坏易在此部位潜行发展，临床上常常表现为牙冠外表龋坏范围小，而釉质下方，釉牙本质界处病情已相当严重。

由于牙釉质、牙本质或牙骨质含有大量钙磷及其他矿物质，无血管和淋巴管，龋病一旦发生几乎缺乏修复能力。仅在牙釉质龋早期，局部环境因素改变后（如牙面菌斑去除、口腔卫生改善等）釉质龋可通过唾液内矿物质沉积而再矿化。一旦牙面形成实质性缺损，就不能通过再矿化进行修复。龋病在发生发展过程中，相应部位的牙髓成牙本质细胞处于防御反应状态，细胞活性增加，形成修复性牙本质以抵抗外来刺激入侵。慢性龋修复性牙本质形成量多，急性龋成牙本质细胞来不及形成修复性牙本质而感染坏死。

### （二）龋病病理变化

**1. 釉质龋**　肉眼观察，釉质早期龋表面呈现白垩色，无光泽。有色素沉着时则表现为褐色或黑褐色。龋病早期，表面层损害极少，但在表面层下方表现为显著脱矿。为了便于描述，早期釉质龋可分为4个区，代表不同程度的硬组织变化：透明带（损害进展的前沿）；暗带（位于透明带与损害体部之间）；损害体部；相对完整的釉质表面层（图3-6）。

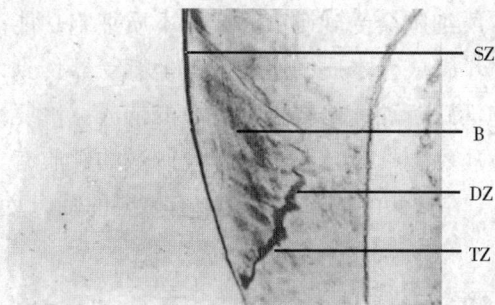

SZ. 表层　B. 病损主体　DZ. 暗层　TZ. 透明层

**图3-6　早期牙釉质龋**

**2. 牙本质龋**　牙髓和牙本质组织可视为一独立的生理性复合体，两者均来自牙乳头未分化的间叶细胞。进行性龋病损害穿透釉质，沿着釉牙骨质界向侧方扩散，潜行性破坏釉质。损害沿牙本质小管方向侵入牙本质，在牙本质中形成锥形损害，其基底在釉牙本质界处，尖端指向牙髓。光学显微镜下，牙本质龋由表面向深部分为4层（图3-7）。

1. 修复性牙本质　2. 硬化反应或透明区　3. 脱矿区　4. 细菌侵入和破坏区

**图3-7　典型牙本质龋病理改变示意图**

（1）坏死区　位于牙本质最外层，也是破坏最严重的一层。由遭破坏的牙本质小管、混合性口腔菌群、被降解的无结构基质所构成。

（2）细菌侵犯层　坏死区下方为感染层，该层中微生物已渗透至牙本质小管，但管周牙本质无大的破坏；在治疗中此层必须去尽，以免发生继发龋。

（3）脱矿区 靠近感染层，该区矿物盐已被溶解，留下相对完整的牙本质小管；该区表层可发现少量细菌，但深层的大部分组织无菌；深层组织因硬度似革亦称为革样牙本质。

（4）硬化层（高矿化区） 该层牙本质小管因管内钙化而完全闭合，渗透性降低，矿化水平增高超过正常牙本质；在硬化层下方，成牙本质细胞继续形成一层修复性牙本质，这不仅增加了牙本质的厚度，而且使成牙本质细胞远离损害区。

**3. 牙骨质龋** 牙骨质的龋损过程与牙本质龋相同。临床上牙骨质龋呈浅碟形，常发生在牙龈严重退缩，根面自洁作用较差的部位。因牙骨质薄（仅为 $20\sim50\mu m$ 厚），且无细胞组织，牙骨质层有机物含量较牙釉质和牙本质高，钙、磷等无机物含量少，一旦发生龋损很快波及牙本质，环绕牙根发展，故称为根部龋。临床上用挖匙剔除时成片状剥离，其中含变性坏死软组织为主，矿物质成分极少。

**4. 牙髓组织对患龋的反应** 牙体和牙周健康的情况下，牙本质－牙髓为复合体。它们是不同类型的组织，但其在结构和功能上又是保持密切联系的一个整体。当龋病发生在牙釉质层，牙髓腔的成牙本质细胞会受到刺激，成牙本质细胞功能活跃。当龋病发展到牙本质层，其刺激通过牙本质小管成牙本质细胞突或其他感受器传到牙髓组织。牙髓中未分化间叶细胞以及成纤维细胞活跃，加速修复性牙本质的形成。修复性牙本质形成的速度和量与龋病发展速度、龋病性质、龋损与牙髓距离以及刺激的性质有关。了解龋病发展中牙髓组织的修复功能非常重要，在龋病的诊断和治疗中有重要的临床意义。

**考点提示** 牙髓组织对龋病的反应。

## 二、龋病的临床分类

### （一）按发展速度分类

**1. 急性龋（acute caries）** 又称湿性龋，发病速度快，病变组织染色浅，质地软而湿润。牙髓组织易受感染。

**2. 猖獗龋（rampant caries）** 又称猛性龋，是急性龋的一种形式，进展速度更快，在短时间内全口多个牙发生较严重龋坏。多见于患有全身系统性疾病累及了口腔局部环境。

**3. 慢性龋（chronic caries）** 又称干性龋，是指发展速度缓慢，病变组织染色深，持续数年而不累及牙髓。

**4. 静止龋（static caries）** 静止龋指在龋病发展的过程中，由于口腔环境的变化，致龋局部因素消失或受到控制，牙体隐蔽部位暴露或开放，原有的致龋条件发生了改变，龋病不在发展而保持原状。

### （二）按龋病的解剖部位分类

**1. 窝沟龋（hollow caries）** 指发生于磨牙和前磨牙咬合面窝沟或前牙舌面沟处的龋病。

**2. 光滑面龋（smooth caries）** 指发生在牙面光滑部位的龋损。如磨牙的颊、舌面，前牙的唇侧面等部位的龋损。

3. **根面龋** (root caries) 根面龋指在根部牙骨质发生的龋病损害。

**（三）按病变的程度（龋洞深度）分类**

1. **浅龋** (shallow caries) 是指发生在牙釉质或牙骨质的龋，未达到牙本质层。

2. **中龋** (middle caries) 是指发生在牙本质浅层的龋。

3. **深龋** (deep caries) 是指发生在牙本质中层或深层的龋。

**（四）根据以往有无治疗分类**

1. **原发性龋** (primary caries) 指初发没有治疗过的龋损。

2. **继发性龋** (secondary caries) 指以往患过龋病，曾经治疗充填过，因龋坏组织未去净或消毒不严，充填材料收缩微渗漏形成而再次发生的龋坏。此种龋坏较隐蔽，不易被发现。

**考点提示** ▶ 龋病的分类及特征。

# 第四节 龋病的临床表现、诊断与鉴别诊断

扫码"学一学"

## 一、龋病的临床表现

根据病变侵入牙齿的深度，临床上以去除龋腐后洞底所在的组织位置分为浅、中、深龋（图3-8）。

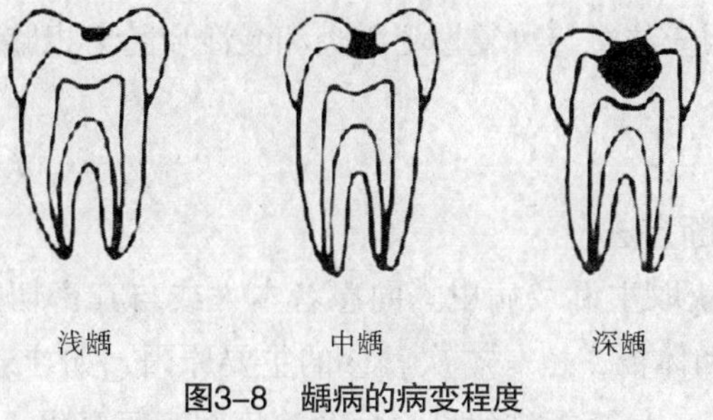

浅龋　　　　中龋　　　　深龋

**图3-8 龋病的病变程度**

1. **浅龋** 位于牙冠部时，一般均为釉质龋或早期釉质龋，但若发生于牙颈部，则为牙骨质龋和（或）牙本质龋，亦有一开始就为牙本质龋。

位于牙冠的浅龋可分为窝沟龋和光滑面龋，前者的早期表现为龋损部位色泽变黑，进一步仔细观察可发现黑色色素沉着区下方为龋白斑，呈白垩色改变。用探针检查有粗糙感或能钩住探针尖端。平滑牙面上的早期浅龋一般呈白垩色点或斑，随着时间延长和龋损继续发展，可变为黄褐色或褐色斑点，邻面的平滑面龋早期不易察觉，用探针或牙线仔细检查，配合X线片可做出早期诊断。

浅龋位于牙釉质，患者一般无自觉症状，遭受外界的物理或化学刺激如冷、热、酸、甜时亦无明显反应。

早期诊断浅龋时，可定期追踪复查或借助于其他诊断手段，如用荧光显示法、紫外线

光照法、激光照射法和X线片检查有助于发现隐蔽部位的龋损。

浅龋诊断应与釉质钙化不全、釉质发育不全和氟牙症相鉴别。

釉质钙化不全亦表现为白垩状损害，但表面光洁，同时白垩状损害可出现在牙体的各个部位，浅龋有一定的好发部位。

釉质发育不全是牙齿发育过程中，成釉器的某个部分受到损害所致，可造成釉质表面不同程度的实质性缺陷，甚至牙冠缺损，釉质发育不全也有变黄或变褐的情况，但探诊时损害局部表面坚硬而光滑，病损呈对称性。这些特征均有别于浅龋。

氟牙症又称斑釉症，受损牙面呈白垩色至深褐色，患牙为对称性分布，地区流行情况是与浅龋相鉴别的重要参考因素。

2. **中龋**　龋损的前沿位于牙本质浅层的龋病。当龋病进展到牙本质时，由于牙本质中所含无机物较釉质少，有机物较多，构造上又有许多小管，有利于细菌侵入，龋病进展较快，容易形成龋洞，牙本质因脱矿而软化，随着色素侵入变色，呈黄褐色或灰褐色，临床检查时已有明显的龋洞，患牙开始出现症状，主要表现为在进食冷、热或酸、甜食品时，刺激进入窝洞引起的一过性敏感症状，去除刺激后症状随即消失，由于个体反应的差异，有的患者可完全没有主观症状。中龋时牙髓组织受到激惹，可产生保护性反应，形成修复性牙本质，它能在一定程度上阻止病变发展。

3. **深龋**　病变进展到牙本深层时为深龋，临床上可见很深的龋洞，易被探查到，但位于邻面的深龋洞以及有些隐匿性龋洞，仅有外观颜色改变，洞口很小而病变很深，进展较快，临床上很难发现，必要时可先去除无基釉后再做探查。X线片示龋损部位密度减低。若深龋洞洞口开放，则有食物嵌入洞中压迫牙髓引起疼痛，遇冷、热和化学刺激时产生的疼痛较中龋时更加剧烈，但无自发性疼痛。

深龋的临床检查以判断牙髓健康状况最为重要，根据患者的主观症状、体征，必要时结合X线片易于确诊，但应注意与可复性牙髓炎和慢性牙髓炎相鉴别。

## 二、龋病的诊断

### （一）龋病的基本诊断方法

1. **问诊**　通过问诊获取主诉及病史。向患者本人或与其密切接触并了解情况的家属，了解患者最明显的症状和体征，也是本次就诊的主要原因，如牙遇冷、热、酸、甜刺激后有无不适感，或进食疼痛，是否经过牙科治疗及治疗后有何变化。还应了解患者全身状况、既往病史及家族史，有无类似牙病等。

2. **视诊**　通过肉眼直视或口镜协助，主要观察牙齿表面有无色泽改变和形态缺损，如牙面上有无白垩色、黄褐色斑块，窝沟有无变黑，窝沟附近牙面及咬合面边缘嵴处有无墨浸状改变，牙面上有无黑褐色龋洞或残根残冠。

3. **探诊**　使用锐利的尖头探针，探查视诊所见的异常牙面或视线不易达到的隐蔽部位，以了解病损的质地、龋洞深度、范围，是否卡住探针，有无穿髓孔，患者对探诊的反应如何。对有充填体的患牙，应检查充填体边缘与洞缘是否密合，充填体周围有无继发龋，邻面洞的充填体有无悬突。

4. **温度刺激试验**　当龋洞深达牙本质时，患者即可能述说患牙对冷、热、甜、酸刺激发生敏感甚至难忍的酸痛。医生可用冷热等刺激进行检查，以确定患牙所在。如果用其他检查方法已确定患牙的位置，则不必再用温度刺激试验，以免增加患者的痛苦。

**5.X 线检查** 邻面龋、继发龋或隐匿龋不易用探针查出，此时可用 X 线片进行检查。龋病在 X 线片上显示透射影像。为了检查龋洞的深度及其与牙髓的关系，也可借助于 X 线检查。

**6.透照** 用光导纤维装置进行，对检查前牙邻面龋洞甚为有效，可直接看出龋损部位和病变深度、范围。

**（二）龋病的诊断标准**

临床上最常使用的诊断标准系按病变程度分类进行，现介绍如下。

**1.浅龋的诊断要点**

（1）龋损部位色泽变棕黑，或表面为龋白斑，呈白垩色改变。

（2）如龋损继续发展，用探针检查时可有粗糙感或能勾卡探针尖端。

（3）浅龋一般无主诉症状。

（4）X 线片检查，有利于发现隐蔽部位的缺损。

**2.中龋的诊断要点**

（1）指已发展至牙本质浅层的龋洞。

（2）临床上可有对冷、热、酸、甜化学刺激一过性敏感的症状。

（3）位于邻面中龋可通过探诊、牙线提拉或 X 线片检查发现。

**3.深龋的诊断要点**

（1）病变进展到牙本质深层，临床上可观察到明显的大而深的龋洞，或入口小而深层有较为广泛破坏的隐匿性龋洞。

（2）深龋患者有明显遇冷热酸甜的敏感症状，也可有食物嵌塞时的短暂疼痛症状，但刺激源去除后，可立即止痛，无自发性痛，探诊时敏感。

（3）隐匿性龋通过 X 线片检查可见牙体缺损暗影。

**考点提示** 龋病的诊断。

### 三、龋病的鉴别诊断

**1.正常窝沟与窝沟龋** 正常窝沟色浅，表面光滑，无卡探针现象。窝沟龋呈黑色或棕黑色，表面可有粗糙感。探针尖可插入，回拉时有阻滞感。

**2.光滑面龋与釉质发育不全和氟斑牙** 光滑面龋探诊表面粗糙，质软，色素沉着呈灰黄色或黄褐色斑块。釉质发育不全时牙表面可出现陷窝状的缺陷，缺陷呈不规则形，表面有光泽，探诊时损害局部硬而光滑，病变呈对称性。氟牙症受损牙面呈白垩色至深褐色，表面光滑，患牙为对称性分布，具有地区流行性。

**3.深龋与慢性牙髓炎的鉴别** 龋病发展到达牙本质深层时，临床上可见明显的龋洞，患者有明显的冷热酸甜的敏感症状。食物嵌塞引起短暂疼痛症状，但没有自发痛。慢性牙髓炎常有自发痛或有急性牙髓炎发作史，疼痛性质多为放射性，患者难以准确指出患牙。对于临床症状不明显的病例，可通过仔细讯问病史、温度诊和电活力测试仔细鉴别。如临床有自发痛的经历，温度诊时较正常牙敏感或有延迟性疼痛，则应诊断为慢性牙髓炎。拍 X 线片有助于诊断。深龋时根尖周膜应该是正常的，而慢性牙髓炎时，有时可见根尖周膜的轻度增宽。

对于诊断不清或不确定的病例，可先行间接盖髓治疗，随访观察，确诊后再行永久充填。

**考点提示** 浅龋、中、深龋的鉴别诊断。

# 第五节　龋病的治疗

龋病是发生在牙体硬组织的慢性、进行性破坏的疾病，不经治疗大部分不会停止其破坏进程，治疗不彻底龋损可再次发生。因釉质内无细胞和体液循环，遭到破坏的牙体硬组织，是不能通过细胞再生来恢复缺损的组织，必须用人工材料来修复缺损。龋病病变是从釉质或牙本质开始，早期自觉症状不明显，如果早期未得到及时治疗，病变会向纵深发展，引起牙髓和根尖周组织的感染，因此，龋病的早期诊断、早期治疗对维护牙齿健康和功能十分重要。

龋病治疗的目的在于终止龋病过程，保护牙髓，恢复牙齿的形态、功能及美观，并维持与邻近软、硬组织的正常生理解剖关系。龋病的治疗原则是针对龋损的不同程度，采用不同的治疗方法。一般来说，早期釉质龋未出现牙体组织缺损，可采用非手术治疗，一旦牙体组织出现缺损，应采用修复性方法治疗。深龋近髓时，应先判断牙髓的状态，采取保护牙髓的措施，再进行修复治疗。

## 一、非手术治疗

龋病的非手术治疗，也称保守治疗，是采用药物或再矿化等保守方法使龋病病变终止或消除的治疗方法。

### （一）药物治疗

**1. 适应证**

（1）早期釉质龋，尚未出现牙体缺损者，特别是平滑面龋，或已形成较浅的缺损，但表面不承受咀嚼压力也不在邻面接触点。

（2）乳前牙邻面浅龋及乳磨牙𬌗面广泛性浅龋，1年内将被恒牙替换。

（3）静止龋，由于磨耗将点隙磨掉，或邻面龋邻牙已拔除等使致龋环境已消失。

**2. 常用药物及作用机制**

（1）氟化物　常用的氟化物有75%氟化钠甘油糊剂、8%氟化亚锡、酸性磷酸氟化钠溶液、含氟凝胶及含氟涂料等。氟化物对组织无腐蚀性，不使牙齿变色，前后牙均可使用。

作用机制：①牙齿局部应用氟化物后，氟直接进入釉质中，与羟磷灰石作用，形成氟磷灰石，增强了釉质的抗酸性。②牙面氟浓度的增加可改变唾液－牙面界面脱矿与再矿化过程，促进早期龋损的再矿化，从而使龋病病变停止。③氟化亚锡具有氟离子和锡离子双重抗龋作用，使菌斑产酸减少，产生对变形链球菌不利的生态环境。

（2）硝酸银　常用氨硝酸银或10%硝酸银溶液。还原剂常用的有丁香油酚、10%甲醛、2.5%碘酊等。硝酸银对软组织有较强腐蚀性，涂布后可使牙齿变黑，一般只用于乳牙及后

牙，不用于牙颈部。氨硝酸银溶液中的银与氨形成复合离子，更易被还原，且对软组织的腐蚀性较硝酸银小。

作用机制：①硝酸银与人体组织和细菌的蛋白结合形成蛋白银沉淀，低浓度时有收敛、抑菌作用，高浓度时能杀死细菌，有强的腐蚀性。②硝酸银在使用还原剂后生成的黑色还原银或灰白色的碘化银可渗入釉质和牙本质中，有凝固有机质、杀灭细菌、堵塞釉质孔隙和牙本质小管的作用，从而封闭病变区，终止龋病发展。

**3. 治疗方法**

（1）用金刚砂车针磨除牙表面浅龋，暴露病变部位。

（2）清洁牙面，去除牙石和牙菌斑。

（3）隔湿、干燥牙面。

（4）涂布药物　①氟化物。将氟制剂涂于患区，用橡皮杯或棉球反复涂擦牙面1~2分钟，每周涂一次，4~6次为一疗程。如用8%氟化亚锡凝胶、酸性磷酸氟凝胶，可用小刷子蘸凝胶稀释液刷于各牙面效果更佳。②硝酸银。用棉球蘸硝酸银溶液涂布患区，热空气吹干后，再涂还原剂，如此重复几次，直至出现黑色或灰白色沉淀。使用时注意严密隔湿，防止与软组织接触。

**（二）再矿化治疗**

用人工方法使已经脱矿变软的牙釉质或牙骨质发生再矿化，恢复其硬度，从而使早期龋停止发展或消除的方法。

**1. 适应证**

（1）光滑面早期龋，白垩斑或黄褐斑。

（2）龋易感者可作预防用。

（3）急性龋充填修复治疗的辅助药物。

**2. 组成**　主要含有不同比例的钙、磷和氟，加入氟可明显促进釉质再矿化。再矿化液的 pH 一般为7，酸性环境可减弱矿化液的再矿化作用。

**📋 知识拓展**

### 矿化液中钙、磷的含量和比例

矿化液中钙、磷的含量和比例对龋损再矿化程度和范围有明显影响。研究发现，钙、磷之比为1.63时再矿化效果较好，高浓度的钙离子可使钙和矿物质在釉质微孔中的沉积速度加快，但影响钙离子向深层渗透，低浓度钙离子则可渗透到龋损深层，有利于矿化，但其浓度不低于1mmol/L。矿化液中加入氟可促进脱矿的釉质再矿化，氟不仅可以促进钙和磷在釉质中沉积，而且可以抑制其溶解。此外，钠、氯可使矿化液稳定，不发生沉淀，故可在矿化液中加入适量生理盐水。

**3. 应用方法**

（1）含漱　适用于全口多个牙齿再矿化的家庭治疗。常在刷牙后，用再矿化液含漱，每次含漱 5～10 分钟，每日 3 次。再矿化液的含漱建议在餐后进行，含漱后 2 小时内不要进食。再矿化液如作为预防使用，应从相关的治疗开始前一周含漱，直至治疗停止后 3 个月或更长时间。

（2）局部应用　用橡皮杯等清除牙面的菌斑，隔湿、干燥患区牙面，用浸有再矿化液的棉纸片或棉絮片湿敷牙面的脱矿部位，每日 1 次，每次 15 分钟，连续 15～20 次为一疗程。可连续做 2～3 个疗程，各疗程间隔 1 周。

### （三）窝沟封闭及预防性树脂充填术

**1. 窝沟封闭**　是窝沟龋的有效防治方法。是不损伤牙体组织，在𬌗面、颊面或舌面的点隙窝沟涂布一层粘接性树脂，保护釉质不受细菌及代谢产物侵蚀，增强牙齿抗龋能力，从而达到预防龋病发生的有效防龋方式。

牙齿的𬌗面在发育过程中形成形态不一、深度各异的窝沟，细菌及其代谢产物、食物残渣常堆积其中，是龋病好发部位。当牙面的窝沟被封闭后，窝沟封闭剂形成屏障，阻止细菌及食物残渣进入窝沟，同时使窝沟内原有细菌因断绝营养而逐渐死亡，从而防止窝沟龋的发生，还可使早期龋损停止发展。

（1）适应证

1）窝沟有可疑龋。

2）𬌗面与充填窝沟相邻的无龋深沟裂，不需做预防性扩展，仅用封闭剂处理即可。

3）恒牙萌出后的 2 年内。

（2）封闭剂　窝沟封闭剂主要由树脂、稀释剂、引发剂及一些辅助成分，如填料、氟化物、染料等组成。树脂基质是封闭剂的主要成分，目前广泛使用的是双酚 A 甲基丙烯酸缩水甘油酯。

（3）治疗方法　窝沟封闭的操作分为清洁牙面、酸蚀、冲洗干燥、涂布封闭剂、固化和检查 6 个步骤。操作全程中应注意隔湿的保护。封闭是否成功，取决于每一步操作（尤其是否受到唾液的污染），这是封闭剂完整保留的关键。

**2. 预防性树脂充填**　是窝沟龋的有效治疗方法。是由窝沟封闭技术衍生而成的，该技术采用窝沟封闭剂。区别在于预防性树脂充填适用于已经发生或可疑发生龋坏的患牙，而窝沟封闭主要应用于未发生龋坏的深窝沟点隙。

（1）适应证

1）窝沟龋损能卡住探针未累及牙本质。

2）窝沟可疑龋。

（2）操作步骤　预防性树脂充填除了去尽龋坏组织和使用粘接剂外，其操作步骤与窝沟封闭相同。

1）去除点隙窝沟龋坏组织，不作预防性扩展。

2）清洁牙面，彻底冲洗干燥，隔湿。

3）酸蚀窝沟点隙及窝洞。

4）冲洗干燥牙面。

5）在窝洞及预处理区域内涂布一层牙釉质粘接剂，固化后在𬌗面上涂布一层封闭剂。

6）术后检查充填及固化情况。

**考点提示**　龋病药物治疗的适应证。

## 二、牙体充填修复治疗

牙体充填修复是龋病最常用的治疗方法。它是用手术方法去净龋坏组织，并制备成一定的洞形，用合适的充填材料修复缺损，以恢复牙齿的解剖形态和生理功能。

### （一）窝洞制备

用牙体手术外科的方法将龋坏组织去净，并按要求预备成一定形状的洞形，以容纳和支持修复材料，达到恢复牙齿形态和功能的目的。

**1. 窝洞的分类** 方法较多，常用的分类方法是按照龋损发生的部位和龋损涉及的牙面数进行分类。

（1）按龋损发生的部位分类 目前国际上普遍采用的窝洞分类法是 G.V.Black（1908）分类，将窝洞分为5类（图3-9）。

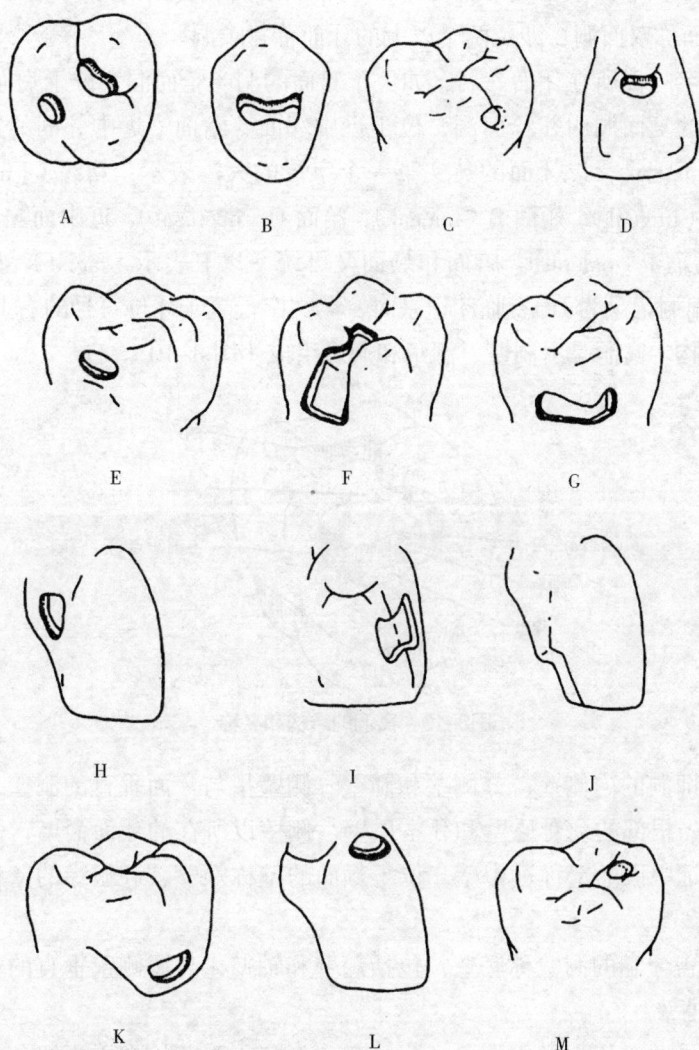

A~D.Ⅰ类洞 E~G.Ⅱ类洞 H~I.Ⅲ类洞 J.Ⅳ类洞 K~L.Ⅴ类洞 M.Ⅵ类洞

**图3-9 窝洞的分类**

G.V.Black（1908）分类

Ⅰ类洞：指发生在所有牙发育点、隙、裂、沟的龋损所制备的窝洞。包括磨牙𬌗面窝沟、磨牙颊（舌）面的颊（舌）沟、前磨牙的𬌗面窝沟、上前牙的腭面窝沟等龋坏所制备的窝洞。

Ⅱ类洞：指发生在后牙邻面的龋损所制备的窝洞。包括磨牙和前磨牙的邻面洞、邻𬌗面洞和邻颊（舌）面窝洞。

Ⅲ类洞：指前牙邻面未累及切角的龋损所制备的窝洞。包括切牙、尖牙的邻面洞、邻腭（舌）面洞、邻唇面洞。

Ⅳ类洞：指前牙邻面累及切角的龋损所制备的窝洞。包括切牙和尖牙的邻切面洞。

Ⅴ类洞：指有牙的唇（颊）、舌面颈 1/3 处的龋损所制备的窝洞。包括前牙和后牙唇（颊）舌面颈 1/3 洞。

由于龋损部位的多样化，G.V.Black 分类法未能完全包括龋损部位，因此有学者将前牙切嵴或后牙牙尖的龋损所制备的窝洞列为Ⅵ类洞。

（2）按窝洞涉及牙面数分类　分为单面洞、双面洞和复杂洞。只涉及一个牙面称单面洞，涉及两个牙面称双面洞，涉及两个以上的牙面称复杂洞。

**2.窝洞的命名**　以所在牙面命名，如位于𬌗面的洞叫𬌗面洞，位于颊面的洞叫颊面洞，位于邻面和𬌗面的复面洞叫邻𬌗面洞，位于近中邻面、𬌗面、远中邻面的复面洞叫邻𬌗邻洞。临床为了便于记录，以牙面的英文第一个字母的大写表示：切缘 I（incisal）、唇面 La（labial）、舌面 L（lingual）、颊面 B（buccal）、𬌗面 O（occlusal）、近中面 M（mesial）、远中面 D（distai）、腭面 P（palatai）。唇面和颊面又可统一以 F 表示（facial）。如：颊面洞记录为 B，远中邻𬌗面洞记录为 DO。临床记录时，英文字母置于牙位符号的右上方。

**3.窝洞的结构**　窝洞是由洞壁、洞角和洞缘组成（图3-10）。

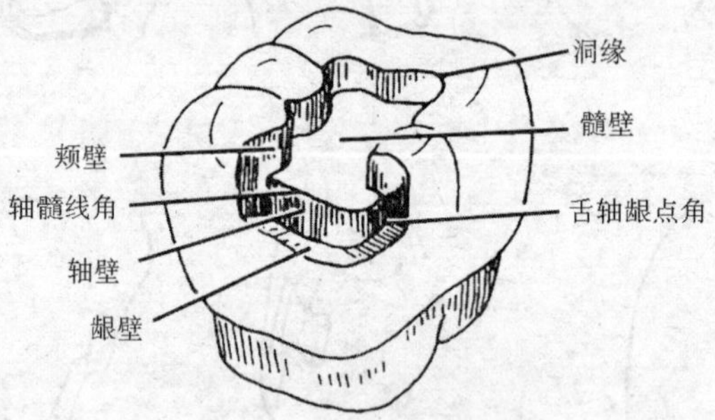

图3-10　窝洞的结构和名称

（1）洞壁　即洞的内侧壁，分侧壁和髓壁。侧壁指与牙面垂直的洞壁，包括冠部的釉质壁和牙本质壁、根部的牙骨质壁和牙本质壁。侧壁以所在的牙面命名，位于近中面的壁称近中壁，位于远中面的壁称远中壁，位于颊面的壁称颊壁、近龈缘的壁称龈壁，位于舌面的壁称舌壁等。

位于洞底覆盖牙髓的洞壁称底壁，包括髓壁和轴壁，与洞侧壁垂直的壁称髓壁，与牙长轴平行的壁称轴壁。

（2）洞角　指洞壁相交形成的角，分线角和点角，两壁相交构成线角，三壁相交构成点角，洞角以构成它的各壁联合命名，如颊壁与髓壁相交构成的线角称颊髓线角，由舌壁、轴壁和龈壁三壁相交构成的点角称舌轴龈点角。

（3）洞缘　窝洞的侧壁与牙面相交构成的边缘。

单面洞由 4 个侧壁和一个底壁构成，而双面洞的结构较为复杂，例如邻𬌗洞是由𬌗面洞和邻面洞两部分组成。𬌗面部分的结构与𬌗面洞相同，只是与邻面相交处的侧壁是开放的，与邻面相通。邻面部分是由颊侧壁、舌侧壁、龈壁和轴壁组成。

**4.窝洞制备的基本原则** 窝洞制备必须遵循牙体组织的生物学特点，按照生物力学原理进行，遵循的基本原则如下。

（1）去净龋坏组织 龋坏组织即腐质和感染的软化牙本质，其中含有很多细菌及其代谢产物。为了消除感染，终止龋病过程，使修复体紧贴洞壁，防止发生继发龋，原则上必须去净腐质。临床上一般是根据牙本质的硬度和颜色两个标准来判断龋坏组织是否去除干净，尤其是软化牙本质必须去除干净。

（2）保护牙髓组织 窝洞制备过程中尽可能减少对牙髓的刺激，如钻磨牙时用锋利器械间断操作，不向髓腔方向加压，对牙体组织结构、髓腔解剖形态及增龄性变化必须有清楚的了解，以防止意外穿髓。

（3）尽量保留健康牙体组织 保存健康牙体组织对充填材料的固位非常重要，而且使剩余的牙体组织有足够的强度承受咀嚼压力。制备洞形时窝洞做最小程度的扩展，特别是在颊舌径和牙髓方向，窝洞的边缘只扩展到健康牙体组织，尽量不做预防性扩展。

（4）制备抗力形 抗力形是使充填体和余留牙体组织能够承受咬合力而不会折裂的形状。抗力形涉及充填体和牙体组织两个方面，与充填体承受咬合力后应力的分布有关。因此，在制备抗力形时，应使应力得以均匀地分布于充填体和牙齿，尽量减少应力的集中。制备抗力形时应注意：①窝洞的深度。窝洞必须达到一定深度，充填体才能获得一定的厚度，从而具有强度。洞底必须建立在牙本质上，才能保证一定的深度，同时牙本质具有的弹性可更好地传递应力。后牙洞深以到达釉牙本质界下 0.2～0.5mm 为宜。前牙受力小，牙体薄，可到达釉牙本质界的牙本质面。不同部位窝洞要求深度不同，一般来说，𬌗面洞深1.5～2mm，邻面洞深 1～1.5mm。银汞合金的最小厚度为 1.5mm。龋坏超过上述深度，制备洞形后用垫底材料恢复时，至少应留出上述深度的洞形，以容纳足够的充填材料。②盒状洞形。一般常用的抗力形设计为盒状洞形。其特征是：洞底平，侧壁平直与洞底相垂直，各侧壁之间相互平行，点线角清晰圆钝（图 3-11）。③阶梯结构。双面洞的洞底应形成阶梯以均匀分担咬合力。阶梯的组成是龈壁、轴壁、髓壁及近、远中侧壁。其中龈壁与髓壁平行，轴壁与近、远中侧壁平行，各壁交接呈直角，点、线角圆钝，特别是轴髓线角应圆钝，不应锋锐。邻面的龈壁应与牙长轴垂直，并要有一定的深度，不得小于1mm，才能承担咬合力。④从余留牙体组织的抗力考虑。洞缘已有的无基釉应去除净，在洞形制备过程中应避免产生新的无基釉。尽量保留承力区的牙尖和牙嵴，因龋坏过大，受到损伤而变得脆弱的牙尖和牙嵴则应修整以降低高度，减轻咬合力负担，防止破裂和折断。⑤洞的外形线要求为圆钝曲线，也含有使应力沿弧形向牙体分散均匀传递的作用。转折处若成锐角，则使向牙体的应力在锐角处集中，长期作用，牙体易破裂。

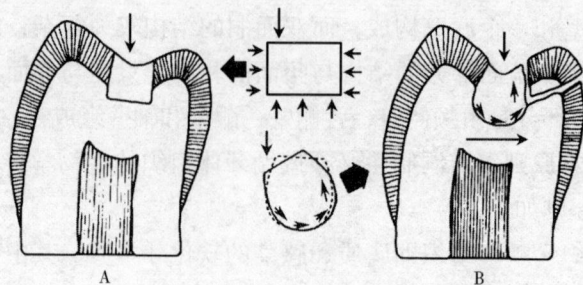

A. 正确； B. 错误

图3-11 盒状洞形

（5）制备固位形　固位形是防止充填体在侧向或垂直方向力量作用下移位、脱落的形状，窝洞的固位形必须具有三维的固位作用方能保持充填体的稳固。窝洞的基本固位形包括：①侧壁固位，是各类洞最基本的固位形。它要求窝洞有足够深度，呈底平壁直的盒状洞形。相互平行，与洞底垂直，并具一定深度的侧壁，借助于洞壁和充填体的摩擦力而产生固位作用，防止充填体沿洞底向侧方移位。②倒凹固位，是一种机械固位。在洞底的侧髓线角或点角处平洞底向侧壁牙本质作出的潜入小凹，有时也可沿线角作固位沟。充填体突入倒凹或固位沟内，防止充填体从垂直方向脱位。洞底在釉牙本质界下 0.5mm 以内者，可直接制备倒凹，洞底超过规定深度后，最好先垫底再制备倒凹。倒凹和固位沟不宜做得太深，以免切割过多的牙本质，一般以 0.2mm 深为宜（图 3-12）。③鸠尾固位，是用于复面洞的一种固位形。如后牙邻𬜬面洞在𬜬面制备鸠尾，前牙邻舌洞在舌面制备鸠尾。此种固位形的外形似斑鸠的尾部，由鸠尾峡和膨大的尾部组成，借助峡部的扣锁作用，防止充填体从水平方向脱落。制备鸠尾时应注意：鸠尾大小与邻面缺损大小相适应；鸠尾要有一定深度，特别是峡部，以获得足够抗力；鸠尾应顺𬜬面的窝沟扩展，避开牙尖、嵴和髓角；鸠尾峡的宽度一般在磨牙为颊舌尖间距的 1/4～1/3；前牙为邻面洞舌方宽度的 1/3~1/2。鸠尾峡的位置应在轴髓线角的内侧𬜬面洞底的𬜬方（图 3-13）。④梯形固位。邻𬜬面洞的邻面设计应制备成龈方大于𬜬方的梯形，可防止充填体垂直方向脱位，多用于双面洞。梯形的侧壁应扩大到接触区外的自洁区，并向中线倾斜。梯形的底为龈壁，平行于龈缘。

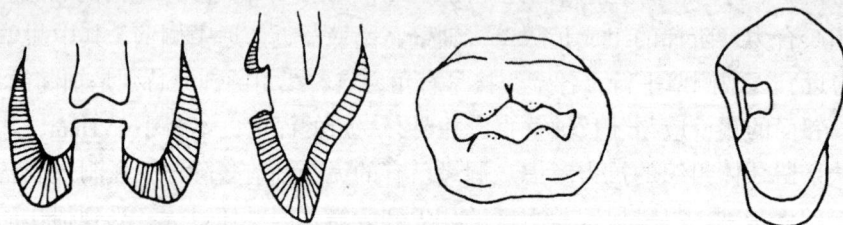

图3-12 倒凹固位

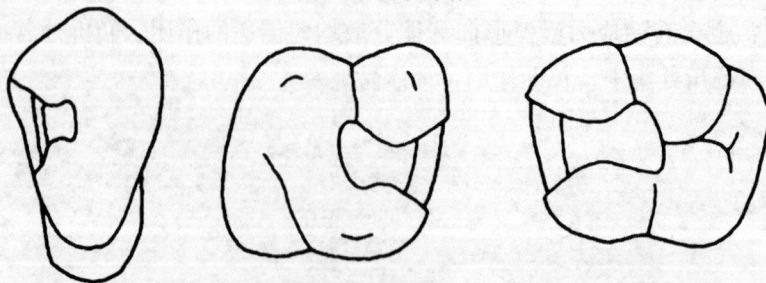

图3-13 鸠尾固位

## 知识链接

### 固位钉的应用

龋损面积较大,如后牙失去一个或几个牙尖,前牙切角龋损,邻面龋损超过轴面角,无法获得足够的固位形,可设计为固位钉辅助固位。固位钉种类较多,临床最常用的是自攻自断螺纹钉。固位钉尽量要少,在牙本质和修复体中的深度要有2mm,固位钉设计要避让牙尖下的髓角和根分叉薄弱区。操作时将自攻自断螺纹钉,安装在慢速手机上,缓慢旋转,将固位钉就位。

充填体的固位与所选用的充填材料有关,银汞合金与牙体组织没有黏结性,是靠材料与洞壁间的摩擦力和机械扣锁固位,复合树脂、玻璃离子黏结材料可借助与牙体组织的黏结加强固位。固位形的要求与窝洞涉及的牙面数也有关系,单面洞——充填体只能从洞底呈垂直的方向脱位,而双面洞可从与洞底呈水平和垂直两个方向脱位,在设计固位形时应视不同情况做不同的选择。另外,窝洞的固位形和抗力形是相关联的,窝洞的深度、低平壁直的盒状洞形与二者均有关,倒凹、鸠尾等固位形的制备增加充填体固位的同时,降低了牙体的抗力形,因此,临床上应综合以上因素,合理应用抗力形和固位形的基本原则,设计窝洞的抗力形和固位形。

**考点提示** 窝洞的分类、结构,制备洞形的原则。

**5. 窝洞制备的器械** 窝洞制备所用的器械有机动器械和手用器械两种。

（1）机动器械 目前临床上使用的为气涡轮机,依靠空气压缩机产生的高速气流推动钻牙机内的钻针转动,转速可达20万~50万r/min,切割效率高,震动轻,扭转力小,并有喷水冷却装置。

1）机头 又称手机,有直、弯两种。备洞多用弯机头。

2）钻针 用于切割牙体组织。其样式和品种多样,临床根据备洞需要选择。工作时把钻针安装在手机上。用于制备窝洞的钻针分裂钻、球钻和倒锥钻三种。裂钻的钻头有柱状和锥状,裂钻的刃口互相平行,平行的刃口有的和钻针方向一致,有的则倾斜,有的刃口呈锯齿状,工作头长4~5mm,常用于扩大洞形,修整洞壁。倒锥钻的钻头顶端直径大于柄端,侧面有刃达顶端,钻头较短,0.5~1.5mm,常用于制作倒凹、磨平洞底、扩大洞形等。球钻有倾斜单刃和锯齿刃两种,常用于去除龋坏、开扩洞口、制作圆弧形倒凹等。各种钻针均有不同大小和型号。（图3-14）。

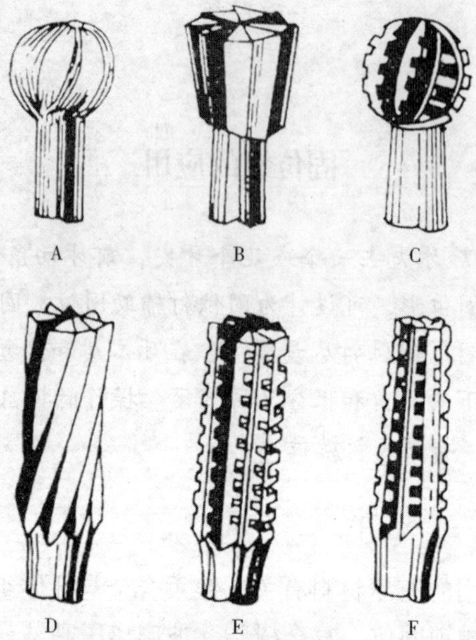

图3-14　钻针

📋 **知识拓展**

## 常用各种钻针型号及大小

球钻常用型号为1/2~5号，工作端直径分别是0.6、0.8、1.0、1.2、1.4、1.6mm；
倒锥钻常用型号为33~38号，工作端直径分别是0.6、0.8、1.0、1.2、1.4、1.6mm；
柱形锯齿裂钻常用型号为556~560号，工作端直径分别是0.8、1.0、1.2、1.4、1.6mm；
锥形锯齿裂钻常用型号为700~702号，工作端直径分别是1.0、1.2、1.6mm。

（2）手用器械　常用的是挖匙，其工作头呈匙形，边缘为刃口，一般是双头，调整工作头的方向则可以左右两个方向进行剔刮。深龋近髓时使用挖匙，比较安全，不易引起意外穿髓。

**6.制备窝洞的基本步骤**

（1）开扩洞口　根据龋洞的位置、形态等不同情况采取不同的方式。如位于殆面或唇（颊）、舌（腭）侧面的龋洞，洞口开放时，器械较易进入。但对窝沟龋、隐匿性龋，则需将洞口扩大，使龋洞充分暴露。当龋洞位于邻面，未破坏边缘嵴时，则需磨除少部分健康牙体组织以暴露病变区。前牙如龋洞靠唇侧，则应从唇面进入，可保留健康的舌侧边缘嵴，当龋洞位于近舌（腭）侧，应从舌（腭）侧进入而保留完整的唇面以利美观。后牙应从殆面进入，磨除边缘嵴，进入龋洞。

（2）去净龋坏组织　用球钻或挖匙去净龋洞内的软化牙本质。

（3）设计和制备洞外形　窝洞的洞缘构成了洞外形。洞外形的建立，应最大限度地保存牙体组织和减少继发龋的发生。其原则是以病变为基础设计洞外形，洞缘必须扩展到健康的牙体组织内，外形线尽量避开牙尖和嵴等承受咬合力的部位，呈圆缓曲线，以减少应力集中，邻面洞的外形线应达自洁区。

（4）制备固位形和抗力形　在洞外形基本形成侧壁和洞底后，经修整，按照要求制备抗力形和固位形。

（5）制备洞缘　包括洞缘釉质壁的修整和洞面角的设计。在洞缘制备中，要考虑洞缘部位釉柱的方向，使釉质壁的釉柱止于健康牙本质。洞面角的设计取决于充填材料的种类：银汞合金充填时，洞面角应为90°，防止边缘银汞合金折裂，并使银汞合金和牙体组织有最大强度；复合树脂充填时，洞缘做45°短斜面，增加充填体与牙体组织的边缘封闭性，便于黏结修复。

洞形制备后需检查、修整、清洁窝洞，清除窝洞内所有碎屑，将窝洞清洗干净。

**考点提示**　制备洞形的器械及步骤。

### 7. 各类窝洞的制备方法及要点

（1）Ⅰ类洞　见图3-15。

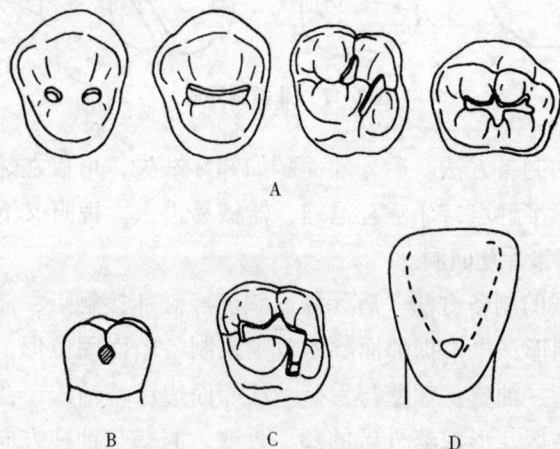

图3-15　Ⅰ类洞

1）𬌗面点、隙、裂沟窝洞的制备方法　将病变范围探查清楚后，用小圆钻或裂钻自龋坏部位钻入，后用较大的裂钻将洞稍扩大，用挖器挖净洞内腐质，用裂钻扩展，制成洞壁和洞底。洞底应平，侧壁应直，洞外形呈圆缓曲线（图3-16）。去除面点、隙、裂沟龋不应破坏上颌磨牙斜嵴和下颌前磨牙横嵴，故嵴两侧龋坏可分别制洞。若两龋坏间正常牙体组织小于1mm，应将嵴两侧洞连成一个洞形。因此，面点、隙、裂沟窝洞的制备要点为洞底要平，洞壁要直，洞应有1.5~2mm的深度，洞宽大于洞深时洞底应制备倒凹固位，洞面角呈直角，洞外形呈圆缓曲线，点、线角清晰圆钝，注意保护牙髓，洞底应与面外形一致，以防止穿髓。如下颌第一前磨牙，颊尖高，舌尖低，洞底也应呈斜面。深龋洞底不平，应用垫底材料垫平。

图3-16　洞外形呈圆缓曲线

2）上颌磨牙腭面和下颌磨牙颊面裂沟窝洞的制备方法　若病变范围小时可制备成单面洞，制备要点为制备成洞口略小于洞底的洞形，不作预防性扩展。

3）磨牙复面洞的制备方法　当𬌗面与颊（腭）面𬌗相连，或颊（腭）面𬌗的范围大，使𬌗面边缘嵴脆弱，应制备成颊（腭）𬌗复面洞。将𬌗面制备成鸠尾形，髓壁和轴壁交界处制备成阶梯。

4）上前牙腭面洞的制备方法　窝洞的外形呈圆钝三角形或圆形，洞深 1~1.5mm，洞底与舌面平行，洞侧壁与洞底垂直，点、线、角清晰。

（2）Ⅱ类洞　根据病损范围可制备成单面洞或复面洞，如病变已累及接触区，应制备成邻𬌗复面洞（图 3–17）。

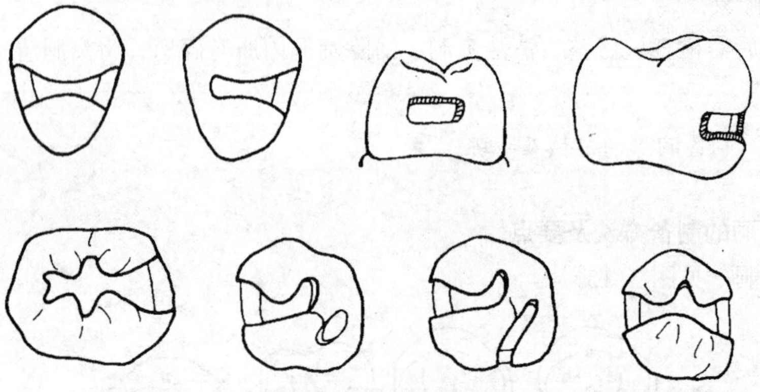

图3–17　Ⅱ类洞外形

1）后牙邻面洞的制备方法　后牙邻面𬌗如邻牙缺失，可仅在邻面制作单面洞；如邻牙不缺失，但𬌗未破坏接触点，牙龈有退缩，器械易进入，视野又清楚，也可只在邻面做单面洞，或做成邻颊或邻舌复面洞。

2）后牙邻𬌗面洞的制备方法　后牙邻面𬌗已经破坏接触点，需制备成邻𬌗面洞。先邻面去𬌗，制备邻面洞形；再根据邻面𬌗的范围来制备𬌗面固位形，𬌗面制备成鸠尾辅助固位。邻面：制备龈壁、轴壁、颊壁与舌壁。从邻面边缘嵴钻入，在向深处钻磨的同时应向颊舌方向扩展至自洁区，形成略外敞的颊、舌壁，洞壁与釉柱方向保持一致，去除无基釉；龈壁平直，深度约 1.5mm；轴壁与牙长轴平行，与牙邻面弧度一致；并使形成龈方大于𬌗方的梯形。𬌗面：制备髓壁、鸠尾和鸠尾峡。应沿点、隙、裂沟扩展洞形，避让牙尖和嵴，并注意适当预防性扩展。前磨牙越过中线；上颌磨牙尽量勿破坏斜嵴，在斜嵴一侧制备鸠尾；下颌磨牙鸠尾做到中央窝；鸠尾峡应做在髓壁上方，其宽度约为颊舌二尖间距的 1/4~1/3，外形曲线圆缓。余同面Ⅰ类洞。

考点提示　Ⅱ类洞的制备要点。

（3）Ⅲ类洞　根据病变范围和邻牙情况，制备成单面洞或复面（邻舌）洞（图 3–18）。

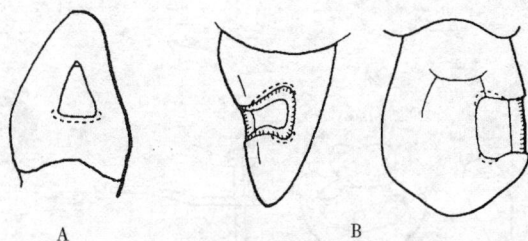

A.邻面单面洞　B.邻舌复面洞

**图3-18　Ⅲ类洞外形**

1）邻面单面洞的制备方法　如邻牙缺失或牙间隙大者，可在邻面做单面洞。制备成与前牙邻面相似的底向根方、角圆钝的三角形盒状洞。洞底与邻面弧度一致，洞深1~1.5mm。

2）邻舌复面洞的制备方法　先用小号球钻或裂钻邻面去腐，再根据邻面洞的大小，在舌腭面设计并制备鸠尾形。鸠尾峡宽度为邻面洞舌方宽度的1/3~1/2。邻面制备成唇侧大于舌侧的梯形，必要时，可在龈轴线角和切轴线角作倒凹，以增强固位。

（4）Ⅴ类洞（图3-19）为单面洞，因不直接承受咬合力，制洞时以固位形和外形为重点。

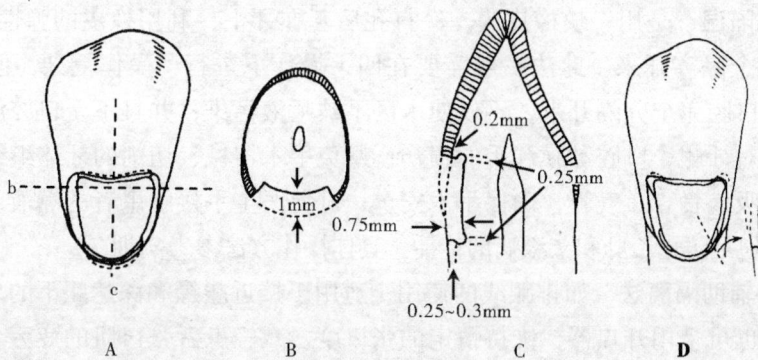

A.制作固位沟　B.横切面观　C.纵切面观　D.点角处制备倒凹

**图3-19　Ⅴ类洞外形**

Ⅴ类洞多在颊面，不需扩大洞形。前磨牙和磨牙制成肾形，前牙制成半圆形。

洞形制备以固位形为主。凸面向着牙颈部，凸缘距牙颈线1mm处；近远中壁与釉柱方向一致略向外敞开；在轴线角与龈轴线角制备倒凹；洞深1~1.5mm；轴壁与相应牙面弧度一致。

**（二）术区隔离**

窝洞制备完成后，必须将充填的牙齿与口腔环境隔离开来，防止唾液进入窝洞污染洞壁及影响充填材料的性能。在条件允许的情况下，整个过程都应进行术区隔离，保证视野清晰，手术不受其他因素的干扰。常用的术区隔湿方法有以下几种。

**1.棉卷隔湿法**　将消毒棉卷置于患牙颊（唇）侧前庭处和舌侧口底，吸去术区附近的唾液，从而达到隔湿目的。此方法简便易行，不需特殊设备，但隔湿维持时间短，术中要注意随时更换棉卷（图3-20）。

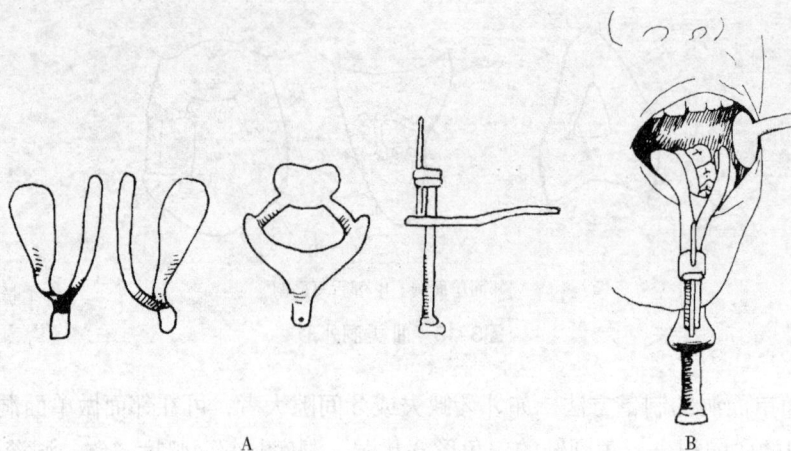

A. 棉卷压器部件　B. 棉卷压器的使用

图3-20　棉卷隔湿

　　2.吸唾器　利用水流和抽气产生的负压，吸出口腔内的唾液。用时将吸唾管置于患者口底，注意勿紧贴黏膜，以避免损伤黏膜和封闭管口。口腔科综合治疗机都有吸唾装置。吸唾器常与棉卷隔离配合使用。

　　3.橡皮障隔湿　是用一块橡皮膜，经打孔后套在牙上，利用橡皮的弹性紧箍牙颈部，使牙与口腔完全隔离开来。此法一般需要在四手操作下进行，操作复杂，但具有较多优点：将术区与口腔完全分隔开来，不仅使术区不被唾液污染，并且不受口腔湿气影响；防止手术过程中对牙龈、口腔黏膜和舌的损伤；避免手术器械、切削的牙体组织碎屑及修复材料等吞入或吸入食管、气管，确保手术安全；避免医生手接触患者的唾液，减少医源性交叉感染，特别是防止乙肝和艾滋病的传播（具体操作方法参考实训7）。

　　4.选择性辅助隔离法　如排龈线的使用，适用于接近龈缘和深达龈下的牙颈部窝洞充填前的隔离。也可采用开口器，维持恒定的张口度，减轻患者张口肌的疲劳。必要时可用药物（如阿托品）使唾液分泌减少。

　　（三）窝洞消毒

　　窝洞充填前，可选用适宜的药物进行窝洞消毒。理想的窝洞消毒药物应具有杀菌力强，有扩散性和渗透性，不使牙变色，对牙髓组织无刺激性并有止痛安抚等作用。目前常用的药物有樟脑酚液、25%麝香草酚乙醇溶液、75%乙醇等药物。

　　有学者认为去除龋蚀组织后，用清水冲洗干净即可，不必用药物消毒。因为充填修复密封后，残留的少数细菌会受到抑制和减少，且有的药液对牙髓的刺激性大。窝洞制备时完善地去除龋蚀组织后，充分加以清洗，清除残屑、吹干洞壁后，不必再使用消毒药物涂擦窝洞，这已在临床广泛地认同和实施。

　　**考点提示**　橡皮障的隔湿方法。

　　（四）窝洞封闭、衬洞及垫底

　　由于窝洞深浅不一，深洞洞底往往不平，而且一些修复材料对牙髓有刺激性，因此，在充填前应根据窝洞的深度和修复材料的性质对窝洞做适当处理。其目的是隔绝外界和充

52

填材料的刺激，保护牙髓，并垫平洞底，形成充填窝洞。

**1.窝洞封闭** 在窝洞洞壁涂一层封闭剂，以封闭本质小管，阻止细菌侵入，隔绝充填材料的化学刺激。窝洞封闭剂主要如下。

（1）洞漆 指溶于有机溶剂的天然树脂或合成树脂，呈清漆状。一般涂2次。洞漆中的有机溶剂可与复合树脂中的树脂成分反应，影响其聚合，树脂中的游离单体可溶解洞漆，因此复合树脂充填体下面及任何做黏结处理的窝洞均不能使用洞漆。洞漆现已很少应用。

（2）树脂粘接剂 能有效地封闭牙本质小管，且不溶解，减小微渗漏的作用优于洞漆。

**2.衬洞** 在洞底上衬一层能隔绝化学和一定温度刺激且有治疗作用的洞衬剂，其厚度一般小于0.5mm。常用的衬洞剂有氢氧化钙及其制剂、玻璃离子粘固剂、氧化锌丁香油粘固剂。

**知识拓展**

### 常用衬洞剂的作用

氢氧化钙具有促进修复性牙本质形成和抑菌作用，主要用于接近牙髓或可疑穿髓者；玻璃离子粘固剂对牙髓刺激小，可释放氟，有防龋作用；氧化锌丁香油粘固剂对牙髓有安抚镇痛作用。

**3.垫底** 在洞底（髓壁和轴壁）垫一层足够厚度（大于0.5mm）的材料，隔绝外界和充填材料的温度、化学、电流及机械刺激，同时有垫平洞底、形成窝洞、承受充填压力和咀嚼力的作用。常用垫底材料有磷酸锌粘固剂、聚羧酸锌粘固剂、玻璃离子粘固剂、氧化锌丁香油粘固剂。

洞衬剂和垫底材料不能完全分开，只是作衬洞时较薄，垫底时有一定厚度。临床上，根据余留牙牙本质厚度及充填材料的种类选用不同的封闭剂、洞衬剂及垫底材料。

浅的窝洞，洞底距髓腔的牙本质厚度大于1.5～2mm，不需垫底。中等深度的窝洞，洞底距髓腔的牙本质厚度大于1mm，一般只垫一层磷酸锌粘固剂、聚羧酸锌粘固粉或玻璃离子粘固剂。磷酸锌粘固剂垫底需先涂封闭剂。深的窝洞，洞底距髓腔很近，为了保护牙髓需要做双层垫底，第一层垫氧化锌丁香油粘固剂或氢氧化钙，第二层垫磷酸锌粘固剂。复合树脂充填时不能采用氧化锌丁香油粘固剂垫底，可选用聚羧酸锌粘固剂或玻璃离子粘固剂垫底。

垫底部位只限于𬌗面髓壁和邻面轴壁，要求底平壁净，留出足够深度（1.5～2mm），使充填体有足够的抗力和固位（图3-21）。

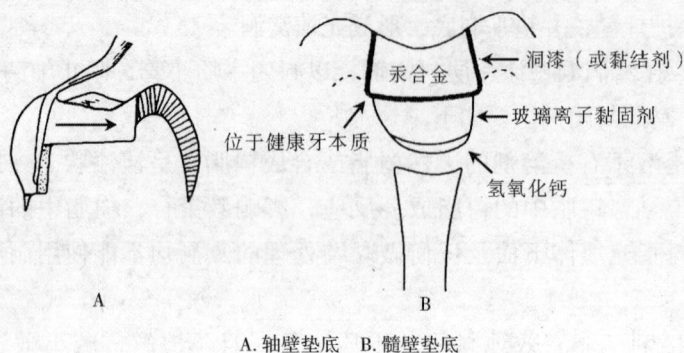

A.轴壁垫底　B.髓壁垫底

图3-21　垫底

### （五）银汞合金充填术

银汞合金具有抗压强度好，硬度、耐磨性强，对牙髓无刺激，可塑性大，操作方便等优点，是后牙的主要充填材料。银汞合金的缺点是颜色与牙不一致，无黏结性，对固位形要求高，汞的使用可对环境造成污染。以上缺点限制了银汞合金的使用，逐步被牙色材料所取代，但目前尚无法完全代替银汞合金在后牙充填修复中的地位。

**1.适应证**　①后牙Ⅰ类洞、Ⅱ类洞；②后牙Ⅴ类洞，特别是可摘义齿的基牙修复；③对美观要求不高患者的尖牙远中邻面洞，龋损未累及唇面者；④大面积龋损时配合附加固位钉的修复。

**2.窝洞预备的要求**　银汞合金的材料特性要求窝洞必须符合窝洞预备的总原则外，还应具有以下特点。

（1）窝洞必须有一定的深度和宽度，方可使充填体获得足够的固位强度。

（2）银汞合金没有黏结性，窝洞要制备成典型的盒状洞形，必要时增加辅助固位形，以使充填体具有良好的固位。

（3）洞面角应成直角，不能在釉质的侧壁做短斜面（图3-22）。

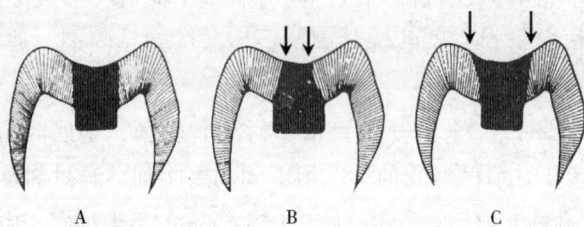

A.正确　B.错误：洞形制备错误　C.错误：洞缘有洞斜面

图3-22　银汞合金充填的洞面角

**3.调制**

（1）手工调制　将其放入清洁而干燥的磨砂玻璃制的臼中，一手握杵，一手握臼，旋转研磨。研磨的速度为150~200r/min，压力1~1.5kg，时间1分钟。研磨好后，将其倾于薄的涤棉布上，包好，用手揉搓，挤出多余的汞。

（2）自动调制　目前多使用银汞合金胶囊，用银汞合金调拌机调制。这种调制方法简便，调拌出来的银汞合金质量好，且能节约时间，减少汞污染。汞和银合金粉按合适比例装入同一胶囊内，中间借一层薄膜隔开，临用时将胶囊放入电动调拌器内振荡，膜被振破后汞与银合金粉混合起来。调拌时间不得大于40秒。

**4. 充填**

（1）保护牙髓 由于银汞合金是电和热的良导体，为了保护牙髓，中等深度以上的窝洞在银汞合金充填前需要封闭、衬洞或垫底。

（2）放置成形片和楔子 双面洞在充填前应安放成形片，作为人工假壁，代替失去的侧壁，便于充填材料的加压。邻面生理外形的形成及恢复与邻牙的接触关系（图3-23）。

成形片为不锈钢薄片，分前磨牙双面洞、磨牙双面洞和后牙三面洞3种规格。使用时根据牙位及龋洞选择合适的成形片，借成形片夹安放、固定在牙上，成形片凸的一边向龈方，边缘置于龈壁的洞缘稍下方，注意勿损伤牙龈，𬌗方边缘稍高于𬌗面，以便于充填体边缘嵴处的成形。为了使成形片紧贴牙颈部，邻面龈间隙尚需放楔子。楔子多为木质或塑料制成，它的大小、形状要合适。

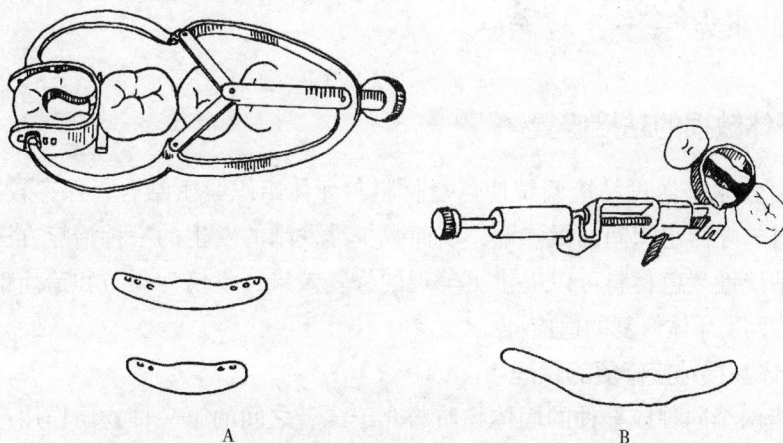

A. 双面洞的成形片及成形片夹　B. 复杂洞的成形片及成形片夹

**图3-23　成形片及成形片夹**

（3）填充银汞合金材料 用银汞合金输送器将银汞合金少量分次送入窝洞内。先用小的充填器将点、线、角及倒凹、固位沟处压紧，再换大的充填器向洞底和侧壁层层加压，使银汞合金与洞壁密合，并同时剔除余汞，每次送入窝洞的汞合金量，在铺平后厚度最好不超过1mm。双面洞一般先充填邻面洞部分，再充填𬌗面洞部分（图3-24）。银汞合金从调制到填充完毕，应在6~7分钟内完成。

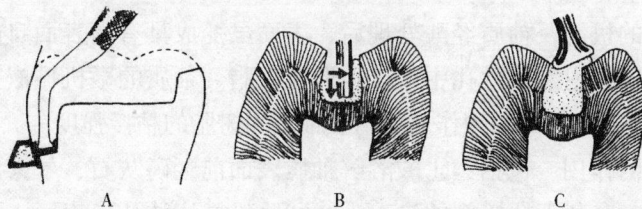

A.用小的充填器压紧点、线、角及倒凹、固位沟处　B.向洞底和侧壁层层加压　C.大的充填器在釉质表面加压

**图3-24　银汞合金充填方法**

（4）雕刻成形 银汞合金充填完成后20分钟内进行充填体的雕刻成形。放置成形片的要先取下成形片，取成形片时先取下楔子，松开成形片夹并取下，然后用镊子将成形片紧贴邻牙，从一侧邻间隙向颊𬌗方向慢慢移动，拉出成形片。取下成形片后，用银汞合金雕刻器对其外形进行雕刻，雕刻𬌗面时，雕刻器尖端置于裂沟处，刀刃部分放在牙面上，部分放在充填体上，紧贴牙面，沿牙尖斜度，从牙面向充填体雕刻。对于邻𬌗面洞形，应从

边缘嵴向殆面中份雕刻，防止邻面充填松脱。雕刻后的充填体要恢复牙的功能外形、边缘嵴、邻面接触关系、楔状间隙及牙颈部的正常突度。

（5）调整咬合　银汞合金充填体外形初步雕刻完成后，殆面受力部位应调，使其有正常的咬合关系。如对颌牙有高陡的牙尖或边缘嵴，应先调磨，让患者作正中及侧方运动的咬合，检查有无咬合高点直至调磨合适为止。

（6）打磨抛光　银汞合金充填体尚未完全硬固，不能承受咀嚼压力，不能打磨抛光，24小时后待完全硬固后方可打磨抛光。用细石尖或磨光钻从牙面向修复体方向打磨，使表面变光滑。磨光后的充填体细腻、有光泽。

嘱患者术后24小时之内勿用患侧咀嚼食物。

**考点提示**　银汞合金充填的方法。

### 三、牙体缺损的粘接修复

粘接修复技术是通过粘接系统使修复材料与牙体组织紧密结合，保存较多牙体组织，减少修复材料与牙体组织间的微渗漏，从而减少继发龋的发生的一种治疗方法。以复合树脂为代表的粘接性牙色材料可以提供更美观的修复效果，不仅为预防和治疗龋病提供最佳方案，而且扩大了牙体修复的适应证。

**（一）牙体缺损粘接修复的原理**

粘接是指两个同种或异种的固体物质与介于二者之间的第三种物质作用产生牢固结合的现象。将一种或数种固体物质粘合在一起的物质称粘接剂，利用粘接剂的粘接力使固体表面连接的方法称粘接技术。牙体粘接技术是修复材料与牙体之间通过牙本质粘接系统产生牢固和有效的结合。粘接系统主要包括釉质粘接和牙本质粘接。

**1.釉质粘接**　主要是通过酸蚀技术来实现的，该技术通过酸蚀釉质表层，使粘接树脂获得微机械固位，从而增强复合树脂与釉质的粘接强度。

（1）常用的酸蚀剂　临床常用的酸蚀剂是30%~50%磷酸，有水溶液和凝胶两种剂型，水溶液价格低廉，易于清洗，但流动性大，易使口腔软组织受累，凝胶流动性小，酸蚀部位易于控制，不易对软组织造成损伤，但价格较贵。

（2）酸蚀粘接的机制　釉质经酸处理后，表面虽变成具有高表面自由能的蜂窝状。低黏度的树脂借助毛细作用渗入微孔中聚合，形成树脂－釉质的微机械嵌合。渗入的树脂形成树脂突。树脂突通过机械的扣锁作用而增强釉质和树脂的粘接强度。

（3）酸蚀粘接的作用　包括：①酸溶解釉质表面前羟磷灰石，暴露出釉质新鲜层，增加釉质表面可湿性，有利于粘接剂的渗入；②酸蚀机械清洁牙齿表面，活化釉质表层，易与树脂结合；③增加釉质表面的粘接面积和粗糙度。

（4）影响釉质酸蚀的因素　临床鉴定酸蚀的效果是看到经酸蚀处理的釉质表面失去光泽，呈白垩色泽。酸蚀的效果受以下因素的影响。

1）酸蚀剂种类　以磷酸最优，磷酸脱矿较均匀，出现的粗糙面可湿性和极化性好。

2）牙齿类型　乳牙釉质矿化程度较恒牙低，釉柱结构较少，酸蚀效果不如恒牙。氟牙症抗酸性较强，应适当延长酸蚀时间。

3）酸蚀面与釉柱方向的关系　酸蚀面与釉柱方向垂直者，釉柱末端暴露，形成的树脂突较长，酸蚀效果较好；酸蚀面与釉柱方向平行者，酸蚀效果较差。

4）酸蚀剂涂布的压力　轻轻涂布酸蚀剂，釉质表面形成特征清晰的凹凸不平粗糙面，以釉柱为中心脱矿形成蜂窝结构，粘接强度最高。中等用力涂布酸蚀剂，出现蜂窝结构的凹凸不平粗糙面较模糊，釉质周围的凹陷浅，边缘不清。重压力涂布酸蚀剂，釉质表面的蜂窝结构压塌，结构不清，无凹凸不平粗糙面，粘接强度较弱。

（5）釉质粘接剂　为了增加釉质与复合树脂的粘接强度，在釉质酸蚀处理后，涂布釉质粘接剂。釉质粘接剂是不含无机填料或少量填料的低黏度树脂，渗入釉质酸蚀后的微孔中，与釉质形成最佳嵌合。釉质粘接剂还可以减少釉质与修复树脂界面的空隙，还能有效防止洞缘与充填修复体之间出现微渗漏。

**2. 牙本质粘接**　由于牙本质的化学组成及组织结构的特点，在牙本质上获得持久可靠的粘接力较釉质困难。同时，牙本质的低表面能、玷污层的存在和牙髓的相容性等因素，对粘接技术和粘接材料要求更高。因此，牙本质粘接采用酸蚀牙本质、清除或溶解玷污层、预处理牙本质、湿性粘接等方法，增加复合树脂与牙本质的粘接。

（1）牙本质粘接系统　根据作用机制不同可分为酸蚀－冲洗粘接系统和自腐蚀粘接系统两大类。

1）酸蚀－冲洗粘接系统　由酸蚀剂、预处理剂和粘接树脂三部分组成。酸蚀剂多为10%～37%的磷酸凝胶。预处理剂主要成分为含有亲水和疏水基团的酯类功能单体。粘接树脂多为不含或含少量填料的低粘度树脂。临床操作为酸蚀和冲洗、预处理和粘接两大步骤。

2）自酸蚀粘接系统　包括自酸蚀预处理剂和粘接树脂两部分。自酸蚀粘接系统具有操作简便，技术敏感性低，对牙髓刺激性小，对修复材料隔绝性好等优点。

（2）牙本质粘接机制

1）酸蚀－冲洗粘接系统　首先用酸蚀剂处理牙本质表面，冲洗后去除玷污层，然后涂布预处理剂，预处理剂是树脂的良好助渗剂，可促疏水粘接树脂润湿牙本质，多与粘接剂合用，并能与粘接剂的树脂共聚。粘接剂的主要作用是稳定混合层和延伸至牙本质小管中形成树脂突。粘接剂不宜太厚，太厚可降低粘接强度。

2）自酸蚀粘接系统　是微机械固位和化学粘接的结合。自酸蚀粘接技术对牙本质的酸蚀和预处理两个过程同时发生，也可与树脂发生化学结合。

**（二）复合树脂黏结修复术**

复合树脂是目前较为理想的牙色修复材料，可以为患者提供更美观的修复效果。复合树脂是通过黏结技术进行的，洞形制备比银汞合金简单，并能保存更多的健康牙体组织，扩大了牙体修复的适应证。具有美观、磨除牙体组织少、绝缘、固位好等优点。

**1. 适应证**

（1）前牙Ⅰ类洞、Ⅲ类洞、Ⅳ类洞的修复。

（2）窝沟封闭或预防性修复。

（3）形态或色泽异常牙的美容修复。

（4）后牙Ⅰ、Ⅱ类洞，承受咬合力小者。

（5）冠修复前的牙体充填。

（6）暂时性修复体。

**2.窝洞预备的要求** 窝洞点、线角应圆钝，倒凹呈圆弧形，洞形预备较银汞合金修复保守，不直接承受咬合力的部位可适当保留无基釉。洞形制备的特征是洞缘釉质壁应制成斜面，制成短斜面的优点有：增加酸蚀和黏结面积，增加黏结力，减少微渗漏；增加美观，洞缘的斜面能够使复合树脂更好地与牙体结构的颜色交织，没有明显的界线，美学效果好。

**3.成形片的放置** 凡涉及邻面接触区的复合树脂修复，必须使用成形片。因为复合树脂固化后没有可塑性，在固化前需要利用成形片和楔子将治疗牙与邻牙分开，放置成形片有助于材料的充填、正确地恢复邻接关系。临床常用透明聚酯薄膜成形片，使用时将成形片插入治疗牙和邻牙之间，形成牙的轮廓外形，用镊子将楔子插入龈间隙以固定成形片（图3-25）。

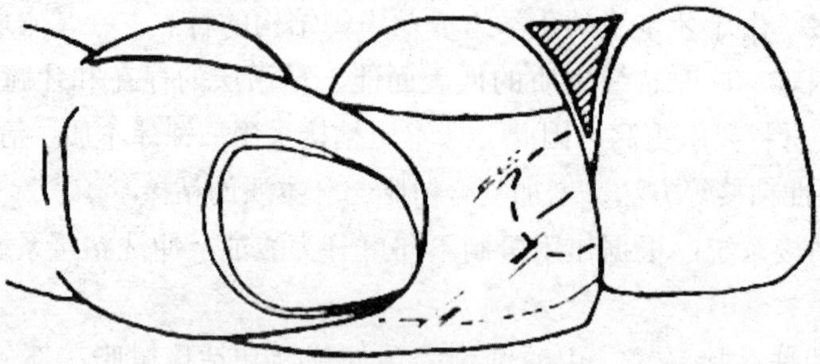

图3-25 前牙聚酯薄膜成形片的使用

**4.复合树脂修复的基本步骤**

（1）比色 根据邻牙颜色，在自然光下比色。比色在隔湿前，牙呈自然湿润状态下进行，选择合适色度的复合树脂。

（2）清洗窝洞、隔湿。

（3）保护牙髓 洞深达牙本质层的窝洞应衬洞和（或）垫底。常用玻璃离子怎么黏固剂。忌用洞漆和酚类材料（如氧化锌丁香油酚黏固剂），以免影响树脂聚合。

（4）釉质粘接 用30%～50%磷酸处理洞缘釉质壁、釉质短斜面及垫底表面，处理时间也可按厂家说明进行，用水彻底冲洗后，吹干牙面，可见牙面呈白垩色。

（5）牙本质粘接 对牙本质进行酸蚀和预处理，涂布釉质粘接剂。

（6）充填复合树脂 放置成形片和楔子，将材料分次填入窝洞，分层固化（每层2～3mm），每次光照40～60秒，操作时应使光源尽量接近修复体，不同方向照射，最好采用斜向分层填入树脂。

（7）修整外形 树脂完全固化后，用石尖或金刚砂针修整外形。

（8）调整咬合 充填后应用咬合纸检查咬合情况，调磨高点。

（9）打磨抛光 依次用粗、细砂片打磨，橡皮轮或细绒轮蘸打磨膏抛光牙面。

**5.复合树脂修复失败的因素**

（1）牙面未彻底清洁。

（2）牙面处理不当，如酸蚀不充分；牙面处理后冲洗和干燥不彻底，使牙面再污染等。

（3）洞壁的护髓材料未去净。

（4）洞底牙本质未做护髓处理，牙本质过度酸蚀使牙髓在修复后出现病变。

（5）粘接剂涂布不均匀或太厚。

（6）复合树脂充填不足，产生微渗漏，引起继发龋。

（7）树脂未固化前移动了修复体。

（8）树脂固化不完全。

（9）修复体过高致咬合力应力集中，承受咬合力过大或瞬间的过大咬合力可导致修复体折断或脱落。

**考点提示** 酸蚀技术及复合树脂粘接修复。

### （三）玻璃离子水门汀修复术

玻璃离子水门汀具有良好的粘接性；良好的生物相容性；可释放氟离子，具有防龋能力；对牙髓刺激小；热膨胀系数最接近人体牙体组织，聚合时无收缩应力，封闭性好等优点。临床可用于修复体的黏结固位、垫底和直接充填修复。但玻璃离子水门汀在抗磨性、美观性、临床操作性及材料的稳定性等方面不如复合树脂，这在一定程度上限制了其临床应用的范围。随着玻璃离子水门汀材料性能的改进，新型玻璃离子水门汀材料，如光固化型玻璃离子水门汀和高强度玻璃离子复合体，越来越多的应用于Ⅴ类洞、根面龋、部分Ⅰ类洞和Ⅱ类洞的充填修复治疗，其疗效也明显提高。

**1. 适应证**

（1）Ⅲ、Ⅴ类洞和后牙邻面单面洞等不承受咀嚼压力的洞形。

（2）牙颈部楔状缺损的修复。

（3）乳牙各类洞的修复。

（4）根面龋的修复。

（5）外伤牙折后暴露牙本质的覆盖，松动牙的固定及暂时性充填。

**2. 窝洞预备的要求** 不必做倒凹等固位结构，只需去除龋坏牙本质，不作扩展。仅在必要时做固位，窝洞点、线角要圆钝，洞缘釉质不做斜面。

**3. 操作步骤**

（1）牙体预备 按照复合树脂修复方法。

（2）牙面处理 除洞底距牙髓不足0.5mm的深洞需先用氢氧化钙衬洞外，一般不需垫底。

（3）涂布底漆和（或）粘接剂，增加对牙面的粘接。

（4）填充材料 采用塑料充填器充填材料，从洞侧壁填入洞内，水平移动加压使材料就位。

（5）涂隔水剂 化学固化型完全固化需24小时，为防固化反应受唾液干扰和固化脱水产生龟裂，充填后表面涂釉质粘接剂。

（6）修整外形及打磨 化学固化型应在24小时后进行，方法同复合树脂修复术。

玻璃离子粘固剂和复合树脂联合修复牙本质缺损，称夹层修复术（即三明治修复术，图3-26），利用玻璃离子粘固剂和牙本质、复合树脂和牙釉质的良好黏结性，先将玻璃离子粘固剂垫于洞底与牙本质结合，固化后，酸蚀再充填复合树脂，这两种材料借助微机械嵌合而结合，明显减少洞壁的微渗漏，增强了固位效果。

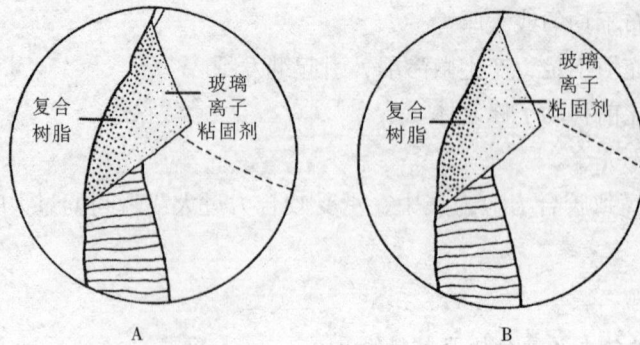

A.玻璃离子粘固剂垫底，复合树脂修复缺损　B.如缺损累及根面，可将玻璃离子粘固剂延伸到龈缘

图3-26　夹层修复术

修复的主要步骤包括：牙体制备；玻璃离子粘固剂垫底；酸蚀粘固剂表面及洞壁釉质壁，冲洗，干燥；涂粘接剂；复合树脂充填窝洞。

## 四、深龋的治疗

深龋接近牙髓，细菌和代谢产物可通过牙本质小管进入，加上外界温度、理化刺激，牙髓常有一定的炎症反应。如能去除刺激，牙髓可恢复正常。因此，深龋治疗有其特殊性。

### （一）深龋的治疗原则

**1. 停止龋病发展，促进牙髓的防御性反应**　去除龋坏组织，消除感染源是停止龋病发展的关键步骤。原则上应去净腐质，而尽量不穿髓。去腐时应特别小心，必须根据不同年龄的髓腔解剖特点，结合洞底的颜色、硬度和患者的反应等具体情况进行处理。操作时应采取两次甚至多次去腐法，利用药物（如氢氧化钙）促进脱矿的牙本质再矿化。

**2. 保护牙髓**　术中必须保护牙髓，减少对牙髓的刺激。在治疗深龋时应防止对牙髓机械温度的刺激。手术操作时机械的使用要间断，器械要锋利，勿向髓腔方向加压；随时用温水冲洗窝洞，棉球拭干，保持视野清晰；注意消毒药物的选择，垫底时材料要适当，采取双层垫底法。

**3. 正确判断牙髓状况**　正确判断牙髓状况是深龋治疗成功的基础。深龋时，牙髓受外界刺激而发生病变的可能性很大，故首先要对牙髓状况做出正确判断，才能制定出正确的治疗方案。研究表明，牙髓反应与牙本质的有效厚度和钙化程度、病变进程、细菌的种类、数量、致病性及患者的年龄等因素有关。临床应仔细询问病史，了解患者有无自发痛和激发痛，结合临床检查做出正确诊断，切勿将牙髓炎误诊为深龋。

### （二）洞形制备特点

（1）深龋洞破坏较大，入口容易，深度已达牙本质深层，接近牙髓。注意除去洞缘的龋坏组织和无基釉，以便充分暴露洞内壁，前牙唇面允许保留无基釉。

（2）抗力形除洞底呈圆弧形以顺应髓室顶的弧形和龋损的圆弧之外，其余侧壁均应制成平直，形成盒状，固位形设计按制备洞形的原则进行。切忌将洞底磨平，以免意外穿髓，不平的洞底用材料垫平。

（3）深龋的破坏较大，应对承受𬌗力的牙尖、牙嵴进行修整，适当降低咬合高度，减少𬌗力。

### （三）治疗方法

深龋治疗方法的选择依据牙髓有无充血和软龋是否去除干净。

1.**垫底充填**　适用于无自发痛、激发痛不严重、刺激去除后无延缓痛、能去净龋坏组织的患牙。

窝洞预备好后，一般需双层垫底后再充填。先用氧化锌丁香油粘固剂垫底，保护牙髓，再垫磷酸锌粘固剂，形成平而硬的洞底，利于充填。也可用聚羧酸锌粘固剂或玻璃离子粘固剂单层垫底，最后用适宜的永久材料充填，恢复牙的形态和功能。

2.**安抚治疗**　将具有安抚、镇痛、消炎作用的药物封入窝洞，使牙髓充血恢复正常，消除临床症状的疗法。适用于无自发痛，但有明显的激发痛，备洞过程极其敏感者。

窝洞预备好后，窝洞内放置大小合适的丁香油酚棉球，用氧化锌丁香油酚粘固剂暂封，观察 1～2 周。复诊无症状者，取出棉球，酌情做双层垫底永久充填，或做间接盖髓术，如有症状者，则应进一步做牙髓治疗。

3.**间接盖髓术**　用具有消炎和促进牙髓-牙本质修复反应的盖髓制剂覆盖于洞底，促进软化牙本质再矿化和修复性牙本质形成，从而保存全部生活牙髓的方法。适用于软化牙本质不能一次去净，牙本质-牙髓反应能力正常，没有明显主观症状的深龋患者。其治疗方法应根据洞的深度、病程的长短、软化牙本质的性质遗留量的多少及去龋过程中患者的反应等一系列情况综合分析。

（1）急性龋　病程进展快，软化牙本质多，细菌侵入深度相对较浅，未进入深层脱矿层，如去净软化牙本质有可能穿髓，洞底可保留少量软化牙本质。窝洞预备好后，干燥，洞底放置一薄层氢氧化钙糊剂后垫底充填，也可放置氢氧化钙糊剂后，用氧化锌丁香油粘固剂和磷酸锌粘固剂双层封洞，观察 1～3 个月，复诊时如无自觉症状，牙髓活力正常，去除部分暂封材料，做永久充填。

（2）慢性龋　病程进展慢，脱矿区较窄，细菌可侵入脱矿区，如去净软化牙本质有可能穿髓，洞底可保留少量软化牙本质。窝洞预备好后，干燥，洞底放置一薄层氢氧化钙糊剂，用氧化锌丁香油粘固剂和磷酸锌粘固剂双层封洞，观察 3～6 个月，等待修复性牙本质的形成，复诊时如无自觉症状，牙髓活力正常，去除全部暂封材料及软化牙本质后，如无穿髓则可盖髓、垫底、永久充填。如果出现穿髓或有自觉症状，需做牙髓治疗。

📋 **知识链接**

## 间接盖髓术的原理

深龋治疗时，因外层感染的牙本质被去除，龋损中大多数细菌被清除，保留在洞底的一薄层软化牙本质中的少量细菌，因氢氧化钙盖髓剂的覆盖，细菌产酸所需要的底物被隔绝，数量逐渐减少甚至消亡。同时，氢氧化钙维持碱性环境，有利于形成修复性牙本质。

### （四）深龋的治疗方案

综合考虑龋病的类型、患牙牙髓状况和龋坏组织去除的程度，正确选择治疗方法（表3-1）。

表3-1　深龋的治疗方案

| 龋病类型 | 软龋能否去净 | 牙髓状况 | 最佳治疗方案 |
|---|---|---|---|
| 急性龋、慢性龋 | 能 | 正常 | 垫底充填 |
| 急性龋、慢性龋 | 能 | 充血 | 安抚→垫底充填 |
| 急性龋 | 不能 | 正常 | 间接盖髓→垫底充填 |
| | 不能 | 充血 | 安抚→间接盖髓→垫底充填 |
| 慢性龋 | 不能 | 正常 | 间接盖髓→去净软龋、间接盖髓→垫底充填 |
| | 不能 | 充血 | 安抚→间接盖髓→去净软龋、间接盖髓→垫底充填 |

**考点提示**　深龋的治疗原则及方法。

### 五、根面龋的治疗

根面龋是指因牙龈退缩导致牙根表面暴露而引起牙根发生的龋病。任何原因导致牙龈暴露者均可以发生根面龋，多见于老年人。正常情况下根部被牙龈组织覆盖，未暴露在口腔内，不会发生龋病。一旦牙周组织萎缩，根部牙骨质的硬度较牙冠低，抗酸能力差，即容易发生龋坏。根面龋因位置隐蔽，经常被忽视，只有在牙根面暴露在口腔环境中的时候才会发生。全国第三次口腔健康流行病学调查结果显示，随着我国人口的老龄化，老年根面龋的发病率高达 8.4%，已成为影响老年人身体健康的重要疾病。

（一）根面龋的临床特点

1. **发生部位**　发生在牙龈退缩的牙骨质面，如邻面、唇面、舌面等。

2. **临床特征**　早期，牙骨质表面在细菌作用下，无机物脱矿，有机物分解，龋坏部位呈浅棕色或褐色边界不清的浅碟状，症状不明显。龋损进一步发展，沿颈缘根面呈环形扩散，病变发展从牙骨质侵入牙本质时，向根尖发展，在颈部釉质下潜行发展成无基釉，严重者破坏牙本质深层，造成根部牙体硬组织缺损，承受咬合压力时易折断。

（二）根面龋的治疗原则

1. **保守治疗**　适用于根面龋的深度限于牙骨质或牙本质浅层，呈平坦而浅的龋洞；或者洞壁质地较硬，颜色较深，呈慢性或静止状态，龋坏部位易于清洁或自洁者。用球钻除尽龋损的腐质，暴病露变区，消除菌斑滞留的环境，用橡皮擦等清除牙面的菌斑，隔湿，干燥患者牙面。涂布药物，注意只能用氟化物，不能选用硝酸银。

2. **充填治疗**　根面龋充填治疗和龋病治疗原则相同，但应注意以下几个方面的问题。

（1）去除龋坏组织，保护牙髓　根部牙骨质和牙本质均较薄，龋坏发展快，因此要去净龋坏组织，及时消除细菌感染，保护牙髓。

（2）制备洞形　根面龋所在的部位不直接承受咬合压力，制备洞形的重点是固位形，在洞底制备倒凹辅助固位。如果根面龋发生在触点以下的部位，从颊舌方向进入，去除龋坏组织，制备成单面洞；如果根面龋发生在触点以上的部位，或龋坏发展到邻面涉及边缘嵴，可制备成邻颌面洞。根面龋发展到龈下部位时，牙龈组织有不同程度的炎症，先用氧化锌丁香油粘固粉暂封一周，再进行填充治疗。

（3）窝洞消毒 消毒材料多选用75%乙醇，也可用木馏油、25%麝香草酚溶液。

（4）垫底充填 根面龋洞一般都比较浅，尽量选择对牙髓无刺激的充填材料玻璃离子粘固剂，不需要垫底。因窝洞紧邻牙龈，应避免唾液、龈沟液进入窝洞，必要时做排龈处理，𬌗面洞充填时保证充填材料与根部贴合，避免悬突。

### 六、龋病治疗中的并发症及处理

龋病治疗过程中对牙髓状况判断失误或操作不当，可能造成治疗失败，甚至引起并发症，故在治疗过程中，根据患牙的破坏程度，做出正确的诊断和相应的治疗方案，严格进行规范操作，减少并发症的发生。

#### （一）意外穿髓

在窝洞制备过程中，由于操作不当或髓腔解剖形态变异而造成健康牙髓的意外暴露。

**1. 原因** 对髓腔解剖不熟悉；髓腔解剖结构变异；操作不当。

**2. 处理** 根据具体情况（如牙髓活力状况、穿髓孔大小）选择不同的牙髓治疗方法，如直接盖髓术、牙髓切断术、根管治疗术等。

#### （二）充填后疼痛

充填后出现疼痛，根据引起疼痛的原因和疼痛的性质分为牙髓性疼痛和牙周性疼痛。

**1. 牙髓性疼痛** 与温度密切相关的充填后近期疼痛。

（1）激发痛 常见原因有备洞过程中的物理刺激；中、深龋未垫底直接充填银汞合金；充填材料对牙髓的化学刺激。

处理：轻者可观察，缓解可不予处理；未缓解者，去除充填物，安抚，重新充填。

（2）与对颌牙接触时疼痛 原因多见于对颌牙相应牙齿有不同的金属修复体，接触时产生电流而引起疼痛。

处理：更换材料，改用非导体类材料或同类金属材料修复。

（3）自发痛 近期原因为对牙髓状况判断错误，未发现小的穿髓孔；远期原因为充填材料对牙髓的慢性刺激，致牙髓出现炎症反应。

处理：先去除充填物，开髓引流，缓解后选择适当的牙髓治疗方法。

**2. 牙周性疼痛**

（1）咬合痛 因充填物过高，咬合时早接触所致。

处理：检查确定早接触的部位，磨除高点。

（2）持续性自发性钝痛 可定位，与温度刺激无关，咀嚼时加重。主要原因有：术中器械伤及牙龈、牙周膜，或酸蚀剂溢至牙龈而致牙龈发炎；充填物在龈缘形成悬突，菌斑沉积压迫牙龈致牙龈发炎出血；接触点恢复不良，造成食物嵌塞，引起牙龈炎症，牙龈萎缩及牙槽骨吸收。

处理：轻度牙龈炎者，局部冲洗，涂3%碘甘油。去除悬突，消除局部刺激因素。接触点恢复不良者应重新充填，必要时需要做固定修复，以恢复正常接触关系。

#### （三）充填体折断、脱落

主要原因：窝洞预备不良；充填材料调制不当；充填方法不当；过早承担咬合力。

处理：除去原残存充填体，针对洞形存在问题，按照备洞原则修整洞形，按正规操作调制材料，完成窝洞充填，认真交代医嘱。

### （四）牙齿折裂

主要原因：洞周薄壁弱尖，窝洞制备时未除去无基釉，未降低咬合；磨除过多的牙体组织；点线角过锐，应力集中；充填体过高、过陡，存在咬合创伤；充填物的过度膨胀。

处理：部分折裂的，去除充填物后，修整洞形，重新充填。固位和抗力不够者，行黏结修复术、附加固位钉修复术、嵌体或冠修复。完全折裂至髓底者应予拔除。

### （五）继发龋

窝洞充填后，在洞底或邻面牙颈部等处又发生龋坏，称继发龋。主要原因有：备洞时未去净龋坏组织；充填材料与洞壁界面间存在微渗漏；洞缘无基釉未去净；洞边缘设计在滞留区或深的窝沟内等。

处理：去除充填物及继发龋，修整洞形，重新充填。洞漆和粘接剂的使用可增加充填材料与洞壁间的密合度，从而降低微渗漏的发生率。

**考点提示** ▷ 龋病治疗后的并发症及处理。

## 本 章 小 结

龋病是常见病、多发病，是一种以细菌为主的多种因素影响下，牙体硬组织发生慢性进行性破坏的疾病。其发病率位居前列，虽不直接危害人的生命，但可造成人体健康素质的下降。WHO 于 20 世纪 60 年代初，将龋病列为继心血管疾病和肿瘤之后危害人类的第三大疾病，受到全世界关注。

龋病的临床特征是牙体硬组织在色、形、质方面发生变化，临床按病变深度分浅龋、中龋、深龋。病变若向深部发展，可引起牙髓病、根尖周病、颌骨炎症等。

龋病治疗的目的在于终止龋病过程，保护牙髓，恢复牙的形态、功能和美观，并维持与邻近软、硬组织的正常生理解剖关系。牙体充填修复是龋病常见的治疗方法，它是用手工方法去尽龋坏组织，并制备一定的洞形，用合适的充填材料修复缺损，以恢复牙体的解剖形态和生理功能。

## 习 题

扫码"练一练"

### 一、选择题

1.龋病也可称为牙体硬组织的

A. 细菌感染性疾病      B. 免疫反应性疾病

C. 病毒感染性疾病      D. 变态反应性疾病

E. 理化刺激性疾病

2.目前认为菌斑中最主要的致龋菌是

A. 乳酸杆菌      B. 血链球菌

C. 涎链球菌      D. 葡萄球菌

E. 变形链球菌

3. 食物中特别容易致龋的物质是

A. 蔬菜                      B. 蛋白质

C. 果糖                      D. 蔗糖

E. 脂肪

4. 龋好发于牙齿的

A. 自洁区                 B. 边缘嵴

C. 滞留区                 D. 舌面

E. 牙尖

5. 恒牙中患龋最多的部位是

A. 下颌磨牙             B. 上颌磨牙

C. 下颌第一、二磨牙      D. 上颌第一、二磨牙

E. 上下颌前磨牙

6. 按龋坏程度可将龋病分为

A. 急性龋、慢性龋、静止性龋      B. 浅龋、中龋、深龋

C. 窝沟龋、平滑面龋              D. 牙釉质龋、牙本质龋和牙骨质龋

E. 干性龋、湿性龋

7. 左上第一磨牙颊沟龋属

A. Ⅰ类洞                B. Ⅱ类洞

C. Ⅴ类洞                D. Ⅲ类洞

E. Ⅳ类洞

8. 中等深度以上龋,银汞合金充填时需垫底,其原因为银汞合金有

A. 牙髓刺激性           B. 流动性

C. 传导性                D. 膨胀性

E. 收缩性

9. 固位形不包括

A. 侧壁固位             B. 倒凹固位

C. 鸠尾固位             D. 梯形固位

E. 粘接固位

10. 牙菌斑形成的最早阶段称为

A. 获得性薄膜           B. 釉护膜

C. 细菌菌膜             D. 唾液膜

E. 透明膜

11. 龋病充填治疗后远期出现激发痛和自发痛多由于

A. 充填物有早接触       B. 充填物不密合

C. 继发龋伴发牙髓炎      D. 充填物形成悬突

E. 未恢复接触点

12. 特纳牙是指

A. 乳牙釉质发育不全      B. 恒牙釉质发育不全

C. 个别继承牙釉质发育不全      D. 恒牙斑釉

E. 个别恒牙畸形

13. 用于龋病化学治疗的药物有

A. 甲硝唑　　　　　　　　　B. 麝香草酚

C. 氢氧化钙　　　　　　　　D. 氟化物或硝酸银

E. 甲醛加酚

## 二、思考题

1. 简述龋病的临床表现及诊断。

2. 简述复合树脂粘接修复的方法。

3. 简述深龋的治疗原则及方法。

（付　娟　王琴秀）

# 第四章

# 牙体硬组织非龋性疾病

**学习目标** ━━━━━━━━━━━━━━━━━━━━━━━━━━━━━━━━━━━━━━━━━━●

口腔医学专业

1. **掌握** 牙发育异常的临床表现；牙外伤的治疗方法。

2. **熟悉** 牙发育异常的治疗。

3. **了解** 牙体慢性损伤的临床表现及治疗。

4. 具有对常见牙体硬组织非龋性疾病诊断的能力；具有制定合理的治疗方案的能力。

5. 具有以患者为中心的人文关怀精神和交流沟通能力。

口腔医学技术专业

1. **掌握** 牙发育异常和牙急性损伤的临床特征。

2. **熟悉** 牙体慢性损伤的处理。

## 案例分析

**【案例】**

患者，男，51岁。主诉：左上后牙咬合疼痛。患者自感左下第一磨牙咬合不适一月余，近两日感觉咬合时疼痛，不能咀嚼食物，伴有冷热刺激疼痛。检查：全身一般状况好，查体合作，全身未见明显异常。专科检查：左上第一磨牙未见龋坏，远中舌沟处有一可疑裂隙，探针加力探诊时，可引起短暂的撕裂样疼痛，叩诊（－），咬诊（＋）。

**【讨论】**

1. 该病例应如何诊断、诊断依据是什么？

2. 如何对该患者进行治疗？

# 第一节 牙发育异常

牙发育异常是指从牙胚发育完成到牙萌出口腔的生理过程中出现的异常，包括结构异常、形态异常、数目异常和萌出异常。

## 一、牙结构异常

### （一）釉质发育不全

釉质发育不全（enamel hypoplasia）是指在牙发育期间，由于全身疾患、营养障碍或严重的乳牙根尖周感染，使釉质矿化障碍导致的釉质结构异常。根据致病性质不同，分为釉质发育不全和釉质矿化不全。釉质发育不全系釉质基质形成障碍所致，临床常有实质性的缺损；釉质矿化不全为基质形成正常而矿化不良所致，临床上一般无实质性缺损。发育不全和矿化不全可单独发病，也可同时存在。

【病因】

**1. 全身因素**

（1）严重营养障碍 维生素 A、维生素 C、维生素 D 以及钙、磷的缺乏，均可影响成釉细胞分泌釉质基质及基质的矿化。维生素 A 缺乏直接影响成釉细胞分化；维生素 C 缺乏使成牙本质细胞变性，不能形成正常牙本质；维生素 D 缺乏则使钙盐在骨及牙体组织的沉积迟缓，甚至停止。釉质基质形成后得不到及时矿化则会塌陷，在釉质表面形成凹陷性的缺损。

（2）内分泌失调 甲状旁腺与钙磷代谢关系密切。甲状旁腺功能减退会降低钙盐的吸收利用，使牙齿出现发育缺陷。肉眼能见到牙面横沟或在镜下见到加重的发育间歇线。

（3）婴儿及母体疾病 婴儿高热性疾病，如肺炎、水痘、麻疹、猩红热等可造成成釉细胞发育发生障碍，影响釉质基质的形成和矿化。严重的消化不良，也可造成牙釉质发育不全。妊娠期母亲患风疹、毒血症也可使胎儿在此期间形成釉质发育不全。发病急、病程短者，仅在釉质形成过程中形成窄的横沟缺陷，如果不在牙发育期间，则不会造成釉质发育不全。

**2. 局部因素**

乳牙严重的根尖周感染或外伤可影响其下方的恒牙胚发育，导致恒牙釉质发育不全。局部因素通常只累及个别牙，常见于前磨牙，又称特纳（Turner）牙。

特纳牙不同于其他釉质发育不全累及口内多数牙，其往往只涉及单个牙齿。若患牙为尖牙或前磨牙，通常是因乳牙感染较重，影响了后继恒牙的发育。若为前牙，则多由于创伤因素所致，受创乳牙被推入下方发育中的恒牙胚，从而扰乱了恒牙釉质的发育。

【临床表现】

根据釉质发育不全的程度分为轻症和重症。牙釉质发育不全在乳、恒牙列均可发生。乳牙受累较少见。一般无自觉症状。

**1. 轻症** 患牙釉质形态基本完整，表面无实质性缺损，仅有色泽和透明度改变，呈白

垩色或黄褐色，这是由于矿化不良、折光率改变所致。

2.**重症** 患牙呈棕褐色，表面有实质性缺损，呈带状（横沟状）或窝状凹陷。带状缺损是由于同时期釉质形成全部遭受障碍，其宽窄反映受障碍时间的长短。若障碍反复发生，则牙面上出现数条平行的横沟。窝状凹陷是由于成釉细胞成组破坏，而其邻近细胞却继续生存并形成釉质。严重者可呈蜂窝状，甚至釉质全部缺乏，前牙切缘变薄，后牙牙尖缺损或消失。

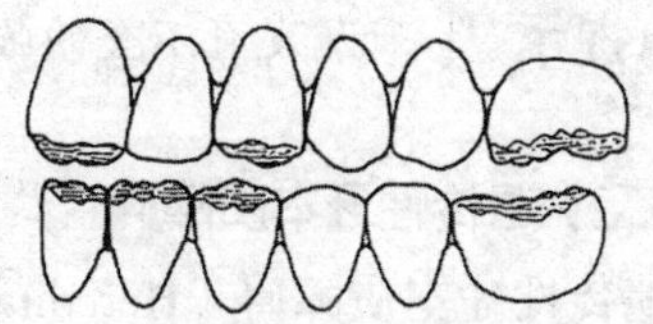

由于全身致病因素导致的釉质发育不全，受累牙呈对称性分布。所以，临床上可以根据釉质发育不全累及的牙位来推断发生障碍的时间。例如 11、13、16、21、23、26、31、32、33、36、41、42、43、46（FDI记录法）的切缘或牙尖出现釉质发育不全，表示致病因素发生在 1 岁以内；如 12、22 的切缘受累，则致病因素已延续至出生后第 2 年；如前牙未受累，釉质

A.出生后第1年罹患牙位

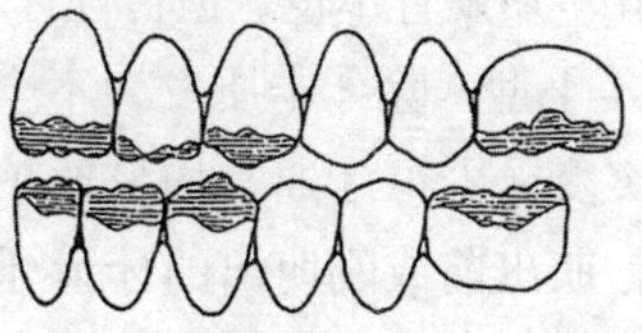

B.出生后第1/2年罹患牙位

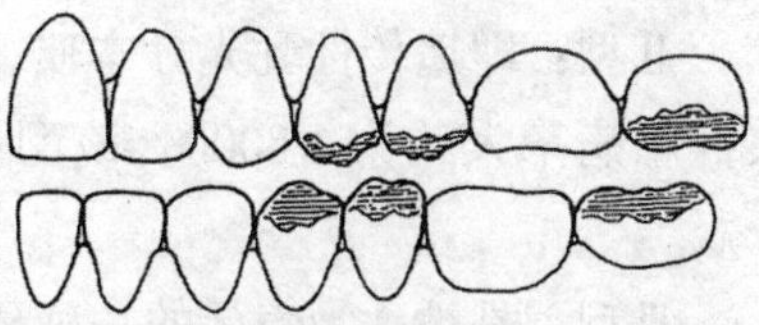

C.出生后第3年罹患牙位

图4-1 不同年龄釉质发育不全的罹患牙位

发育不全发生于 14、15、17、24、25、27、34、35、37、44、45、47，则表明出生后 2~3 年受到致病因素影响（图4-1）。乳牙根尖周感染所致的继承恒牙釉质发育不全，受累牙常为单侧，表现为牙冠小、灰褐色、形状不规则。

釉质发育不全的牙易磨损，容易聚集菌斑，不易清洁，易发生龋病，且龋病进展迅速。发生于前牙影响美观，发生于后牙者牙冠会被迅速磨耗，影响咀嚼功能。

【诊断】

（1）一般无自觉症状，如并发龋病或牙折，可出现相应症状。

（2）患者在婴幼儿牙齿发育期，多有较严重的全身疾病或营养障碍等病史，患病时期与釉质发育不全的牙位相关。

（3）乳牙根尖周感染所致继承恒牙发育不全，表现为牙冠小、形状不规则、常呈灰褐色着色。

（4）同一时期发育和萌出的成组且对称的牙，其牙釉质均有颜色或结构上的改变。

【鉴别诊断】

应与浅龋相鉴别，浅龋探诊软，可勾住探针；釉质发育不全时探诊损害部位硬而光滑。

【防治】

釉质发育不全是牙在颌骨内发育矿化时期产生的发育缺陷，萌出后才被发现，并非牙萌出后机体健康状况的反映。因此，当前再补充维生素 A、D 及其他矿物质已无任何作用。只有给予孕妇及儿童（12岁以下）充足的营养并预防全身性疾病，才可有效地预防本病的发生。

对于已发生釉质发育不全的患牙，应酌情治疗。轻症者可不处理；重症者可做复合树脂充填、贴面及冠修复。由于釉质发育不全常伴严重的牙本质发育缺陷，备洞时应注意深度，以免意外露髓。

考点提示 釉质发育不全的临床表现及治疗。

### （二）遗传性牙本质障碍

遗传性牙本质障碍（Hereditary dentine disorders）可分为遗传性牙本质发育不全及遗传性牙本质发育不良。遗传性牙本质发育不全根据临床表现分为三种亚型。

Ⅰ型：除牙本质发育不全外，还伴有全身骨骼发育不全。其病因为广泛的Ⅰ型胶原基因突变。乳恒牙通常均呈琥珀色、半透明，磨损严重。影像学表现为牙根细短，牙本质肥厚，萌出前或刚萌出的牙齿牙髓闭锁。但这种现象在同一个体内可能也会有所差异，可能有的牙齿牙髓完全闭锁，而其他牙齿牙本质表现正常。

Ⅱ型：即遗传性乳光牙本质，无全身骨骼发育不全。该病是最常见的人类显性遗传病，人群患病率大约为1/8000。该型一个显著特征为牙颈部明显缩窄以致形成一个球根状的牙冠。

Ⅲ型：是被称为壳牙的一种牙本质发育，牙本质极薄，髓室和根管明显增大。

本节仅讨论第Ⅱ型，即遗传性乳光牙本质，因本病具有遗传性，牙冠呈一种特殊的半透明乳光色而得名。

【病因】

本病为常染色体显性遗传病，可在家族中连续出现几代或隔代遗传。男、女无差异，乳、恒牙均可受累。

【临床表现】

牙冠呈微黄色半透明状，光照下呈乳光。釉质易从牙本质表面脱离而使牙本质暴露，从而发生严重的咀嚼磨损。发生于乳牙列时，全部牙冠可被磨损至龈缘，影响美观，并造成咀嚼、语言功能障碍。严重的磨损导致咬合降低，进而继发颞下颌关节紊乱等疾病。X线片可见牙根短而尖细，髓室、根管狭窄或完全闭锁（图4-2）。

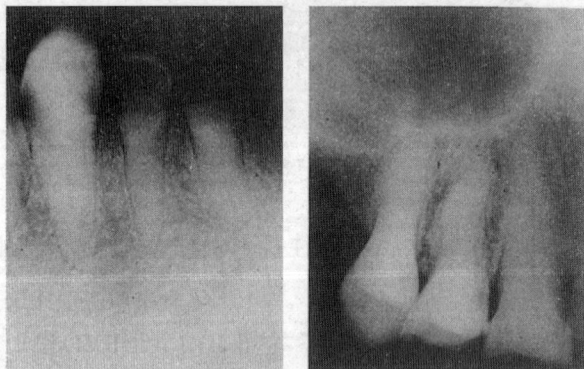

图4-2 遗传性乳光牙本质

【治疗】

（1）预防由于磨耗造成的牙釉质和牙本质丧失，乳牙列可用覆盖𬌗面及切缘的𬌗垫；恒牙列可做冠修复，也可用𬌗垫修复，牙齿做冠预备时，要十分小心。

（2）如果应用局部修复体修复时，制作应尤为谨慎，因为修复体可能会对牙齿产生应力易使牙根折断。

（3）对并发牙髓炎、根尖周炎及颞下颌关节紊乱症患者可做相应治疗。

### （三）先天性梅毒牙

先天性梅毒牙（congenital syphilitic teeth）是在胚胎发育后期和出生后第一个月，牙胚受梅毒螺旋体侵犯，造成釉质和牙本质发育不全。10%～30% 先天性梅毒患者其牙齿表现为半月形切牙和桑葚状磨牙。主要见于恒牙，乳牙很少受累。

【发病机制】

在牙胚形态发生期，由于炎症细胞浸润，特别是成釉器中有炎症渗出时，成釉细胞受损，部分釉质沉积停止。又由于牙本质矿化障碍，前期牙本质明显增多，因而牙本质塌陷，形成半月形损害。

梅毒牙多见于 11、16、21、26、31、32、36、41、42、46，少见于乳牙列，可能与下列因素有关：①梅毒对组织损害最严重的时期是胚胎末期及出生后第 1 个月。②若梅毒在胚胎早期严重侵犯组织，则导致胎儿流产，不会遗留畸形牙。③梅毒螺旋体不易经过胎盘屏障直接作用于胎儿。

【临床表现】

**1.半月形切牙** 亦称哈钦森牙（Hutchinson teeth）。Hutchinson 发现先天性梅毒患者的三项特征，即间质性角膜炎、中耳炎或耳聋、半月形切牙。半月形切牙多见于上颌中切牙，切缘窄，中部凹陷，两切角圆钝，形似新月状（图 4-3A）。有时下颌切牙也可出现类似形态改变。

**2.桑葚状磨牙** 发生于第一磨牙，牙冠短小，牙尖向中央聚拢而使牙最大横径位于牙颈部。牙尖皱缩，表面粗糙，釉质呈多个不规则的小结节和坑窝凹陷，散在于近𬌗面处，故有桑葚状磨牙之称（图 4-3B）。

**3.蕾状磨牙** 有时第一磨牙不似桑葚，但牙尖仍向中央聚拢，使𬌗面收缩如花蕾，故称蕾状磨牙（图 4-3C）。

先天性梅毒牙患儿还可出现牙位异常、缺额牙、迟萌、乳牙滞留、咬合异常、口角向颊部放射状瘢痕、前额隆突、鼻梁塌陷等症状和体征。确诊先天性梅毒的可靠根据为梅毒螺旋体血清学检查。

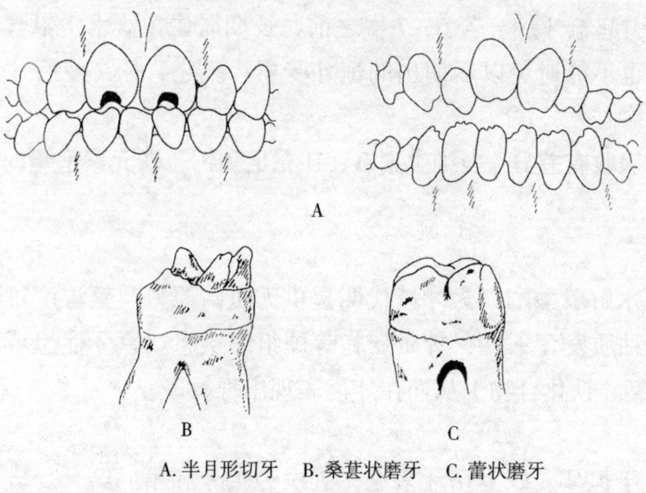

A
B
C
A.半月形切牙　B.桑葚状磨牙　C.蕾状磨牙

图4-3　先天性梅毒牙

**【防治】**

在妊娠早期治疗梅毒是预防先天性梅毒牙的有效方法。若在妊娠后 4 个月内使用抗生素治疗梅毒，95% 的婴儿可避免罹患先天性梅毒，从而预防先天性梅毒牙的发生。对先天性梅毒牙可行光固化树脂修复、贴面及冠修复。

**考点提示** 遗传性牙本质障碍的临床表现。

## 二、着色牙

着色牙（Discoloration of teeth）主要包括内源性着色和外源性着色。内源性着色牙是指牙齿受到疾病或药物影响，牙内部结构包括牙釉质、牙本质等均发生着色，常伴有牙发育异常，活髓牙及无髓牙均可受累；外源性着色牙指由于药物、食物、饮料（茶、咖啡、巧克力）中的色素沉积于牙表面引起的着色，只影响美观，不累及内部结构，对功能无影响。本节只讨论内源性着色牙中的氟牙症及四环素牙。

**（一）氟牙症**

氟牙症（dental fluorosis）又称氟斑牙或斑釉牙，是指牙发育过程中摄入过量氟元素而引起的一种特殊的釉质发育不全。氟牙症是慢性氟中毒的早期常见症状，其发病具有地区性，主要见于高氟地区出生及成长的人群。在我国高氟地区主要为东北、内蒙古、宁夏、陕西、甘肃、河北、山东、贵州、福建等地。

**【病因】**

**1. 氟摄入量** ①饮用水中氟含量过高为氟牙症的主要病因。牙齿发育期间饮水中含氟量高于 1ppm（1mg/L）时即可发生氟牙症，且该病的发生及其严重程度随该地区饮水中含氟量的升高而增加。我国现行水质标准氟浓度为 0.5 ~ 1 ppm 应是适宜的。除饮用水外，还与当地的饮食、气候有关。②其他因素。含氟量高的燃料燃烧后，进入空气中的氟化物可通过呼吸进入人体，影响氟的总摄入量。

**2. 氟进入机体的时机** 氟主要损害釉质发育期的成釉细胞，因此，只有在牙发育矿化期摄入过量氟才会引起氟牙症。若 6、7 岁之前，长期居住在饮水中氟含量高的流行区，即使日后迁往他处，也不能避免以后萌出的恒牙受累；反之，如 7 岁后才迁入高氟区，则不出现氟牙症。

**3. 个体对氟的吸收有差异** 当维生素 A、D 充足和钙、磷元素适量时，可减轻氟对机体的损害。

**【发病机制】**

碱性磷酸酶可水解磷酸酯，为牙齿代谢提供无机磷原料。氟浓度过高可抑制碱性磷酸酶活性，从而造成釉质发育不良、骨质变脆等硬组织疾患。氟牙症患者釉质表面多孔，易吸附外来色素（如锰、铁化合物）从而在牙齿表现出现氟斑。

**【临床表现】**

氟牙症多发生于恒牙，以上切牙多见，其次为尖牙和第一磨牙。乳牙很少发生，主要由于乳牙釉质形成及矿化多在胚胎期及哺乳期，只有极少量氟元素可以通过胎盘屏障，母

扫码"看一看"

乳中氟含量相对稳定。

氟牙症多发生于同一时期萌出的同名牙上，呈对称性分布。患牙釉质表面呈白垩色、黄褐色、棕褐色横纹或斑块，严重者可有实质性缺损。氟牙症患牙釉质硬度低、耐磨性差，但抗酸能力较强。一般无自觉症状，发生于前牙可影响美观。

严重的氟中毒患者，除牙齿改变外，还可出现氟骨症、骨硬化症、关节病变、贫血等。急性氟中毒可引起恶心、呕吐、腹泻等症状，甚至出现肌痉挛、虚脱和呼吸困难，危及生命。

根据牙表面染色、光泽度及缺损程度，氟牙症分类如下：

（1）正常：釉质呈半透明状，表面光滑有光泽；计 0 分。

（2）可疑：釉质较正常通透性轻度异常，表面有小的白色斑点或条纹；计 0.5 分。

（3）极轻：釉质上呈现不规则分布的白垩色条纹或小面积不透明区域，但不超过牙面的 25%；计 1.0 分。

（4）轻度：釉质上不透明区域更广泛，但不超过牙面 50%；计 2.0 分。

（5）中度：整个牙面釉质受累，呈黄褐色或棕褐色，有明显磨损；计 3.0 分。

（6）重度：整个牙面受累，发育不全明显，牙面广泛呈棕褐色，形态改变；计 4.0 分。

根据上述分类及计分方法，可计算氟牙症指数，用以反映该地区人群中氟牙症的流行情况和严重程度。若氟牙症指数大于 0.4，表示有氟中毒现象；当指数高于 0.5 时，应引起高度重视。

氟牙症指数 =[（0.5× 可疑人数）+（1× 极轻人数）+（2× 轻度人数）+（3× 中度人数）+（4× 中度人数）]÷ 受检人数

【诊断】

（1）氟牙症是一种地区流行病，详细询问患者在 6 岁前是否生活在高氟地区可辅助诊断。

（2）氟牙症多发生于恒牙，以上切牙多见，其次为尖牙和第一磨牙。

（3）患牙釉质表面呈白垩色、黄褐色、棕褐色横纹或斑块，严重者可有实质性缺损。

（4）氟牙症患牙釉质硬度低、耐磨性差，但抗酸能力较强。

（5）氟牙症多发生于同一时期萌出的同名牙上，呈对称性分布。

【鉴别诊断】

主要与釉质发育不全相鉴别：釉质发育不全白垩色斑块边界明显，且与生长线平行；氟牙症斑块呈云雾状，边界不清，与生长线不吻合；釉质发育不全可发生于一组牙或个别牙；氟牙症发生于多数牙，上前牙最多见；氟牙症患者有高氟区生活史。

【防治】

预防氟牙症的根本方法是改良水源，选择含氟量适宜的水源或用活性矾土去除水源中过量的氟，但后者费用昂贵，难以推广。

氟牙症轻症者无须治疗，着色深但无明显缺损者可用漂白脱色法脱色；重度已形成缺损的患牙可行复合树脂充填，贴面修复及冠修复。

**考点提示**　氟牙症的临床表现及鉴别诊断。

## （二）四环素牙

四环素牙（tetracycline stained teeth）是指在牙发育矿化期间，使用了四环素族药物，如四环素、地美环素、土霉素、金霉素、米诺环素等，导致牙萌出后呈灰褐色或深灰色。

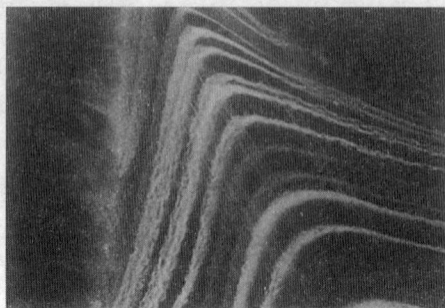

图4-4 荧光显微镜下的四环素牙磨片

【发病机制】

四环素分子有螯合性，在牙发育矿化期使用后，能与牙体硬组织中的钙螯合，形成稳定的四环素正磷酸盐复合物，沉积在牙本质中，使牙着色（图4-4）。同时该复合物在沉积过程中可抑制牙本质细胞合成胶原，同时抑制牙本质矿物质沉积，使牙齿形成不可逆的损害。

【临床表现】

在我国，四环素牙多见于20世纪60～70年代出生的患者的恒牙，主要表现为牙着色，或伴有不同程度的釉质发育不全。四环素牙萌出时一般呈黄色，阳光照射下呈明亮黄色荧光，以后逐渐变为棕褐色或深灰色。牙着色程度与四环素的种类、剂量和给药次数及年龄有关。缩水四环素、地美环素、盐酸四环素引起的着色比土霉素、金霉素明显；长期服用比短期服用着色深，但短期大剂量服用比长期服用等剂量作用更明显；服药年龄越早，牙本质着色越靠近釉牙本质界，着色越明显。

【诊断】

（1）全口牙冠暗晦无光，呈均匀一致的黄色，逐渐变为棕黄色、灰色或灰褐色。患牙可在紫外线灯下显示特有的黄色荧光。

（2）前牙比后牙明显，乳牙比恒牙明显。

（3）牙齿外形一般正常，坚硬光滑，偶合并釉质发育不全。

（4）患者幼儿时期或其母妊娠期有经常服用四环素族药物的既往史。

【治疗】

禁止妊娠、哺乳期妇女及8岁以下儿童使用四环素族药物，可预防四环素牙的发生。对已形成的四环素牙，着色浅、无明显缺损者可不处理；着色较深，无釉质缺损者可行漂白脱色法脱色；着色严重且釉质有明显缺损者可行光固化树脂充填、贴面修复及冠修复，也可漂白后再修复。

漂白治疗的方法主要为内漂白和外漂白两种。外漂白又可分为诊室内漂白和家庭漂白。诊室内漂白大多使用强氧化剂，如30%过氧化氢、10%～15%过氧化脲等药物，置于牙冠表面，并辅以激光、红外线或冷光源照射，增加脱色效果。

外漂白术只适用于完整的氟斑牙、轻中度四环素牙，外染色牙及其他原因引起的轻中度变色牙，主要用于活髓牙。对于重度四环素牙效果不明显。

外漂白术方法步骤为：①清洁牙面。去除牙表面附着的菌斑及色素，用小刷子蘸不含氟的漂白粉清洁牙面，冲洗后隔湿。②保护牙龈。为防止漂白剂灼伤牙龈及口腔软组织，应在牙龈及附近组织表面涂布凡士林，并使用橡皮障。③涂布过氧化物。在牙表面放置含过氧化氢漂白液的纱布或凝胶。④加热。使用漂白灯或激光、红外线等加热装置照射，温度不宜过高，以免损伤组织。⑤结束后冲洗牙面，擦去凡士林，移除橡皮障。⑥询问患者是否有敏感及其他不适，给予相应处理。⑦治疗时间一般为每周一次，每次 30～45 分钟，根据治疗效果持续 2～6 次。目前采用过氧化氢辅助冷光源照射，每次时间 8～12 分钟，一般 2 次即可。

内漂白技术将在无髓牙治疗中介绍。

📋 **知识链接**

### 家庭漂白术

家庭漂白术又称为夜间漂白术或托盘漂白术。该技术操作简单，可由患者自行操作，减少就诊次数。主要使用托盘和安全性较高的 10%～15% 过氧化脲进行治疗。对外源性着色、内源性着色和增龄性变色效果均较好，对氟牙症有一定的漂白效果，但对中重度四环素牙效果较差。方法如下：①制取模型。②制作软塑料夜间防护器，边缘修整至龈下 0.5mm。③教会患者使用防护器及过氧化脲凝胶，嘱睡前清洁牙齿后，将防护器内倒入适量凝胶后，戴入口内过夜，翌日取下，一般应保证凝胶与着色牙接触 8 小时左右。④2～6 周可有明显效果，可维持 1～3 年，一般 2 周应复查一次，不适随诊。

**考点提示** ▷ 四环素牙的临床特征。

### 三、牙形态异常

牙形态异常又称畸形牙，包括畸形中央尖、牙内陷、融合牙、双生牙、结合牙、过大牙、过小牙、锥形牙、釉珠等。

#### （一）畸形中央尖

殆面中央窝位置伸出一额外牙尖呈圆锥形突起，称为畸形中央尖（abnormal central cusp）。该尖也可出现于颊尖三角嵴、舌尖三角嵴、近中窝和远中窝。一般认为是牙发育期间成釉器异常凸起，牙乳头伸入突起内，形成釉质和牙本质所致（图4-5）。

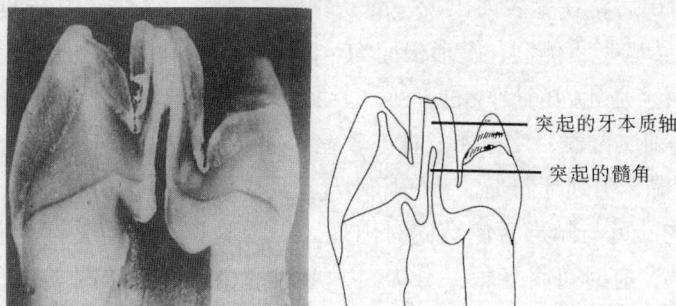

图4-5 畸形中央尖

【临床表现】

畸形中央尖多发生于前磨牙，尤其是下颌第二前磨牙。可同时对称出现在一组前磨牙上，也可单独出现于个别前磨牙。形态多为圆锥形、圆柱形或半圆形，高 1～3mm。约半数的畸形中央尖内有髓角伸入。当患牙萌出并建立咬合后，畸形中央尖常折断，在殆面留下圆形或椭圆形黑环，中央有浅黄色或褐色牙本质轴，轴中央黑色小点即为髓角（图4-6）。畸形中央尖折断后易穿髓，引起牙髓炎和根尖周炎。如在牙根发育完成前折断，常使牙髓感染，牙根停止发育，X线片可见牙根短，根尖部敞开呈喇叭口状。有些较圆钝的中央尖，在建殆后被逐渐磨损，对应区域形成修复性牙本质，或中央尖内无髓角伸入，这类牙可保存牙髓活力，不影响牙根的继续发育。

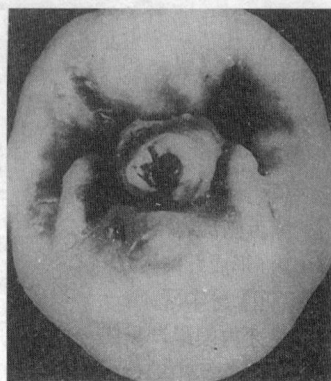

图4-6　畸形中央尖折断或磨损后

【诊断】

（1）畸形中央尖常对称出现在一组前磨牙上，也可单独出现于个别前磨牙。多见于下颌前磨牙，以第二前磨牙多见。

（2）前磨牙殆面中央窝可见外表覆盖釉质的圆锥形突起，可尖锐或圆钝。

（3）中央尖慢性磨耗或折断后，基底呈圆形或椭圆形暗色环，中心有浅黄色或褐色的牙本质轴。

（4）可并发牙髓炎和根尖周炎。

（5）X线片可见髓室顶突向殆面的釉质和牙本质的中央尖，有时可见突入尖中的髓角。

【治疗】

（1）圆钝而无妨碍的中央尖可观察，暂不处理。

（2）尖而细长的中央尖因容易折断或磨损露髓，在牙刚萌出时进行少量多次调磨，促进髓角处修复性牙本质的形成，调磨后涂布氟化钠，以防牙本质过敏。也可在麻醉和严格消毒下一次性磨除中央尖，制备洞形，视牙髓暴露情况，选择直接盖髓术或间接盖髓术。

（3）根尖孔尚未形成并发早期牙髓炎者，可行活髓切断术，尽可能保存根髓或牙乳头，使牙根继续发育；若根尖孔未形成，可行根尖诱导成形术；若根尖孔已形成并伴发牙髓炎或根尖周炎者，行根管治疗术。

（4）牙根短、根尖周感染严重、牙松动明显的患牙，可考虑拔除。

（二）牙内陷

牙内陷（dens invaginatus）是牙发育期间，成釉器过度卷曲或局部过度增殖，深入到牙乳头中所致。牙萌出后，在牙表面出现一囊状深陷的窝洞。根据牙内陷的深浅程度及形态变异，临床上可分为畸形舌侧窝、畸形根面沟、畸形舌侧尖和牙中牙。

1. **畸形舌侧窝**　是牙内陷最轻的一种，多发生于上颌侧切牙。主要表现为舌侧窝内陷呈囊状，囊底常无釉质覆盖，牙本质发育亦较差，加之食物残渣容易滞留，利于细菌滋生，感染可由此进入牙髓，引起牙髓炎、牙髓坏死及根尖周病（图4-7）。

2. **畸形根面沟**　可与畸形舌侧窝同时出现，为舌侧越过舌隆突直至根方的一条纵沟，严重者可达根尖部，有时可将牙根一分为二，形成一个额外根（图4-8）。畸形根面沟使龈沟底封闭不良，上皮在该处呈病理性附着，并形成骨下袋，成为细菌、毒素入侵的途径，导致牙周组织破坏。畸形根面沟未引起症状时，很难被发现，有时X线片显示一条线样投射影，易被误诊为副根管或双根管。

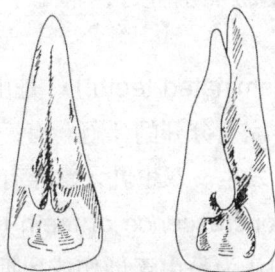

图4-7　畸形舌侧窝剖面　　　　　　图4-8　畸形根面沟

**3. 畸形舌侧尖**　除舌侧窝内陷外，舌隆突增生突起形成牙尖。牙髓组织亦进入舌侧尖内，形成纤细的髓角，易被磨损而引起牙髓及根尖周病变。

**4. 牙中牙**　为牙内陷最严重的一种。牙呈圆锥状。X线片显示其深入内陷部分好似包含一个在牙中的小牙，其实陷入部分的中央不是牙髓，而是含有残余成釉器的空腔（图4-9）。

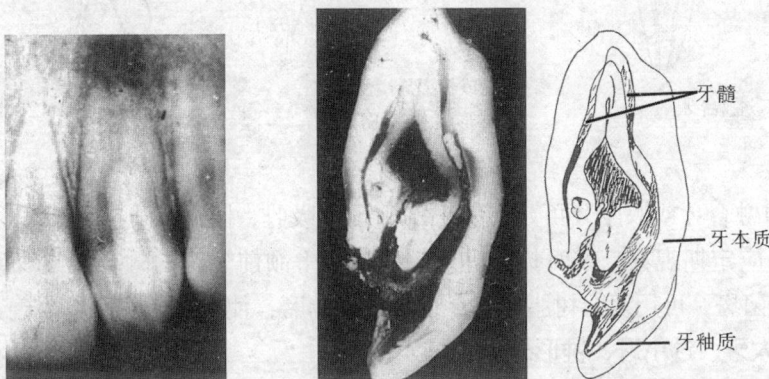

图4-9　牙中牙

**【治疗】**

对牙内陷患牙进行牙髓活力测试及X线片检查，了解有无并发症。无并发症的患牙，可进行观察，不做处理。龋病易感者，可在内陷处去除软化组织并制备洞形，用复合树脂做预防性充填。如并发牙髓病及根尖周病，及时行根管治疗术。

畸形根面沟应根据沟的深浅、长短及牙髓、牙周状况，采取相应的治疗措施。牙髓活力正常伴腭侧牙周袋者，应先翻瓣暴露牙腭侧根面，沟浅者可磨除并修整外形；沟深者，制备洞形，常规玻璃离子黏固剂充填或复合树脂修复，生理盐水清洗创面，缝合，上牙周塞制剂，7天后拆线。牙髓活力异常伴腭侧深牙周袋者，可在根管治疗术后，即刻行翻瓣术，并处理裂沟。若裂沟已深达根尖，且牙周组织破坏广泛，预后不佳者，应考虑拔除。

**考点提示**　畸形中央尖及牙内陷的临床表现及治疗。

**（三）融合牙、双生牙、结合牙**

**1. 融合牙（fused teeth）**　是两个正常牙胚融合而成，可分为完全融合和部分融合。一般认为引起融合的原因是压力所致。如压力发生在两个牙胚钙化之前，则牙冠部融合；如压力发生于牙冠发育完成后，则冠分开，牙根融合，根管可分开或融合，但牙本质相连通。乳牙较恒牙更易发生融合，常见于下颌乳切牙，正常牙与额外牙也可发生融合（图4-10）。

2.双生牙（geminated teeth） 是由一个向内的凹陷将牙胚不完全分开形成的。通常双生牙为完全或不完全分开的牙冠，有一个共同的牙根和根管系统（图4-11）。双生牙在乳牙列及恒牙列均可发生。双生乳牙常伴有继承恒牙的先天性缺失。

3.结合牙（concrescence of teeth） 是两个牙在发育完成后，发生牙骨质粘连而形成的畸形牙。其原因认为是由于创伤或牙拥挤，两牙牙根间的牙槽骨吸收，使两个邻牙靠拢，以后牙骨质增生将两牙结合在一起（图4-12）。结合牙偶见于上颌第二磨牙和第三磨牙区。结合牙形成时间较晚，两牙牙本质各自分开，故易与融合牙或双生牙相鉴别。

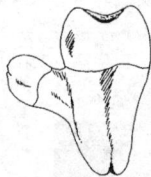 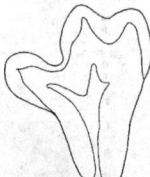 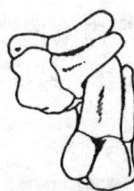 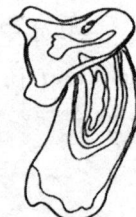

图4-10 融合牙　　　　图4-11 双生牙　　　　图4-12 结合牙

【治疗】

乳牙列的融合牙或双生牙可延缓牙根的生理性吸收，阻碍其下方继承恒牙的萌出。如有继承恒牙，应定期观察，及时拔除乳牙。发生于上颌前牙区的融合牙或双生牙，影响美观并容易滞留菌斑，可用复合树脂修复；也可适当调磨，使之略微变小，改善美观。

（四）过大牙、过小牙、锥形牙

牙的大小通常与颌骨及面部比例相适应，如偏离了解剖的正常值，且与牙列中其他牙不协调，则叫作过小牙（microdontia）或过大牙（macrodontia）。过小牙多见于上颌侧切牙、第三磨牙和额外牙。如牙的切端比颈部狭窄为圆锥形，称锥形牙（conic shaped teeth）。有时上颌中切牙牙冠过大，但牙根并不长，过大牙应与临床上更常见的融合牙相鉴别。

全口牙过大或过小情况少见，通常与遗传及内分泌有关。全口过小牙多见于外胚层发育不良、Down综合征、先天性脑垂体功能减退患者。单侧过大牙可见于颜面偏侧肥大患者。

【治疗】

前牙区过小牙影响美观，如牙根有足够长度，可行复合树脂、贴面修复及冠修复。牙冠过大而牙根短小者，常因菌斑堆积导致牙周病，加上影响美观，可考虑拔除后义齿修复。

（五）釉珠

釉珠（enamel pearl）是牢固附着于牙骨质表面的釉质小块，大小似粟粒，呈球形。釉珠多位于磨牙根分叉处或其附近（图4-13），或附着于釉牙骨质界附近的根面上。

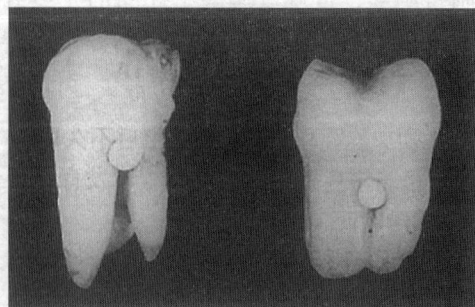

图4-13 釉珠

釉珠的发生是因一小团错位的成釉细胞或者上皮根鞘的一小团上皮异常分化，再度出现成釉功能而形成釉珠。常见的釉珠完全由釉质构成，釉珠基底直接附着于牙本质上。有的釉珠可包含牙本质，但含牙髓者罕见。釉珠影响牙周与牙体之间良好的附着关系，形成滞留区，易引起龈炎，还可妨碍牙周治疗。另外，釉珠在 X 线片上常被误以为是髓石或牙石，应加以鉴别。釉珠一般不需治疗，必要时可将其磨去。

### 四、牙萌出异常

牙的萌出具有一定的顺序性、对称性和时间性。由于某些原因使牙不能按规律正常萌出，则导致牙萌出异常。包括早萌、萌出过迟、异位萌出和萌出困难。

#### （一）早萌

早萌是指牙萌出过早，多见于下颌乳中切牙。在刚出生婴儿口腔中偶可见已萌出的乳牙，称为"诞生牙"。出生后 30 天内萌出的乳牙称为"新生儿牙"。早萌牙的牙根常发育不全，甚至无牙根，松动明显，易自行脱落；早萌牙可影响哺乳，并可因松动脱落误吸入呼吸道，应尽早拔除。

个别恒牙早萌，多因乳牙早失所致。多数或全口恒牙早萌极为罕见。在脑垂体、甲状腺及生殖腺功能亢进的患者，可出现恒牙早萌。

#### （二）萌出过迟、异位萌出和萌出困难

多数或全口牙萌出过迟可能与某些系统性疾病有关，如佝偻病、呆小症和锁骨颅骨发育不全等，但大多数患者原因不明。局部因素也可造成迟萌，如牙龈纤维瘤病，致密的结缔组织可阻碍牙齿萌出。

个别牙迟萌常与乳牙滞留有关。恒牙萌出困难多见于上颌中切牙，因乳中切牙过早脱落，长期使用牙龈咀嚼，使局部黏膜角化增厚，牙龈坚韧肥厚，使恒牙难于突破，出现萌出困难。

临床上可拍摄 X 线片，了解牙胚情况。如存在恒牙胚，可切除部分牙龈组织助萌。

牙齿不在正常牙位萌出称为异位萌出。乳牙较少见，恒牙异位萌出多见于上颌尖牙的唇侧错位及上、下颌前磨牙的舌侧错位。牙齿异位萌出的原因多是乳牙滞留占据恒牙位置或乳牙早失造成邻牙移位，间隙变小，使恒牙不能正位萌出。若在替牙期出现恒牙轻度排列不齐、拥挤或错位，随着颌面部的发育，多可自行调整；如不能自行调整，则需正畸治疗。乳牙滞留引起的恒牙错位应及时拔除滞留的乳牙；乳牙早失者，则应做导萌器或间隙保持器，为恒牙萌出留出足够间隙，以防恒牙异位萌出。

### 五、牙数目异常

牙数目异常包括额外牙（supernumerary teeth）和先天性缺额牙（congenital anodontia）两类。

额外牙又称多生牙，指正常牙数以外的牙。额外牙多来源于牙板上皮分化出牙突或额外牙胚；或源于恒牙胚分裂后牙板断裂的剩余上皮。此外，遗传、返祖或外部因素（如感染、营养不良、内分泌障碍等）也可能与其发生有关。额外牙可萌出牙列任何位置，也可于颌骨内阻生。最多见的额外牙为"正中牙"，位于上颌两中切牙之间，常为单个，体积小，呈锥形，牙根较短。上颌第四磨牙也较常见，位于第三磨牙远中。乳牙额外牙少见。

额外牙常排列于正常牙列之外，造成牙列拥挤，影响美观；还可引起食物嵌塞，并发龋病及根尖周病；也可导致邻牙萌出迟缓、异位萌出及牙根吸收；埋伏于颌骨内的额外牙还可能形成颌骨囊肿。因此，额外牙大多需要拔除。

缺额牙指牙列中因无牙胚造成牙齿缺失，分为个别缺额、多数缺额和全部缺额。个别缺额多见于恒牙列，常对称分布，最常见为第三磨牙缺失，其次为上颌侧切牙和上、下颌第二前磨牙缺失。缺额牙也可不对称，如下颌切牙的单个缺失。乳牙列缺额牙少见。

多数或全口牙缺额称无牙畸形，常为全身发育畸形的口腔表现，同时可伴有外胚叶发育不全，如缺少毛发、毛囊、指甲、皮脂腺和汗腺等，有家族遗传史。部分无牙畸形比全口无牙畸形多见。诊断先天性缺额牙需询问患者有无拔牙史，并拍摄 X 线片，排除未萌出的埋伏牙。

# 第二节　牙外伤

牙外伤包括牙周膜损伤、牙体硬组织损伤、牙脱位和牙折等。损伤可单独发生也可合并发生，有时还伴有颌骨骨折、颅骨骨折及身体其他部位损伤。检查及处理时需注意查明有无其他部位骨折及颅脑损伤。

## 一、牙震荡

牙震荡（concussion of the teeth）指牙周膜轻度损伤，通常不伴有牙体组织缺损。

【病因】

较轻的外力，如进食时骤然咀嚼硬物及较轻的外力碰撞。

【临床表现】

患牙有伸长不适感，叩痛明显及轻微松动，龈缘可有少量出血，说明牙周膜损伤。如创伤过大过猛，可能出现牙髓症状，遇冷热刺激发生敏感。X 线片显示牙周膜正常或增宽。牙髓活力测验反应不一，通常无反应，数周或数月后可逐渐恢复。3 个月后仍有反应的牙髓，多数可保持正常牙髓活力。若伤后牙髓有活力，以后转变为无活力，则表示牙髓坏死，同时可伴有牙齿变色。

【诊断】

（1）外伤史。

（2）牙体无折断或缺损。

（3）患牙可有伸长不适感或一过性冷热刺激痛。

（4）轻微松动和叩痛，较重者松动Ⅰ～Ⅱ度，叩痛（＋～＋＋）。

（5）牙髓活力测试反应不一，近期无反应并不表示牙髓坏死。年轻恒牙其活力可在受伤 1 年后才丧失。

【治疗】

牙震荡患牙应首先降低咬合，嘱患者 1～2 周内不使用患牙咀嚼。松动明显的患牙应固定。受伤后 1、3、6、12 个月定期复查。若 1 年后患牙牙髓活力测验正常，牙冠未变色，可不处理；若牙髓坏死，牙冠变色，应及时行根管治疗术。

## 二、牙脱位

牙受外力作用而脱离牙槽窝者称牙脱位（dislocation of teeth）。由于所受外力大小及方向不同，牙脱位的表现和程度不一，轻者偏离移位，称不完全脱位；重者可完全脱出牙槽窝，称完全脱位。

【病因】

外力碰撞是引起牙脱位的常见原因。个别情况下，由于拔牙器械使用不当而造成邻牙脱位。

【临床表现】

由于外力方向不同，牙脱位常表现为脱出性脱位、嵌入性脱位及侧向（唇、舌、近中及远中）脱位。牙部分脱出性脱位常有疼痛、松动和移位的表现，同时患牙伸长出现咬合障碍；X线片显示牙周膜间隙增宽。嵌入性脱位患者则出现临床牙冠变短，切缘低于正常水平；X线片见根尖的牙周膜间隙消失。发生侧向脱位者，患牙向唇、舌或近、远中方向移位，常伴有牙槽窝侧壁的折断和牙龈撕裂。X线片有时可见一侧根尖的牙周膜间隙增宽。完全性脱位的患牙可完全离体或仅有少许软组织相连，牙槽窝空虚。牙脱位还常伴有牙龈撕裂及牙槽突骨折。

牙脱位可发生以下并发症。

**1.牙髓坏死** 发生率占牙脱位的52%，占嵌入性脱位的96%。成熟恒牙比年轻恒牙更易发生牙髓坏死。

**2.牙髓腔变窄或消失** 发生率占牙脱位的20%～25%。牙脱位后，牙髓组织及根尖部血供受到影响，导致牙髓变性，加速了髓腔钙化组织的形成，是轻度脱位的反应，严重牙脱位常直接导致牙髓坏死。年轻恒牙受伤后，牙髓常可保持活力，但也易发生髓腔变窄或闭塞。嵌入性牙脱位，牙髓坏死率很高，故很少发生髓腔闭塞。

**3.牙根外吸收** 牙根吸收最早在受伤后2个月开始，约2%病例并发牙根内吸收。

**4.边缘性牙槽突吸收** 常见于嵌入性脱位及脱出性脱位患牙。

【诊断】

**1.部分脱位**

（1）外伤史。

（2）患牙伸长或倾斜移位，松动Ⅱ～Ⅲ度，有叩痛和扪痛，可伴有龈缘出血。

（3）X线片示根尖周牙周膜间隙明显增宽，伴有牙槽突骨折时可见骨折线。

**2.嵌入性脱位**

（1）外伤史。

（2）临床牙冠变短，或伴有扭转或呈反𬌗，有叩痛和龈缘出血。

（3）如伴有牙槽突骨折时可有扪痛。

（4）X线片示根尖部牙周膜间隙消失。

**3.完全脱位**

（1）外伤史。

（2）牙齿完全脱出，牙槽窝空虚。

【治疗】

牙脱位的治疗原则是保存患牙。

**1. 部分脱位** 局麻下复位，结扎固定4周。术后3、6、12个月复查，如发现牙髓坏死，及时行根管治疗术。

**2. 嵌入性脱位** 嵌入性脱位常伴有牙髓坏死，故应在复位后2周内行根管治疗术。对于嵌入性脱位的年轻恒牙，不可强行拉出，可观察其自行萌出。一般6个月内可萌出到原来位置。

**3. 完全脱位** 脱位半小时内再植，90%患牙可避免牙根吸收。因此，完全脱位后应立即复位；如已污染，应就地用生理盐水或无菌水冲洗，然后复位。若无法即刻复位，应将患牙置于舌下或口腔前庭，也可保存于生理盐水、牛奶或自来水中，避免干燥致牙根表面残留牙周膜细胞坏死，并尽快到医院就诊。

对完全脱位牙，应根据患牙离体时间长短、患者年龄，选择合适的处理方案。

（1）牙根发育完全的脱位牙 若就诊迅速、复位及时，应在术后3~4周内行根管治疗术。此类牙再植后，牙髓不可能重新建立血液循环，牙髓势必坏死，进而引起炎症性的牙根吸收或根尖周病。如再植前做根管治疗，延长了体外时间，更易导致牙根吸收。如脱位在2小时后再复位者，牙髓及牙周膜细胞已坏死，牙周膜不可能重建，可于体外完成根管治疗，根面及牙槽窝处理后，再行牙再植。

（2）年轻恒牙脱位 若保存良好、就诊迅速、复位及时者，不要贸然拔髓，因为此种情况，牙髓血管常能再生并与原来的血管吻合、恢复血供，可以继续生存，疗效良好。

年轻恒牙脱位的牙再植请参见儿童牙病相关内容。

**【牙再植后的愈合方式】**

牙再植后的愈合方式包括牙周膜愈合、骨性粘连、炎症性吸收。牙周膜愈合较少见，仅发生于牙离体时间短、牙周膜细胞尚存活且无感染者；骨性粘连为牙根的牙骨质与牙本质吸收，被增生骨质替代，使牙根与牙槽骨紧密相连，临床表现为牙生理动度消失，X线显示无牙周间隙。骨性粘连又称置换性吸收，可以是暂时性的，自然停止，也可以是进行性的，直至牙脱落为止，一般于伤后6~8周开始，可持续数年或数十年不等；炎性吸收常是由于再植前牙干燥或牙髓坏死造成，伤后1~4个月X线片即可显示出广泛的骨透射区和牙根面吸收。及时采用根管治疗术，常能使吸收停止。

## 三、牙折

牙折（tooth fracture）为牙体硬组织损伤，多见于上前牙，根据折断部位可分为冠折、根折及冠根折3种类型。

**【病因】**

常见原因为外力直接撞击，也可由于咀嚼时咬到砂石、硬骨等硬物。

**【临床表现】**

**1. 冠折（crown fracture）** 有冠折未露髓和冠折露髓两种情况。冠折未露髓的情况又可分为釉质折断和牙本质折断（图4-14）。仅有釉质折断者，缺损较小，牙本质未暴露，可无症状；牙本质折断者，可出现牙齿敏感，若断端接近牙髓，可见到近髓处透红。冠折露髓时，断面可见露髓孔，冷热刺激敏感，探痛明显。

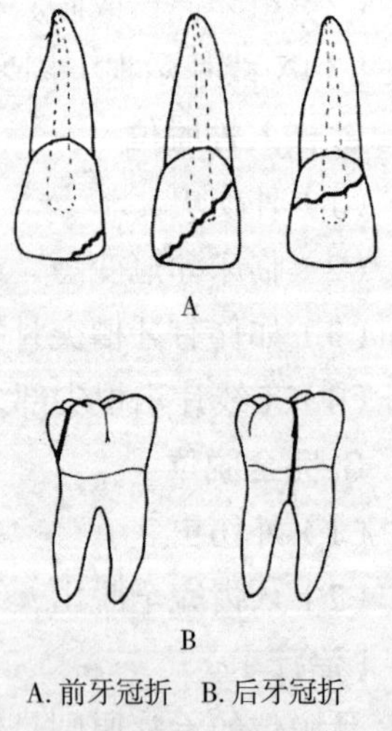

A

B

A. 前牙冠折 B. 后牙冠折

**图4-14 冠折**

**2. 根折（root fracture）** 多发生于成年人，按折断部位不同可分为根尖 1/3 折断、根中 1/3 折断及根颈 1/3 折断（图 4-15）。根折后患牙不能咬合，触痛明显。牙松动度因折断部位而异，越接近牙颈部松动度越大。X 线片检查为诊断的重要依据，但不能显示全部根折病例，必要时需行牙科 CT 检查。受伤后牙髓活力测验常无反应，推测为外伤引起牙髓血管神经损伤而发生"休克"，但 6~8 周后可出现反应。恒牙根折牙髓坏死率为 20%~24%，而无根折者牙髓坏死率为 38%~59%，其差别可能是由于根折断端为水肿的牙髓提供了减压通道，并由此与牙周膜建立侧支循环，使牙髓得以保存活力。

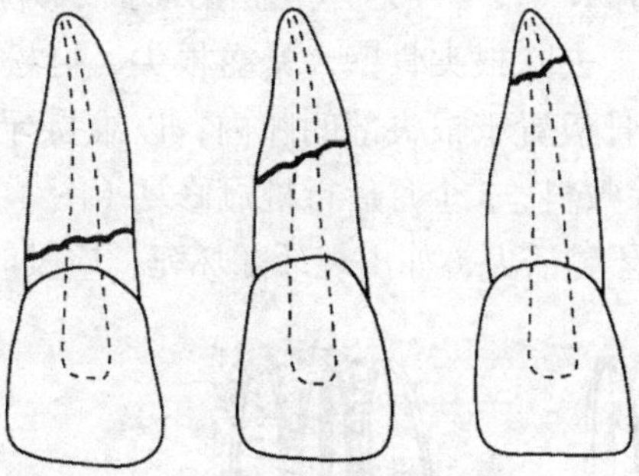

图4-15　根折

**3. 冠根折** 折断线累及牙冠部和根部，均与口腔相通，牙髓常暴露，断片动度大，触痛明显。

【诊断】

**1. 冠折**

（1）有外伤史。

（2）牙冠缺损程度不等，可有釉质折断，若牙本质外露或牙髓外露可有相应症状。

（3）可伴有创伤性牙周膜炎或牙槽突骨折。

**2. 根折**

（1）有外伤史。

（2）叩痛，可有不同程度的松动（Ⅰ~Ⅲ度）。

（3）有时折断部位的牙根可有扪痛。患牙与对颌牙咬合时，可扪及断端异常动度，龈缘出血。

（4）X 线片可见牙根折断线，如折断线不明显，可变换角度或 2 周后重拍 X 线片。

（5）测试并记录牙髓活力。

**3. 冠根折**

（1）有外伤史。

（2）可有叩痛和不同程度的松动。

（3）X 线片可见牙折断线。

（4）冠侧断端可有移位，可有釉质折断、牙本质外露或牙髓外露。

（5）可有龈沟出血，根尖部黏膜触痛。

【治疗】

**1. 冠折** 缺损少，牙本质未暴露者，可将锐利的边缘磨光。牙本质暴露且轻度敏感患者，可行脱敏治疗。敏感较重者，可行间接盖髓术，待修复性牙本质形成后再做修复。牙髓已暴露的患牙，如牙根发育完成，可行根管治疗术；如牙根未发育完成，视牙髓暴露及污染程度行活髓切断术或根尖诱导成形术。对于有活力的患牙，应在治疗后1、3、6个月及以后几年进行定期复查，以观察牙髓活力状况，如出现牙髓病及根尖周病应及时行根管治疗术。永久性修复应在受伤后6~8周进行。

2. **根折** 治疗取决于折断的部位。根尖1/3折断的患牙预后较好，牙髓常可保存活力，只需调𬌗后观察即可；根中1/3折断者，如有松动及错位，应及时复位固定，一般固定时间为3个月；根颈1/3折断时，断端常与龈沟交通，不能愈合。如折断线在龈下1~4mm内，冠根比例适宜，牙周状况良好者可选用：①冠延长术。切除部分牙龈及牙槽骨使断端位于龈上，便于修复。②正畸牵引术（图4-16）。③牙槽内牙根移位术。根管治疗后，磷酸锌黏固粉暂封。局麻下唇侧翻瓣，去除根尖骨壁，暴露根尖，挺松牙根，用牙钳将牙根断端拉至龈缘，将敲下的唇侧牙槽骨板置于根尖部间隙内，以维持牙根的理想位置，缝合，牙周塞制剂固定牙根，2周后去除敷料，3个月后行桩冠修复（图4-17）。

以上情况都应定期检查牙髓活力，如出现牙髓坏死，应及时行根管治疗术。

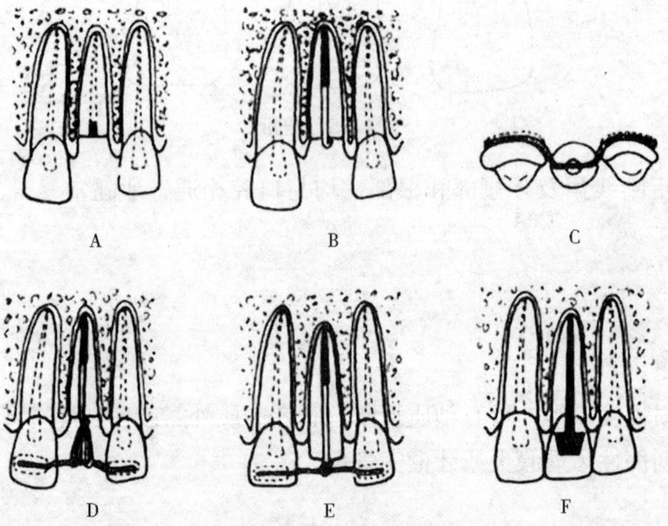

A. 根颈1/3根折　B. 根管治疗后，4~8周根管内置桩钩　C. 唇弓预备　D. 弹力牵引　E. 结扎固定2~3个月　F. 桩冠修复

**图4-16　正畸牵引术**

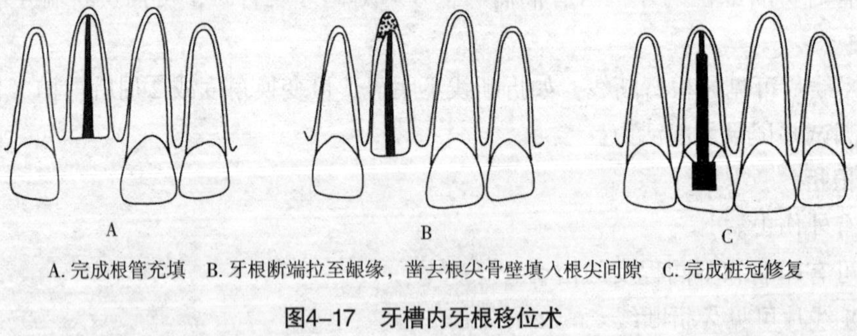

A. 完成根管充填　B. 牙根断端拉至龈缘，凿去根尖骨壁填入根尖间隙　C. 完成桩冠修复

**图4-17　牙槽内牙根移位术**

📋 知识链接

## 黏着夹板技术

黏着夹板技术为固定根折最简便方法，步骤如下：①患牙复位，拭净唇面，消毒、吹干、隔湿。②取0.4mm直径不锈钢丝，长度应为患牙牙冠宽度加上两侧至少一个正常牙宽度，弯制成弓形，使之与唇面外形一致。③牙面中1/3酸蚀15～30秒，冲洗、吹干，用粘接剂及复合树脂将夹板固定于两侧健康牙上，粘接后用同样方法将患牙固定于夹板上，保证患牙位于固有位置。④拍摄X线片检查断端是否对位良好。下前牙夹板应位于舌侧，以免妨碍咬合。根折愈合后，用金刚砂磨石磨除复合树脂，拆除钢丝，抛光牙面。

根折（指根尖及根中1/3）转归的4种形式（图4-18）。

（1）两断端由钙化组织联合，与骨折愈合方式相似。硬组织是由中胚叶组织分化出的成牙骨质细胞形成的。在活髓牙的髓腔侧则有不规则的牙本质形成。

（2）结缔组织将断端分开，断面上有牙骨质产生但不出现联合。

（3）断端由结缔组织和骨桥分开。

（4）断端由炎性组织分开，根端多为活髓，冠端牙髓常坏死。这种形式不属于修复和愈合的表现。

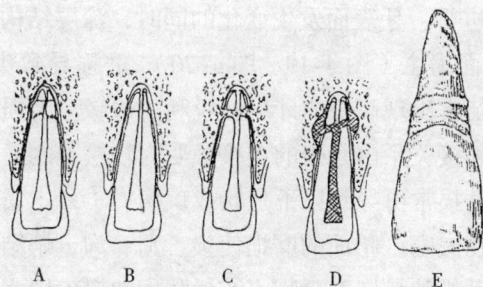

A.钙化性愈合 B.结缔组织性愈合 C.骨、结缔组织联合愈合 D.断端被慢性炎症组织分开 E.离体牙显示根折的钙化性愈合

图4-18 根折的预后

第1种形式的愈合主要见于早期固定和没有错位的患牙。若根折牙未做固定和咬合调整，2～3周后可出现第2和第3种愈合形式。X线片亦可观察到三种组织学修复形式：看不到或几乎看不到骨折线；断端见有狭窄的透射区；断端变圆钝，断端间可见到骨桥等。

根折牙常发生髓腔钙化。因外伤而髓腔变小的牙髓以胶原成分增多为特征，伴细胞数目减少。

**3.冠根折** 牙根条件可行根管治疗后修复的患牙，摘除断片，可保留断根。如无利用价值常拔除。

考点提示 ▶ 牙脱位、牙折的临床表现及治疗。

# 第三节　牙体慢性损伤

## 一、磨损

由机械摩擦作用造成的牙体硬组织缓慢的渐进性丧失称为磨损。根据牙体硬组织丧失的原因将其分为磨损和磨耗两种。

磨耗（attrition）是指正常咀嚼过程中牙体硬组织的缓慢丧失，髓腔相应有继发性牙本质不断形成，属生理性的增龄性变化，一般不需特殊处理。

磨损（abrasion）是指正常咀嚼运动之外的、高强度、反复机械摩擦造成牙体硬组织的快速丧失，髓腔相应部位可出现反应性牙本质，属病理性磨损，应采取措施防止。

【病因】

牙体硬组织发育不良，如釉质发育不全或矿化不全，硬度较差，易被磨损；口腔内缺失牙过多或排列不齐，使个别牙或一组牙承受的咬合力过大而发生磨损；咬合关系异常，如深覆𬌗、对刃𬌗或有𬌗干扰的牙磨损严重；常吃粗硬食物，全口牙可出现磨损；紧咬牙或磨牙等不良习惯可造成全口或局部牙的严重磨损；以牙咬硬物，如大量嗑瓜子、咬啤酒瓶盖等可造成特定部位牙齿的磨损。内分泌紊乱、神经官能症和胃肠功能紊乱的全身疾病也可导致全口牙的过度磨损。

【临床表现】

磨损由牙表面向深层进行，牙表面发生变化的同时，深层结构也有不同程度的损伤。后牙的磨损较前牙重，且𬌗面为主（图4-19、图4-20）。磨损导致尖、窝、沟、嵴结构模糊，牙本质外露。若磨损不均匀常出现高耸的牙尖和锐利的边缘。磨损表面光滑，一般无色素沉着。后牙邻面的磨损常使邻接关系由紧密的点接触变为较松弛的面接触。检查中可有食物嵌塞、邻面龋及牙周病等。磨损常可导致以下症状或疾病：①牙本质敏感。磨损导致牙本质小管暴露，引起敏感。②食物嵌塞。𬌗面的磨损使尖、窝、沟、嵴结构消失，不利于食物的排溢，而邻面磨损时邻接关系松弛易嵌塞食物。③牙髓病和根尖周病。磨损造成渐进性的牙髓坏死或髓腔闭锁，亦可导致髓腔暴露，细菌侵入引起牙髓病及根尖周病。④颞下颌关节紊乱综合征。全口牙重度磨耗可使颌间距离降低，从而引起颞下颌关节病损，出现弹响、疼痛等症状。⑤创伤。不均匀磨损产生锐利的边缘和高耸的牙尖，增加折裂的风险，还会造成颊舌黏膜的损伤。⑥𬌗创伤。不均匀的磨损使个别牙或一组牙咬合关系异常引起𬌗创伤。

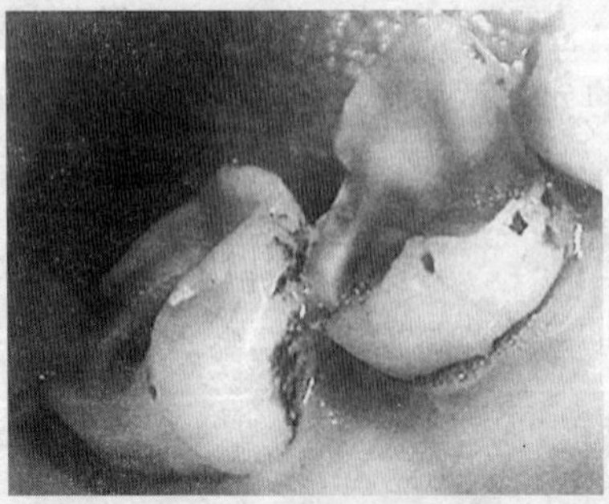

图4-19　下后牙磨损

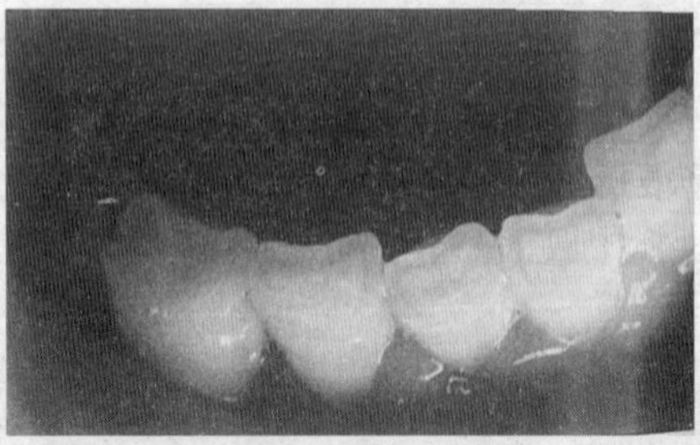

图4-20　下前牙磨损

【治疗】

去除病因，修复缺失牙，调磨过高过锐的牙尖，调整咬合关系，纠正不良习惯，治疗引起磨损的全身疾病。生理性磨耗者，无症状可不处理。不均匀磨损应调𬌗；出现牙本质过敏者应行脱敏治疗；个别牙重度磨损，与对颌牙间有空隙的小凹陷可行充填治疗；并发牙髓病及根尖周病患者应行根管治疗术；牙体组织严重缺损者可在根管治疗后行高嵌体或全冠修复；多个牙重度磨损者可用𬌗垫适当恢复颌间距离后进行咬合重建。

## 二、楔状缺损

楔状缺损（wedge-shaped defet）是指牙唇、颊面颈部硬组织由于某些因素的长期作用，发生缓慢磨损，形成类似楔形的组织缺损，且常伴牙龈退缩。多见于成年人前磨牙及尖牙，一般上颌牙较严重。

【病因】

1. **不正确的刷牙方法**　使用硬质牙刷及横刷法是导致楔状缺损的主要因素。离体牙实验显示：横刷牙比旋转刷牙法更易造成牙颈部的楔状缺损，且临床上发现年轻人及不刷牙的人很少发生此病。

2. **酸的作用**　龈沟内的酸性环境使牙颈部硬组织脱矿，易被磨损。唾液腺的酸性分泌物、酸性食物、胃酸反流也与楔状缺损的发生有关。

3. **牙颈部结构**　牙颈部釉牙骨质界处，釉质及牙骨质覆盖量小，甚至缺失，组织结构薄弱，易被磨损。

4. **牙体组织应力疲劳**　颊侧牙颈部为应力集中区，舌面受压应力，唇颊面受拉应力，拉应力使牙颈部牙体组织疲劳，出现损坏。

【临床表现】

楔状缺损多见于中年以上患者的前磨牙，其次为第一磨牙和尖牙。相邻牙可同时发生不同程度的缺损。年龄越大，缺损越重。较浅的缺损局限于牙釉质或牙骨质内，一般无症状或仅有较轻微的过敏症状。缺损达牙本质中层或深层时，可有冷热酸甜刺激痛。典型的楔状缺损为：两平面相交，口大底小，质地坚硬、光滑，边缘整齐，可无染色或轻度染色（图4-21、图4-22）。缺损深达髓腔时，可出现牙髓病及根尖周病的症状，甚至导致牙折。

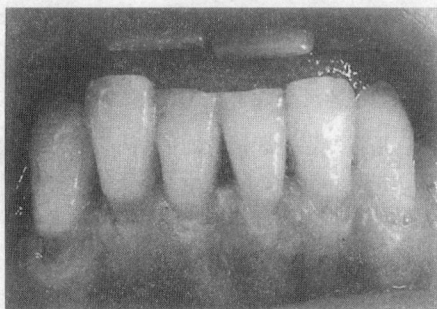

图4-21　下前牙楔状缺损

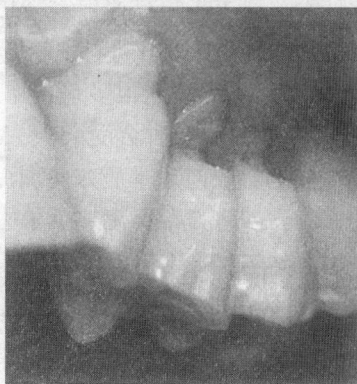

图4-22　上颌牙楔状缺损

【治疗】

消除病因，改正刷牙方法，避免横刷，使用软毛牙刷及颗粒较细的牙膏。缺损较浅且无症状者，可暂不处理；有敏感症状者，可行脱敏治疗。缺损较大者可行充填治疗，近髓者应先垫底。出现牙髓病及根尖周病患者，可行根管治疗术。

## 三、牙隐裂

牙隐裂（cracked tooth）又称牙微裂，指牙表面非生理性的微小而不易被发现的裂纹。这种裂纹可深达牙本质甚至直达髓腔，是引起牙痛的原因之一，也是导致成年人牙冠纵裂而被拔除的一种主要疾病。临床多见，但由于裂纹细小，又很容易被忽略。

【病因】

**1. 牙齿结构的薄弱环节**  正常人的窝沟和釉板是牙齿结构中的薄弱环节，抗折裂能力低而本身又是咬合应力集中的部位。

**2. 牙尖斜度**  牙尖斜度越大，咀嚼时产生的水平分力越大，越容易发生牙隐裂。

**3. 创伤性𬌗**  随着年龄的增长，由于牙齿磨损不均匀而出现高陡的牙尖，此时正常的咀嚼力变为创伤性𬌗力，使窝沟底的釉板向牙本质方向加宽加深，这是隐裂的开始。在咬合力的不断作用下，裂纹逐渐向髓腔方向延伸，所以创伤性𬌗是牙隐裂发生的重要因素。

**4. 咬合意外**  咀嚼中突然咬到沙砾、骨渣等，会使某个牙承受的咀嚼力骤然加大，这种突然变大的咬合力可引起包括牙隐裂在内的牙体硬组织损伤。另外，外力撞击、医源性损伤也可导致牙隐裂的发生。

【临床表现】

牙隐裂好发于磨牙及前磨牙的𬌗面，以上颌第一磨牙最为常见。牙隐裂肉眼难于察觉，患牙常遇冷热刺激，引起酸痛，并有长期的咀嚼不适感或咬合痛，病史可长达数月甚至数年。咀嚼食物时，咬到某一特殊位置可引起撕裂样锐痛。隐裂至髓腔者，可出现各种牙髓症状。凡出现上述症状，但又未在牙体上发现深龋洞、深牙周袋或磨耗点者，应考虑牙隐裂的可能，应仔细寻找有无隐裂线。上颌磨牙的隐裂线常与𬌗面远中舌沟重叠，下颌磨牙隐裂线常与𬌗面近远中发育沟重叠，并越过边缘嵴到达邻面，与颊舌沟重叠的颊舌向隐裂偶见。前磨牙隐裂线多为近远中向。

利用灯光及口镜多角度照射、深色液体（如碘酊、甲紫等）浸染有助于诊断牙隐裂；棉卷咬诊及探针加力探诊出现明显疼痛，亦可辅助诊断。

【诊断】

（1）牙隐裂发生于上颌磨牙最多，其次是下颌磨牙和上颌前磨牙；上颌第一磨牙又明显多于上颌第二磨牙。

（2）患牙有较长时间的咀嚼不适、咬合痛或冷热激惹痛的病史，甚至有自发性疼痛。

（3）涂以碘酊检查时可见碘酊渗入裂纹染色，或用透照法可见深入牙体内的细阴影。

（4）在可疑隐裂处用咬诊法检查或探针加力探诊时，可引起短暂的撕裂样疼痛。

（5）隐裂处常有色素沉着，可继发龋病、牙髓炎、牙髓坏死或根尖周病。

**【治疗】**

首先应降低咬合，调磨过陡的牙尖，降低牙尖斜度，消除殆干扰，防止隐裂的加深。同时治疗口腔其他患牙，修复缺失牙，平衡咬合力。对于较浅的裂纹，可酸蚀后用釉质粘接剂光固化处理。裂纹达牙本质浅层、中层时，一般有染色及继发龋，可沿裂隙备洞，氢氧化钙制剂盖髓，氧化锌丁香油暂封，观察 2~4 周，无症状后可行光固化树脂充填。裂纹达牙本质深层时，牙髓常被累及，可行牙髓治疗。为防止治疗过程中牙齿劈裂，应降低咬合并制作临时冠保护患牙。根管治疗结束后应及时行全冠修复。如果咬合痛不能控制、牙周反复肿胀、甚至出现窦道，应考虑拔除患牙。

## 四、酸蚀症

酸蚀症（eroion）是牙在酸雾或酸酐侵蚀下，硬组织逐渐脱钙缺损的一种疾病。

**【病因】**

酸蚀症的发生与酸的种类、浓度及接触时间有关，盐酸和硝酸最易引起酸蚀症。从事制酸、汽车电池、电镀材料、化肥、酿酒等行业的人员是酸蚀症的高危人群。另外，大量摄入含有果酸、柠檬酸、碳酸等弱酸性饮料也会引起酸蚀症。各种原因导致的胃酸反流也可并发此症。

**【临床表现】**

早期表现为牙本质过敏，尤其对冷热刺激敏感。以后逐渐产生实质性缺损。因主要为直接接触酸雾及酸酐所致，多发生于前牙唇面，上颌尤甚。牙损害形式因酸的种类而异。盐酸所致者，表现为切缘向唇面形成刀削样的光滑斜面，质硬，色泽正常，切缘因变薄而易折断；硝酸所致者，主要表现为牙面脱钙，形成白垩色、黄褐色或灰褐色斑块，质地松软，易崩碎而逐渐形成实质性缺损，缺损常位于牙颈部及唇与牙面接触位置；硫酸所致者，因二氧化硫溶于水后形成的亚硫酸为弱酸性，对牙齿腐蚀不明显，患者仅感觉口腔有酸涩感；食物酸（如酸性饮料导致的酸蚀症）主要引起上前牙唇面光滑而浅的缺损，重者可引起大面积深度破坏；长期胃酸反流的患者，易引起后牙舌腭侧及后牙殆面的凹陷性损害。

**【治疗】**

预防酸蚀症的根本方法是改善劳动条件，减少和消除空气中的酸雾。注意自我防护，戴口罩、防酸面罩、避免口呼吸及 2% 碳酸氢钠漱口；减少酸性饮料的摄入；积极治疗消化系统相关疾病。

对已出现的酸蚀症患者，酌情采用相应的治疗措施。牙本质过敏者，行脱敏治疗；牙体已形成缺损影响美观者，可行光固化树脂充填或冠修复；并发牙髓炎及根尖周炎患者，应行根管治疗。

**考点提示**　磨损、楔状缺损及牙隐裂的临床表现及治疗。

### 知识链接

## 牙根纵裂

牙根纵裂是指发生于牙根的纵行裂开，多见于中老年人，以下颌第一磨牙近中根多见。医源性牙根纵裂多因无髓牙牙体变脆、根管预备过度使管壁变薄、根充时侧压力过大、根管桩使牙根应力集中等所致。患者一般可指出患牙，有牙髓病或根尖周病表现，如刺激痛、自发痛、咀嚼痛等；也可出现牙周病症状，如咬合无力、松动，牙周肿胀等。X线片典型特点是根管的异常增宽，早期为根尖孔变宽，时间较长时可发生裂片的移动。

# 第四节　牙本质敏感症

牙本质敏感症（dentine hypersensitivity），是指牙在受到外界刺激，如温度（冷、热）、化学（酸、甜）及机械作用（摩擦或咬硬物）等所引起的酸痛症状。牙本质过敏并不是一种独立疾病，而是多种牙病的共有症状。

【病因】

使牙本质暴露的各种疾病均可发生牙本质过敏症，如龋病、釉质发育不全、楔状缺损、牙龈萎缩、牙根暴露等。但不是所有牙本质暴露的患牙都出现敏感症状，其程度与牙本质暴露的时间和修复性牙本质的形成速度有密切关系，有时敏感症状也可缓解或自行消失。

全身因素包括健康状况不佳、神经症、长期失眠、妇女月经期和妊娠后期、因疾病和过度劳累抵抗力下降等，使身体全身应激性增高，神经末梢敏感性增强，即使牙本质未暴露也会出现全口牙敏感症状。身体恢复后，敏感症状可自行消失。

【临床表现】

主要表现为激发痛，当刷牙、咬硬物或遇冷、热、酸、甜刺激时产生酸痛，刺激去除后症状立即消失。检查时，可见牙本质暴露。探针尖探查牙面时，可发现一个或几个敏感点或敏感区，尤其是在𬌗面釉牙本质界和颈部釉牙骨质界处更为敏感。

若因全身因素引起，以主观症状为主，牙面上一般未发现牙本质暴露和敏感点。

【治疗】

首先确定产生牙本质过敏症的原因是局部因素还是全身因素。全身因素所致者，应治疗系统性疾病，或适当休息，过敏症可得到缓解。局部因素所致者，一般采用脱敏治疗，其原理是通过药物在牙本质层形成非传导性、不溶性物质，或使牙本质小管内容物凝固变性，或促进修复性牙本质形成，从而使过敏症状消失。常用方法有以下几种。

**1. 氟化钠脱敏治疗**　治疗机制是氟离子渗入到牙体硬组织中与钙结合，形成氟磷灰石，堵塞牙本质小管，从而减少牙本质小管内液体流动，使牙齿脱敏。多采用75%氟化钠甘油，隔湿、干燥后，用镊子夹小棉球蘸糊剂，反复涂擦过敏区1~2分钟，重复2~3次。氟化钠对软组织无刺激，不会使牙齿变色，应用安全方便，可用于牙颈部过敏的处理。

**2. 氯化锶脱敏治疗**　氯化锶为中性盐，高度水溶性，毒性低，可放入牙膏中使用。常用10%氯化锶牙膏，也可局部涂擦75%氯化锶甘油。其产物钙化锶磷灰石可堵塞牙本质小管起到脱敏作用。

**3. 碘化银脱敏治疗**　牙面干燥、隔湿；涂3%碘30秒，再以10%~30%硝酸银液涂擦，可见灰白色沉淀附着于过敏区。30秒后同法再次涂擦，1~2次即可。其机制是硝酸银使牙体硬组织内蛋白质凝固，形成保护层，同时硝酸银与碘作用产生碘化银沉积在牙本质小管内，阻断感觉传导。

**4. 牙本质粘接剂脱敏治疗**　其机制为牙本质粘接剂可封闭牙本质小管，阻断外界刺激。局部药物脱敏后，用牙本质粘接剂封闭过敏区，效果较好。对𬌗面敏感区，粘接剂易被磨损，需多次封闭。

**5. 钾盐脱敏治疗**　多采用硝酸钾和草酸钾，治疗效果较好。硝酸钾脱敏可采用溶液和牙膏两种剂型，以32%~33%的饱和硝酸钾溶液效果最好。用小棉球蘸药液涂擦敏感区10~15分钟，然后漱口。用含钾牙膏刷牙应适当延长刷牙时间。草酸钾可显著降低牙本质小管内液体流动和牙本质的渗透性，脱敏效果较好。

**6. 激光脱敏治疗**　其机制为激光的热效应可瞬间使暴露的牙本质小管热凝封闭，从而隔绝外界刺激。主要用Nd：YAG激光，功率为15W。8~20次为一疗程。

**7. 离子导入脱敏治疗**　适用于多个咬合面过度磨损，多个牙颈部暴露和全口广泛脱钙引起的牙本质过敏。用直流电将2%氟化钠溶液或15%氟化钙溶液单独或交替导入牙面，促进牙再矿化，增强牙齿抗酸能力，减轻牙本质过敏症状。

**8. 其他**　用含氟牙膏，咀嚼核桃仁、茶叶或生蒜均有一定脱敏作用，适用于全口牙或多数牙咬合面过敏。对药物脱敏无效患者，可行复合树脂充填。患者感觉极度痛苦，强烈要求下，可行全冠修复或摘除牙髓，但此法应慎重使用。

**考点提示**　牙本质敏感症的病因及临床表现。

## 本 章 小 结

　　牙体硬组织非龋性疾病是指由非龋性原因导致的牙齿颜色、形态、结构、质地的改变，包括牙发育异常、牙外伤、牙体慢性损伤、牙本质过敏症。牙发育异常包括牙结构异常、数目异常、萌出异常和形态异常。儿童时期出现牙发育异常和牙体急性损伤应尽早治疗，否则将影响患者的美观、发音及咀嚼系统的正常发育。对于牙体慢性损伤也应及早就诊，避免疾病进一步发展，必要时可多学科联合治疗。

**一、选择题**

1.下列关于氟斑牙的叙述,哪项不正确

A. 氟斑牙又称斑釉牙      B. 具有地区性

C. 釉质表面可表现白垩色      D. 乳牙列好发

E. 严重时可致釉质缺损

2. Turner 牙是指

A. 先天性梅毒牙

B. 氟斑牙

C. 牙齿内源性着色

D. 因乳牙根尖周严重感染致其继承恒牙牙釉质发育不全

3.完全脱位牙如果不能即时复位,下面处理方法错误的是

A. 将脱位牙置于舌下保存      B. 放在干燥处

C. 放在生理盐水中      D. 放在清洁水中

4.牙再植后的愈合方式不包括

A. 牙周膜愈合      B. 骨性粘连

C. 炎症性吸收      D. 结缔组织性愈合

5.牙震荡是指

A. 牙外伤后牙周膜的轻度损伤

B. 牙外伤后牙髓内血管轻度充血

C. 牙外伤后牙松动

D. 牙外伤后牙体部分缺损

E. 牙外伤后牙釉质微裂

6.下列不属于楔状缺损的病因中的是

A. 不正确刷牙方式      B. 牙颈部的特殊结构

C. 颊侧牙颈部为应力集中区      D. 釉质发育不全

7.隐裂发生最多的牙齿是

A. 上颌前磨牙      B. 下颌第一磨牙

C. 上颌第一磨牙      D. 下颌第二磨牙

8.浅表的隐裂,无明显症状,且牙髓活力正常者,首先应

A. 牙髓失活      B. 全冠修复

C. 备洞充填      D. 调磨过陡的牙尖

E. 拔除患牙

9.下面哪项不是牙隐裂的产生原因

A. 过陡的牙尖      B. 创伤性牙颌

C. 不正确的刷牙方式      D. 窝沟和釉板等牙齿的薄弱环节

10. 对于牙本质过敏症首选的治疗方法有

A. 药物脱敏　　　　　　　　　　　　B. 牙髓治疗

C. 牙周洁治　　　　　　　　　　　　D. 垫底充填

E. 树脂充填

## 二、思考题

患者，女，32 岁。主诉：两侧上后牙冷热刺激疼痛。现病史：半年前患者自感两侧上后牙刷牙及冷热刺激时疼痛，发酸，近日疼痛加重，来院就诊，患者平时有横向刷牙习惯。检查：全身一般状况好，查体合作，全身未见明显异常。专科检查：14、15、24、25 颊侧颈部可见缺损，缺损处冷热刺激痛（＋），探痛（＋），刺激去除后疼痛立即消失，叩诊（－）。

问题：

1. 对该患者的诊断和诊断依据是什么？

2. 该病产生的可能原因是什么？

3. 该病继续发展最常见可经过哪些阶段？

4. 该患者应采取什么治疗方法？

5. 如何对该患者进行口腔卫生健康指导？

（李美静）

# 第五章

# 牙髓病和根尖周病

口腔医学专业

1. **掌握** 牙髓病和根尖周病的临床表现、诊断和鉴别诊断、治疗原则和应急治疗措施。

2. **熟悉** 牙髓病和根尖周病的病因、橡皮障隔湿法、常用疼痛控制法。

3. **了解** 牙髓组织和根尖周组织的解剖特点及治疗计划。

4. 具有对牙髓病和根尖周病诊断的能力；具有制定合理的治疗方案的能力

5. 具有以患者为中心的人文关怀精神和交流沟通能力。

口腔医学技术专业

1. **掌握** 牙髓病和根尖周病的临床特征及治疗原则。

2. **熟悉** 牙髓病和根尖周病的病因。

## 案例分析

【案例】

患者，男，32岁。主诉：左下第一磨牙疼痛四天，加重二天。四天前患者自感左下第一磨牙有伸长浮起感，继之疼痛，不能咀嚼食物。两天后患牙呈剧烈搏动性跳痛。检查：全身一般状况好，急性痛苦面容，查体合作，全身未见明显异常。专科检查：左下第一磨牙咬合面深龋，探痛不明显，叩诊（+++），根尖处潮红，未见明显肿胀。

【讨论】

1. 诊断和诊断依据是什么？

2. 该病继续发展最常见可经过哪些阶段？

3. 如何应急处理及应急后如何进一步处理？

牙髓病是指发生在牙髓组织的一类疾病，主要包括牙髓充血、牙髓炎、牙髓坏死、牙髓变性和牙内吸收等，其中牙髓炎最为常见。根尖周病是指发生于根尖周围组织的炎症性疾病，多为牙髓病的继发病，又称为根尖周炎。

牙髓病与根尖周病存在紧密的联系。病因相似，多为感染引起。治疗程序和方法上存在一定的连续性与一致性。

# 第一节　牙髓及根尖周组织生理学特点

扫码"学一学"

## 一、牙髓组织生理学特点

### （一）牙髓形态及组织结构特点

牙髓是牙体组织中唯一的软组织，位于由牙本质围成的牙髓腔内，是一种特殊的疏松结缔组织，主要由细胞和细胞间成分组成。除具备疏松结缔组织的特点外，还具有其自身的特点：①被无让性的牙本质包围，炎症时不宜及时引流，疼痛剧烈；②基质主要由明胶状基质构成，富含纤维，具有黏性；③无有效侧支血液循环，一旦发生炎症，牙髓极易发生变性坏死。

**1. 牙髓细胞**　包括成牙本质细胞、成纤维细胞、防御细胞和储备细胞。

（1）成牙本质细胞　是一种特殊的牙髓结缔组织细胞，具有形成牙本质的作用，是牙髓－牙本质复合体的特征性细胞。成牙本质细胞在牙髓周边呈栅栏状排列，在髓角区也可呈假复层排列。其大小和形状随所在部位不同而不同，还取决于它们的功能状态。成牙本质细胞突是成牙本质细胞伸入牙本质小管中的原浆突，一般局限于牙本质内侧 1/3~1/2，也可贯穿整个牙本质层，到达釉质牙本质界或牙本质牙骨质界。

（2）成纤维细胞　是牙髓中的主体细胞，又称为牙髓细胞，分布于整个牙髓，特别密布于多细胞层。成纤维细胞可产生明胶状基质和胶原纤维，未成熟的成纤维细胞可分化为成牙本质细胞。成纤维细胞可呈纺锤状，也可为多个短突起的星状，功能旺盛时胞体较大，反之则胞体较小。一般来讲，其健康状态可以反映牙髓的年龄和活力，以及牙髓抵御外来有害刺激的潜能。

（3）防御细胞　是牙髓组织中一些具有防御功能的细胞。①巨噬细胞：可吞噬细菌、异物或坏死细胞，同时具有抗原呈递作用，参与免疫反应。②其他细胞：如树枝状细胞、淋巴细胞、肥大细胞，可存在于正常牙髓中，可能与牙髓的免疫监视作用有关。在炎症时，这些细胞的数目可明显增多。

（4）储备细胞　是指原始的、未分化的间质细胞。主要分布在血管附近和多细胞层，胞体较成纤维细胞小，胞质不明显。它们是牙髓细胞的储备库，可根据需要分化成不同类型的细胞，如成纤维细胞、成牙本质细胞，也可分化成巨噬细胞或成牙本质细胞。

**2. 细胞间成分**　包括胶原纤维、不定形基质和细胞间组织液，它们在维持牙髓结构的完整性和牙髓的生理功能方面具有重要意义。

（1）胶原纤维　牙髓中的胶原纤维由成牙本质细胞和成纤维细胞合成和分泌，胶原类型主要为Ⅰ型和Ⅲ型。牙本质胶原纤维主要为Ⅰ型。

（2）基质　是细胞间的不定形胶原物质，其主要化学成分是蛋白多糖。蛋白多糖中的多糖成分种类较多，总称为糖胺多糖。牙髓中的糖胺多糖主要有两种类型，即透明质酸和硫酸软骨素，其中透明质酸是基质的主要成分，它们使基质具有黏性且呈胶状。

（3）组织液　来源于毛细血管，其成分与血浆相似。炎症时，基质可快速释放出游离的水，使组织压增高。实验表明，正常牙髓内组织压为 0.8 ~ 1.3kPa。在可复性牙髓炎时，组织压可上升到 1.7 kPa 左右；而急性牙髓炎时，可上升到 4.6 kPa。髓腔组织压过高提示牙髓发生不可复性病变。

### （二）牙髓的功能

牙髓具有 4 种基本功能：①成牙本质细胞形成牙本质；②血液系统向牙髓牙本质复合体提供营养成分；③感觉神经纤维传导痛觉；④成牙本质细胞及结缔组织成分对外界刺激的保护性反应。

**1. 形成功能**　牙髓在牙的整个生命过程中有不断形成牙本质的功能，但形成牙本质的速率和形式有所不同。在牙齿萌出之前形成的牙本质为原发性牙本质，牙本质呈管状且排列有规律；在牙齿萌出之后形成的牙本质为继发性牙本质，又称功能性牙本质，随着牙本质细胞分泌基质和逐渐后退，变得拥挤且排列紊乱，所形成牙本质呈波纹状，且形成的速度也相对缓慢；当釉质表面因磨损、酸蚀、龋病和备洞等遭受破坏时，使其深部牙本质暴露。牙髓受外界刺激所诱发形成的牙本质称为第三期牙本质，是一种防御机制，其目的是保护牙髓免遭不良刺激。其形成的速度较快，牙本质小管形态不规则，数目较少甚至缺乏，且不含成牙本质细胞突。

**2. 营养功能**　牙髓通过向成牙本质细胞和细胞突提供氧、营养物质以及牙本质液来保持牙本质的活力。牙髓中丰富的周边毛细血管网是牙髓行使营养功能的基础。毛细血管动脉端的压力，可将血浆中的可溶性成分即营养成分经毛细血管进入基质；在毛细血管静脉端，由于存在渗透压的差异，组织液携带废物可再进入毛细血管和淋巴管。

牙髓的血液来源于上、下牙槽动脉，动脉经根尖孔进入牙髓后，在牙髓中央区向冠部行走，沿途向周边发出分支，从小动脉到微动脉，最后形成毛细血管。但牙髓无有效的侧支血液循环且血管壁薄，一旦受到外界有害刺激时易扩张、充血、渗出，导致组织水肿。牙髓中淋巴管的存在可移走过多的组织液、蛋白成分、细胞碎片和细菌等，它可以降低组织压，缓解早期炎症反应。

**3. 感觉功能**　牙髓丰富的神经分布是其行使感觉功能的基础。牙髓的神经主要来源于三叉神经的上颌支和下颌支，其感觉神经纤维束伴随着血管自根尖孔进入髓腔。牙髓神经为游离的神经末梢，仅有疼痛感受器而无本体感受器，分布复杂，当它们受到外界刺激如机械、温度或化学刺激时，均表现为痛觉应答，而无定位能力，这在急性牙髓炎的临床诊断上具有重要意义。

**4. 防御功能**　牙髓在受到一定的外界刺激或损伤时，其内的神经、血管以及牙髓牙本质复合体会出现相应的反应，发挥防御功能。牙髓的防御功能包括疼痛、修复性牙本质形成和炎症反应。

### （三）牙髓增龄性变化

牙髓增龄性变化是指随着年龄的增加，牙髓在体积、结构和功能上所发生的一些生理性变化。应该注意的是，各种不良刺激均可加速牙髓的这些变化。因此在考虑牙髓增龄性变化时，要

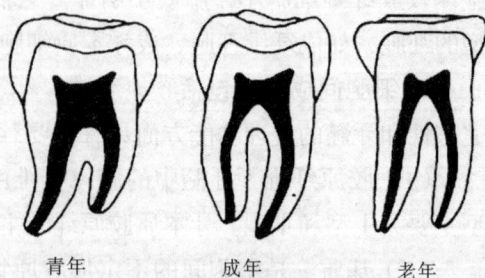

青年　　　成年　　　老年

图5-1　牙髓增龄性变化

特别将一些病理性因素导致牙髓"早老"性变化考虑进去。

**1. 体积变化**　成牙本质细胞具有不断形成继发性牙本质的功能，所以随着年龄的增长，髓腔周围的牙本质会不断增多，牙髓腔不断变小，牙髓体积就会不断缩小。髓室由大变小，髓角变低或消失，根管由粗变细、根管走向复杂化，根尖孔变窄（图5-1）。因此，在临床进行牙髓病治疗时，需要拍摄X线片以了解髓腔的大小和位置，以及根管的粗细和走向，以利于操作，避免造成髓室底或髓腔侧壁的穿孔（图5-2）。

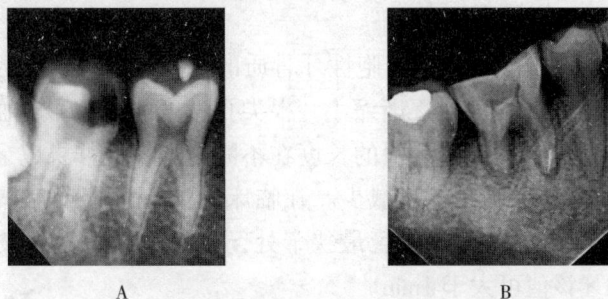

A. 年轻人第一磨牙髓腔形态　B. 老年人第一磨牙髓腔形态

**图5-2　牙髓增龄性变化X线片**

**2. 结构变化**　随着年龄的增长，牙髓内成纤维细胞的大小和数目逐渐减少；成牙本质细胞从高柱状变为立方状或扁平状，在磨牙髓室底处甚至消失；牙髓基质由于逐渐失去水分而变得更加黏稠；虽然胶原纤维的形成随着细胞成分的减少而逐渐减少，但由于成熟的胶原纤维不能从牙髓中清除，因此，胶原纤维在牙髓内的堆积可使牙髓出现纤维变性。

在衰老的牙髓中，因血管、神经的数目明显减少，导致牙髓组织发生营养不良性钙化，根管内常形成弥散性钙化，较大的钙化物主要见于髓室内。牙创伤和盖髓术可诱发和加速牙髓钙化，使年轻恒牙的髓腔出现钙化性闭塞，增加其根管治疗的难度。

**3. 功能变化**　随着牙髓中细胞成分的减少，牙髓的各项功能均会逐渐降低；牙髓血流减少，使牙髓中细胞因缺乏足够的营养物质和氧而逐渐丧失防御和修复功能；神经纤维数目的减少，导致牙髓对外界刺激的敏感性降低。此外，大量继发性和修复性牙本质形成，使牙本质通透性下降，牙髓暴露机会减少。但一旦牙髓受损，因其修复能力降低，是不可能实现痊愈的。

牙髓组织与髓腔的增龄性变化情况见表5-1。

**表5-1　牙髓组织与髓腔的增龄性变化**

|  | 年轻人 | 老年人 |
| --- | --- | --- |
| 髓腔 | 髓腔大，髓角高，根尖孔大，牙本质小管粗 | 髓腔小，髓角低，根尖孔小，牙本质小管细小 |
| 牙髓 | 牙髓细胞多，血管丰富，神经多，纤维组织少 | 牙髓细胞少，血管不丰富，神经少，纤维组织多 |
| 牙髓修复能力 | 强 | 弱 |
| 治疗方法 | 保留患牙，尽可能保活髓 | 保留患牙 |

## 二、根尖周组织生理学特点

根尖周组织是指位于根尖部的牙周组织，包括牙骨质、牙周膜和牙槽骨。其组织生理学特点与牙髓有着明显的区别。

### （一）牙骨质

牙根冠方 2/3 的牙骨质为薄的板层状结构，而根尖 1/3 的牙骨质为较厚的不规则的板层状，多为细胞性牙骨质。牙骨质的基本功能是将牙周膜的主纤维附着于根面上，除此之外，牙骨质还可行使一些其他的生理功能。

在正常情况下，根尖 1/3 不断有细胞性牙骨质的沉积，以补偿牙冠的磨耗。这种不断沉积使牙根长度不断增加、根尖孔逐渐缩小。根尖孔过度的缩小影响血流进入牙髓，诱发牙髓的退行性或增龄性变化。虽然牙根的长度在不断增加，但如果以牙本质牙骨质界为测量标准，根管工作长度实际却在不断减少。在临床中进行根管治疗操作时，根管预备的深度应止于牙本质牙骨质界，即为根管最狭窄处，又称为组织学根尖孔。通常距根尖孔 0.5~1mm，在老年患牙该值可大于 1mm。

牙骨质可修复因炎症造成的牙根病理性吸收，也可修复因牙移位造成的牙根生理性吸收，在对后者的修复中，可使根尖孔开口更偏向侧方。在根尖诱导成形术后，牙骨质在根尖硬组织屏障形成中同样具有重要作用。

### （二）牙周膜

牙周膜内分布有触（压）觉感受器和疼痛感受器，前者可传导压力和轻微接触牙体的外部刺激，发挥本体感受功能；而后者可传导痛觉，参与防御反应。当根尖周组织发生炎症时，由于炎症介质的释放、血管的扩张和局部组织压力的增加，患者既可感受到痛觉，又能明确指出患牙所在。

与牙髓组织相比，牙周膜的侧支血液循环较为丰富，其血供有 3 个来源：①牙槽动脉在进入根尖孔前的分支；②牙槽的血管通过筛状孔进入牙周膜；③牙龈血管分支至牙周膜。这些血管在牙周膜内形成网状吻合，牙周膜丰富的血液供应除有营养牙骨质的功能外，也能较好地清除炎性产物，使病变在合理治疗后易痊愈。根尖周淋巴循环也较丰富，因此在根尖周发生炎症时，相应淋巴结出现肿大和扣压时产生疼痛。经过治疗的无髓牙或死髓牙仍可以保留并行使咀嚼功能，同样是借助于牙周膜的联系和营养。

牙周膜内含有成纤维细胞、组织细胞和未分化的间质细胞，后者在炎症过程中可分化成各种细胞，如成牙骨质细胞、成骨细胞或破骨细胞。根尖牙周膜内还含有来源于上皮根鞘的外胚叶细胞索，即 Malassez 上皮剩余。在受到炎症刺激时可增殖，在根尖周囊肿的形成中起着重要的作用。

### （三）牙槽骨

牙槽骨由固有牙槽骨和支持骨组成。固有牙槽骨为薄层致密骨，构成牙槽窝的内壁，在 X 线片表现为围绕牙根的连续阻射白线，又称为硬骨板。持续性根尖周炎症可导致根尖周硬骨板的吸收，在 X 线片上可表现为阻射白线模糊、中断甚至消失。固有牙槽骨是一层多孔的骨板又称筛状板，这些小孔是血管、神经进出的通道，因固有牙槽骨的筛状特点，由根尖周炎引发的疼痛远没有牙髓炎疼痛那么剧烈。

考点提示 ▶ 牙髓组织和根尖周组织的解剖特点。

## 第二节　牙髓病和根尖周病的病因

扫码"学一学"

牙髓病和根尖周病是多因素交互作用所导致的、病理机制非常复杂的病损，其发病机制目前尚未完全明确。目前认为，引起牙髓病和根尖周病的原因主要有细菌感染、物理和化学刺激以及免疫反应等，其中致病的主要因素为细菌感染。

### 一、微生物因素

#### （一）优势菌及其代谢产物

牙髓病和根尖周病的常见类型均由细菌感染所致。人类对牙髓细菌的认识可追溯到一百多年前，Miller 于 1890 年首次证实了在人坏死牙髓组织中细菌的存在。此后，许多研究亦相继证实了细菌与牙髓病和根尖周病的密切关系。目前认为，根管和根尖周的感染是以厌氧菌为主的混合感染，厌氧菌在牙髓病和根尖周病的发生和发展中具有重要作用。对于炎症牙髓、感染根管和根尖周病变中的优势菌检出情况，报道不尽相同，但有一定的规律可循。

**1. 炎症牙髓**　炎症牙髓中的细菌无明显特异性，细菌的种类与牙髓的感染途径和髓腔是否开放有关。继发于龋病的牙髓炎，感染细菌主要为兼性厌氧菌和厌氧杆菌，如链球菌、放线菌、乳杆菌等。若牙髓炎时髓腔是开放的，则口腔中的许多细菌均能在炎症牙髓中检出，但厌氧菌较少检出。一般而言，牙髓的炎症程度与感染细菌的数量和作用时间成正相关。

**2. 感染根管**　厌氧菌尤其是专性厌氧菌是感染根管内的主要致病菌。常为 5~8 种细菌组成的混合感染，其中以 1~2 种细菌为优势菌。较常见的优势菌有卟啉单胞菌、普氏菌、梭形杆菌、消化链球菌、放线菌、真杆菌、韦荣球菌等。卟啉单胞菌和普氏菌是感染根管内最常见的优势菌，其中牙髓卟啉单胞菌几乎只在感染根管中出现，且检出率较高，被认为是牙髓感染的特有病原菌。大量的研究表明，卟啉单胞菌和普氏菌、消化链球菌、真杆菌等与根尖部出现疼痛、肿胀、叩痛和窦道形成有关，其中产黑色素普氏菌、牙髓卟啉单胞菌和牙龈卟啉单胞菌与急性根尖周炎症和根管内恶臭关系最密切。顽固性根尖周病变和窦道经久不愈可能与放线菌感染有关。

**3. 根尖周组织**　相对于感染根管菌群的研究，人们对根管感染后根尖周组织内菌群的认识尚显不足。有学者认为，根尖周肉芽肿中通常是一个无菌的环境，肉芽肿不是细菌生存的地方，而是细菌被杀灭的场所。根尖周脓肿内被证明有许多种类的细菌。

#### （二）感染途径

正常情况下，牙髓位于密闭的髓腔内，牙髓中的血管、神经和淋巴管通过根尖孔与根尖部的牙周组织相通。当牙齿受到龋病、磨损、创伤或医源性因素等破坏釉质或牙骨质的完整性时，牙本质甚至牙髓会暴露于口腔而导致牙髓感染。引发牙髓感染的途径主要包括暴露的牙本质小管、牙髓暴露、牙周袋和血源感染，而根尖周的感染主要是继发于牙髓感染。

**1. 牙本质小管**　牙本质中含有大量的牙本质小管，当牙釉质或牙骨质完整性受到破坏

后，细菌即可通过暴露的牙本质小管侵入牙髓，引发牙髓组织的感染。龋病是引起牙髓感染最常见的原因，细菌在感染牙髓之前，其毒性产物可通过牙本质小管引发牙髓炎症反应。研究表明，当细菌侵入牙本质的深度距牙髓 < 1.1mm 时，牙髓即可出现轻度的炎症；当细菌距牙髓 < 0.5mm 时，牙髓可发生明显的炎症反应；当细菌距牙髓 ≤ 0.2mm 时，牙髓内即可发现细菌。除龋病外，一些牙硬组织的非龋性疾病，如创伤、楔状缺损、磨损等也可造成釉质或牙体的缺损，使牙本质小管暴露而引发牙髓感染；窝洞充填前未去尽细菌或从充填物与窝洞之间微漏而侵入的细菌，亦可通过牙本质小管感染牙髓。

**2. 牙髓暴露** 龋病、牙折、楔状缺损、牙隐裂等原因导致牙体硬组织的缺损，致牙髓直接暴露于口腔环境，使细菌直接侵入牙髓。由于细菌毒力、宿主抵抗力、病变范围和引流情况的不同，暴露于口腔菌群的牙髓可长期处于一种炎症状态，也可以迅速坏死。牙髓坏死后，根管即成为一个含有多种细菌的感染根管，根管内的细菌可通过根尖孔或侧支根管扩散至根尖周，引起根尖周病变。

**3. 牙周途径** 根尖孔和侧支根管是牙髓和牙周组织联系的通道。牙周病时，深牙周袋中的细菌可以通过根尖孔或侧支根管进入牙髓，引起牙髓感染。这种由牙周途径导致的牙髓炎称为逆行性牙髓炎。

**4. 血源感染** 受过损伤或病变的组织能将血流中的细菌吸收到自身所在的部位，这种现象称为引菌作用。当机体发生菌血症或败血症时，细菌、毒素可随血液循环进入牙髓，引起牙髓感染。牙髓的血源感染极为少见。

### （三）致病机制

侵入牙髓和根尖周组织的细菌，是否引起组织的病变以及导致组织损伤的程度，除了与细菌的毒力和数量有关外，还与宿主的防御能力有关。它们可直接毒害组织细胞，也可通过引发炎症和免疫反应间接导致组织损伤。这些致病物质主要包括荚膜、纤毛、胞外小泡、内毒素、酶和代谢产物。

**1. 致病物质**

（1）荚膜、纤毛和胞外小泡 G⁺ 和 G⁻ 细菌均可产生荚膜，后者可保护菌体细胞免受宿主吞噬细胞的吞噬，荚膜也有利于细菌对组织的附着。纤毛可参与细菌的聚集和附着，还可在细菌结合时传递遗传信息如耐药性传递，增强细菌抵抗力。G⁻ 细菌可产生胞外小泡，其上的抗原可中和抗体而起到保护母体菌细胞的作用。胞外小泡还含有酶和其他毒性物质，被认为与细菌的凝聚、附着、溶血和组织溶解有关。

（2）内毒素 是 G⁻ 细菌的胞壁脂多糖，在细胞死亡崩解时释放出来，也可由活菌以胞壁发泡的形式所释放。内毒素是很强的致炎因子，可诱发炎症反应，导致局部组织肿胀、疼痛以及骨吸收。它对细胞有直接毒害作用；还可激活 T 细胞、B 细胞，调动免疫反应，加重组织损伤。坏死牙髓、根尖周肉芽肿和根尖周脓肿内均含有内毒素，其含量与临床症状和骨质破坏的范围与程度成正相关。

（3）酶 细菌可产生和释放多种酶，导致组织的破坏和感染的扩散。一些厌氧菌，如真杆菌、普氏菌、消化球菌和卟啉单胞菌，可产生胶原酶、硫酸软骨素酶和透明质酸酶，使组织基质崩解，有利于细菌的扩散。细菌产生的蛋白酶和核酸酶还可降解蛋白质和 DNA，直接损伤牙髓和根尖周组织内的细胞。一些细菌产生的酶还可中和抗体和补体成分，使细菌免遭杀灭。

（4）代谢产物 细菌生长过程中释放的代谢产物，如氨、硫化氢、吲哚和有机酸等，能直接毒害细胞，导致组织损伤。

此外，菌体的许多成分具有抗原性，通过诱发机体免疫反应，可间接造成组织损伤。

**2.宿主对细菌感染的反应** 细菌侵入牙髓和根尖周组织后，是否引起组织的病变以及导致组织损伤的程度，除了与细菌的毒力和数量有关外，还与宿主的防御能力相关。针对细菌侵入，局部组织可发生非特异性的炎症反应和特异性的免疫反应，其目的是杀灭和清除细菌及其毒性产物。但在防御过程中，不可避免地会造成组织的损伤和破坏，这对牙髓病和根尖周病的发生、发展具有重要的作用。

目前认为，炎症反应和免疫反应对侵入牙髓和根尖周的细菌和毒性产物具有杀灭和清除作用，对牙髓组织和根尖周组织有明显的保护作用；但在一定条件下，亦造成了组织的严重破坏。

## 二、物理因素

### （一）创伤

创伤包括急性创伤和慢性创伤，创伤对牙髓组织和根尖周组织的影响主要取决于创伤的强度。偶然的轻微创伤不至于引起组织的病变或仅造成一过性的影响。

**1.急性创伤** 包括外伤和医源性损伤。

（1）外伤 交通事故、运动竞技、暴力斗殴、异物撞击、摔伤或咀嚼时突然咬到硬物等均可造成根尖部血管的挫伤，使牙髓血供受阻，引起牙髓退变、炎症或坏死。外伤不仅可引起牙髓病变，还可损伤根尖周组织，导致炎症反应。

（2）医源性损伤 因医疗工作中操作不当引起组织病变。如正畸治疗时加力过大、拔牙时误伤邻牙或对颌牙、牙周刮治深牙周袋时累及根尖部血管、根管治疗中器械超出根尖孔或根管超充等，均可引起牙髓及根尖周组织的炎症和感染。

**2.慢性创伤** 创伤性咬合、磨牙症、窝洞充填物、冠修复体过高或早接触等都可引起慢性的咬合创伤，从而影响牙髓的血供，导致牙髓变性或坏死。同时，这些咬合创伤因素也可能导致根尖周的急性或慢性损伤。

### （二）温度

一定范围内温度的上升不会引起牙髓的病变，但过高的温度刺激或温度骤然改变，如进食过冷、过热的食物，便会引起牙髓充血，甚至转化为牙髓炎。动物实验表明，若牙髓内温度上升 $5.5℃$，牙髓开始出现局部性损伤；若温度上升地更高，会造成大多数牙髓的不可逆损伤。临床上异常的温度刺激主要与牙体预备产热或充填材料和抛光产热有关。钻磨牙体组织产生的热量与施力的大小，是否用冷却剂，钻针的种类、转速及钻磨持续时间相关。用银汞合金材料充填深洞时，未采取垫底及隔离措施，外界温度刺激会反复、长期地刺激牙髓，导致牙髓的损伤，甚至变性、坏死。此外，对金属材质修复体进行高压、高速、长时间、无冷却的抛光时所产生的热也可能刺激牙髓，导致牙髓的损伤。

### （三）电流

临床上所见电流刺激牙髓，多发生在相邻或对颌牙上使用了两种不同的金属修复体，两种金属存在电位差，咬合时可产生电流，通过唾液传导刺激牙髓，长时间后也可引起牙髓病变。另外，在使用牙髓活力测定仪器或使用离子导入法治疗牙本质敏感症时，操作不当，使用过大的电流刺激了牙髓；行电外科手术时，若不慎接触了银汞合金充填体，也可能导致牙髓的坏死。动物实验表明，采用临床电外科手术常用电流量，电流仅接触患牙银汞合金充填体 1 秒，就可导致牙髓的充血或坏死。

### （四）其他物理因素

激光在去除龋坏组织和龋病预防中的应用、头颈部恶性肿瘤患者的放射性治疗、气压的急剧变化等，都可对牙髓组织可造成不同程度的损伤，从而导致牙髓病变。

## 三、化学因素

### （一）垫底与充填材料

充填材料有一定的毒性作用，充填后发生牙髓炎症发应，很可能就是由充填材料中的有害物质所致。深龋洞的充填治疗中，需要考虑材料对牙髓组织的化学刺激性及绝缘性能，一般应进行垫底处理。直接用磷酸锌粘固粉做窝洞充填，其凝固前可释放出游离酸，引起牙髓中度甚至重度的炎症反应。近年来研究证明，氧化锌和丁香油酚对体外牙髓细胞具有很强的毒性作用，亦可导致牙髓的中度炎症反应。用一些可塑性材料如自凝塑料和复合树脂充填窝洞时，若未采取垫底等保护措施，这些材料中的有毒物质可穿过牙本质小管，降低牙髓的修复反应，甚至引起牙髓的变性或坏死。

随着材料学的不断发展，一些新型的垫底和盖髓材料已在临床上开始应用，它们对牙髓的刺激较小，很少对牙髓产生刺激，引发牙髓的病变。

### （二）酸蚀剂、粘接剂

酸蚀剂、粘接剂对牙髓均有不同程度的损伤。酸蚀剂处理牙本质是否会导致牙髓反应与酸的强度、酸蚀时间和剩余牙本质的厚度等因素相关。绝大多数粘接剂中含有树脂成分，其中的化学物质可以刺激牙髓，特别是用在深窝洞中。随着粘接剂成分的不断改进，其细胞毒性作用不断减少，一般对牙髓仅有温和、短暂的刺激作用和极低的术后过敏，基本不引起牙髓的炎症反应。

### （三）失活、消毒药物

窝洞充填前是否需要消毒一直存在争议。消毒力强的药物渗透作用就强，研究表明，用硝酸银处理浅洞或用酚处理深洞后，均可导致较严重的牙髓病变。在牙髓病或根尖周病治疗过程中，若使用药物不当，药物会成为一种化学刺激，引发根尖周炎，称之为药物性或化学性根尖周炎。如在露髓处封亚砷酸时间过长，或亚砷酸用于年轻恒牙，砷就有可能扩散到根尖孔以外，引起药物性根尖周炎。在牙根管内放置酚类和醛类制剂等腐蚀性药物过多，特别是在治疗根尖孔较大的患牙时，药物也可能溢出根尖孔而引起药物性根尖周炎。

## 四、免疫因素

进入牙髓和根尖周组织的抗原物质可诱发机体的特异性免疫反应，导致牙髓和根尖周的损伤。在根管治疗过程中，长期反复使用某些药物效果不佳，甚至加重根尖周病变，或在封入某种药物后即刻出现疼痛，均可能提示药物的半抗原作用。

## 五、其他因素

某些全身性疾病，如糖尿病、白血病、淋病等可导致牙髓退变与牙髓炎。某些特异性因素可引起患牙牙髓的内吸收与外吸收。某些病毒感染牙髓，导致牙髓病变等。

考点提示 ▶ 牙髓病和根尖周病的病因。

扫码"学一学"

# 第三节 牙髓病的分类、临床表现、诊断及鉴别诊断

## 一、牙髓病的分类

### （一）组织病理学分类

在组织病理学上，一般将牙髓状态分为正常牙髓和病变牙髓两种。对于病变牙髓一直沿用如下分类。

**1. 牙髓充血**

（1）生理性牙髓充血。

（2）病理性牙髓充血。

**2. 急性牙髓炎**

（1）急性浆液性牙髓炎。

（2）急性化脓性牙髓炎。

**3. 慢性牙髓炎**

（1）慢性闭锁性牙髓炎。

（2）慢性溃疡性牙髓炎。

（3）慢性增生性牙髓炎。

**4. 牙髓坏死与坏疽**

**5. 牙髓变性** 包括成牙本质细胞空泡性变、牙髓纤维性变、牙髓网状萎缩、牙髓钙化。

**6. 牙内吸收**

### （二）临床分类

根据牙髓病的临床表现和治疗预后可分为如下几类。

**1. 可复性牙髓炎**

**2. 不可复性牙髓炎**

（1）急性牙髓炎（包括慢性牙髓炎急性发作）。

（2）慢性牙髓炎（包括残髓炎）。

（3）逆行性牙髓炎。

**3. 牙髓坏死**

**4. 牙髓钙化**

（1）髓石。

（2）弥漫性钙化。

**5. 牙内吸收**

## 二、各型牙髓炎临床表现及诊断

牙髓炎的临床表现是正确诊断的依据，准确的诊断是牙髓病治疗成功的关键。临床上对牙髓病的诊断主要是依据临床表现的症状与体征来进行判断。在牙髓病的临床诊断中，确定患牙是关键，也是难点。临床诊断过程的核心内容和步骤是：先仔细聆听和询问，获得疾病类型的初步印象；再结合临床检查，寻找病因；最后验证可疑患牙。牙髓炎患牙的确定，按照"诊断三部曲"的步骤，可力求不发生误诊，最终制定正确的治疗方案。

### （一）可复性牙髓炎

可复性牙髓炎（reversible pulpitis）是牙髓组织以血管扩张、充血为主要病理变化的初期炎症表现，是牙髓炎症的早期阶段，相当于牙髓病组织病理学分类中的"牙髓充血"。在临床实际工作中，若能彻底去除作用于患牙上的病原刺激因素，同时给予患牙适当的治疗，患牙的牙髓炎症可以得到控制与消除，牙髓是可以恢复到正常状态的，因此将其称为"可复性牙髓炎"更为符合实际。但若外界刺激持续存在，则牙髓的炎症会继续发展，患牙会转成不可复性牙髓炎。

【临床表现】

**1. 症状**　患牙遇冷、热温度刺激或甜、酸化学刺激时，立即出现瞬间的疼痛反应，尤其对冷刺激更敏感，刺激去除后，疼痛随即消失，无自发性疼痛。

**2. 检查**

（1）患牙常见有深龋、深楔状缺损等近髓的牙体硬组织病损。或可查及患牙有深牙周袋，也可受累于咬合创伤或过大的正畸外力等。

（2）患牙对温度测验表现为一过性敏感，且反应迅速，尤其对冷测反应较强烈。当刺激去除后，症状仅持续数秒即缓解。

（3）叩诊反应同正常对照牙，即叩痛（－）。

【诊断】

（1）主诉对温度刺激一过性敏感，但无自发痛的病史。

（2）检查可发现引起牙髓病变的牙体病损或牙周组织损害的病因。

（3）患牙对冷测试的反应阈值降低，出现为一过性敏感。

【鉴别诊断】

**1. 深龋**　患有深龋的牙对温度刺激也敏感，但往往是当冷、热刺激进入深龋洞内才出现疼痛反应，而刺激去除后症状立即消失并不持续。冷测试深龋患牙的正常牙面，其反应同对照牙，只有当冰水滴入深龋洞内方可引起疼痛。而可复性牙髓炎患牙在冷测牙面时即出现一过性敏感。当深龋与可复性牙髓炎难以区别时，可先按可复性牙髓炎进行安抚处理。

**2. 不可复性牙髓炎**　二者区别的关键在于不可复性牙髓炎有自发性疼痛史。可复性牙髓炎患牙对温度测验表现为一过性敏感，而不可复性牙髓炎患牙对由温度刺激引起的疼痛反应程度重，持续时间较长，有时还可出现轻度叩痛。若可复性牙髓炎与无典型自发痛的慢性牙髓炎难以区别，可用氧化性丁香油酚粘固剂进行安抚治疗，在观察期内视其是否出现自发痛症状再明确诊断。

**3. 牙本质敏感症**　患牙本质敏感症的牙对探、触等机械刺激和酸、甜等化学刺激更敏感。而可复性牙髓炎主要是对冷、热温度刺激一过性敏感。

## （二）不可复性牙髓炎

不可复性牙髓炎（irreversible pulpitis）是一类病变较为严重的牙髓炎症，可发生于牙髓的某一局部，也可涉及全部牙髓，甚至在炎症的中心部位可发生不同程度的化脓或坏死。牙髓炎症自然发展的最终结局为全部牙髓坏死，几乎没有恢复正常的可能，因此统称为不可复性牙髓炎。在临床治疗上只能选择摘除牙髓来消除病变的方法。按照临床症状和病程特点，不可复性牙髓炎可分为急性牙髓炎（包括慢性牙髓炎急性发作）、慢性牙髓炎、残髓炎和逆行性牙髓炎。

**1. 急性牙髓炎（acute pulpitis）**　临床特点是发病急骤，疼痛剧烈。临床上绝大多数为慢性牙髓炎急性发作的表现，特别是龋源性者。无慢性过程的急性牙髓炎多发生在牙髓近期进行牙体手术或意外创伤等急性的物理损伤、化学刺激以及感染等情况下。如牙体硬组织切割过多或产热过多，使用刺激性较强的药物消毒窝洞，充填窝洞未做垫底处理等。

扫码"看一看"

【临床表现】

（1）症状　急性牙髓炎的主要临床症状是剧烈疼痛，疼痛的性质具有下列特点。

1）自发性、阵发性疼痛　在未受到任何外界刺激的情况下，突然发生剧烈的自发性尖锐疼痛，疼痛可分为持续过程和缓解过程，即所谓的阵发性发作或阵发性加重。在炎症的早期，疼痛持续的时间较短，而缓解的时间较长，可能一天之内发作两三次，每次持续数分钟。到炎症晚期，则疼痛的持续时间长，可持续数小时甚至一天，而缓解时间缩短或根本就没有了疼痛间歇期。当炎症牙髓化脓时，患者可主诉有搏动性跳痛。

2）夜间痛　疼痛常在夜间发作，或夜间疼痛较白天剧烈。患者常因牙痛无法入眠，或从睡眠中痛醒。

3）温度刺激性疼痛　冷、热刺激可激发患牙的剧烈疼痛。特别是患牙处于疼痛发作期内，温度刺激可使疼痛更为加剧。如果牙髓已有化脓或部分坏死，患牙则表现为"热痛冷缓解"现象。这可能是因为牙髓的病变产物中有气体出现，受热膨胀后髓腔内压力进一步增高，产生剧痛。反之，冷空气或冷水可使气体体积收缩，减小压力而缓解疼痛。临床上常可见到患者携带凉水瓶就诊，随时含漱冷水以暂时止痛。

4）疼痛不能定位　疼痛发作时，多数患者不能明确指出患牙所在，疼痛常为放射性或牵涉性痛，常沿三叉神经第二支或第三支分布区域放射至患牙同侧的上、下牙或头、颞、面部。但这种放射痛不会牵涉到患牙的对侧区域。

**考点提示**　急性牙髓炎的疼痛特点。

（2）检查

1）患牙可查及接近髓腔的深龋或其他牙体硬组织疾患、牙冠有充填体存在，或可查到有深牙周袋。

2）探诊可引起剧烈疼痛。有时可探及微小穿髓孔，并可见有少许脓血由穿髓孔流出。

3）温度测验时，患牙的反应极其敏感或表现为激发痛。刺激去除后，疼痛持续一段时间。当患牙对热测更为敏感时，表明牙髓已经出现化脓或部分坏死。

4）牙髓处于早期炎症阶段时，叩诊无明显不适（−）；而处于晚期炎症的患牙，可出现垂直方向的叩诊不适（±）。

【诊断】

（1）典型的疼痛症状。

（2）患牙肯定可找到引起牙髓病变的牙体损害或其他病因。

（3）牙髓温度测验与叩诊结果可帮助定位患牙。对患牙的确定是诊断急性牙髓炎的关键。

【鉴别诊断】

急性牙髓炎的主要症状表现为剧烈疼痛且不能定位。在临床上应注意与下列可引起牙痛症状的疾病进行鉴别。

（1）三叉神经痛　发作一般有疼痛"扳机点"，患者每触及该点即诱发疼痛，患者往往忽略此点，应特别加以详细询问。三叉神经痛在夜间不易发作，多不影响睡眠；冷、热温度刺激不会引发疼痛。

（2）龈乳头炎　也可出现剧烈的自发性疼痛，但疼痛性质为持续性胀痛；对冷、热刺激也敏感，但一般不会出现激发痛；患者对疼痛可定位；检查时在患者所指示的部位可见龈乳头充血、水肿现象，触痛明显，一般未查及可引起牙髓炎的牙体硬组织损害及其他疾患。患处可见有食物嵌塞的痕迹或食物嵌塞史。

（3）急性上颌窦炎　患有急性上颌窦炎时，患侧的上颌后牙可出现类似牙髓炎的疼痛症状，疼痛也可放散至头面部而易被误诊。这是因为上颌后牙根尖区的解剖部位恰与上颌窦底相毗邻，且分布于该区域的牙髓神经是先经过上颌窦侧壁或窦底后再进入根尖孔的。但急性上颌窦炎所出现的疼痛为持续性胀痛，除患侧的上颌前磨牙和磨牙可出现叩痛外，不能查及可引起牙髓炎的牙体组织疾患，温度测验不引起疼痛。检查上颌窦前壁出现压痛，同时，患者还可能伴有头痛、鼻塞、脓涕等上呼吸道感染的症状。

2. 慢性牙髓炎（chronic pulpitis）　是临床上牙髓炎中最为常见的一种，其发生多为龋病感染所致，也可由急性牙髓炎转变而来。重度磨损、楔状缺损、隐裂、牙折、牙周病也可引起慢性牙髓炎。有时临床症状很不典型，容易被忽视或误诊而延误治疗。

【临床表现】

慢性牙髓炎一般没有剧烈的自发性疼痛，可出现不甚明显的阵发性隐痛或者钝痛。慢性牙髓炎的病程较长，患者可诉有长期的温度刺激痛史，炎症容易波及全部牙髓及根尖部的牙周膜，致使患牙常表现有咬合不适或轻度的叩痛。患者一般可定位患牙。

临床上视髓腔是否开放将慢性牙髓炎分为慢性闭锁性牙髓炎和慢性开放性牙髓炎。后者又分为慢性溃疡性和慢性增生性牙髓炎。各型慢性牙髓炎具有共同的表现外，又各具特点。

（1）慢性闭锁性牙髓炎（chronic closed pulpitis）

1）症状　无明显的自发痛。但可有急性剧烈的自发疼痛史，有长期冷、热刺激痛病史。

2）检查　①查及患牙有深龋洞、冠部充填体或其他近髓的牙体硬组织疾患；②探诊反应迟钝，洞底有大量软化牙本质，去净腐质后无露髓孔；③患牙对温度测验的反应为迟缓性钝痛；④可有轻度叩痛（+）或叩诊不适感（±）。

（2）慢性溃疡性牙髓炎（chronic ulcerative pulitis）

1）症状　多无自发痛，但当有食物嵌入龋洞内即出现剧烈的疼痛。另一典型症状是当冷、热刺激激惹患牙时引起剧烈的疼痛。

2）检查　①可查及深龋洞或其他近髓的牙体损害；患者由于怕痛而长期废用患牙，

发现患牙堆积大量软垢、牙石，龋洞内常嵌有食物残渣；②去除腐质，可见有穿髓孔，用尖锐探针探及穿髓孔时，浅探不痛，深探疼痛明显且有少量暗色血液渗出；③温度测验表现为敏感；④一般无叩痛（－），或仅有轻微叩诊不适（±）。

（3）慢性增生性牙髓炎（ chronic hyperplastic pulpitis ）多发生于青少年。此型牙髓炎的发生条件有两个，即患牙根尖孔粗大，血运丰富以及穿髓孔较大，足以允许炎症牙髓增生呈息肉状并自髓腔突出。

　　1）症状　一般无自发痛，有进食时疼痛或进食出血现象，因此长期不敢用患侧咀嚼食物。

　　2）检查　①可查及大而深的龋洞，洞内充满柔软的红色或暗红色呈"蘑菇"形状的肉芽组织，又称作"牙髓息肉"，探痛不明显但极易出血；②温度测试迟钝；③由于患牙长期废用，可见患牙及邻牙上有大量牙石堆积。

**考点提示**　慢性牙髓炎的临床分型及特征。

慢性增生性牙髓炎龋洞内发现有息肉时，在临床上要注意与牙龈息肉和牙周膜息肉相鉴别（图5-3）。

牙龈息肉多是在患牙邻面出现龋洞时，由于食物长期嵌塞及患牙龋损处粗糙边缘的反复刺激，牙龈乳头向龋洞所形成的空间增生形成息肉样肉芽组织。

牙周膜息肉是在多根牙的龋损穿通髓腔后进而破坏了髓腔底，根分叉处的牙周膜受到外界的刺激而出现反应性增生，肉芽组织通过髓室底穿孔处进入髓室，外观与牙髓息肉极其相似。

临床上进行鉴别时，先拍摄X线片观察患牙根分叉区髓室底影像的连续性，用探针拨动息肉的蒂部，以探查判断息肉的来源。当怀疑牙龈息肉时，可将息肉自蒂部切除，见出血部位于患牙邻面龋洞龈阶外侧的龈乳头即可证实判断。怀疑牙周膜息肉时，除X线片提示外，还应仔细观察髓室底的完整性。

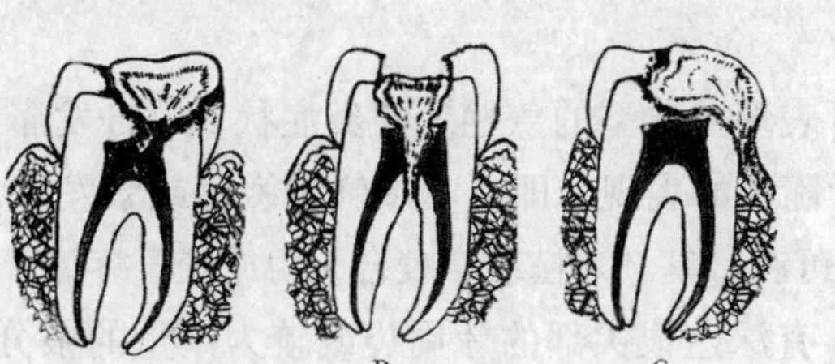

A.牙髓髓肉　B.牙周膜息肉　C.牙龈息肉

图5-3　龋洞内息肉的来源

【诊断】

（1）了解主诉症状，可以定位患牙的长期冷、热刺激痛病史和（或）自发痛史。

（2）可查到引起牙髓炎的牙体硬组织疾患或其他病因。

（3）患牙对温度测验的异常反应。

（4）有叩诊不适或轻度叩痛。可作为很重要的参考指标。

在临床诊断上仅对患牙做出"慢性牙髓炎"的诊断即可。还应注意当无典型临床特点的深龋患牙，在去净腐质时发现露髓孔甚至未去净腐质已经露髓，亦应诊断为"慢性牙髓炎"。

**【鉴别诊断】**

（1）深龋　无典型自发痛症状的慢性牙髓炎有时与深龋不易鉴别。患有深龋的牙对温度刺激也敏感，但只有当冷、热刺激进入深龋洞内才出现疼痛反应，而刺激去除后症状立即消失并不持续，而慢性牙髓炎对温度刺激引起的疼痛反应会持续较长时间。慢性牙髓炎可出现轻叩痛，而深龋患牙对叩诊的反应与正常对照牙相同。

（2）可复性牙髓炎　见本节可复性牙髓炎鉴别诊断。

（3）干槽症　患者近期有拔牙史。检查可见牙槽窝空虚，骨面暴露，有臭味。拔牙窝邻牙虽也可有冷、热刺激敏感及叩痛，但无明确的牙髓疾患指征。

**3. 残髓炎（residual pulpitis）** 也属于慢性牙髓炎。发生在已经做过牙髓治疗后的患牙，由于残留了少量炎症根髓或多根牙遗漏了未处理的根管，因而命名为残髓炎。

**【临床表现】**

（1）症状　有牙髓治疗的病史。疼痛特点与慢性牙髓炎的相似，常表现为自发性钝痛、放散性痛、温度刺激痛。因炎症是发生于近根尖孔处的根髓组织，所以患牙多有咬合不适感或轻微咬合痛。

（2）检查　①患牙牙冠见有做过牙髓治疗的充填体或暂封材料；②温度测验对强的冷热刺激反应迟缓，可为迟缓性痛或仅诉有所感觉；③叩诊不适（±）或轻度叩痛（+）；④去除患牙充填物，探查根管深部时有感觉或疼痛。

**【诊断】**

（1）有牙髓病治疗史。

（2）有牙髓炎症状。

（3）强温度刺激患牙有迟缓性痛以及叩诊不适或疼痛。

（4）探查根管深部有疼痛感觉即可确诊。

**4. 逆行性牙髓炎（retrograde pulpitis）** 感染来源于患牙牙周病所致的深牙周袋。袋内的细菌及毒素通过根尖孔或侧、副根管逆行进入牙髓，引起根部牙髓的慢性炎症。此型牙髓炎的感染走向与一般的牙髓炎的感染途径相反，故名为逆行性牙髓炎。

**【临床表现】**

（1）症状　患牙可表现为典型的急性牙髓炎症状，即自发痛，阵发痛，冷、热刺激痛等；也可呈现为慢性牙髓炎的表现，即冷、热刺激敏感或激发痛，以及钝痛或胀痛；患牙有长期的牙周炎病史，可有口臭、牙松动、咬合无力或咬合疼痛等牙周炎的临床症状。

（2）检查　①患牙有深达根尖部的牙周袋或较为严重的根分叉病变。牙龈出现水肿、充血、牙周袋溢脓。牙有不同程度的松动。②无引发牙髓炎的深龋或其他牙体硬组织疾病。③对多根牙牙冠不同部位进行温度测试，其反应可为激发痛、迟钝或无反应。④患牙对叩诊的反应为轻度疼痛（+）至中度疼痛（++），叩诊呈浊音。⑤X线片显示患牙有广泛的牙周组织破坏或根分叉病变。

**【诊断】**

（1）患者有长期的牙周炎病史。

（2）近期出现牙髓炎症状。

（3）患牙未查及引发牙髓病变的牙体硬组织疾病。

（4）患牙有严重的牙周炎表现。

### （三）牙髓坏死（pulp necrosis）

常由各型牙髓炎发展而来，也可因外伤打击、正畸矫治施加过度创伤力、牙体预备时过度手术切割产热等引起。当牙髓组织发生严重的营养不良及退行性变性时，由于血液供应的严重不足，最终可发展为牙髓坏死，又称为渐进性坏死，以老年人多见。如不及时进行治疗，病变可向根尖周组织发展，导致根尖周炎。

【临床表现】

（1）症状　患牙一般无自觉症状；有外伤、正畸治疗等病史；多以牙冠变色为主诉前来就诊。

（2）检查　①患牙可存在深龋洞或其他牙体硬组织疾患，或是有充填体、深牙周袋等。也有牙冠完整者。②牙冠变色，牙冠呈暗红色或灰黄色，失去光泽。③牙髓活力测验无反应。④叩诊（-）或不适感（±）。⑤牙龈无根尖来源的瘘管，开放髓腔可有恶臭。⑥X线片显示患牙根尖周影像无明显异常。

【诊断】

（1）无自觉症状，牙冠变色，有外伤史。

（2）牙冠呈暗红色或灰黄色，失去光泽。

（3）牙髓活力测验无反应；X线片患牙根尖周无明显异常。

【鉴别诊断】

应与慢性根尖周炎相鉴别，患有慢性根尖周炎的病牙也可无明显的临床自觉症状，但常有叩痛。有窦型的慢性根尖周炎可发现牙龈上有由患牙根尖来源的窦道口。拍照X线片，慢性根尖周炎有根尖周骨质影像密度减低或根周膜影像模糊、增宽，即可鉴别。

### （四）牙髓钙化（pulp calcification）

牙髓的血液循环障碍造成牙髓组织营养不良，引起细胞发生变性，导致钙盐沉积在变性的组织上，形成大小不一的钙化物质，即为牙髓钙化。牙髓钙化有两种形式，一种是结节性钙化，又称作髓石。髓石可以附着在髓腔壁上或是游离于牙髓组织中。另一种是弥漫性钙化，严重者可造成整个髓腔闭锁，多发生在外伤后的牙，也可见于经氢氧化钙盖髓治疗或活髓切断术后的患牙。

【临床表现】

（1）症状　一般无临床症状。个别出现与体位有关的自发痛，沿三叉神经分布区域放射，与温度刺激无关。

（2）检查　①患牙对牙髓活力测验的反应可异常，表现为迟钝或敏感。②X线片显示髓腔内有阻射的钙化物或呈弥漫性阻射影像。

【诊断】

（1）一般无临床症状。可出现与体位有关的自发痛。

（2）排除其他原因引起的自发性放射痛的病因，且经过牙髓治疗后疼痛症状得以消除，方能确诊。

（3）X线检查发现髓腔内髓石可作为重要的诊断依据。

当临床检查结果表明患牙是以其他可引起较严重临床症状的牙髓疾病（如牙髓炎、根尖周炎等）为主，同时合并有牙髓钙化性病变时，则以引起牙髓症状的牙髓疾病作为临床诊断。

【鉴别诊断】

应与三叉神经痛相鉴别，牙髓钙化引起的疼痛虽然也可沿三叉神经分布区域放射，但无"扳机点"，主要与体位有关。X线检查的结果可作为鉴别诊断的参考。

（五）牙内吸收（internal resorption）

牙内吸收是指正常的牙髓组织肉芽性变，牙髓中未分化的间质细胞被激活分化出破牙本质细胞，从髓腔内部吸收牙体硬组织，致髓腔壁变薄，严重者可造成病理性牙折。临床上牙内吸收多发生于乳牙，恒牙偶有发生，多见于受过外伤的牙、再植牙及做过活髓切断术或盖髓术的牙。

【临床表现】

（1）症状　一般无自觉症状，多在X线片检查时偶然发现。少数病例也可出现与牙髓炎相似的症状，如自发性阵发痛、放射痛和温度刺激痛等。

（2）检查　①牙内吸收发生在髓室时，吸收部位已接近牙冠表面时使牙冠呈现为粉红色，有时见牙冠出现小范围的棕色或暗黑色区域；牙内吸收发生在根管内时，牙冠的颜色没有改变。②患牙对牙髓测验的反应可正常或迟钝。③叩诊检查叩痛（ - ）或出现轻微不适感（ ± ）。④X线片显示髓室或根管有局限性不规则的膨大透射区，严重者可见内吸收处的髓腔壁被穿通，甚至引起牙根折（图5-4）。

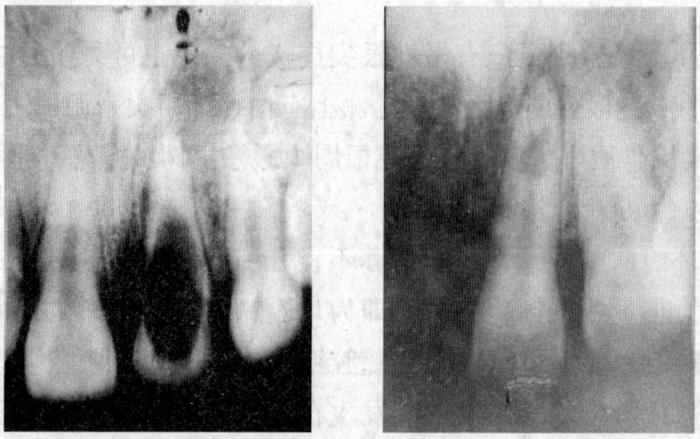

A.左上侧切牙牙内吸收髓腔壁穿孔　B.左上中切牙根管壁吸收

图5-4　牙内吸收X线片

【诊断】

（1）X线片显示髓室或根管有膨大透射区，X线片的表现为主要诊断依据。

（2）病史和临床表现作为参考：有受过外伤的牙、再植牙及做过活髓切断术或盖髓术的牙等病史；一般没有临床症状。可有牙冠呈现为粉红色，有时也有牙冠出现范围的小棕色或暗黑色区域等病理改变。牙髓活力测验的可表现为正常或迟钝；叩诊检查无不适或出现轻微不适感。

# 第四节 根尖周病的分类、临床表现、诊断及鉴别诊断

根尖周病多为牙髓病的继发病，主要是由根管内的感染通过根尖孔作用于根尖周组织引发的，其发病形式取决于病原刺激的毒力和机体抵抗力强弱的对比和变化。当根管内病原刺激毒力很强，而机体抵抗力较弱时，病变会以急性的形式表现出来；反之，若机体抵抗力较强，而病原刺激较弱，或经过不彻底的治疗时，病变则呈慢性表现；当机体抵抗力很强，根尖部组织局部长期受到某种轻微、缓和的刺激时，组织的表现以增生为主。

扫码"学一学"

## 一、根尖周病的分类

根据临床表现和病理过程分类，根尖周病可有以下几种形式。

**1. 急性根尖周炎**

（1）急性浆液性根尖周炎

（2）急性化脓性根尖周炎

**2. 慢性根尖周炎**

（1）根尖周肉芽肿

（2）慢性根尖脓肿

（3）根尖周囊肿

（4）根尖周致密性骨炎

## 二、各型根尖周病的临床表现及诊断

### （一）急性根尖周炎

急性根尖周炎（acute periodontitis，AAP）是从根尖部牙周膜出现浆液性炎症到根尖周组织形成化脓性炎症的一系列反应过程，是一个病变程度由轻到重、病变范围由小到大的连续过程。在根尖周组织的炎症过程中，由于渗出、水肿造成的局部压力的积聚和释放炎症介质的化学作用，临床上以患牙及其周围组织肿痛为主要表现。急性根尖周炎的进展是一个连续的过程，由浆液期逐步发展为化脓期中的根尖周脓肿、骨膜下脓肿及黏膜下脓肿。因各阶段炎症侵犯组织的范围不同，上述四阶段的临床表现各有特点，其应急处理及治疗方法也不尽相同。

**1. 急性浆液性根尖周炎**

**【临床病理】**

急性浆液性根尖周炎是根尖周炎发生的初期，又称为急性根尖周炎的浆液期。主要病理表现为根尖部牙周膜内血管扩张、充血，渗出物以血浆为主，局部组织呈现水肿，随即有多形核白细胞浸润。此刻的根尖部牙骨质及其周围的牙槽骨尚无明显变化。

急性浆液性根尖周炎的临床过程一般较短，如果细菌毒力强，机体抵抗力弱，局部引流不畅，则很快发展为化脓性炎症；反之，如果细菌毒力弱，机体抵抗力较强，炎症渗出又得到了引流，则可转为慢性根尖周炎。

【临床表现】

（1）症状　主要为患牙咬合痛。

在发病初期，患牙只有不适、发木、浮出、发胀，咬合时出现早接触。患者一般无自发痛或只有轻微钝痛，有时出现紧咬牙反而稍感舒服的症状，这是因为咬合的压力可暂时缓解局部血管的充血状态，使根尖周膜因组织水肿所形成的压力得到减轻。当病变继续发展，根尖周膜内渗出物淤积，牙周间隙内压力升高，患牙浮出和伸长的感觉逐渐加重，出现自发性、持续性的钝痛，咬合时不仅不能缓解症状，反而因咬合压力增加了根尖部组织的负担，刺激了神经，引起更为剧烈的疼痛。患者因而不愿咀嚼，影响进食。疼痛范围局限患牙根部，患者能够指明患牙。

（2）检查　①患牙可见龋坏、充填体或其他牙体硬组织疾患，或可查到深牙周袋。②牙冠变色。牙髓活力测验无反应，但乳牙或年轻恒牙对活力测验可有反应，甚至出现疼痛。③叩痛（＋）～（＋＋），牙龈无明显异常。④患牙可有Ⅰ度松动。⑤X线检查根尖周组织影像无明显异常表现。

【诊断】

（1）典型的咬合疼痛症状。患牙有伸长、浮出感；自发性持续性痛；咬合痛。

（2）叩痛（＋）～（＋＋）；根尖部扪诊疼痛。

（3）对牙髓活力测验的反应并结合患者的年龄，患牙所具有的牙髓病史、外伤史以及不完善的牙髓治疗史均可作为参考。

**2. 急性化脓性根尖周炎**　又称急性根尖周炎的化脓期，多是由急性浆液期发展而来的，也可由慢性根尖周炎转化而来。此阶段通常称作急性牙槽脓肿或急性根尖脓肿（acute apical abscess，AAA）。

【临床病理】

根尖周炎的化脓期白细胞尤其是多形核白细胞浸润增多，根尖周膜中的炎症细胞被细菌及其产物中的毒素破坏致死，细胞溶解、液化并积聚形成脓液，牙周韧带破坏。脓液最初局限于根尖孔附近的牙周膜内，炎症细胞浸润主要在根尖孔附近的牙槽骨骨髓腔中，此阶段称为根尖周脓肿阶段（图5-5A）。若根尖部的脓液得不到通畅的引流，脓液可向四周阻力较小的区域扩散，积聚在根尖附近的脓液向周围扩散的途径主要有以下3种方式。

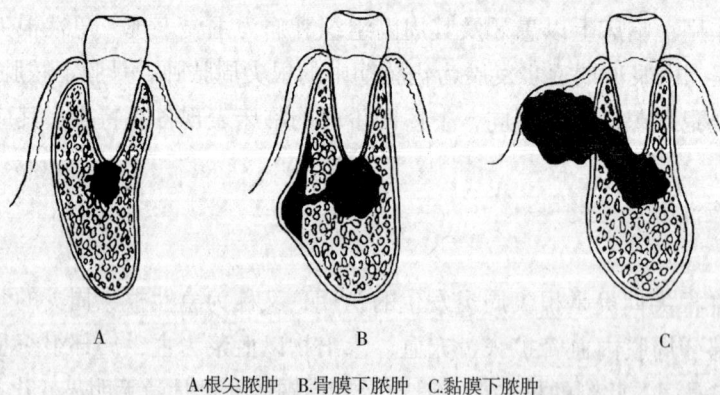

A.根尖脓肿　B.骨膜下脓肿　C.黏膜下脓肿

图5-5　急性化脓性根尖周炎发展的3个阶段

（1）通过骨髓腔突破骨膜、黏膜或皮肤向外排脓　随着病情的迁延，根尖区炎症细胞迅速向周围牙槽骨骨髓腔蔓延，脓液穿过骨松质到达骨外板，再通过骨皮质上的营养孔达到骨膜下。由于骨膜坚韧、致密，不易穿破，脓液在此处积聚，造成局部压力增高。此阶段称为骨膜下脓肿阶段（图 5-5B）。随着脓液的积聚，当骨膜下脓液的压力升高到相当的程度时，骨膜破裂，脓液流注于黏膜下或皮肤下，形成黏膜下脓肿或皮下脓肿（图 5-5C）。最后，脓肿破溃，脓液排出，急性症状缓解，转为慢性炎症。

上述排脓方式是急性根尖周炎最常见的自然发展过程。这种排脓方式较为复杂，脓液突破的方向及破口的位置与根尖周组织的解剖关系十分密切。临床上可见到以下 4 种排脓途径（图 5-6）。

1）穿通骨壁突破黏膜　牙槽骨唇、颊侧的骨壁较薄，一般情况下上颌前牙、上颌后牙颊根以及下颌牙的根尖周脓肿多从牙槽骨的唇、颊侧穿出，形成骨膜下脓肿或黏膜下脓肿，最终于腔前庭区排脓。若患牙的根尖偏向舌（腭）侧，或为上颌后牙的腭根，脓液则可穿过舌、腭侧骨板自口腔排出。在口腔黏膜上破溃排脓的排脓孔久不愈合则形成窦道，称为龈窦或龈瘘。

2）穿通骨壁突破皮肤　少数病例根尖部的脓液不在口腔内排脓，而是穿通骨壁后绕过龈颊沟从皮肤排出，久之形成皮窦。如下颌切牙的根尖脓肿有时可穿通颏部皮肤，形成颏窦；上颌尖牙可见有于同侧眼眶的内下方皮肤排脓，形成面窦；下颌磨牙的根尖部脓液也可排放于颊部皮肤，形成颊窦。

图5-6　急性化脓性根尖周炎突破骨膜、黏膜向外排脓的四条途径

3）突破上颌窦壁　临床少见，上颌第二前磨牙和上颌第一、二磨牙的牙根与上颌窦底接近，此处上颌窦壁极薄，甚至缺乏骨板，根尖与上颌窦之间只有薄层结缔组织相隔。此时若它们发生根尖周炎，可累及上颌窦而并发上颌窦炎，其脓液甚至有可能穿通上颌窦底自上颌窦内排出（图 5-7）。

4）突破鼻底黏膜　上颌中切牙牙根较长，根尖接近鼻底，脓液穿透牙槽骨壁后可向鼻腔排出。这是一种极为罕见的排脓途径（图 5-8）。

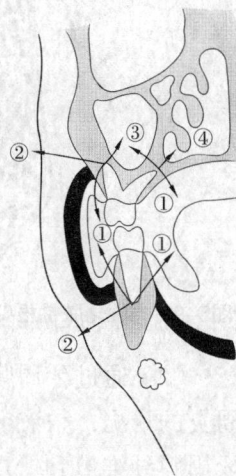

图5-7　根尖周脓液突破上颌窦壁　　图5-8　上前牙根尖脓液突破鼻底黏膜

（2）通过根尖孔经根管从冠部缺损处排脓　这种排脓方式对根尖周组织的破坏最小。患牙此种排脓方式需要具备三个条件，即根尖孔粗大、根管通畅、冠部缺损呈开放状态。成人患牙很难同时具备这 3 个条件，因此，临床上应尽早开通髓腔进行引流，促使脓液沿此途径排出，尽量减轻炎症对根尖周围组织的损伤（图 5-9）。

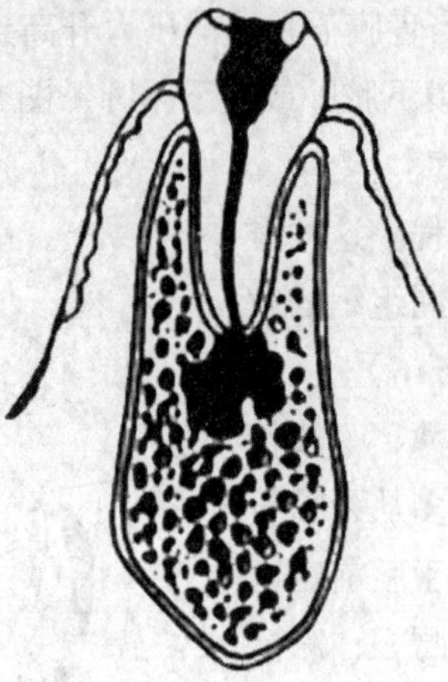

图5-9　急性化脓性根尖周炎经根尖孔向冠方排脓 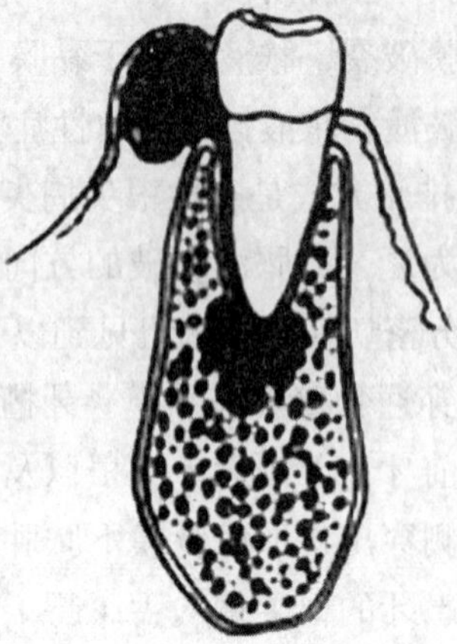　　图5-10　急性化脓性根尖周炎经牙周膜从牙周袋排脓

（3）通过牙周膜从龈沟或牙周袋排脓　成人患牙经此方式排脓多发生于同时患有牙周炎的情况，脓液突破牙周膜结缔组织自牙周袋内排出，形成牙周窦道。脓液引流过程牙周膜纤维遭到严重破坏，加重牙周病变，预后较差。乳牙发生根尖脓肿时，经此途径排脓后，因患者机体修复再生能力较强，待炎症消除后，牙周组织仍能愈合并恢复正常（图 5-10）。

【临床表现】

急性化脓性根尖周炎依据脓液相对集聚区域的不同，临床上亦可分为 3 个阶段：根尖周脓肿、骨膜下脓肿及黏膜下脓肿。

（1）根尖周脓肿

1）症状　患牙出现自发性、持续性剧烈跳痛，伸长感加重，咬合引起剧烈疼痛。

2）检查　①患牙叩痛（++）～（+++），松动 II～III 度。②根尖部牙龈潮红，尚无明显肿胀；扪诊感轻微疼痛。③相应的颌下淋巴结或颏下淋巴结肿大及压痛。

（2）骨膜下脓肿

1）症状　患牙持续性、搏动性跳痛更加剧烈，因骨膜坚韧、致密，脓液积聚于骨膜下后产生较高压力导致。此阶段患者疼痛达到最高峰，病期多已三五日，患者感到极端痛苦。患牙浮起、松动感更加明显，轻触即疼痛难忍。同时患者可伴有体温升高、全身乏力等全身症状。

2）检查　①患者痛苦面容，精神疲惫。体温可升高至 38℃。患牙所属区域的淋巴结可出现肿大和扪痛。②患牙叩痛（+++），松动 III 度，牙龈红、肿，移行沟变平，有明显的压痛，扪诊深部有波动感。③严重的病例可在相应的颌面部出现蜂窝织炎，表现为软组织肿胀、压痛，致使面容改变。

（3）黏膜下脓肿

1）症状　因黏膜下组织较疏松，当脓液到达黏膜下时，脓肿压力明显降低，患牙自发性胀痛及咬合痛也随之明显减轻。全身症状缓解。

2）检查　①患牙叩痛（+）～（++），松动度 I 度。②根尖区形成半球形脓肿，肿胀局限，扪及明显波动感，脓肿表浅且易破溃。

**【诊断】**

（1）典型的临床疼痛症状　自发性、持续性剧烈疼痛；伸长感及咬合痛等症状；定位准确；疼痛与温度刺激无关等。

（2）不同程度的叩痛及牙齿松动度；前庭沟变浅或形成脓肿，扪诊疼痛或搏动感；相应区域淋巴结肿大；牙髓无活力；慢性根尖周炎急性发作者 X 线显示根尖周骨质破坏区。

**【鉴别诊断】**

（1）急性根尖周炎各阶段的鉴别　急性根尖周炎从浆液期到化脓期的三个阶段是一个移行过渡、连续发展的过程，不能截然分开，因为各阶段都有其相应有效的应急处理措施，在临床上根据症状及检查做出准确的诊断非常重要。各阶段鉴别要点见表5-2。

表5-2　急性根尖周炎各发展阶段的临床表现

| 症状和体征 | 浆液期 | 根尖周脓肿 | 骨膜下脓肿 | 黏膜下脓肿 |
|---|---|---|---|---|
| 疼痛性质 | 咬合痛 | 持续性跳痛 | 剧烈持续性波动性跳痛 | 咬合痛缓解 |
| 叩诊 | （+）~（++） | （++）~（+++） | （+++） | （+）~（++） |
| 扪诊 | 不适 | 疼痛 | 剧烈疼痛，深波动感 | 疼痛，浅波动感 |
| 根尖区牙龈 | 无变化或潮红 | 小范围红、肿 | 红、肿明显，广泛 | 肿胀明显，局限 |
| 全身症状 | 无 | 无或轻 | 可有发热、乏力，血象升高 | 消退 |

（2）急性根尖周炎和慢性根尖周炎急性发作的鉴别　急性根尖周炎可以继发牙髓病而来，也可由慢性根尖周炎转化而来。两者之间的区别主要表现在 X 线的影像学表现：前者 X 线片上根尖区无明显改变，而慢性根尖周炎急性发作者，X 线片上可见不同程度牙槽骨吸收破坏所形成的密度减低影像。

（3）急性根尖周脓肿与急性牙周脓肿的鉴别　牙周脓肿累及的患牙涉及多个牙面的深牙周袋，或牙周袋迂回曲折，而位于牙颈部的袋口软组织又较紧窄时，牙周袋壁或深部牙周组织中的脓液不能从袋口引流，致使袋壁软组织内形成局限性脓肿。牙周脓肿多发生在牙周炎晚期，一般为急性发作。在临床上表现为患牙的唇（颊）侧或舌（腭）侧牙龈下出现椭圆形或半球状的脓肿突起，肿胀部位的牙龈红、肿、光亮，扪诊有波动感。患者可有搏动性疼痛、浮起、松动、咬合痛等症状和体征。但由于急性根尖周脓肿和急性牙周脓肿的感染来源、炎症扩散途径不同，两者在临床表现上区别比较明确。两者主要鉴别要点见表5-3。

表5-3　急性根尖周脓肿与急性牙周脓肿的鉴别要点

| 鉴别点 | 急性根尖周脓肿 | 急性牙周脓肿 |
| --- | --- | --- |
| 感染来源 | 感染根管 | 牙周袋 |
| 病史 | 长期牙体缺损史，牙痛史，牙髓治疗史 | 长期牙周炎病史 |
| 牙体情况 | 深龋洞，其他近髓的牙体硬组织疾患，修复体 | 一般无深及牙髓的牙体硬组织疾患 |
| 牙髓活力 | 多无 | 多存在 |
| 牙周袋 | 无 | 深，迂回曲折 |
| 脓肿部位 | 靠近根尖部<br>中心位于龈颊沟附近 | 靠近龈缘 |
| 脓肿范围 | 较弥散 | 局限于牙周袋壁 |
| 疼痛程度 | 重 | 相对较轻 |
| 牙松动度 | 相对较轻，病愈后牙齿恢复稳固 | 明显，炎症消退后仍松动 |
| 叩痛 | 很重 | 相对较轻 |
| X线表现 | 无明显异常，若为慢性根尖周炎急性发作，根尖周牙槽骨呈现透射影像 | 牙槽骨吸收破坏，可有骨下袋形成 |
| 病程 | 相对较长，脓液排出时间5~6天 | 相对较短，一般3~4天可自溃 |

（4）急性根尖周炎与急性牙髓炎的鉴别　急性根尖周炎与急性牙髓炎的临床表现有明显的区别，两者的鉴别见表5-4。

表5-4　急性根尖周炎与急性牙髓炎的鉴别要点

| 鉴别点 | 急性根尖周炎 | 急性牙髓炎 |
| --- | --- | --- |
| 疼痛性质 | 自发性、持续性胀痛，能准确确定牙位 | 自发性、阵发性剧痛，不能确定牙位 |
| 松动度 | 松动 | 无松动 |
| 牙髓活力测验 | 无反应 | 反应敏感，刺激性疼痛 |
| X线 | 根尖部有密度减低影像 | 正常 |

**考点提示**　急性根尖周炎的诊断和鉴别诊断。

### （二）慢性根尖周炎

慢性根尖周炎（chronic apicai periodontitis，CAP）是指因根管内长期存在感染及病原刺激物而导致的根尖周围组织呈现慢性炎症反应，表现为炎症性肉芽组织的形成和牙槽骨的破坏。若彻底清除根管内的病原刺激物，根尖周组织所受到的这种损害是可以被修复的。慢性根尖周炎一般没有明显的疼痛症状，病变类型可分为根尖周肉芽肿、慢性根尖周脓肿、根尖周囊肿和根尖周致密性骨炎。

【临床病理】

**1. 根尖周肉芽肿** 根尖部的牙周膜因受根管内病原刺激物的作用而发生慢性炎症性变化，正常的组织结构被破坏，代之以炎症肉芽组织。在炎症性肉芽组织的周围有破骨细胞分化出来，造成邻近牙槽骨和牙骨质的吸收破坏，骨质破坏的区域仍由炎症肉芽组织取代。这种以炎症性肉芽组织形成为主要病理变化的慢性根尖周炎即为慢性根尖周肉芽肿，它是慢性根尖周炎的主要病变类型。

**2. 根尖周脓肿** 随着病变进展，炎症肉芽组织的体积不断增大，血运难以抵达肉芽肿的中心部，导致病变中央的组织细胞发生坏死、液化，形成脓液并潴留于根尖部的脓腔内，形成慢性根尖周脓肿，又称为慢性牙槽脓肿。根据是否有窦道的形成，根尖周脓肿临床可分为有窦型和无窦型两种。有窦型慢性根尖脓肿由于可从窦道口排出脓液，不易转化为急性炎症；而无窦型慢性根尖脓肿则比较容易转化为急性根尖脓肿。

**3. 根尖周囊肿** 当根尖周组织形成炎症肉芽组织时，牙周膜内遗留下来的 Malassez 上皮剩余在慢性炎症的长期刺激下，可增殖为上皮团块或上皮条索。较大的上皮团块中心由于缺乏营养，上皮细胞发生退行性变，甚至坏死、液化，形成小囊腔。随着囊腔中渗透压的增高，周围组织液逐渐渗入，成为囊液，小囊腔逐渐扩大或相互融合形成根尖周囊肿。

**4. 根尖周致密性骨炎** 当根尖周组织在受到长期轻微、缓和的刺激，而患者的机体抵抗力又很强时，根尖部的牙槽骨并不发生吸收性破坏，反而表现为骨质的增生，形成围绕根尖周围的一团致密骨，其骨小梁结构比周围骨组织更为致密。因在增生的骨小梁间有少量慢性炎症细胞分布，故称为根尖周致密性骨炎。这种情况实际上是一种防御性反应，多发生在下颌后牙。

【临床表现】

**1. 症状** 慢性根尖周炎一般无明显的自觉症状，有的患牙可在咀嚼时有不适感；咬合无力；可出现牙龈起脓包；有牙髓病史、反复肿痛史或牙髓治疗史。

**2. 体征与检查**

（1）患牙可查及深龋洞或充填体，以及其他牙体硬组织疾患。

（2）牙冠变色，探诊深洞无反应，牙髓活力测验无反应。

（3）叩诊无明显异常或仅有不适感，一般无松动。

（4）有窦型慢性根尖周炎者可查及窦道开口。窦道口大多数位于患牙根尖部的唇、颊侧牙龈表面，也有开口于患者舌、腭侧牙龈者，偶尔还可见有开口位于远离患根之处，通过仔细地检查找出窦道口与患牙的关系，必要时可拍摄 X 线片以确定窦道的来源，帮助确诊。

（5）根尖周囊肿大小不定，可由豌豆到鸡蛋大小。小囊肿牙龈表面多无异常表现，囊肿发展较大时，可见患牙根尖部的牙龈处呈半球状隆起，不红，扪时有乒乓球感，有弹性。囊肿过分增大时，因周围骨质吸收并压迫邻牙，造成邻牙移位或使邻牙牙根吸收或颌面部畸形等。

（6）X 线检查显示出患牙根尖区骨质变化的影像。不同类型的慢性根尖周炎在 X 线片上各有特点：①根尖周肉芽肿的表现是根尖部有圆形透射影像，边界清晰，周围骨质正常或稍有致密，透影区范围较小，直径一般不超过 1cm；②慢性根尖脓肿的透影区边界不清楚，形状也不规则，周围骨质疏松呈云雾状；③较小的根尖周囊肿在根尖片上显示的透射影像与根尖周肉芽肿难以区别，大的根尖周囊肿可见有较大的圆形透影区，边界很清楚，并有一圈由致密骨组成的阻射白线围绕；④根尖周致密性骨炎表现为根尖部骨质呈局限性的致密阻射影像，无透射区，多在下颌后牙发现。

慢性根尖周炎的前三型均表现为X线透射影像，具体区别见表5-5。

表5-5　慢性根尖周炎X线影像学鉴别

|  | 根尖肉芽肿 | 根尖周脓肿 | 根尖周囊肿 |
|---|---|---|---|
| 形状 | 圆形 | 不规则 | 圆形 |
| 界限 | 清晰 | 不清 | 清晰 |
| 大小 | 不超过1cm | 不定 | 可大、可小 |
| 周围骨质 | 正常 | 疏松，呈云雾状 | 有一圈致密骨阻射白线 |

【诊断】

（1）自觉症状不明显，可出现牙龈脓包。

（2）牙髓探诊无反应，牙髓活力测验无反应。

（3）叩诊不适。

（4）有窦型慢性根尖周炎可见根尖部牙龈表面有窦道开口。

（5）X线检查根尖区骨质破坏的影像是确诊的关键。

由于慢性根尖周炎中根尖周肉芽肿、慢性根尖周脓肿和根尖周囊肿这三种类型单纯依靠临床表现有时很难区别，借助X线检查亦不容易准确分辨，加之它们的治疗原则和方法基本相同，因此，在临床上诊断可统称为"慢性根尖周炎"。

**考点提示**　慢性根尖周炎的分型及特征。

# 第五节　牙髓病和根尖周病的治疗

## 一、治疗原则和治疗计划

扫码"学一学"

牙髓是位于髓腔内的疏松结缔组织，周围有牙体硬组织保护。一旦牙体硬组织发生病损，牙髓就可能受累，引起各种牙髓病变。进入牙髓腔的牙髓动脉和回流的牙髓静脉缺乏侧支循环，仅通过狭窄的根尖孔与外界相通。由于牙髓组织解剖生理方面的这些特点，当牙髓出现病变时难以自行修复。因此，治疗牙髓病时，应首先掌握治疗原则，拟定完善的治疗方案，才能进行合理的治疗。

### （一）治疗原则

牙髓病和根尖周病的治疗方法有多种，应根据患者的年龄、患牙的位置及病变的类型和程度来选择适宜的治疗方法。总的原则如下。

**1. 尽量保存活髓** 健康的牙髓组织具有营养、防御、修复、再生等功能，是牙体组织健康的基础。因此，保存活髓具有十分重要的意义。对牙髓病变还处于早期阶段的恒牙和根尖孔尚未形成的年轻恒牙，应注意保存活髓，维护牙髓的功能。

**2. 保存有价值的患牙** 随着年龄的增长，牙髓增龄性变化和血液循环的特殊性，使牙髓炎症不易治愈。当患牙牙髓病不能保存活髓时，应当去除病变牙髓，尽量保存患牙，以维持牙列的完整，维护牙的咀嚼功能。感染牙髓应采取控制感染并防止感染进一步扩散的措施，以使患牙能健康无害地保存下来。失去生活牙髓后，牙体硬组织的营养代谢由牙周组织供给。因此，采取去除牙髓的治疗方法，尚可保存患牙，行使功能。然而，一旦失去牙髓，牙体硬组织变脆并容易折裂。所以在治疗过程中，尽量保存健康的牙体组织，必要时可选择冠修复体以保护牙体组织。

### （二）治疗计划

治疗计划的制定取决于患牙病变的程度、位置、与其他结构的关系，以及患者的全身健康状况、依从性和就诊时间等，并且与医务人员的经验、医疗设备和器械有关。

**1. 治疗程序** 牙髓病和根尖周病的治疗首先应缓解疼痛并去除感染物，控制患牙的急性症状后，再进行全面的检查和治疗，治疗程序如下。

（1）控制急性牙髓炎或根尖周炎的疼痛。

（2）完成主诉牙的治疗。

（3）拔除无保留价值的患牙。

（4）对口腔中其他患牙的治疗建议及实施。

（5）牙周病治疗。

（6）修复治疗。

（7）维护期的健康指导和定期复查。

根据患牙的条件和患者的健康状况、职业及经济能力可以调整治疗程序，特别要重视主诉患牙的治疗。

**2. 术前谈话** 临床医师要学习必要的接诊技巧，能够与患者进行良好而有效的交流。首先，倾听患者对病情的叙述，并表现出足够的同情和重视。其次，制定的治疗计划应该是以患者的利益为第一。要尊重患者的知情权，所以，在治疗之前，应进行术前谈话，医护人员应向患者做简单的病情介绍，说明治疗方法，并可准备一些关于牙髓治疗方面的说明书、图书及小册子帮助解释治疗过程。耐心细致地解释治疗的必要性、复杂性、治疗的局限性及可能出现的并发症，治疗的具体步骤及发生的大概费用，预先告知手术中可能出现的不适应，使患者有充分的思想准备，避免患者在治疗中表现出紧张、恐惧或不合作，减轻患者的担忧和误解。最后，治疗实施前，与患者签署必要的知情同意书，避免发生医患纠纷的危险。

成年患者或患儿家长可以在了解病情及治疗计划后选择治疗或放弃治疗。患者对牙髓治疗的认可必须建立在知情的基础上才有效，若由于未告知治疗的难度和风险而发生医患纠纷，医生应负责任。

### 二、病例选择

治疗牙髓病和根尖周病前，应全面分析病例，了解患者及患牙状况，明确治疗的必要性和可行性，选择有效的治疗方法。

### （一）患者状态

患者状态包括患者的生理状态和心理状态。治疗前应该详细了解患者的全身状况。患者的生理状态主要包括患者的年龄和健康状况。牙髓治疗一般适合所有的人群。但是，在治疗中不同年龄段的患者可能存在不同的治疗难点。治疗幼儿患者应注意控制他们的拒绝行为，让他们配合治疗。老年患者牙髓治疗的主要困难则是寻找根管口、根管钙化和组织修复功能较差等。牙髓治疗虽然无绝对的全身禁忌证，但患者的健康状况会影响治疗过程。有传染病史的患者，要采取严格的防护措施，防止交叉感染；高血压患者，应用药物控制血压平稳后，再行牙髓治疗；近6个月内患有心肌梗死的患者，则不适宜做牙髓治疗；糖尿病患者，因其免疫力低下，应预防性使用抗生素，并避免治疗时间过长，影响患者用餐和用药；患出血性疾病的患者，行口内切开或根管外科等治疗时可能引起继发出血。因此，手术前须先行控制全身性疾病。

患者的心理状况也会对治疗有影响。患者由于惧怕治疗时的疼痛，可表现为焦虑情绪，如紧张地观察医师的一举一动，坐立不安或反应过度，手掌冰凉、潮湿或满头大汗。对于这类患者，应采取有效的手段控制其焦虑情绪。焦虑情绪的控制主要包括非药物控制和药物控制两种方法。非药物控制是通过医患之间的交流给予患者安慰和鼓励，以有效减轻焦虑，比如在治疗前对患者讲解将要进行的操作及可能出现的不适，在治疗过程中给予患者适当的解释和保证。当非药物治疗不能取得较好的镇定效果时，可采取药物控制焦虑，如口服地西泮（安定）类镇静剂。

### （二）患牙的状态

进行详细的口腔检查，判断患牙的形态特点、患牙在口腔中的位置、髓腔是否钙化、根管的形态和数目、病变程度、既往治疗情况、预后、保留价值及治疗的疗程和大概费用等。

### （三）治疗的局限性

患者的全身状况和患牙的状况会有很大程度的差别，治疗的难度也会有很大的差异。对于接诊医师而言，如果不能胜任或科室的医疗设备、器械不足以满足治疗的需要，应提请上级医师会诊或转上级医院治疗。

## 三、感染控制

口腔是有菌的环境，在牙髓治疗过程中，病原微生物可以通过不同途径引起感染。因此，采用物理或化学的方法杀灭或清除存在于治疗环境和器械上的病原微生物，对于切断传播途径、防止交叉感染具有重要意义。在进行牙髓治疗时，必须严格无菌操作，以防止微生物的侵入或污染。

### （一）术区隔离

牙齿位于口腔唾液环境中，术区的隔离可采用棉卷隔离唾液或安置橡皮障等方法，吸唾器一般与棉卷隔离或橡皮障联合使用。

1. **棉卷隔离法**　将消毒的干棉球或棉卷置于唾液腺开口处及患牙两侧，隔离唾液以保持术区干燥。这种方法简单易行，但对儿童及唾液分泌较多的患者效果差。

2. **橡皮障隔离法**　是一种用一块橡皮膜将患牙与口腔隔离，防止唾液和舌等阻碍口腔治疗的操作，同时可保护医师和患者，防止医源性交叉感染。

## （二）器械的清洗、消毒和灭菌

所有的口腔治疗器械使用后必须进行清洁消毒和灭菌处理方可用于其他患者。

1. **清洗**　是指去除器械上的组织和材料等所有外来物质，以减少器械上细菌数量，一般采用清洁剂和水，通过手工或机械完成。清洗机主要包括超声波清洗机和普通清洗机。目前广泛采用超声波加多酶清洗技术对口腔诊疗器械进行清洗。手机的清洗一般可通过手机清洁机或人工清洗来完成。车针和扩大针等器械可用多酶溶液浸泡后，采用人工刷洗或超声波加多酶溶液来清洗。

2. **消毒**　指利用物理或化学方法灭活器械上非芽孢微生物，达到无害化状态。口腔器械主要采用物理消毒法，即干热或湿热高温消毒。可用全自动清洗加热消毒干燥机一次性完成车针和扩大针等器械的消毒干燥。化学消毒法用于不耐高温器械。较长时间的高温消毒对手机的轴承、轴芯、风轮等损耗较大。可以采用注机油或注油罐对手机内腔进行注油，采用 75% 乙醇擦拭手机外表面，干燥包装后待灭菌。

3. **灭菌**　是指消除所有微生物生命状态的过程，即杀灭器械上包括芽孢在内的所有微生物，达到无菌状态。灭菌方法主要有预真空压力蒸汽灭菌、干热 160℃ 及以上灭菌、环氧乙烷灭菌和辐射灭菌（大剂量紫外线照射）等。预真空压力蒸汽灭菌最高温度达 134℃，压力 206kPa，保持时间 3~4 分钟，因其灭菌效果稳定、安全而被广泛应用，适用于手机及牙髓治疗器械的灭菌。传统的化学浸泡灭菌法因化学消毒剂毒副反应大、灭菌效果不稳定而甚少使用。

## （三）基本防护措施

口腔诊室中潜在的感染源包括唾液、血液、治疗过程中产生的飞沫、医务人员的手、头发、工作服、治疗器、诊室污染的空气等。加强防护，预防医院内感染措施一定要严密。

1. **医护人员的个人防护**　医务人员在为患者治疗之前，应剪短指甲、取下手上饰物、彻底洗刷双手、戴手套、戴口罩甚至带塑料面罩、戴工作帽等。治疗完成后，丢弃手套、洗刷双手等。

2. **患者的防护**　治疗前请患者用 0.12% 醋酸氯己定或葡萄糖氯己定漱口，以降低患者口腔及治疗过程中喷溅的水汽中微生物的数量。患者胸前铺一次性治疗巾以隔离污染。一个患者使用过的器械，必须经过消毒灭菌后才可再次使用。

3. **工作环境的防护**　用消毒剂清洁地面和工作台面；保持诊室通风良好并定期进行空气消毒处理；医护人员经常触摸的物体表面用塑料膜覆盖并及时更换。

## 四、疼痛的控制

牙髓组织富含神经纤维，对刺激反应敏感。在牙髓治疗过程中，许多操作都会引起疼痛，甚至会引起患者难以忍受的疼痛，以致患者惧怕接受治疗。因此，减轻或消除患者疼痛，更容易获得患者的合作和信任。实施无痛技术，可使牙髓病和根尖周病的治疗在无痛或尽量减少疼痛的情况下进行。

### （一）局部麻醉法

局部麻醉法指通过局部注射麻醉药物达到牙髓治疗无痛的方法。麻醉前应询问患者药物过敏史、全身疾病史。对心血管病患者，慎用含肾上腺素的麻醉药。对有药物过敏史者，慎用普鲁卡因类药物。常用的麻醉药为普鲁卡因和利多卡因。

**1. 常用的局部麻醉方法**

（1）表面麻醉　是将麻醉剂涂布或喷射于手术区表面，使其透过黏膜麻痹浅表末梢神经。适用于脓肿切开时的黏膜表面麻醉。

（2）浸润麻醉　又称骨膜上浸润麻醉，是将局麻药注射到根尖部的骨膜上，通过麻醉药的渗透作用，麻醉根尖部的神经末梢。由于局麻药不能渗透致密的密质骨，故骨膜上浸润麻醉仅适用于上下颌前牙、上颌前磨牙和乳牙。主要适用于单个牙的牙龈、牙槽骨、牙周膜和牙髓的麻醉。麻醉牙髓组织时，药物应尽可能注射在根尖部位，老年患者、大量饮酒者适当加大用药剂量。

（3）阻滞麻醉　适用于较大范围的手术时使用。上牙槽后神经阻滞麻醉和下牙槽神经阻滞麻醉适用于上、下颌磨牙，以及浸润麻醉未能显效的下颌牙的牙髓治疗。

（4）髓腔内麻醉、牙周膜间隙麻醉　是将局麻药直接注入牙髓组织或牙周间隙内的麻醉方法。髓腔内注射进针时较疼痛，不易被患者接受，故一般不单独采用。牙周膜间隙麻醉注射时阻力大，但局麻药物用量少，一般无副作用。由于局麻药不能渗透牙槽间隔，对多根牙，每一牙根都应注射。主要适用于浸润麻醉或阻滞麻醉效果不佳的病例。（图5-11、5-12）

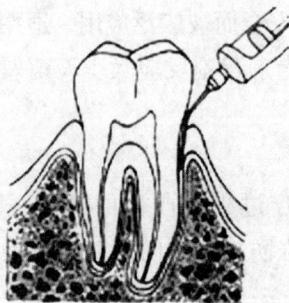

图 5-11　牙周膜内注射　　　　　　图 5-12　牙髓内注射

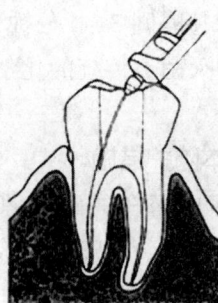

**2. 无痛技术及抽吸式金属注射器的应用**

无痛技术的局部麻醉方法主要包括：①神经末梢局部浸润麻醉；②神经干阻滞麻醉。

抽吸式金属注射器的使用：抽吸式金属注射器由注射器杆、注射剂槽和拇指环构成，与麻醉剂安瓿、一次性注射针头及保护卡联合使用（图5-13）。

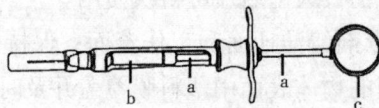

a 注射器杆　b　注射器槽　c　拇指环

图5-13　抽吸式金属注射器

使用时，操作者向后抽拉注射器活塞杆，将麻醉剂安瓿放入注射剂槽，回抽前推插入安瓿底座，再将注射针头安装至注射器前部的鼻状尖，轻推拉杆向前少许，检查是否安装完好无液体旁漏，否则重新安装。

选择患牙根尖部前庭沟区域，消毒局部的黏膜，先麻醉表面黏膜，以注射针与牙体长轴垂直进针至骨膜上，以每秒 1~2mm 的速度缓慢推进注射杆。应避免对感染组织局部浸润麻醉，以防止感染扩散，可改用阻滞麻醉。

## （二）失活法

此法是用化学药物封于牙髓创面，使牙髓组织坏死失去活力的方法。使牙髓失活的药物称作失活剂。常用的失活剂有多聚甲醛、金属砷、亚砷酸等。具体操作步骤方法如下。

### 1. 常用失活剂及性能

多聚甲醛：作用于牙髓，使血管壁平滑肌麻痹，血管扩张，形成血栓，引起血运障碍而使牙髓坏死。其凝固蛋白的作用，能使坏死牙髓组织无菌干尸化，封药时间为2周左右。

金属砷：与牙髓接触后，氧化为亚砷酸作用于牙髓，使牙髓充血、栓塞而失活，一般恒牙封药5~7天，乳牙封药2~4天。

亚砷酸（三氧化二砷，$As_2O_3$）：一种剧毒物质，临床应用中稍有不慎可破坏周围组织，给患者带来极大的痛苦。因此，国内外许多地区反对或禁用此药。

亚砷酸作用于牙髓，对细胞原生质、神经纤维、血管都有强烈毒性，麻痹神经纤维，破坏分解髓鞘及轴索；使血管扩张、充血、出血、形成血栓，造成血液循环障碍，并通过细胞膜作用于线粒体，破坏呼吸细胞使其丧失活性，中毒死亡。封药后24~48小时牙髓失去痛觉活性。

亚砷酸具有很强的渗透性，对组织的毒性作用又无自限性，因此要注意控制药物作用时间，防止其扩散到根尖孔外。一般封药1~2天，可以达到去除冠髓时无痛的效果，若封药时间过长，砷的作用可以通过根尖孔，使根尖周组织发生坏死。

亚砷酸的作用与牙髓状态有关，年轻人的牙髓血液循环丰富，药物渗透性强，失活作用较快；老年人牙髓有退变，其失活作用较慢；失活剂直接接触牙髓组织时作用较快，若放在近髓的牙本质上，其作用可通过牙本质小管到达牙髓，但所需时间较长，且不易掌握。

### 2. 操作步骤

（1）术前说明 封失活剂前应向患者说明封药的目的和药物具有的毒性，待患者同意并按患者可能复诊的时间，选择失活剂进行治疗，以免因未按时复诊引起根尖组织损伤。

（2）暴露牙髓 以挖匙或锐利球钻清除龋洞内的龋坏组织，暴露牙髓，注意动作要轻快，不必彻底去除腐质，以免造成患者剧痛。

（3）隔离唾液 干燥窝洞，置失活剂于穿髓孔处，不可加压，以免失活过程中发生剧痛。可在失活剂上面放置一小棉球，可缓解因渗出引起的压力增高而导致的疼痛。

（4）暂封窝洞 用氧化锌丁香油粘固剂封闭窝洞，注意洞壁要严密封闭，以免失活剂外漏，造成牙龈甚至牙槽骨的损伤。叮嘱患者按时复诊的重要性，提醒复诊的具体时间。如患者未能按时复诊，应设法联系，通知其复诊。

---

**考点提示** 牙髓病和根尖周病治疗的疼痛和感染控制。

---

## 五、急症处理

牙痛常为急性牙髓炎或急性根尖周炎患者就诊的主要原因，门诊病例中约90%的牙髓炎和根尖周病患者需要即刻减轻疼痛，急症处理是最初治疗中需解决的重要问题。常用的方法如下。

### （一）开髓引流

急性牙髓炎包括慢性牙髓炎的急性发作，其剧烈疼痛的原因是由于牙髓炎时，炎症渗出物形成的髓腔高压。因此，打开髓腔，引流减压便可迅速缓解疼痛。应急处理：在局麻下用牙钻穿通髓腔，使髓腔内炎性渗出物引流而降低内压，同时应在龋洞内放入蘸有丁香油等止痛药物的小棉球，疼痛可立即缓解；有条件时可在局麻下完全摘除牙髓，彻底清理根管内的感染组织，患者的疼痛即可消失。

急性根尖周炎早期，感染局限在局部，开通髓腔，彻底去除、清理根管系统内坏死的牙髓，穿通根尖孔，使炎症的渗出物或脓液通过根管得以引流，从而减轻根尖部的压力，使疼痛得到缓解。应急处理：钻磨开髓时，医生最好用左手指固定患牙，避免震动和压力刺激产生疼痛；或在麻醉下开髓，揭去髓顶，拔出残髓，使根尖周炎性渗出物通过根尖孔向根管引流，如根管内有明显的脓性分泌物流出，需要开放髓腔 2～3 天，再做进一步治疗。

### （二）切开排脓

急性根尖周炎致骨膜下或黏膜下脓肿期，应在局麻下切开排脓。黏膜下脓肿切开的时机应该是在急性炎症的第 4～5 天，局部有较为明确的波动感，可用表面麻醉剂。不易判断时，可行穿刺检查，如果回抽有脓，即刻切开。脓肿位置较深，可适当加大切口，放置橡皮引流条，1 天更换 1 次，直至无脓时抽出。通常髓腔开放和切开排脓可同时进行，也可以先髓腔开放，待脓肿成熟后再切开。总之，把握切开时机非常重要，切开过早只能给患者增加痛苦，达不到引流的目的；过迟会延误病情，造成病变范围扩大，引起全身反应。

### （三）调𬌗磨改

炎症波及根尖周组织时，患牙常有伸长感，咬合痛，适当调𬌗磨改，可降低咬合，减轻患者的疼痛，避免𬌗干扰引起根尖周组织进一步创伤。特别是由外伤引起的急性根尖周炎，应调𬌗磨改使其降低咬合，使患牙得以休息，必要时局部封闭或理疗。通过调𬌗磨改，牙髓及根尖周症状有可能消除。死髓牙治疗也应常规调𬌗磨改，除缓解症状外，还可以减少牙纵折的发生。

### （四）消炎止痛

可口服或注射抗生素类药物或止痛药物；局部可将浸有樟脑酚或丁香油酚等镇痛剂的小棉球放在患牙窝洞内止痛；可局部封闭、理疗及针灸止痛；局部可使用清热、解毒、消肿、止痛类的中草药，以加速症状的消退。口服镇痛药物对牙髓炎和根尖周炎有一定镇痛效果，但在剧烈疼痛的急性牙髓炎和急性根尖脓肿，只有在局麻下开髓引流或切开排脓才能有效止痛。

## 六、活髓保存与根尖诱导成形术

牙髓病治疗主要依据临床表现和临床诊断来选择不同的治疗方法：①牙髓病变是局限的或者是可逆的，可选择以保存活髓为目的的治疗方法即活髓保存治疗。②牙髓病变范围大或不可逆的，选择以去除牙髓、保存患牙为目的的治疗方法。

活髓保存治疗的方法主要包括：盖髓术和牙髓切断术。牙根未完全形成之前而发生牙髓严重病变或根尖周炎的年轻恒牙，可选择根尖诱导成形术和根尖屏障术等进行治疗。

**（一）盖髓术**

盖髓术（pulp capping）是一种保存全部活髓的治疗方法，即应用具有保护牙髓作用的盖髓剂覆盖在已经暴露或即将暴露的牙髓创面上，以隔离外界刺激，诱导成牙本质细胞形成修复性牙本质，从而达到保护牙髓、消除病变的目的。盖髓术分直接盖髓术和间接盖髓术两种，直接盖髓术是将盖髓剂覆盖在已经暴露的牙髓处；而间接盖髓术是将盖髓剂覆盖在尚未暴露牙髓的接近牙髓的牙本质表面（图5-14）。间接盖髓术操作步骤与方法和深龋的治疗方法相似。

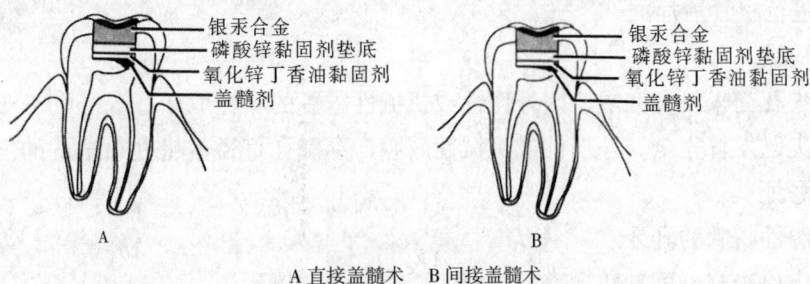

A 直接盖髓术    B 间接盖髓术

图5-14　盖髓术

理想的盖髓剂应具备较强的杀菌性、抑菌性和渗透性；能促进牙髓组织的修复再生；与牙髓组织有较好的生物相容性；具有消炎作用；药效稳定、持久；便于操作。常用盖髓剂包如下。

氢氧化钙：适用于直接盖髓术和间接盖髓术。氢氧化钙具有强碱性，pH 为 9～12，可中和酸性炎症产物，有利于消除炎症和减轻疼痛；氢氧化钙可激活成牙本质细胞碱性磷酸酶，促进修复性牙本质的形成。此外，氢氧化钙还具有一定的抗菌作用。氢氧化钙直接接触牙髓后，牙髓组织发生凝固性坏死，坏死下方出现炎症反应，并在此界面上形成牙本质桥。牙髓组织中的未分化间充质细胞在氢氧化钙的诱导下，可分化为成牙本质细胞，分泌牙本质基质，由牙髓血运供给的钙离子进入牙本质基质，钙化后形成修复性牙本质。

氧化锌丁香油糊剂：多用于间接盖髓术。丁香油具有镇痛作用，可以安抚缓解牙髓疼痛症状。氧化锌丁香油糊剂硬固前呈酸性，能够抑制细菌生长，并且能够与牙本质紧密贴合，提供良好的边缘密封性能。

MTA：是 1993 年由 Lee 首次报到的一种牙髓治疗材料，1998 年已获美国 FDA 许可应用于临床。MTA 是由多种亲水氧化矿物质混合形成，主要成分为硅酸三钙、硅酸二钙、铝酸三钙、铝酸四钙及少量的氧化物如三氧化二铋等，具有良好的密封性、生物相容性、诱导成骨性和 X 线阻射性。此外，还有与氢氧化钙相似的强碱性及一定的抑菌功能。使用时将粉状 MTA 和蒸馏水以一定比例混合，混合初期为碱性凝胶，pH 10.2，3 小时后固化，pH 升至 12.5。临床上作为盖髓剂用于直接盖髓术和活髓切断术。研究表明，与氢氧化钙相比，MTA 直接盖髓后牙髓炎症反应轻，产生的牙本质桥与正常的牙本质桥相似，厚且均匀。除盖髓外，MTA 还广泛用于髓室底穿孔、根管侧穿的修补、根尖诱导成形和根尖倒充填等，具有良好的临床效果。

**1. 直接盖髓术**　是用药物（盖髓剂）直接覆盖在较小的意外穿髓的穿髓孔处，以保存牙髓活力的一种治疗方法。

（1）原理　牙髓中的细胞在受到刺激后可分化为成牙本质细胞样细胞，使受损牙髓愈合。直接盖髓术是将盖髓剂覆盖在暴露的牙髓创面上消除感染和炎症，保护牙髓组织，使其恢复健康。

对牙髓暴露、牙根发育未完成的年轻恒牙，可进行直接盖髓术保存活髓，等到牙根发育完成，再进行常规的根管治疗。对成熟恒牙尤其是龋源性露髓患牙进行直接盖髓术，往往由于残留在牙髓内的细菌及其毒性产物可能引起牙髓持续炎症，长期存在的炎症或循环障碍会导致盖髓剂邻近的部位发生牙髓钙化或牙内吸收，影响后期的桩钉固位修复，导致治疗失败。因此，为避免牙髓钙化或发生牙内吸收，直接盖髓治疗后，只要根尖孔发育完成，应随即进行根管治疗。

（2）适应证

1）根尖孔尚未发育完成，因外伤性或机械性露髓的年轻恒牙。

2）根尖已发育完全，外伤性或机械性露髓，穿髓孔直径不超过 0.5mm 的恒牙。

（3）禁忌证

1）龋源性露髓的乳牙。

2）临床检查有不可复性牙髓炎或根尖周炎表现的患牙。

（4）操作步骤与方法

1）去龋、制备洞形，清除龋坏组织　对于机械性或外伤性因素引起的牙髓暴露患牙，应在局麻下制备洞形。操作过程中，动作要准确到位，避开穿髓孔，并及时清除洞内牙体组织碎屑，以减少牙髓再感染；深龋近髓患牙，可在局麻下以球钻或挖匙先去除洞壁的龋坏组织，然后去除洞底的龋坏组织，近髓处的软龋应最后清除。一旦牙髓暴露（意外穿髓）应立即清洗窝洞，置盖髓剂并封闭洞口，尽量减少细菌污染牙髓的机会。

2）放置盖髓剂　用温生理盐水缓慢地冲洗窝洞，严密隔湿下用消毒棉球拭干窝洞。用氢氧化钙或其他直接盖髓剂覆盖于暴露的牙髓上，用氧化锌丁香油粘固剂暂封窝洞。

3）充填、医嘱　观察 1～2 周，患牙无任何症状且牙髓活力正常者，可除去大部分暂封剂，洞底保留厚约 1mm 的氧化锌丁香油粘固剂，再选用磷酸锌粘固剂或聚羧酸锌粘固剂做第二层垫底，银汞合金或复合树脂永久充填；患牙经盖髓治疗 1～2 周后，仍对温度刺激敏感者，可去除暂封物及盖髓剂，在严格无菌操作下更换盖髓剂，暂封观察，直到症状完全消失后再行永久充填。患牙经盖髓治疗后如出现自发痛、夜间痛症状，表明病情已向不可复性牙髓炎发展，则应去除充填物，改行根管治疗。

**2. 间接盖髓术**　是将盖髓剂覆盖在接近牙髓的牙本质表面，以消毒止痛、控制炎症、促进成牙本质细胞形成修复性牙本质，保存活髓的方法。主要用于治疗无牙髓炎临床表现的深龋患牙。

（1）原理　牙髓对外来刺激有一定的防御和修复能力。牙髓对龋病最常见的反应是牙本质硬化，硬化层中牙本质小管部分或全部被磷灰石和白磷钙石（whitlockite）晶体等矿物质阻塞，减少牙本质通透性以保护牙髓。因此，牙髓可通过形成修复性牙本质，阻止细菌及其产物进入牙髓，限制毒性产物扩散。

在间接盖髓治疗中，随着外层感染的牙本质被去除，龋损中大部分细菌即被去除，保留的脱矿区及下层的硬化层中遗留的少量细菌，因盖髓剂覆盖，细菌产酸所需的物质被隔绝而大幅度减少。氢氧化钙等盖髓剂作为一种温和刺激物或诱导剂，维持局部的碱性环境，有利于成牙本质细胞样细胞分化并形成修复性牙本质。硬化层的保留和修复性牙本质的形成，避免了牙髓暴露。间接盖髓术是保存活髓的有效治疗方法。

（2）适应证

1）深龋、外伤所致牙髓接近暴露的患牙。

2）深龋引起的可复性牙髓炎。

3）无明显自发痛，除腐质后未见穿髓却难以判断是慢性牙髓炎或可复性牙髓炎时，可采用间接盖髓术作为诊断性治疗。

（3）操作步骤与方法

1）去龋 局麻下以大球钻低速去除腐质，再以挖匙去除近髓软化的牙本质，应尽可能去除所有龋坏组织。为防止牙髓暴露也可保留少量近髓软化牙本质。

2）放置盖髓剂 用消毒棉球拭干窝洞后，于近髓处放置氢氧化钙盖髓剂，用氧化锌丁香油粘固剂暂封窝洞，或直接于近髓处放置氧化锌丁香油粘固剂封闭窝洞。

3）充填 观察 1~2 周，如无任何症状且牙髓活力测试正常，保留部分暂封剂，永久性充填剂充填。对曾保留少量软化牙本质的患牙，应在观察 6~8 周后去净软化牙本质，行垫底充填。若患牙经盖髓治疗后仍对温度刺激敏感，可去除盖髓剂及暂封物，更换新盖髓剂及暂封剂，直至症状消失后再做永久充填。

**3. 预后与转归** 盖髓术是否成功，与适应证的选择、操作时对牙髓的创伤及污染程度密切相关。影响盖髓术预后的因素有患者年龄，患牙牙髓暴露的类型、部位、范围大小，暴露的时间，术中和术后的感染及全身因素等。

直接盖髓术治疗后牙髓组织的转归如下。

（1）机械性、外伤性因素引起意外露髓，因盖髓治疗前牙髓无明显感染，愈合效果好。一般直接盖髓术后，在露髓孔处血凝块形成，随后血块机化，并逐渐钙化，在术后 2 个月左右封闭穿髓孔，这预示盖髓术的成功。

（2）深龋露髓患牙经直接盖髓术后，牙髓组织内残留的毒性产物可引起慢性炎症反应，出现疼痛症状，或因循环障碍导致牙内吸收、牙髓纤维性变，渐进性坏死等提示盖髓术失败。

**4. 治疗失败及处理**

（1）误诊，将慢性牙髓炎、牙髓坏死、牙髓钙化、牙内吸收等误诊为可复性牙髓炎造成治疗失败，导致术后出现疼痛或疼痛加剧者，应重新检查诊断和治疗。

（2）经盖髓治疗，患牙牙髓症状未缓解，继续发展成为慢性牙髓炎，则应按牙髓炎行根管治疗处理。

（3）对根尖孔尚未形成的年轻恒牙，龋坏未去净，造成继发牙髓感染，导致直接盖髓术后出现疼痛症状，可试行活髓切断术。

**考点提示** 盖髓术的适应证及盖髓剂的性能特点。

**（二）牙髓切断术**

牙髓切断术（pulpotomy）又称活髓切断术，指切除炎症牙髓组织，将盖髓剂覆盖于正常牙髓断面上，保留正常牙髓组织的一种治疗方法。

**1. 原理** 在判断牙髓炎症范围的基础上，通过临床体征确定牙髓切除的深度，切除髓室内的炎症牙髓组织，将盖髓剂轻轻覆盖在健康的牙髓断面上，维持牙髓正常的状态和功能。

**2.适应证** 病变局限于冠髓的根尖未发育完成的年轻恒牙，无论是龋源性、外伤性或机械性露髓，均可行牙髓切断术以保存活的根髓，直到牙根发育完成。在牙根发育完成后，进行牙髓摘除术及根管治疗。如果牙髓切断术失败，可进行根尖诱导成形术或根尖外科手术。

**3.操作步骤**

（1）隔湿患牙 对患牙进行局部麻醉。遵循无菌操作原则，用橡皮障隔离患牙，或用棉卷隔湿，并注意及时吸唾和更换棉卷，保持术区干燥，防止牙髓组织再感染。

（2）去除龋坏组织 以温水清洗龋洞，去除食物残渣和表层腐质。制备洞形，用锐利挖匙或大球钻去尽龋洞内龋坏牙本质，再以3%过氧化氢液冲洗窝洞。

（3）确定髓腔入口的部位 为了避免破坏过多的牙体组织，应注意确定进入髓腔的部位（开髓步骤及方法见实训十一 开髓术）。

（4）揭髓室顶 用高速牙钻机揭髓室顶，磨牙可用锐利裂钻或小球钻钻穿髓角，将几个髓角联通后暴露髓室。前磨牙则将颊、舌髓角联通。单根管牙的髓室和根管没有明显分界，揭髓室顶时需将近中、远中髓角联通。

（5）切除冠髓 用锐利挖匙或球钻将冠髓从根管口处切断。去尽髓室内的细小牙髓组织纤维，使牙髓在根管口处呈一整齐的断面。单根管牙髓室与根管无明显界限，可在相当于牙颈缘稍深处水平切断。上颌前磨牙的髓室底如果太接近根尖处，则不必切至髓室底，可从相当于颈缘稍深处切断，用生理盐水或无菌水冲洗组织断面，去除组织碎屑。

牙髓组织断面如果出血较多，可用小棉球蘸少许生理盐水或0.1%肾上腺素，置根管口压迫止血，并可将干棉球放在上面稍稍加压，必要时更换湿棉球，出血可在几分钟内得到控制。注意不能用干棉球直接压迫断面，以免干棉球与血凝块黏结，当去除干棉球时引起再出血。

在出血难以控制的情况下，应仔细检查创面是否遗留冠髓组织，并可再切除一部分根髓，将断面稍向根髓方向延伸。操作中不要使用气枪，以免造成组织脱水和损伤。

（6）放置盖髓剂 将氢氧化钙等盖髓剂覆盖于牙髓断面上，厚度约1mm，不要将氢氧化钙压入牙髓组织以致治疗失败。用氧化锌丁香油黏固剂封闭窝洞。

（7）永久充填 盖髓术后可立即行永久充填。亦可观察1~2周，若无症状，则除去部分暂封剂，聚羧酸锌黏固粉或磷酸锌黏固粉垫底，银汞合金或复合树脂充填（图5-15）。

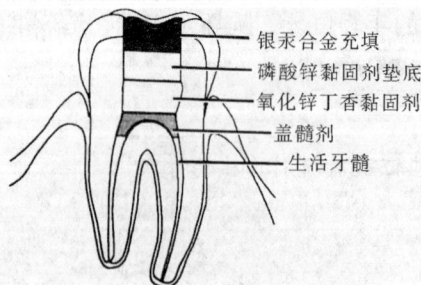

图5-15 牙髓切断术

**4.预后和转归** 牙髓切断术成功的关键是适应证和盖髓剂的选择及术中防创伤和感染。此手术的预后与患者年龄、牙位、病变程度均有关系。牙髓炎症局限在冠髓的年轻恒牙，较易成功。牙髓切断术后如出现急性或慢性牙髓炎的临床表现，则不能保存活髓，应改行根管治疗。

牙髓切断术后，牙髓断面处近期出现急性炎症反应或表层坏死。随着时间的延长可出现3种组织变化：①断面出现牙本质桥，将根管口封闭，根髓保持正常活力；②断面形成不规则钙化物，形成不规则牙本质；③根髓已形成慢性炎症、牙内吸收或牙髓坏死。

多数学者认为，牙髓切断术会引起根管进行性钙化，因此主张在牙根发育完成后，摘除残留牙髓，行根管治疗。亦有学者认为，如果病例选择适当，操作过程动作轻巧，避免氢氧化钙压入根髓组织，减少损伤，防止细菌感染，牙髓切断术后不一定会发生牙髓进行性钙化。因此，不必在牙髓切断术后常规进行牙髓摘除。然而，值得注意的是，根管钙化、牙内吸收和牙髓坏死是牙髓切断术后潜在的并发症，故应要求患者在术后2~4年内定期复查。

**5. 治疗失败及处理**

（1）根髓感染　因未严格执行无菌操作，造成根髓感染并出现急、慢性牙髓炎，甚至出现牙髓坏死，并导致急、慢性根尖周炎。应改行根管治疗术。故治疗中应严格执行无菌操作。

（2）髓室穿通　由于对髓腔解剖形态不熟悉、牙钻钻磨时方向不正确、医师工作时思想不集中等原因，钻磨中会造成髓室穿通。临床上术者突感落空感，并伴有局部异常出血，探查穿通部位或插入牙胶尖拍X线片即可确诊。可将氢氧化钙或MTA覆盖在髓室底穿通处，侧壁穿通用银汞合金充填。髓室穿通太大难以修复，则需拔除患牙。

### 📖 知识链接

## 你知道干髓术吗

　　干髓术又叫失活干髓术，是去除感染的冠髓、保留干尸化的根髓、保存患牙的治疗方法。一般用于牙髓炎症未波及根髓又不能保存活髓的成熟恒牙。但因长期效果不太理想，现已很少使用。

**（三）根尖诱导成形术**

根尖诱导成形术（apexification）是指牙根未完全形成之前，发生牙髓严重病变或根尖周炎症的年轻恒牙，在消除感染或根尖周炎的基础上，用药物诱导根尖部的牙髓和（或）根尖周组织形成硬组织，使牙根继续发育和根尖孔缩小或封闭的治疗方法。

年轻恒牙的牙根一般要在萌出后2~3年才能达到应有长度，3~5年后根尖孔才缩窄。牙根在发育过程中因外伤或畸形中央尖磨损等导致牙髓坏死，可使牙根的发育停止。上颌前牙多见于外伤；下颌前磨牙多见于畸形中央尖磨损。

**1. 原理**　根尖诱导成形术主要原理：一是控制根管感染和消除根尖周炎症，保护和保留未发育完全的、开放的根尖处缔结组织（根尖部牙髓和根尖周组织）；二是使用根尖诱导剂，促进根尖的形成和封闭。

**2. 适应证** 牙根尚未发育完全的年轻恒牙，因牙髓病变、根尖周病变和外伤等原因导致的需要摘除牙髓的病例。

**3. 操作方法和步骤** 根尖诱导成形术遵循根管治疗术的基本原则，在根管预备、根管消毒和根管充填的步骤中加强了根管消毒，并且增加了药物诱导环节。

（1）根管预备 常规去龋、备洞开髓，开髓的位置和大小应使根管器械能循直线方向进入根管。确定根管的工作长度，其标准为从切缘或牙尖到距离根尖 1mm 处的长度。清理根管，用 3% 过氧化氢溶液与生理盐水反复交替冲洗，彻底清除根管内的感染组织，并注意保护根尖部残存的生活牙髓及牙乳头等组织。对于有急性根尖周炎的患牙，应先建立有效的引流，待急性炎症消退后再行封药及后续治疗。

（2）根管消毒 吸干根管，根管封药，常封氢氧化钙、樟脑氯酚、木榴油、碘仿糊剂或抗生素制剂等刺激性较小的药物于根管内，氧化锌丁香油粘固剂暂封，每周更换 1 次，直到无渗出或无症状。

（3）药物诱导 是在根管内充填可以诱导根尖形成的药物，如氢氧化钙制剂。首先，取出根管内封药，然后将装有氢氧化钙制剂的注射器前端插入根管达根尖 1/3 处，加压注入糊剂，根管口处有糊剂溢出后，边加压边退出注射器，以使药物充满根管腔并接触根尖部的组织。拍 X 线片确定充填效果。

临床常用的可诱导根尖闭合的根管充填材料有氢氧化钙制剂、磷酸钙根管充填材料和碘仿糊剂等。其中氢氧化钙糊剂诱导根尖形成即根尖封闭的效果较好，是诱导根尖形成的首选药物。

（4）暂时充填 使用氧化锌粘固剂或玻璃离子粘固剂严密充填窝洞，防止微渗漏。

（5）随访观察 应在治疗后每 3~6 个月复查一次，至根尖形成或根端闭合为止。复查时要注意有无临床症状，如有无疼痛、肿胀、瘘管、叩痛、牙松动情况及能否行使功能等。

（6）根管充填 当 X 线片显示根尖延长或有钙化组织沉积并将根端闭合时，可行常规根管充填。根管充填的时机：无临床症状；根管内探查根尖端有钙化物沉积；X 线片显示根尖周病变愈合，牙根继续发育。

**4. 修复机制和愈合类型**

（1）修复机制 根尖诱导成形术的组织学基础包括根尖部残存的牙髓、牙乳头、上皮根鞘；根尖部如有牙髓组织，术后形成的牙根近似正常牙根；由根尖部的牙乳头可继续分化成牙本质细胞，使牙根继续发育；牙髓坏死并发根尖周炎症时，剩余的上皮根鞘也可使根端发育，封闭根尖孔。

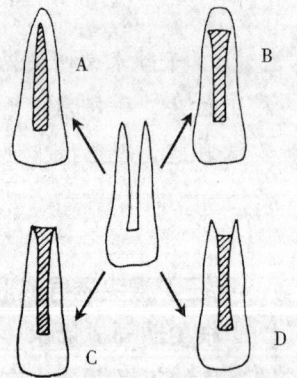

图5-16 牙根形成类型

（2）愈合类型 包括根尖发育完成，根管缩小，根尖封闭（图 5-16A）；根尖发育完成，根管腔无变化，根尖封闭（图 5-16B）；根尖未发育完成，根尖孔处有钙化桥（图 5-16C）；根尖未发育完成，钙化桥在根尖孔内，根尖短而圆钝（图 5-16D）。

## 七、根管治疗术

根管治疗术（root canal therapy，RCT）是目前治疗牙髓病和根尖周病最有效、最常用的方法。它采用专用的器械和方法对根管进行清理、成形（根管预备），用有效的药物对根管进行消毒、灭菌（根管消毒），最后用根管充填剂严密填塞根管并行冠方修复（根管充填），从而达到控制感染、修复缺损，促进根尖周病变的愈合或防止根尖周病变发生的目的。它是目前治疗牙髓病和根尖周病最有效、最常用的方法。

**（一）根管治疗的原理**

根管治疗时通过机械清创和化学消毒的方法预备根管，将牙髓腔内的病原刺激物（包括已发生不可复性损害的牙髓组织、细菌及其产物、感染的牙本质层等）全部清除，经过对根管的清理、成形，必要的药物消毒，以及严密充填，达到消除感染源、堵塞、封闭根管空腔，消灭细菌的生存空间，防止再感染的目的。在这个过程中，要防止原有感染的扩散和发展，也要防止新感染的引入。经过根管治疗的无牙髓牙可依靠牙周组织供给营养，牙周膜中的营养物质经渗透进入牙骨质、牙本质。无髓牙虽然失去了来自牙髓的营养源，但是在无感染的情况下，依靠与牙周膜的有机联系，仍能长期存在于颌骨内，不会像死骨一样被吸收和排出。患牙经过治疗被保存下来，可以行使咀嚼功能，维护了牙列的完整和咀嚼器官的功能。因此，根管治疗术的原理实际上就是控制感染、促进愈合，前者是前提，后者是判定疗效是否成功的关键。

辨识根管感染的程度并加以区别对待是根管治疗成功的先决条件，根据根管感染的程度，临床上可将患牙分为3类。

**1.活髓患牙** 牙髓已遭受不可复性损害，但根管深部尚未感染或感染轻微。对活髓患牙进行根管治疗又称为牙髓摘除术（pulpectomy）。对此类患牙，感染控制的重点在于严格坚持无菌操作，在良好局麻效果下即刻摘除牙髓并一次完成治疗。

**2.死髓患牙（牙髓坏死和根尖周病患牙）** 牙髓组织坏死或坏疽，根管严重感染。此类患牙，牙髓腔内的一部分细菌很可能以生物膜的形式存在，致病能力增强。除加强根管清创（如机械清创与超声等方式结合）外，还要通过封药来进一步清除残余的感染。

**3.再治疗患牙** 根管治疗失败需要再治疗的患牙多数与感染控制不足有关，作为感染难以控制的根管对待。可能存在解剖的特殊性、诊断的不确定性、操作缺陷或微渗漏等问题。必要时可进行根管内细菌培养和药敏试验，确定敏感药物并应用。

**（二）适应证**

根管治疗术适用于有足够牙周支持组织且需保存患牙的下述病症。

1.不可复性牙髓炎

2.牙髓坏死

3.牙内吸收

4.根尖周炎

5.牙根已发育完成的移植牙、再植牙

6.某些非龋性牙体硬组织疾病

（1）重度釉质发育不全、氟牙症、四环素牙等发育异常患牙需行全冠或桩核冠修复者。

（2）重度磨损患牙出现严重的牙本质敏感症状又无法用脱敏治疗缓解者。

（3）隐裂牙需行全冠修复者。

（4）牙根纵裂患牙需行截根手术，患牙的非纵裂根管。

**7. 因其他治疗需要而牙髓正常者**

（1）义齿修复需要 错位、扭转等患牙牙体预备必定露髓或需要桩核冠修复。

（2）颌面外科治疗需要 某些颌骨手术涉及牙齿。

**（三）禁忌证**

现今，随着治疗水平的不断提高、器械设备的不断更新，根管治疗的绝对禁忌证已不存在。下列情况属于根管治疗术的禁忌证，不适合行根管治疗术。

（1）牙周和（或）牙体严重缺损而无法保存的患牙。

（2）患有较严重的全身系统性疾病，一般情况差，无法耐受治疗过程。

（3）张口受限，无法实施操作。

**（四）恒牙髓腔应用解剖**

**1. 上颌前牙** 图 5-17。

（1）上颌切牙 髓腔较大，近远中径在切端最宽，向根尖逐渐缩窄；其唇舌径在颈部最宽，向切端和根尖逐渐缩窄。多为单根管，根管粗、大、直，髓室和根管间无明显分界处，根管横断面为椭圆形。

（2）上颌尖牙 牙冠呈矛形，髓腔在髓角处最小，逐渐向颈部扩大，并逐渐向根尖缩窄。上颌尖牙有一粗大的单根管，根管唇腭径较近远中径宽，根管横断面为椭圆形，是口腔中最长的牙。

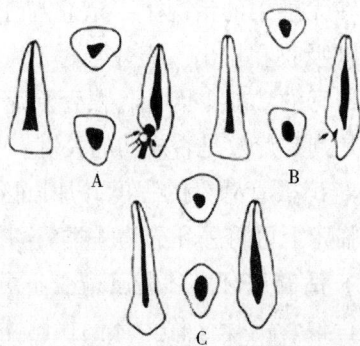

A. 上颌中切牙 B. 上颌侧切牙 C. 上颌尖牙

**图5-17 上颌前牙髓腔形态及髓腔入口部位**

开髓在近舌隆突上方的舌面窝进行，在釉质层先用球钻或裂钻，方向与牙面垂直，达到牙本质层后使牙钻与牙长轴方向一致，用球钻在洞内向冠方提拉，揭去髓室顶，并使窝洞的开口与根管连成一近似直线的通道。

**2. 上颌前磨牙** 见图 5-18。髓室大致呈长方形，颊舌径大于近远中径，牙颈部显著缩窄，髓角在颊尖和舌尖处较高，上颌第一前磨牙常为双根、双管，约为 87%；上颌第二前磨牙多为单根，约占 75%。

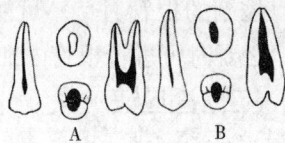

A. 上颌第一前磨牙 B. 上颌第二前磨牙

**图5-18 上颌前磨牙髓腔形态**

开髓在𬌗面中央窝进行，制备成细长椭圆形，揭去髓室顶，暴露根管口。前磨牙髓角较高，易误把髓角当成根管口；近远中径在颈部较窄，备洞时注意钻头与牙长轴方向一致，以免在此处造成髓室侧穿。

**3. 上颌磨牙** 见图 5-19。牙冠𬌗面呈斜方形，髓室呈立方体形，髓角突入牙尖中；颈部横断面有 3～4 个根管口，即 2～3 个颊侧根管，1 个腭侧根管，排列成颊舌径长、近远中径短的四边形或三角形，两颊根管口距离较近，而与腭根管口距离较远，远颊根管口位于近颊根管口的远中舌侧。

上颌第一磨牙近颊根管双管型占 60%，上颌第二磨牙近颊根管双管型占 38%。

开髓应从𬌗面中央窝进行，开成颊舌径长、近远中径短的三角形，依次穿通各髓角，揭去髓室顶，修整髓腔壁。整个髓腔偏近中。

**4. 下颌前牙**　见图5-20。髓腔体积小，唇舌径大于近远中径；单根、单根管居多，下颌中切牙双管率27%，侧切牙双管率23%，下颌尖牙双管率5%；17%有根分歧。

A. 上颌第一磨牙　B. 上颌第二磨牙
图5-19　上颌磨牙髓腔形态

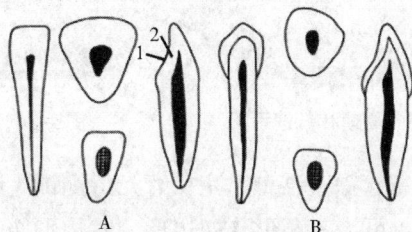

A. 下颌切牙　B. 下颌尖牙　1、2表示开髓顺序
图5-20　下颌前牙髓腔形态及髓腔入口部位

（1）下颌切牙　下颌中、侧切牙形态相似，下颌中切牙体积最小。髓室近远中径宽，根管则是唇舌径宽，以单根管为主，亦有双根管，20%有侧支根管。

（2）下颌尖牙　下颌尖牙与上颌尖牙相似，但稍短。一般为单根管，偶尔出现双根管，30%有侧支根管。

开髓在舌面窝，颈部狭窄，应注意勿向近远中扩展，以免造成颈部侧穿。

**5. 下颌前磨牙**　见图5-21。牙冠向舌侧倾斜；髓室为立方形，单根单管居多。髓室不在𬌗面中央窝的下方，开髓应在𬌗面偏颊尖处进行，呈椭圆形，钻针进入的位置应偏向颊尖。

**6. 下颌磨牙**　见图5-22。下颌第一磨牙𬌗面呈长方形，下颌第二磨牙𬌗面呈正方形；髓室较大，呈长方体，近远中径大于颊舌径，髓角突入至牙尖中，髓室底在颈缘下2mm，髓室顶底间距不到2mm，髓室底距根分叉约2mm；下颌第一磨牙近中根约95%分为颊舌两根管；远中根约46%分为颊舌两根管。

下颌磨牙牙冠向舌侧倾斜，髓室偏向颊侧，开髓应开成四边形，先进入近中颊侧髓角，再用球钻向𬌗面提拉的方法揭去髓室顶，以免造成髓腔舌侧穿孔。

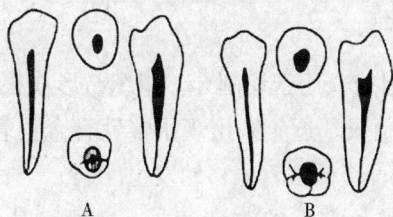

A. 下颌第一前磨牙　B. 下颌第二前磨牙
图5-21　下颌前磨牙髓腔形态

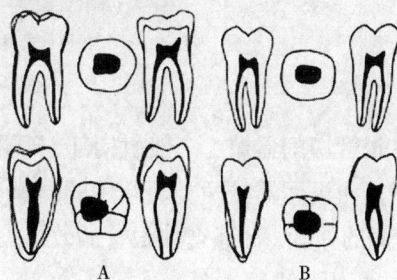

A. 下颌第一磨牙　B. 下颌第二磨牙
图5-22　下颌磨牙髓腔形态

**（五）根管治疗常用器械**

根管治疗器械分为髓腔预备器械、根管预备器械、根管长度测量器械、根管冲洗器械和根管充填器械等。

**1. 髓腔预备器械**　包括开髓器械和根管探查器械。

（1）常用的开髓器械　包括高速和低速手机、各种裂钻和球钻（图5-23、图5-24、图5-25）。一般情况下应以裂钻穿通釉质和牙本质进入髓室，然后用球钻沿穿髓孔去除髓室顶。

图5-23　高速和低速手机　　　　图5-24　球钻　　　　　　图5-25　裂钻

（2）根管探查器械　主要有光滑髓针（图5-26）。是将钢丝压成椎体形，其横断面一般为圆形，也可为三角形、四边形、六边形，表面光滑，原设计用于探查根管口或探测根管，现多用于缠绵纤维制成棉捻，作为吸干根管或封药用。

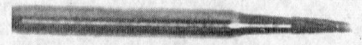

图5-26　光滑针

**2. 根管预备器械**　根管预备器械主要有：拔髓器械，根管切削器械（各种锉和扩孔钻），根管长度测量器械（如根尖定位仪、测量尺等），根管冲洗器械（如带27号冲洗针头的注射器，根管超声仪）等。

（1）拔髓器械　主要是倒钩拔髓针，也称拔髓针，它是在细金属丝上刻出细长的倒刺而成，具有一定的锥度，主要用于拔出根管内牙髓或取出遗留在根管内的棉捻或纸捻（图5-27）。拔髓时不要用力压入或过度旋转以防止拔髓针折断，细小的根管应首先适当扩大后再使用拔髓针。

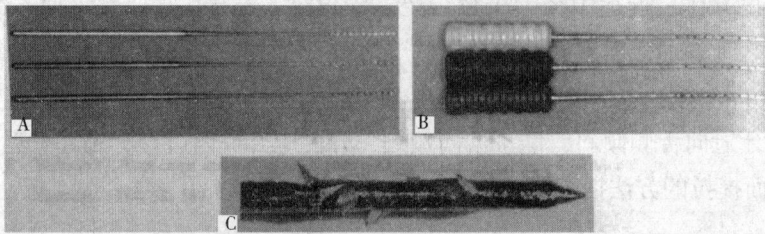

A.普通拔髓针　B.后牙专用拔髓针　C.刃部

图5-27　拔髓针

（2）根管切削器械　一般由柄部、颈部和刃部组成，用于切削牙体组织，形成根管。包括手用器械和机用器械两类。常用的器械为不锈钢制成。近年来出现了镍钛合金根管器械，它具有较好的弹性，预备弯曲根管的效果较好，可显著降低根管偏移的发生。

1）手用不锈钢器械　主要有K型、H型器械及它们的改良产品。K型和H型器械过去没有统一标准，1958年lngle提出标准化，继而发展成为ISO标准（图5-28），其要求为①器械编号：每一器械的号码以器械尖端直径（D1）乘以100计算，如器械的D1为0.1mm，该器械即为10号；如器械的D1为0.15mm，该器械即为15号，以此类推。10～60号，每号器械的D1较前一号增加0.05mm，60号以上增加0.1mm。②刃部：每一器械刃部的长度，即刃部尖端到刃部末端距离，为16mm；刃部尖端的角度为75°。③器械的长度：有21、25、28和31mm 4种，但所有刃部均为16mm。④锥度：所有器械刃部的锥度为0.02，即长度每增加1mm，直径增加0.02mm；D2（刃部末端直径）一律比D1大0.32mm。⑤柄部颜色：从15号开始按三暖色（白、黄、红）及三冷色（蓝、绿、黑）顺序作颜色标志；10号为紫色，10号以前另加两个细号，分别为6号（粉色）和8号（灰色）（表5-6）。

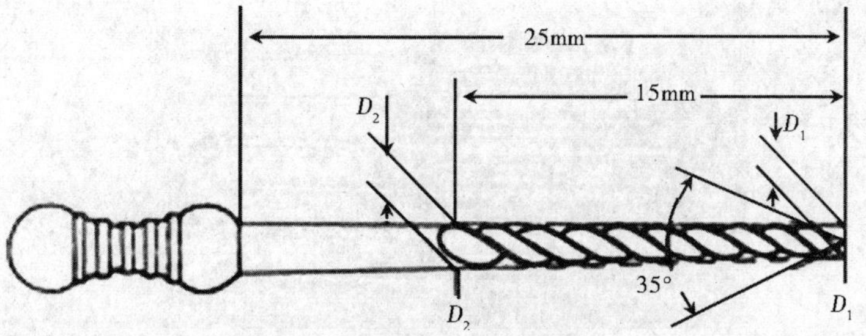

图5-28 根管预备器械标准化

表5-6 K型和H型器械标准规格

| 号码 | D1（mm） | D2（mm） | 柄部颜色 |
|---|---|---|---|
| 6 | 0.06 | 0.38 | 粉红 |
| 8 | 0.08 | 0.40 | 灰色 |
| 10 | 0.10 | 0.42 | 紫色 |
| 15 | 0.15 | 0.47 | 白色 |
| 20 | 0.2.0 | 0.52 | 黄色 |
| 25 | 0.25 | 0.57 | 红色 |
| 30 | 0.30 | 0.62 | 蓝色 |
| 35 | 0.35 | 0.67 | 绿色 |
| 40 | 0.40 | 0.72 | 黑色 |
| 45 | 0.45 | 0.77 | 白色 |
| 50 | 0.50 | 0.82 | 黄色 |
| 55 | 0.55 | 0.87 | 红色 |
| 60 | 0.60 | 0.92 | 蓝色 |
| 70 | 0.70 | 1.02 | 绿色 |
| 80 | 0.80 | 1.12 | 黑色 |
| 90 | 0.90 | 1.22 | 白色 |
| 100 | 1.00 | 1.32 | 黄色 |
| 110 | 1.10 | 1.42 | 红色 |
| 120 | 1.20 | 1.52 | 蓝色 |
| 130 | 1.30 | 1.62 | 绿色 |
| 140 | 1.40 | 1.72 | 黑色 |

2）机用不锈钢器械 目前临床上常用的主要有 G 钻、长颈球钻和 P 钻（图 5-29、图 5-30、图 5-31）等。

图5-29　G钻

图5-30　长颈球钻

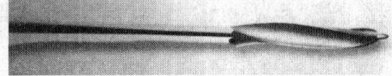

图5-31　P钻

（3）根管长度测定器械

1）根尖定位仪　它是进行根管长度测定的电子仪器，其准确性较高。临床上常用的有 Root ZX、ProPexII、Diagnostic 和 Raypex 5 等。Root ZX 是基于计算两种交流信号在根管内的电阻比值的第三代测量仪，而后三者是基于计算多种交流信号在根管内的电阻比值的第四代产品（图5-32）。

2）根管长度测量尺　可由塑料或金属制作，使用时可按照测量的结果在根管预备器械上标明根管工作长度，非常方便（图5-33）。

（4）根管冲洗器械

1）冲洗用注射器　临床上常使用带 27 号冲洗针头的注射器插入根管中进行冲洗。目前有许多侧方开口的根管专用冲洗针头，既安全又便于冲洗液在根管内的回流，冲洗效果更佳。

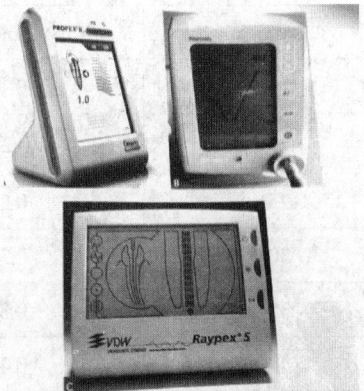

A.ProPexII　B.Diagnostic　C.Raypex 5

图5-32　根尖定位仪

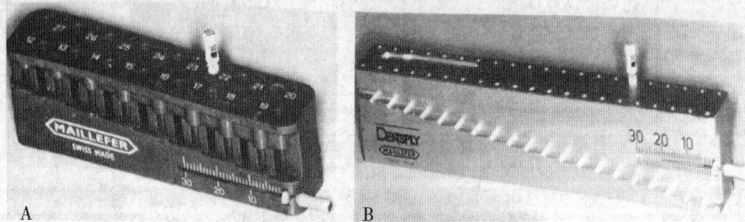

A. 塑料测量尺　B. 金属测量尺

图5-33　根管测量尺

2）超声治疗仪　许多超声治疗仪可用于根管冲洗，其冲洗效果更好于注射器冲洗法。超声治疗仪配有多种工作尖，可分别用于根管冲洗、根管预备、去除根管内异物以及牙周洁治等。根管超声冲洗工作尖的刃部结构类似 K 锉，目前也有专门用于超声冲洗的工作尖，其刃部柔软、无切削作用，也可为镍钛合金制作。

（5）根管充填器械

常用螺旋充填器，其柄同钻类，工作端为富有弹性的螺旋状不锈钢制成，顺时针方向放置时，可将充填糊剂推入并填满根管（图5-34）。适用于粗大而直的根管。

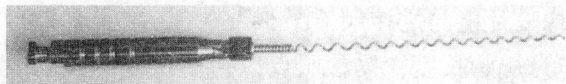

图5-34 螺旋充填器

考点提示 根管治疗的常用器械。

#### （六）根管治疗步骤

**1.根管预备** 包括髓腔预备（开髓、拔髓），测量根管工作长度，根管扩大和冲洗等。根管预备是根管治疗术的关键步骤，主要通过机械和化学方法达到两个目的：①清理根管，即去除根管系统内的感染物质；②形成根管，即将根管预备成有利于冲洗、封药和充填的连续的锥形，保持自然的根尖孔的位置和形状。

（1）髓腔预备

1）开髓 基本要求是使根管器械能尽可能地循直线方向进入根管。开髓的部位和洞形应根据髓腔大小、根管数目、根管口的位置决定（具体见实训十一开髓术）。洞口大小，以去除髓室顶后，不妨碍器械进入根管为准。术前拍摄X线片了解髓腔和根管大致情况。可选用球钻或直接用裂钻开髓，穿通髓腔后应用球钻以提拉的动作揭除髓室顶，制备出能达根管的直线通路。清理髓室，去净窝洞内腐败坏死

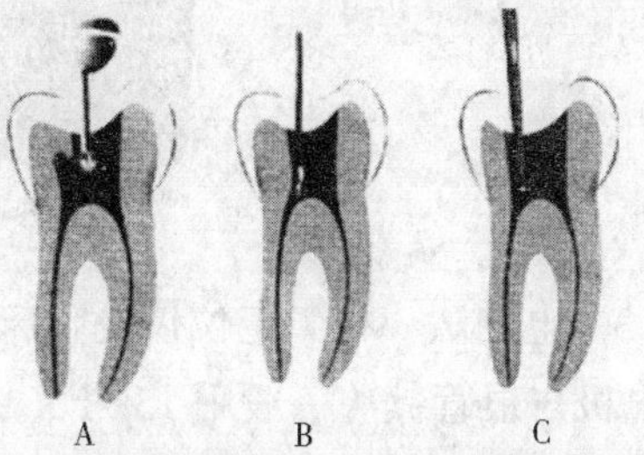

A.开髓 B.揭髓顶 C.建立直线通路

图5-35 开髓步骤

组织，使髓室完整、清洁、干燥，以方便在髓室底寻找根管口（图5-35）。

2）拔髓 开髓后，在根管内滴入2%氯亚明液，或用过氧化氢冲洗之后，成形牙髓可用拔髓针插入根管深达根中1/3和根尖1/3交界处，轻轻缓慢逆时针或顺时针旋转90°~180°，尽可能抽出完整的牙髓组织。如果牙髓组织坏死或坏疽，牙髓组织已不成形，则可向根管内滴入氯亚明，用根管锉在根管内轻轻捣动，使腐败物质溶解，然后用3%过氧化氢和生理盐水交替冲洗根管。注意应逐步深入，先清理根管的冠1/3，再清理根管的中1/3，然后清理根管的根尖1/3，注意冲洗时勿加压，防止将感染物推出根尖孔。

（2）确定根管的工作长度 是根管治疗成功的关键步骤之一。根管工作长度是指从冠部参考点到牙本质牙骨质界的距离。牙本质牙骨质界通常位于根管最狭窄处，此处是根管预备的终止点，通常距根尖1mm左右。没有准确的工作长度，根管的清洁、预备成形和根管充填都不可能准确完成。

确定根管工作长度的常用方法如下。

1）根管器械探测法 将根管器械插入牙根内，根据患者的痛感和术者的手感来确定是否到达根尖的一种方法。当器械到达根尖狭窄处时术者手感有阻力，再稍用力，患者即有痛感，此处即为根尖工作止点。此法对根尖孔敞开的牙、根尖区过于狭窄的牙、根管中段有钙化的牙不适用。

2）X线片法 此法要求X线投照角度正确，牙齿既不被拉长也不被缩短。①首先确定待测牙的冠部参照点，通常是切缘、洞缘或牙尖，该参照点在根管治疗过程中要稳定无

变化，且预备器械杆的橡皮片能与之接触（图5-36）；②在术前 X 线片上量出患牙长度，在此基础上减去 1mm 作为初始长度，按参照点以初始长度插入 15 号锉，拍 X 线片；③在 X 线片上量出锉尖与根尖的距离，若该距离为 1mm，则锉尖至橡皮片间的长度为工作长度。若该距离距根尖 2mm，则把初始长度加 1mm 即为工作长度，反之一样。若该距离大于 3mm，则需重拍 X 线片。对于根尖孔不在根尖的牙，不很准确。

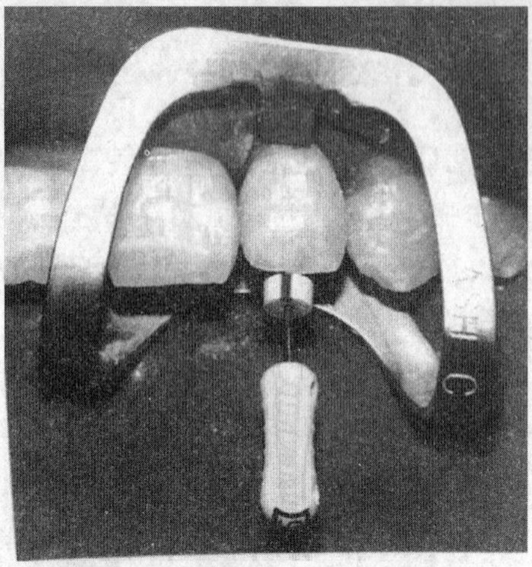

图5-36 橡皮片与参照点接触

3）电测法 根尖定位仪是临床上较常用的方法。测量时一个电极（唇钩）挂于口角，另一电极与根管锉（一般用 15 号 K 锉）相连，锉杆上的橡皮片与参照点接触，当锉尖达到根管最狭窄处时，电阻值与设置值一致，定位仪就会显示相应的信号，即可测定根管工作长度。测定时要求根管内干燥，电极不与金属接触（银汞合金及其他金属修复体）。注意：安装心脏起搏器者，禁用此方法。患牙根尖孔较大时测量不够准确，可与 X 线片法联合使用。

（3）根管预备 应根据测量的根管工作长度进行，其目的是清除感染的根管壁使根管畅通；使细小根管变得较粗；使弯曲根管变得较直，利于根管的消毒和充填。预备根管主要使用扩孔钻或根管锉，由细到粗，循号渐增，勿跳号，以免形成台阶。

与根管预备相关的几个概念如下。

初尖锉：以到达根管工作长度并与根管壁有摩擦感的第一根锉，其尖部的直径代表牙本质牙骨质界处根管的大小，如初尖锉为 15 号 K 锉，该处的直径约为 0.15mm。

主尖锉：完成根管预备所用的最大号锉，它通常要比初尖锉大 2～3 号，至少为 25 号锉。

回锉：在根管预备过程中，在换锉之前采用小一号锉再次到达工作长度，该动作称为回锉，其目的是带出根尖处的碎屑和维持工作长度。

根管预备的方式可分为手用器械预备法和机用器械预备法。根据预备过程可简单地分为冠部入口预备、根管入口（冠2/3、根管中上段）预备和根尖区预备。根管预备技术基本概况为标准技术、逐步后退技术、逐步深入技术及混合技术。

1）标准技术（standardize technique） 又称常规技术，临床最常用。开髓后，用较小的器械探查和疏通根管后，测定根管工作长度，然后从小到大逐号使用根管器械进行根管预备，每号均以能通畅到达根尖狭窄处为准。一般前牙扩至 40 号，后牙扩至 30 号。常规技术适用于直的或较直的根管，不宜在弯曲根管使用。

2）逐步后退技术（step-back technique） 见图5-37。适用于直根管和轻、中度弯曲根管的预备。首先是根尖区预备，在髓腔内滴入润滑剂，用较小的器械探查和疏通根管后，确定根管的工作长度。用初尖锉（细小的根管锉，如10号锉），根据测得的工作长度和X线片根管的弯曲度进行预弯曲并通畅根管，反复提拉，直至锉能无阻力地进入根管，然后更换大一号的根管锉，最少应更换到主尖锉比初尖锉大2~3个号。当主尖锉预备完成后，可通过每增大一号锉，进入工作长度减少1mm的方法进行根管中段预备，即逐步后退。一般后退2~4根锉或后退到根管直的部分，每换一根锉要用主尖锉回锉和冲洗。根管中段预备完成后，用G钻预备根管冠1/3，使根管口段的根管壁光滑呈漏斗型。最后修整根管壁，消除根管壁上可能存在的细小阶梯，并冲洗洁净根管。最后使根管壁光滑、根管成为连续的锥形。

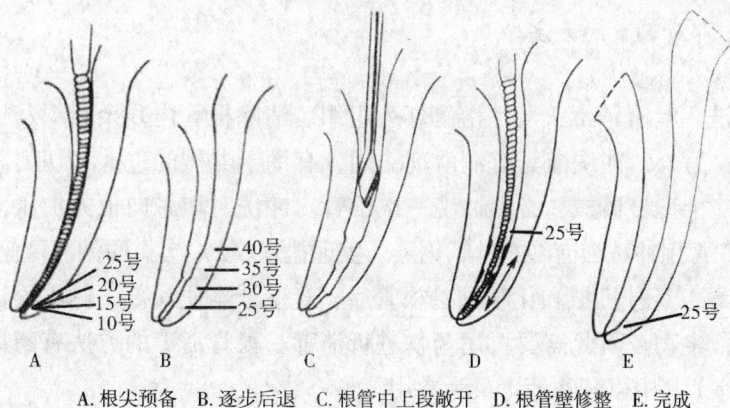

25号
20号
15号
10号

40号
35号
30号
25号

25号

25号

A  B  C  D  E

A.根尖预备 B.逐步后退 C.根管中上段敞开 D.根管壁修整 E.完成

**图5-37 根管预备逐步后退技术**

逐步后退技术的优点是简化了根尖预备的难度，不易损伤根尖周组织；减少了弯曲根管中可能出现的台阶和根管偏移；根管预备成锥形，便于根管充填。其缺点是操作费时、费力；器械易于将残屑推向根尖区，造成根尖区堵塞。

3）逐步深入技术 此法适用于弯曲根管的预备（图5-38）。选用最细的根管锉插入根管内拍X线片，检查根管弯曲的方向和程度，确定扩锉方向，测定根管的工作长度。首先，根管冠2/3预备：在髓腔直线入口预备完成后，用15~25号H

1.冠部入口预备

2.根管入口预备

3.根尖区预备

**图5-38 逐步深入技术示意图**

锉依次伸入根管至遇到阻力或16~18mm，H锉做提拉动作扩大根管；然后用G钻敞开根管冠2/3，2号G钻钻至14~16mm，3号G钻比2号G钻后退2~3mm，4号G钻进入根管口下2~3mm；用G钻时只能轻轻向上提拉，且做提拉运动时要远离根分叉方向，即朝向弯曲外侧壁用力。根管根尖区的预备：采用逐步后退法的根尖预备步骤，预备至主尖锉。

此法相对于逐步后退法有许多优点：提供的直线通路可减少根管的弯曲度，减少预备并发症；去除了大量存在于根管中上段的微生物，减少将其带入根尖区的可能性；便于根管的冲洗。

4）超声法 超声根管预备兼有机械和化学预备的作用，将超声根管器械插入含药液的根管内，超声波在溶液内产生"空化作用"，加之超声波具有温度、搅动及声流作用，极大地增加了抗菌冲洗剂的理化性能，有效地溶解和松动根管内的坏死组织，彻底清除附着在根管壁上的污染层，从而发挥高效的冲洗和清洁效果。同时，根管超声器械本身具有切割牙本质，扩大根管的功效，如与手用器械联合应用，能获得更理想的效果。

5）化学预备　常与机械预备联合使用。化学预备药物的性能要求：能溶解根管内的有机物质和腐败牙本质，清洁去污；有根管抑菌和杀菌作用。对于根管狭窄、钙化或根管内异物，常用 EDTA 来处理。

总之，根管预备方法有多种，临床上可采用混合技术即采用两种预备原理进行根管预备。预备后的根管要达到的目标：管壁光滑无台阶；从根尖到根管口逐渐敞开，形成良好的锥度；对弯曲根管预备，主尖锉在根尖部分至少应比初尖锉大 3 号；根管内无碎屑残留；根尖孔狭窄处无损伤。

**考点提示**　根管预备的方法

2. **根管冲洗**　具有消毒灭菌、溶解坏死组织、清除根管内残余组织及扩锉下来的牙本质碎屑的作用；另外，冲洗液具有润滑剂作用，有助于器械的进入和切削。在扩大根管过程中，每更换一个型号器械，必须冲洗一次根管。冲洗时切忌向根方加压，以免将感染组织推向根尖外。常用冲洗液有 3% 过氧化氢、生理盐水、2% 次氯酸钠、氯亚明等。

3. **根管消毒**　经过机械和化学预备根管后，管壁牙本质深部、侧支根管和根尖周等处仍有少量病原微生物，因此需要再用药物进行消毒。根管消毒的方法有药物消毒、电解消毒、微波消毒等，其中以药物消毒最为常用。

药物消毒：将纸捻或棉捻蘸适量根管消毒药液后暂封于根管内。根管消毒药物的性能要求为杀菌力强、对根尖周组织刺激性较小、药效持久、无毒性以及不使牙齿变色等。最常用的根管消毒剂有以下几种。

（1）氢氧化钙制剂　临床常用。由氢氧化钙和蒸馏水调制成稀糊状，置于根管内暂封一周。

（2）樟脑氯酚薄荷合剂　杀菌力强，对根尖周组织有轻度刺激性，常用于感染较轻根管的消毒。临床一般封药时间为 5～7 天。

（3）甲醛甲酚合剂　杀菌、除臭，消毒力强，但对根尖周组织刺激较大。常用于牙髓坏疽等感染严重根管的消毒。为减轻甲醛甲酚对根尖周组织的刺激，使用时棉捻不要蘸药太多。有的主张只用甲醛甲酚棉球封在髓室中，而不把棉捻置于根管内，靠药物气体渗透到根管中，产生消毒作用，免去对根尖周组织的直接损害。封药时间一般为一周。

（4）氯已定　为广谱抗菌剂，对 $G^+$ 菌有较强的抗菌作用。对 $G^-$ 菌和真菌亦有效。此外氯已定还可吸附于牙本质表面，使其抗菌作用得以延长，并可阻止细菌在牙本质上的定植。根管内封药常采用凝胶剂型，也有成品的氯已定药尖。封药时间同氢氧化钙。

（5）碘仿糊剂　遇创面血液、渗出液可缓慢分解产生游离碘，从而产生杀菌作用；对组织无刺激；消毒作用持久；碘仿能减少创面渗出，并促使其吸收，用于根尖渗出较多根管。封药时间一般为 7～14 天。碘仿可与砷剂结合成无毒的物质而解毒，可用于封砷剂过期所致的化学性根尖周炎的根管换药。

**考点提示**　根管治疗常用的消毒药物。

**4. 根管充填**

（1）根管充填的目的　一方面是借助根管充填材料的缓慢持久的消毒作用，消除根管内的残余感染，并促进根尖周的病变的愈合；另一方面利用根管充填材料严密封闭根管，隔绝根管与根管周围组织的交通，杜绝再感染。

（2）根管充填的时机　达到以下条件时即可行根管治疗：已经严格的根管预备和消毒；患牙无疼痛或其他不适；暂封材料完整；根管内所封棉捻无臭味及渗出液。符合以上条件即可进行根管充填。根管充填必须在严格隔湿条件下进行。

（3）根管充填的材料　理想的根管充填材料的性能包括：①有持续的抗菌作用；②与根管壁能密合；③充填根管后不收缩；④能促进根尖周病变的愈合；⑤易于消毒、使用和去除；⑥不使牙变色；⑦X线阻射，便于检查；⑧对机体无害。

目前，临床上常用的根管充填材料是牙胶尖和根管封闭剂。

1）牙胶尖　应用于口腔科已经100多年，是临床上最普遍的充填材料。牙胶尖分为标准尖和非标准尖两类（图5-39）。标准牙胶尖与ISO根管锉的大小一致，尖部圆钝。非标准牙胶尖的锥度较标准牙胶尖大。牙胶尖受热时会软化，易溶于氯仿、乙醚和丙酮。根管充填时可以通过化学溶剂软化牙胶尖以适应不规则根管形态的要求。牙胶毒性较小，很少有致敏作用，超出根尖孔时有较好的组织耐受性。牙胶尖X线阻射，不收缩，使用方便，填充后易取出，但不能完全充满根管，一般有成品出售。应加用根管封闭剂填充封闭空隙。使用前可将牙胶尖置2.5%～5%次氯酸钠或75%乙醇溶液中浸泡消毒1分钟。

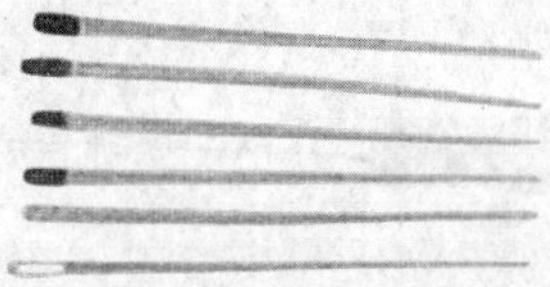

A. 标准牙胶尖　B. 非标准牙胶尖

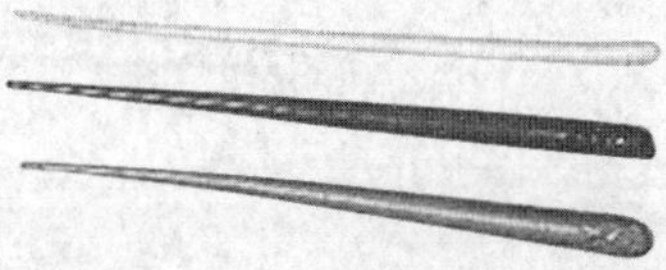

图5-39　牙胶尖

2）根管封闭剂　使用根管封闭剂的目的主要是充填牙胶尖之间、牙胶尖和根管壁之间的空隙，充填侧、副根管和不规则的根管区域。此类封闭剂种类很多，大多是粉与液拌成糊剂，其中含有消毒和促进钙化的药物，充填后可硬化。现介绍以下几种。

①氧化锌丁香油糊剂　氧化锌丁香油粘固剂是良好的暂封和盖髓材料。用于根管充填的优点包括有一定的稠度，可充填牙胶尖和根管壁之间的空隙；有较好的封闭性能，无明显的收缩性；材料硬固后对根尖周组织的刺激性较小；具有抗菌性。缺点主要是有溶解性，溶解后释放出的丁香油和氧化锌有一定的致炎性。

②氢氧化钙糊剂　可抑菌、中和炎症酸性产物，并促进牙本质、骨组织的形成和再生。对于牙根尖尚未发育完成的牙，因各种原因而致牙髓坏死，牙根停止发育，根尖呈喇叭口状，可用氢氧化钙糊剂作暂时根管充填，以诱导根尖封闭。

③碘仿糊剂　具有防腐、防臭、减少渗出等作用。多用于渗出较多的根管。

（4）根管充填的方法　较多，现在临床上常用的根管充填方法为侧方加压充填法和垂直加压充填法。

1）侧方加压充填法　是将与主尖锉大小一致的主牙胶尖放入根管内，用侧方加压器加压，然后插入副尖，如此反复，直至根管充填严密的方法。此法最常用，适用于大多数根管充填，具体步骤如下。

①选择主牙胶尖　根据根管的工作长度和主尖锉的大小选择合适的主牙胶尖。主牙胶尖应与主尖锉大小一致，在根管内能到达操作长度或稍短0.5mm。根据根管的工作长度，用镊子在主牙胶尖相应部位夹一压痕来标注根管工作长度，将主牙胶尖插入根管。如果主牙胶尖能到达根管的工作长度或稍短0.5mm且在根尖1/3紧贴根管壁，回拉时略有阻力，说明主牙胶尖合适。如所选主牙胶尖不能到达标记长度，说明预选牙胶尖过粗，可换小一号牙胶尖再试，如所选牙胶尖可达标记长度，但回拉时无阻力，则说明预选牙胶尖过细，可换大一号牙胶尖或将此牙胶尖尖端剪去1~2mm再试；选好主牙胶尖后，插入主牙胶尖拍X线片确定其是否达到根尖狭窄区。

②根管准备　充填前常规隔湿，以吸潮纸尖充分干燥根管，调制根管封闭剂。

③放置根管封闭剂　可用扩孔钻和螺旋充填器将根管封闭剂送入根管。如用扩孔钻将根管封闭剂送入根管，则以逆时针方向旋出，反复数次，直至将封闭剂充满根管；如用螺旋形根管充填器，因螺旋是反方向的，所以装于手机上应用时，只需顺时针方向旋转即可将糊剂均匀涂于根管壁。

④放置主牙胶尖和副牙胶尖　将已选好的主牙胶尖蘸少许根管糊剂插入根管达根管工作长度，用侧方加压器（图5-40）侧压主牙胶尖，侧方加压器插入的深度较工作长度短1mm左右，再插入与侧方加压器型号一致的副牙胶尖至与侧方加压器一致的深度，再侧压，如此反复直至充填严密（图5-41）。

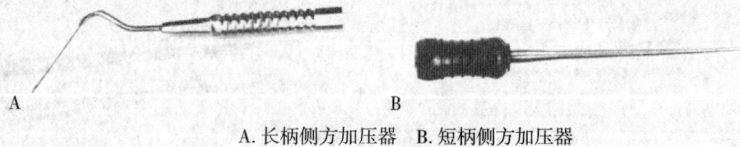

A. 长柄侧方加压器　B. 短柄侧方加压器

**图5-40　侧方加压器**

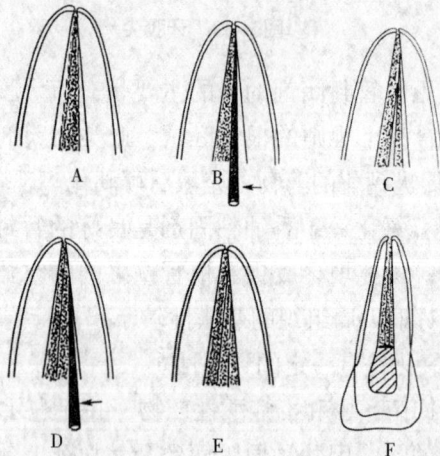

A. 放置主牙胶尖　B. 侧方加压主牙胶尖　C. 放置副尖　D. 继续侧方加压　E. 继续放置副尖　F. 根充完成

**图5-41　侧方加压法牙胶尖根管充填**

⑤完成根管充填和髓室充填　用烧热的挖匙或其他携热器械从根管口处切断牙胶尖，并擦去多余的封闭剂，拍摄术后X线片，暂封或永久充填。

2）垂直加压充填法　此法是加热根管中的根充材料使其软化，进而通过向根尖方向垂直加压，促使根管充填材料更为致密地充填根管各解剖区域，达到严密封闭根管的效果。具体步骤如下。

①选择主牙胶尖 根据根管的形态和长度选择锥度较大的非标准牙胶尖为主牙胶尖，做好长度标记后插入根管拍 X 线片检查。如果主牙胶尖距离操作长度 0.5mm，回拉有阻力，则主牙胶尖锥度与根管基本一致，主牙胶尖在根尖与根管壁相接触。

②根管准备 在根管充填前需要对根管进行最后消毒干燥。

③选择加压器 选择垂直加压器（图 5-42）。

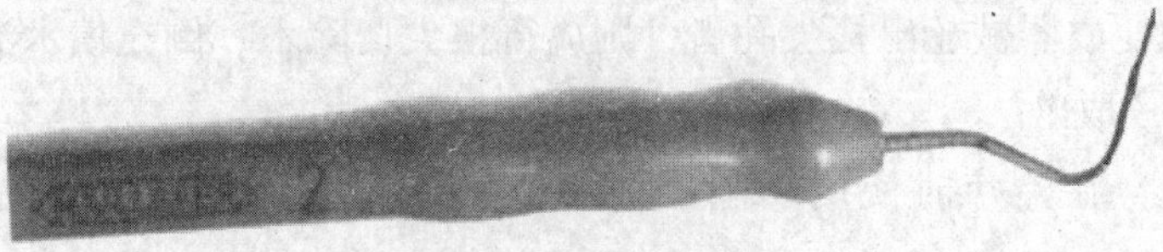

图5-42 垂直加压器

④涂根管封闭剂 可用扩孔钻和螺旋充填器将根管封闭剂送入根管。

⑤放置主牙胶尖 将消毒后的主牙胶尖蘸一薄层封闭剂，缓慢插入根管内至工作长度，避免根尖区堆积过多封闭剂。

⑥垂直加压充填 包括两个阶段，首先充填主根管的尖 1/3 和侧支根管，然后充填主根管的冠 2/3。用携热器将根管内牙胶尖软化，用合适的垂直充填器加压至根尖 1/3，再加入牙胶段继续加热后，选合适的垂直充填器垂直加压直至整个根管被完全充填。

⑦用酒精棉球将残留在髓室内的封闭剂和牙胶清除，拍术后 X 线片，暂封或永久充填。

3）热塑牙胶充填法 是将加热至流体的牙胶注射入根管而实现对根管的充填。根据加热牙胶温度的不同可分为高温热塑牙胶注射法和低温热塑牙胶注射法。此法适合不规则的根管系统，如侧、副根管及 C 型根管等。但是，因充填过程中牙胶尖被加热后流动性难以控制，充填根尖 1/3 时易出现超充或欠充。目前热塑牙胶充填法通常与其他根充技术联合使用，在垂直加压技术或其他根充技术完成根尖 1/3 充填后，使用热塑牙胶注射方式充填根管中、上段。

（5）根管充填质量的评价 根管充填完成后，要检查根管充填质量。理想的根管充填应符合下列标准：充填物与根管壁紧密贴合，严密封闭整个根管系统；充填物内部致密，无空隙；充填物末端达牙骨质牙本质界；最小限度地使用根管封闭剂；X 线牙片上表现为充填物到达牙骨质牙本质界，没有明显的超填和欠填。

X 线片显示充填物达到距根尖 0.5 ~ 0.2mm 为恰填，不足或充填物不致密者为欠填，超出者为超填。欠填和超填都是不合格的根管充填，会使根管治疗的成功率下降。超填还可能引起术后不适或疼痛。根管充填不致密表现为：X 线片上充填物稀疏、根充物内部或根充物与根管壁之间有空隙，或根尖 1/3 只有糊剂而无牙胶尖。

考点提示 根管充填的方法及充填标准。

（七）根管治疗并发症的预防及处理

根管治疗是在狭窄的口腔环境中进行，并且治疗的对象是"看不见的根管"，全靠医师手指的感觉和经验。根管解剖系统的多样性和复杂性在根管治疗过程中难免偶尔会出现一些并发症。根管治疗的并发症如下。

**1. 器械分离** 根管治疗器械操作不当（如跳号使用、遇阻力强扩、捻转幅度过大等），根管器械有损伤或已生锈或本身质量不佳等原因都可造成。

预防：使用前仔细检查器械有无损害，有无变形，避免器械反复使用。不要对根管内的器械盲目施力，特别是器械在根管中遇到阻力，施力幅度不要超过180°。器械使用时不要跳号使用。

处理：可拍X线片，检查器械折断情况。如器械折断在根管口，可用小球钻将根管口稍扩大后用镊子夹出。器械折断在根管中部，可推至根尖部行牙髓塑化治疗；如已堵塞根管且根尖周有病变或器械超出根尖孔者，则应行根尖切除术、倒充填术治疗。根管内器械折断还可用超声仪取出。

**2. 髓腔穿孔** 在治疗时使用切削器械不正确或过度切削，开髓位置不正确等均可引起。

预防：熟练掌握髓腔解剖形态，正确判断钻磨方向，对无法判定的情况，可拍X线片检查开髓位置和方向；熟练使用切削器械，注意切削方向。

处理：首先对穿孔部位进行严格消毒和隔湿干燥，然后用具有生物活性的MTA进行穿孔封闭修补。

**3. 软组织的化学损伤** 根管冲洗剂次氯酸钠、根管消毒药物FC（已基本不用）可引起皮肤、黏膜的化学损伤。严重损伤组织需要数月的时间才能再生。

预防：在使用高浓度的次氯酸钠冲洗根管时，一定要安装橡皮防水障，避免清洗液清除不及时，流到口唇黏膜、口角、颊部皮肤，引起组织的化学损伤。另外，在加压冲洗时，次氯酸钠溶液也可能溅入患者眼内或其他部位皮肤。因此在冲洗时不要过度加压，用针尖小的注射器。最好的预防方法是，使用低浓度大剂量的次氯酸钠液如1%~2%的浓度进行大量冲洗，次氯酸钠溶液浓度从0.5%~5%的冲洗清洁杀菌作用基本相同。

处理：出现损伤后应立即用大量的流水进行冲洗处理后，到皮肤科或眼科进行治疗。为预防眼部损伤，在治疗过程中可佩戴护眼镜。

**4. 急性根尖周炎（诊间急诊）** 在根管治疗术中，有时患牙会出现疼痛、肿胀等急性根尖周炎症反应。引起原因有牙髓失活剂对根尖周组织的化学性刺激、术中器械超出根尖孔损伤根尖周组织或将坏死物质推出根尖孔外、根管消毒时封药量过多或药物刺激性过强、根管清理不严、残留有细菌等病原微生物、充填时机把握不当、根管超充较多等因素。对急性根尖周炎的患牙，症状轻者可消炎、止痛、理疗，并进行观察；症状重者，按急性根尖周炎治疗。

**5. 器械的误咽误吸** 操作时粗心大意，缺乏责任感，或器械沾有唾液较滑或患者体位过于后仰等原因造成。

预防：最好方法是安装橡皮防水障。医师应加强责任心，切忌麻痹大意，操作要规范，手指需捏紧器械柄，如沾有唾液较滑，应擦净再用。治疗上颌后牙时，勿让患者头过分后仰，可使用安全链或放置橡皮障。

处理：发生误咽误吸时医师应镇静，如器械滑入呼吸道者，需立即请耳鼻喉科会诊处理，如不能从气管取出，需开胸；如器械滑入消化道者，应做X线检查，住院观察，多食纤维性食物，落入的器械一般可从粪便中排出。勿用泻药，勿过度运动，落入胃内的器械也可用胃镜取出。

**6. 其他**

（1）皮下气肿 术中使用压缩空气吹干根管或使用过氧化氢液冲洗根管时施加压力过大，导致氧气分解逸出根尖孔，进入面颈部皮下疏松结缔组织所致。皮下气肿应与血肿相鉴别，后者无捻发音，是由皮下出血所致。前者发病急，数分钟内即明显肿胀，患区触诊时有捻发音，无疼痛，不需特殊治疗，可给抗生素预防感染；如已扩展至纵隔，应住院观察。

（2）残髓炎 根管系统解剖学复杂，既有主根管也有副根管、侧支根管，因此，期望将牙髓完全摘除干净是不可能的。残存的牙髓受细菌刺激、器械的机械性刺激以及药物的化学性刺激，均可引起炎症。导致患牙的咬合痛、叩痛、伸长感等症状不能消失。预防方法：拔髓后次氯酸钠溶液充分冲洗根管，注意不要遗漏根管。刺激性强的药物慎用。治疗方法：局麻下将遗漏的残髓拔除，用 1.5% 次氯酸钠充分冲洗，然后封入刺激性小的氢氧化钙药物。拔髓治疗的患牙绝大多数伴有根管感染，出现临床症状的病例厌氧菌培养常为阳性。厌氧菌作为病原菌，则全身给予有效的抗生素治疗，待症状消失后，完成根管的严密充填。

（3）牙折 经根管治疗后的无髓牙较脆，当遇过陡牙尖、患牙洞型制备抗力型较差、牙体切割过多缺乏保护措施或咀嚼过硬食物等，均易发生牙折。对进行过牙髓治疗的患牙，可调𬌗。必要时，需用全冠保护；并嘱患者不要咬过硬的东西，依牙折情况进行修复或拔除。

## （八）根管治疗疗效及评定标准

根管治疗的疗效是指牙髓病、根尖周病通过根管治疗术后，在一定时间内成功与失败，或其最后转归的评估。由于各位学者判定的标准、观察的时间、选择的病例数等不同，疗效判定不尽相同，一般成功率 80% 以上。目前普遍的共识是，根管治疗术的效果良好，而且随着技术的发展、评估方法的科学化，其成功率显著提高。

**1. 疗效评定的内容** 疗效评定应符合全面性。全面性就是评定的内容应周密完整，既有主观指标，又有客观指标；既有形态指标，又有功能指标。相关性就是所用指标与根尖周病变有本质联系，如叩痛的有无与根尖周病变程度密切相关。客观性是不存在争议的客观存在。为了保证疗效评定的标准性，疗效评定标准必须包括症状、临床检查和 X 线表现。

关于疗效评估观察时间，世界卫生组织（WHO）规定的观察期为术后 2 年。从软组织、骨组织的愈合过程、可能潜伏感染的再发作看，这个观察时间是科学的。1 年以内的疗效只能作为初步观察，难以定论；2～3 年或更长时间的观察则比较准确。

（1）症状

1）病史和治疗史。

2）疼痛情况 性质、时间、范围和程度，诱发因素及缓解因素。

3）肿胀情况 有无肿胀史、化脓史。

4）功能情况 咀嚼功能是否良好。

（2）体征

1）牙体情况 牙冠修复是否合适、完整、叩痛情况。

2）牙周情况 软组织颜色及结构、肿胀、牙周袋、窦道、松动度、有无触痛。

（3）特殊检查（X 线表现）

1）根管 充填是否严密、合适；有无侧穿及器械折断。

2）根尖 有无外吸收。

3）根尖周围　根尖周稀疏区（大小、形态、密度和周边情况），牙周膜间隙，硬骨板，牙槽骨。

**2. 疗效标准**　评定疗效应全面，标准掌握应严格。疗效标准应遵循简单易掌握、重复性好的原则，具体如下。

成功：无症状和体征、咬合功能正常、有完整的咬合关系，X线片显示根充严密合适、根尖周透射区消失、牙周膜间隙正常、硬骨板完整；或无症状和体征，咬合功能良好，X线片显示根尖周透射区缩小、密度增加。

失败：无症状和体征、咬合有轻度不适，X线片显示根尖周透射区变化不大；或有较明显症状和体征，不能行使正常咀嚼功能，X线片显示根尖周透射区变大或原来根尖周无异常者出现了透射区。

**3. 根管治疗后组织愈合形式**　根管治疗术后根尖周病变的愈合形式包括：由新生牙骨质或骨样组织使根尖孔封闭；根尖孔处有瘢痕组织形成；由健康纤维结缔组织或骨髓状疏松结缔组织充满根尖区；有纤维组织包围根管超填料；牙槽骨增生与根尖部相连而成骨性愈合。根管充填1~2周后窦道即可封闭，无须另行处理。治疗时也不必等窦道封闭后再作根管充填。根尖周肉芽肿和脓肿在术后6个月左右至1年后才能愈合。牙根未发育完全的患牙术后有可能生长骨性牙本质或牙骨质，形成根尖部，最短时间为3~6个月。根管治疗后1~3个月，如窦道仍未封闭，或又出现窦道，或者X线片显示根尖周稀疏区扩大，均表示失败。应重新治疗，多能愈合。

**（九）根管治疗后牙体缺损的修复原则**

根管治疗术是治疗和预防根尖周病的最有效手段。但是如果仅仅将治疗止于根管充填，尚远远达不到治疗目的。因此，要将根管治疗后的牙体修复作为根管治疗术的一部分予以强调。

根管治疗后牙体缺损的修复原则应从以下几个方面予以考虑。

**1. 牙齿的可修复性**　重点分析剩余牙齿组织是否具有足够的抗力，以支持患牙修复后行使功能。此评估应在根管治疗之前，对于无法良好修复的患牙，应及早建议拔除后义齿修复。

**2. 根管治疗后牙体修复的时机**　从冠方封闭考虑，牙体修复应该是越早越好。原则上，根管治疗后不出现临床症状或原有临床症状完全消失，就可以考虑修复。对于有明显根尖周骨组织病损的病例，最好待根尖病变完全或基本愈合再行永久修复。对于存在较大根尖周病变，需观察一定时间以确定疗效的病例，建议先行过度性修复。

**3. 对既往根管治疗的评估**　有明确的病历记录显示根管治疗质量可靠，治疗2年以上无临床症状和X线片显示无病变的患牙可直接行黏结修复、嵌体或冠修复。否则，需重新考虑做根管治疗。

**4. 龋易感性考虑**　应根据患者和患牙的龋易感性，选择适合的修复方式和修复材料，同时及时修复患牙相邻牙面龋损或不良修复体，防止因食物嵌塞增加龋易感性。

**5. 牙周病危险性考虑**　包括根管治疗前患牙牙周状况确定、治疗前后牙周状况改善情况及修复计划对牙周组织的风险影响。如牙周情况较差，应先行牙周治疗，待情况改善后再行修复。

**6. 美学考虑** 要根据患者美观需求选择合适的修复材料。

**7. 患者需求** 医师需要综合考虑患牙和患者整体的口腔健康需要，提出建议，与患者充分沟通，共同确定治疗方案。

📋 **知识链接**

## 牙髓塑化治疗

牙髓塑化治疗是将未聚合的塑化剂注入已预备好的根管，使其渗透根管系统内残存的牙髓组织及感染物质中，达到消除病原刺激物，封闭根尖孔及侧支根管，防止根尖周病的目的。适用于根管形态复杂、细小弯曲或根管不通，或根管器械折断根尖部的患牙。

## 八、显微根管治疗及根管外科手术

### （一）显微根管治疗

显微根管治疗是借助口腔科手术显微镜和显微器械进行根管治疗的方法。与传统根管治疗最大的不同点在于手术显微镜能提供充足的光源进入根管，并可将根管系统放大，使术者在直视下进行治疗，提高牙髓病和根尖周病治疗的成功率。

**1. 口腔科手术显微镜和治疗器械** 口腔科手术显微镜根据支持系统不同可分为吸顶式显微镜、壁挂式显微镜、地面固定式显微镜和落地移动式显微镜（图 5-43）。

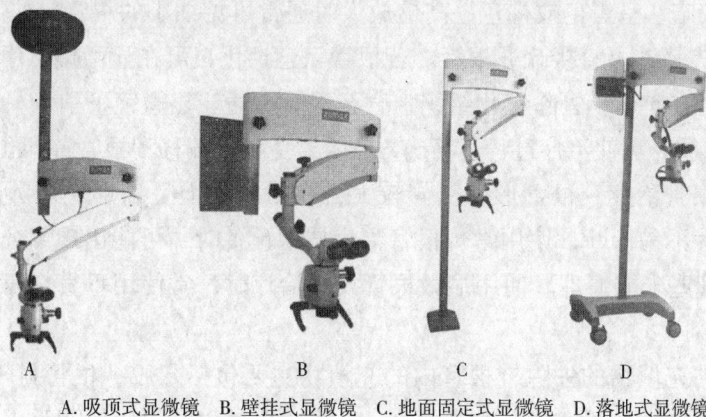

A. 吸顶式显微镜　B. 壁挂式显微镜　C. 地面固定式显微镜　D. 落地式显微镜

**图5-43　手术显微镜**

显微根管治疗器械一般使用体积较小的机头和带长柄的器械，可消除或减少器械对术区的不利影响，提高观察效果，减少损伤（图 5-44）。使用高质量的口镜在显微根管治疗中可以获得更清晰的图像。

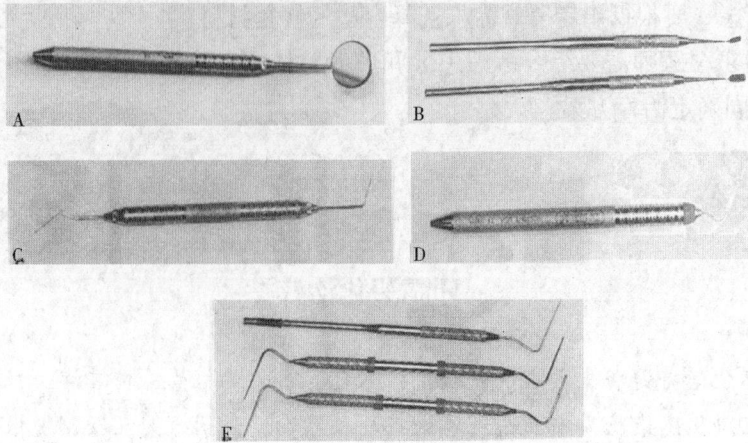

A. 面反射口镜　B. 显微口镜　C.DG16 探针　D. 长柄侧方加压器　E. 长柄垂直加压器

图5-44　显微根管治疗器械

### 2. 显微根管治疗

（1）根管口的定位　在显微镜下彻底去除髓室顶后再次用次氯酸钠溶液冲洗髓室，使髓室底彻底暴露，然后配合使用 DG16 探针、小号根管锉或超声器械寻找根管口。显微镜下寻找根管口可以遵循以下规律：①显微镜下髓室底牙本质和根管口周围牙本质的颜色不同，前者通常呈不透明黄色，后者呈半透明黄色或褐色；②髓室底可见连接根管口的沟，根管口通常位于沟的末端；③根管口一般位于髓室底和髓室侧壁的交界处。使用上述原则大多数根管口可以被定位。

（2）钙化根管的疏通　根管钙化在临床上较为常见，主要表现为 X 线片上根管影像不清或根管细小，开髓后无法探及根管口或根管不通。显微镜下钙化根管内的修复性和继发性牙本质色泽较暗，呈黑色或褐色；高倍放大时通常可见细小的根管，使用 8 号或 10 号 K 锉，C+ 锉或 C 先锋锉可直接疏通根管。若根管完全钙化，可在显微镜下用小号球钻或超声工作尖，沿根管方向逐步去除钙化组织，直至根管疏通。显微镜下引导机用器械切削修复性或继发性牙本质，可使治疗过程更精确，有效避免根管偏移和根管壁穿孔的发生。

（3）变异根管治疗　根管形态变异较大，在横断面上呈扁形、椭圆形或 C 形。临床上常用的 X 线片不易诊断，使用常规根管治疗技术预备时，可能出现部分根管壁被过度预备，而另外根管壁未能清理。使用显微根管技术治疗时，常使用垂直加压充填术或根向预备技术。

（4）根管内充填物的去除　根管内的充填物主要包括牙胶、根管封闭剂和粘桩材料。根管内牙胶去除包括溶剂溶解、加热软化、手用或器械去除等。使用手术显微镜可以直接观察牙胶的去除过程并检查清理效果。根管内封闭剂通常随牙胶一同被去除。粘桩材料多为磷酸锌水门汀、复合树脂或玻璃离子水门汀。在显微镜下，可以通过颜色差异区分粘桩材料和根管壁，利用超声器械切削粘桩材料，冲洗后检查材料是否被去除干净。

（5）根管内器械折断和根管桩的取出　根管预备时器械折断是临床上较为常见的并发症。治疗前需根据 X 线片了解折断器械的长度及粗细、在根管内的位置、根管有无弯曲等，预测去除器械的难易程度。然后在显微镜下定位折断器械，根据折断器械在根管中的确切位置及其在根管中松紧程度，选择不同的处理方式。如器械折断于根管上部，与根管壁间有一空隙，则可用 K 型根管锉或 H 型根管锉制作旁路，再用超声锉或显微镊等器械取出；

若折断器械与根管壁嵌合紧密，则需用机械性方法如超声振动等取出。

（6）根管壁或髓室底穿孔的显微治疗　临床上如何尽早诊断出根管壁或髓室底穿孔是很重要的。穿孔修复方法可分为非手术性和手术性修复两种。非手术性修复适用于穿孔发生在髓室底部或根管颈 1/3 及中 2/3 处，且器械能方便地由原髓腔开口进行操作的患牙。使用显微镜定位穿孔及穿孔周围组织，并将充填材料置入穿孔处，可以有效阻隔根管与牙周组织的通联，防止对牙周组织的刺激。如非手术修复预后不良或不能行非手术修复者，可选择手术性修复。此法借助显微镜，在翻瓣去骨后，将穿孔或吸收的范围查清，再用充填材料填补穿孔。

**（二）根管外科手术**

根管治疗的成功率很高，但仍有部分患牙的根尖周病变无法治愈，此时就需要辅以外科手术治疗。

根管外科手术的类型很多，现重点介绍以下几种。

**1. 根尖切除术**　是指在患牙根尖部翻瓣、去骨后，直接暴露根尖部，刮除根尖周病变组织，在直视下进行根尖切除的一种手术方法。

1）适应证　适用于根尖周病变不能用常规方法消除。包括根管治疗失败者，根管器械折断在根管内堵塞不通者，大的根尖周囊肿，根尖外伤折断者。

2）禁忌证

①患牙位置　临近重要器官，手术有损伤危险或带来严重后果者。

②有严重的全身性疾病　如心内膜炎、风湿性心脏病、糖尿病、肾炎、血友病、贫血及其他出血性疾病，或年老体弱者。

③急性根尖周炎　先应急治疗，炎症消退后再手术，以免感染扩散。

④严重牙周 – 牙髓联合性病变　牙支持组织过少者。

3）操作步骤

①拍片　了解患牙牙根形态、大小、长短、位置、与邻近组织的关系及根管治疗情况。

②准备　常规消毒，局部麻醉，备好吸唾器，铺巾。

③切口　在患牙根尖部作弧形切口，长约 2cm（包括左右各一邻牙），切口距龈缘 4～5mm，凸缘向切端，深达骨膜下。

④翻瓣　用骨膜分离器从切口进入直达骨面，翻起粘骨膜瓣，可见到骨质缺损，根尖暴露。如骨质完整，则确定根尖所在部位，去骨开窗，暴露根尖。

⑤刮治　显露患牙根尖后，用刮匙刮净根尖周肉芽等病变组织，再用裂钻斜行切断根尖约 3mm，并将根周骨质与牙根断面挫磨平滑。根端制备倒充填洞形。

⑥根充　常规根管预备，根管充填与倒充填。

⑦清理、复瓣和缝合　创面清理干净后，将黏膜骨膜瓣复位，行间断缝合，并给予抗生素。

⑧医嘱　1 周内不用患侧咀嚼，饭后盐水漱口，保持口腔清洁。

⑨拆线　5 天拆线（图 5-45）。

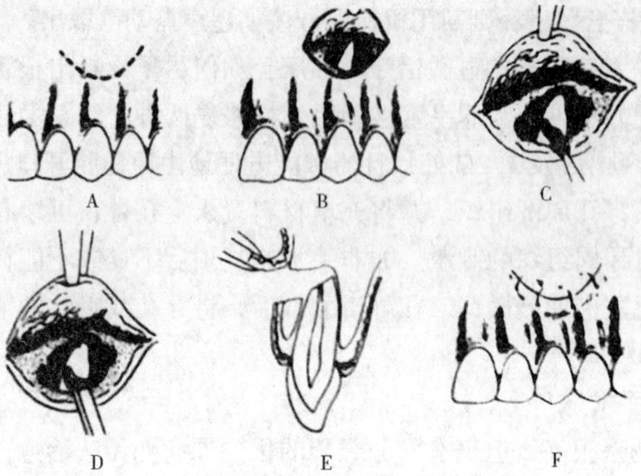

A.切口的位置　B.翻瓣　C.去骨　D.截根　E.切除根尖后　F.缝合

**图5-45　根尖切除术**

术后6个月、1年定期复查，常规拍X线片，观察骨质愈合情况。通常，骨腔被新生骨质填满。理想的修复是根面上形成硬骨板，并和根周硬骨板相接。新近应用羟基磷灰石或磷酸二钙并加骨成形蛋白作为骨腔内填料，其生物相溶性好，效果更佳。

4）失败原因　包括根尖切除不到位，根管充填不完善，根尖充填不密合，根切后形成双根管中一根管被遗漏，牙根损伤，根管侧穿、根纵折或水平折，牙周深盲袋，侧、副根管病变等。

**2.根尖刮治术**　是通过手术暴露根尖区病变组织，用刮治器去除根尖区的所有病变组织、异物及牙根碎片等。常与根尖切除术一起进行。其优点是可保留患牙的长度。

适应证、禁忌证、方法步骤与根尖切除术相同。在翻瓣开窗后，将根尖周病变组织清理、刮净，并将根尖磨去少许，使健康牙骨质暴露，然后冲洗缝合。

**3.根尖倒充填术**　常与根尖切除术同时进行。根尖倒充填术是指因根管不通，不能进行常规根管治疗术时，在根尖部开窗后，充填根管末端的治疗。

（1）适应证　髓腔钙化、根管堵塞，并有根尖周病变者；根管充填不良、无法取出充填材料，而根尖周病变未消者；根管器械折断在根尖部超出根尖孔者；根管内有桩冠或桩钉不能取出，而根尖周有病变者；牙根未发育完全，根尖孔呈喇叭状，而不能用其他方法治疗者。

（2）禁忌证　同根尖切除术。

（3）方法步骤

1）消毒、局麻、切开、翻瓣，根尖部去骨开窗，暴露根尖等步骤同根尖切除术。

2）用裂钻切除根尖约3mm，并将牙根断面磨成唇、颊45°斜面。

3）用5号球钻从根管末端将根管向冠侧钻磨一纵沟，长约4mm，后用球钻再向四周稍许扩大，使之成为一个烧瓶状洞形。

4）用生理盐水冲洗后，用根尖倒充填材料充填。根尖倒充填材料以前常用的有牙胶、银汞合金、玻璃离子等，这些材料封闭性能不佳，远期效果较差。三氧化物聚合物（mineral trioxide aggregate，MTA）是一种新型的倒充填材料，性能优越，为目前首选的倒充填材料。充填时注意用油纱布或骨蜡遮盖好根尖周骨腔和黏膜骨膜瓣，以免充填物碎屑落入周围组织中。

5）复瓣，缝合（图 5-46）。

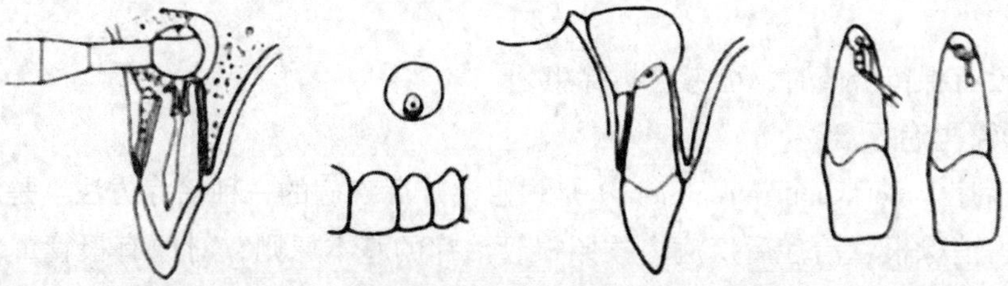

图5-46 根尖倒充填术

## 九、根管治疗后疾病及根管再治疗

根管治疗后疾病（post-treatment endodontic disease）是指根管治疗后患牙的根尖周病变未痊愈或出现新的病变，其临床表现主要为患牙根管治疗后疼痛持续存在或根尖周病损经久不愈。引起根管治疗后疾病的因素主要包括微生物感染、异物反应、根尖周囊肿以及相关治疗因素等。对于根管治疗后疾病的处理，选择根管再治疗和根尖外科手术治疗。

### （一）根管治疗后疾病的诊断

根管治疗后疾病的一个完善诊断包括以下四个方面：患牙的确定、患牙根管系统状态的评估、根尖周组织病损状态的评估以及根管治疗后疾病病因的确定。

根管治疗后追踪观察时间是影响根管治疗后疾病诊断的重要因素。一般认为根管治疗后半年开始，以后每隔 1 年进行临床和 X 线片检查，对临床疗效评估，做出有无根管治疗后疾病的判断，并分成以下三类。

**1. 没有根管治疗后疾病** 无症状，X 线片提示根尖周无透射影像。

**2. 确诊的根管治疗后疾病** 有症状或 X 线片根尖透射影像范围扩大。

**3. 潜在的根管治疗后疾病** 无症状，X 线片根尖透射范围不变或变小。可每隔 1 年继续追踪观察，如根尖周病变扩大或维持不变，则诊断为根管治疗后疾病。如连续观察 4 年后根尖周病变无变化，可能为根尖周的瘢痕纤维组织愈合或根管内存在持续感染所引起的慢性根尖周炎病损。

### （二）根管治疗后疾病的处理原则

对于根管治疗后疾病的治疗，目前主要存在以下四种治疗方案。

（1）追踪观察和对患者的评估。

（2）进行根管再治疗。

（3）根尖外科手术治疗。

（4）拔牙。

患牙进行根管治疗或再治疗后，患牙出现以下情况，可对其追踪观察并对病情进行评估：①牙髓摘除术、感染根管治疗后，短期内出现临床症状，但 X 线检查根管充填良好、根尖周组织无病变的患牙；②牙根周围 X 线片出现骨质破坏，但牙齿松动变小、根管恰填的患牙；③出现牙槽脓肿，该牙根管恰填，作为邻牙的基牙，未出现松动的患牙；④进行性牙周炎患牙；⑤对根管再治疗后根尖透射影未见缩小的患牙。以上情况，口腔卫生宣教，口腔卫生的维护，牙周治疗，再根据病况决定处理方针。

如果根管再治疗失败，或根管治疗后病变的病因是持续性根管外感染、异物反应和真性囊肿，或不能从冠方建立进入根管的通道、患牙根管充填严密且没有冠部微渗漏、非手术治疗无法处理的根管治疗并发症如某些台阶或无法取出的根管内分离器械等，可选择根尖手术治疗。

当患牙没有保留价值时，可考虑拔除患牙。

### （三）根管再治疗

根管再治疗（root canal retreatment）是根管治疗后疾病的一种治疗方法。是对根管治疗后的患牙，为消除根管治疗后疾病，按照根管治疗的基本原则，对原有根管重新进行的根管治疗的一种治疗方法。对根管治疗后疾病治疗方案的选择，主要取决于根管充填的质量、医疗单位的技术水平、医师技术水平、医疗设备条件以及患者对手术风险的评估和治疗费用的评估等。

1. **根管再治疗的适应证**  不是绝对的，需根据患牙及患者的综合情况而定。以下几类情况在患者同意的前提下，术前评估经根管再治疗后可提高根管治疗质量，应首选根管再治疗。

（1）根管治疗后出现临床症状和体征的患牙，包括根管感染引起的疼痛、牙龈肿胀、瘘管、叩痛和压痛。X线片检查患牙根管充填不良，经评估通过根管再治疗能够提高根管治疗的质量，该类病例应首选根管再治疗。

（2）由根管感染所引起的根尖周病损未愈合并扩大的根管治疗的患牙。

（3）由根管感染所引发根尖周新病损的根管治疗的患牙。

（4）根管治疗后4~5年根尖周病损仍持续存在的根管治疗的患牙。

（5）根管治疗牙旧的修复体出现破损和裂隙，唾液进入根管系统超过30天，尽管原根充质量好，但在重新进行冠修复前需行根管再治疗。

（6）根管欠填的患牙，尽管无根管治疗后疾病临床症状和体征，在做新的修复体前应考虑根管再治疗。

（7）根管治疗4年后需重新进行根管桩和冠修复的患牙，即使根管充填恰填、根尖无病损、临床无症状，患牙仍需进行根管再治疗作为预防根管治疗后疾病发生的措施。根管治疗后时间越长，根管内根充糊剂降解的可能性越大，根管封闭性越差。在根管桩道预备、安装以及冠的牙体预备和安装过程中，口腔中的微生物可能进入根管到达根尖周组织，引起根尖周组织的病损。因此该类患牙在进行新的桩冠修复时，应考虑根管再治疗，去除旧的根充材料，重新封闭根管系统。

2. **根管再治疗的术前评估**  根管再治疗的目的是保存患牙在口腔内行使功能。因此其治疗与一般根管治疗相同，包括彻底的根管预备、根管消毒和根管的严密充填。根管再治疗一般能够达到这些要求，治疗效果较佳。如果病例选择不当，可能造成治疗次数增加，甚至拔牙。因此，在进行根管再治疗前，应做以下评估。

（1）患牙的保存价值  首先要对治疗后患牙恢复咬合咀嚼功能的价值进行评价。其次要获得患者的大力配合。

（2）患者的全身状况  患有全身性疾病的患者，在全身疾病治疗控制后再行根管再治疗。

根管再治疗没有绝对的禁忌证。但妊娠前3个月和临产的最后1个月应避免。糖尿病、结核病、重度贫血患者，因身体修复能力较差，故根管再治疗后根尖周组织恢复较慢。

（3）患牙的状况  行根管再治疗的患牙应具备：①根管充填材料能够取出；②根管预

备能到位；③X线片根尖透射影像未到根长的1/3；④根管内的根充材料，分离器械不会进入根尖周病变区内；⑤髓室底无大的穿孔；⑥牙根中份至根尖部根管壁无侧穿孔；⑦根尖周牙槽骨吸收未达到根长的1/2；⑧牙齿松动度在Ⅱ°以下；⑨牙周袋与根尖周病变未相通。

（4）根管再治疗的难度分析　对于选择根管再治疗的患牙，临床上根据其根管内的情况，再治疗难度分为10级。

1级：为根管内只有单纯的牙胶，无其他并发症。

2级：为采用有树脂核载体的牙胶充填的患牙。

3级：为初次治疗根管内形成台阶。

4级：为根管内存在短而密合性不佳的根管桩。

5级：为根管内有分离器械或根管壁侧穿孔，且位于根管冠段，靠近根管口。

6级：为牙本质碎屑堵塞所导致的根管治疗不到位。

7级：为根管钙化和根管遗漏。

8级：为分离器械位于中上段的直根管段或根管侧穿位于根管中份。

9级：为根管桩密封性佳且到达根管的深部或根管严重偏移，根尖孔拉开的患牙。

10级：为分离器械位于根管根尖1/3或在根管弯曲起点的根尖段。

根管再治疗难度分级，级数越大，难度越大。在再治疗前认真分析根管内情况，对于难度较大，超出医师诊治条件以外的患牙应及时转诊。

根据以上条件选择根管再治疗的患牙。在进行治疗前应充分与患者交流病情、治疗方法、可能遇到的并发症、疗效及费用，在患者知情同意后并签署意见书，再进行相应的治疗。

**3.根管再治疗的步骤**　根管再治疗的生物学原则与根管治疗一样，彻底清除根管系统内的微生物并严密充填；治疗已经产生的根尖周病；预防健康根尖周组织疾病的发生。根管再治疗的基本步骤与根管治疗一致，包括建立进入髓室的通道（开髓）、进入根管的通道（髓室预备）、进入根管根尖部的通道（疏通根管）、根管再预备、根管消毒以及根管充填。与根管治疗不同的是，根管再治疗时牙冠常有修复体、髓室内充满牙体修复材料、根管内存在充填材料、根管桩以及根管内可能存在台阶、根管壁侧穿、分离器械、根管堵塞等，在根管预备通道的建立以及根管内并发症的处理上对医师的技术提出了更高的要求。

（1）冠部入口的建立　对于有银汞合金或树脂充填的牙，在根管再治疗实施前应将所有的充填体及其周围可能存在的继发龋去除干净，防止唾液中的微生物通过充填体边缘的缝隙进入髓室；如果存在冠桥，应根据具体情况选择保留或去除冠桥。如果要保留冠桥，则修复体边缘须有良好的适合性、完整性和密封性，能维持正常的咀嚼功能和美观，能维护健康的牙周组织。

开髓洞形尽量宽大不妨碍器械直线进入根管，同时不会对冠造成严重破坏。如修复体边缘存在缺损或缝隙、继发龋，则去除修复体。修复体去除有助于术者直视牙冠形态；正确评估残存牙体组织；准确判断牙体长轴的方向；减少开髓过程中髓室侧穿或底穿的危险；发现继发龋、牙隐裂、牙纵折以及遗漏的根管等。如果患牙存在桩核，应考虑预备冠部和寻找根管入口的难度和风险。必要时可选择显微根尖外科手术治疗。

（2）根管入口的建立　根管再治疗患牙髓室内常常填满冠核材料和根管桩。进入髓室后，如何去净充填材料，在维护髓室底完整性的同时充分暴露髓室底的解剖结构，是根管再治疗时根管口定位，寻找遗漏根管的关键。

对于无根管桩的牙体修复材料，如为银汞合金，则在可视情况下逐层去除充填材料及其周围继发龋；如为牙色充填材料，不易与牙体组织区分，去除难度较大，操作应仔细，避免切削过多的残存牙体组织；避免髓室底的破坏。

对于存在根管桩，原则是在去除桩核材料时不要伤及髓室内的根管桩。方法是从窝洞边缘开始入手逐层向根管桩推进，最后用超声器械将根管桩周围和髓室底残存的少许材料清除干净，为根管桩的取出创造条件。

根管桩的取出可采用专用的根管桩取出器械，如 Masserann Kit。取根管桩前，应评估残存牙本质厚度；采用超声波取桩时，因超声取桩时功率大，产热多，因此要注意有水操作，并且能够到达工作尖的末端。如果取桩时间超过 10 分钟，则需停下冷却桩 2 分钟。

对于根管口定位，如根管内存在牙胶，髓室底干净，则容易定位；而对于遗漏的根管，定位比较困难。目前对于遗漏根管口定位，可采取以下方法寻找遗漏根管。

1）影像学检查　如果采用 X 线片检查，可采用正位投照和偏位投照技术，观察不同角度情况下是否存在遗漏根管。根据光投照原理，舌侧根管居中，颊侧根管远离牙长轴中心的原则，判断遗漏根管属于颊侧或舌侧根管。如果条件允许，可采用 CBCT（即锥形束 CT）对患牙进行检查，三维观察是否存在遗漏根管和根管解剖情况，做到术前全面了解患牙根管解剖。

2）根管解剖特征　应用根管解剖知识，分析不同牙齿的解剖特征和常见的变异根管，识别遗漏根管口。对于下颌切牙，国人 30% 有两个根管，其中常遗漏舌侧根管；上颌前磨牙，因双根管发生率在 80% 以上。因此，在探查根管时以两个根管为目标进行定位，上颌前磨牙高发楔状缺损导致颊侧根管冠段钙化，同时颊侧根管口有时极度偏向颊侧，因此临床上常发生遗漏；上颌第一磨牙近颊根多根管发生率在 60% 左右，临床上常遗漏近颊腭侧根管，即 MB2；对于下颌第一磨牙，如果远中根有两个根管，则近中根一般都有两个或两个以上的根管，同时因国人该牙独立远舌根发生率高于 30%，而该牙根多位于远中舌轴角颈部，根管口在髓室底极度靠远中舌侧，根管细小弯曲，临床上易遗漏；对于下颌第二磨牙，国人 C 形根管发生率高，远中根管与近颊根管相连呈 C 形，临床上应引起高度重视，而近舌根管口因其位置靠近舌侧同时位于近舌牙尖的下方，且该根管常细小，临床上易遗漏。对于变异牙根及根管，只有通过影像学诊断，分析变异根管解剖。

3）显微镜超声技术的应用　显微镜具有放大和照明作用，能够更清楚地观察髓室底的情况。一般情况是多根牙的髓室底常呈凹陷，凹陷最深的部位常为根管口；根管口部位常呈漏斗状；根管口之间常存在一条低于髓室底的深色沟即发育沟，在沟的末端常是根管口所在的位置。对于髓室钙化或在根管口上方存在大量继发性牙本质形成牙本质悬突，在显微镜下常为白垩色，利用超声波工作尖将其去除，暴露下方的深色髓室底发育沟线。

4）染色法　将染料滴入髓室，然后用清水冲洗并干燥髓室，遗漏根管的根管口通常会有染料残留。如为亚甲基蓝，因遗漏根管内残留牙髓组织，常被染成蓝色。如为碘伏，遗漏根管口处颜色较深。

5）发泡试验　髓室清理干净后，将次氯酸钠溶液滴入，等待数分钟，可见遗漏根管口处有小气泡冒出。

（3）到达根管工作长度通道的建立　建立到达根管根尖段的通道，首先应将根管充填材料以及可能存在的根管分离器械取出。在取出根管充填材料的过程中，为了避免根管被堵塞、材料推出根尖孔到达根尖周组，应采用冠根向预备器械和预备技术。

（4）根管再预备　与根管治疗的根管预备不同的是，根管内存在充填材料、感染物以及可能存在分离器械、台阶等，再治疗的根管预备难度较大。

1）根管再预备的目的　彻底去除根管内根充材料并到达根尖孔；彻底清除坏死的牙髓组织；预备初次根管治疗未预备的遗漏根管及根管预备不全的感染牙本质；通过化学消毒中和牙木质小管内的内毒素；为根管冲洗和根管再充填形成良好的形态。

2）根管再预备工作长度的确定　基本原则与根管治疗一样，但因根管内存在牙胶和根管封闭剂，常存在根管钙化、根管弯曲、根管内存在台阶以及材料超出根尖孔等，因此工作长度测量较困难。可采用根尖孔定位仪测量，如果根尖定位仪无测定信号出现，则提示锉针还在根管充填材料内。尽管再治疗根管内情况复杂，采用根尖定位仪，可以获得较准确的工作长度，测量结果误差均在 ±1mm 范围内，90% 在 ±0.5mm 范围内。临床上在确定工作长度时根尖孔定位仪应与 X 线片联合应用。

3）根管的器械再成形　可以选择手用器械，也可选择机用器械进行预备。方法与初次根管治疗的预备方法基本相同。但在器械预备过程中，首选冠根向预备方法，配合大量的次氯酸钠冲洗，可以预防根管充填材料推出根尖孔。

4）根管的冲洗与消毒　根管再治疗不同步骤所选用的冲洗液不同。去除根管内牙胶充填物，未到达根管工作长度时选用 17% EDTA 或 10%柠檬酸液 27# 针尖强力冲洗，因这两种冲洗液能溶解根管封闭剂；根管再预备成形，选用 1.5% ~ 2.5% 次氯酸钠侧方开口的 30# 针尖全长工作长度冲洗；去除玷污层和碎屑选用 17% EDTA 或 10% 柠檬酸液 30# 针尖全长工作长度冲洗，超声波震荡 10~20 秒；最后化学消毒采用 2% 氯己定溶液 30# 针尖全长工作长度冲洗，然后用超声波震荡 20 秒，重复两次。

（5）根管诊间封药　根管治疗失败的患牙根管多为感染根管，通过根管再预备以及化学药物冲洗消毒不能完全保证根管内感染物清除。感染的根管充填材料残存在牙本质小管内。临床上推荐在根管充填前进行诊间封药。目前临床上应用的根管诊间封药的药物有两种：氢氧化钙和 2% 氯己定。氢氧化钙对粪肠球菌无杀菌作用，而氯己定对该菌具有强的杀菌作用，因此可以用氯己定将氢氧化钙调拌成糊剂，然后用螺旋针输送入根管内。封药时间为 1~2 周。

（6）根管充填　根管再治疗的根管充填时机与根管治疗相同。但根管再治疗是在原根充物清除后重新预备的根管，为了保证将感染的牙本质去除干净，根管管径增大，有些病例可能存在根尖孔拉开，根管偏移、台阶等，因此如何获得完善的根管充填，预防充填材料超出根尖孔，是取得良好远期效果的前提。临床上在充填该类根管时，建议选用生物相容性好的根管封闭剂，大锥度非标准牙胶尖进行热牙胶垂直加压充填法，可获得良好的充填效果。

**考点提示**　根管再治疗的适应证及方法步骤。

## 本 章 小 结

　　牙髓病是口腔临床的多发病，主要包括牙髓炎、牙髓坏死、牙髓钙化和牙内吸收等，其中以牙髓炎最多见。根尖周病多为牙髓病的继发病，主要由根管内的感染通过根尖孔作用于根尖周组织引发。牙髓病和根尖周病的病因多为感染引起。牙髓病和根尖周病的临床表现复杂多样。急性牙髓炎的典型表现为自发性阵发性疼痛、夜间痛、放射痛且不能定位。慢性牙髓炎是临床上最为常见的一型牙髓炎，有时临床症状很不典型，容易误诊而延误治疗。根尖周病的典型表现为咬合痛和叩痛。在牙髓病和根尖周病的治疗中，应依据治疗原则，拟定完善的治疗计划，进行合理的诊治。牙髓病和根尖周病的治疗方法主要由活髓保存、根尖诱导成形术和根管治疗等。根管治疗是目前治疗牙髓病和根尖周病最有效、最常用的方法。

## 习 题

### 一、选择题

1. 下列哪项不是牙髓的功能

A. 形成牙本质　　　　　　　　　　　B. 营养功能

C. 感觉功能　　　　　　　　　　　　D. 防御功能

E. 良好的自我恢复功能

2. 以下哪项不是牙髓的特点

A. 被坚硬的牙本质壁包围　　　　　　B. 基质富含纤维且具有黏性

C. 有丰富的侧支循环　　　　　　　　D. 一种疏松的结缔组织

E. 牙髓对刺激表现为痛觉

3. 下列关于牙髓牙本质复合体的说法，正确的是

A. 牙髓和牙本质在胚胎发育上联系密切

B. 牙髓和牙本质对外界刺激的应答互联反应

C. 牙髓组织通过牙本质细胞突与牙本质连为一体

D. 牙髓和牙本质是一个生物整体

E. 以上都是

4. 牙髓感染最常见的原因是

A. 龋病　　　　　　　　　　　　　　B. 牙髓炎

C. 血源感染　　　　　　　　　　　　D. 牙周病

E. 牙髓暴露

5. 逆行性牙髓炎的感染途径为

A. 牙本质小管　　　　　　　　　　　B. 牙髓暴露

C. 牙周途径　　　　　　　　　　　　D. 血源感染

E. 引菌作用

6. 必须用 X 线检查诊断的疾病是

A. 咬合面龋　　　　　　　　　　　　B. 急性牙髓炎

C. 慢性牙髓炎　　　　　　　　　　　D. 急性根尖周炎

E. 慢性根尖周炎

7. 慢性牙髓炎依临床表现可分

A. 溃疡型、增生型、闭锁型      B. 化脓型、坏死型、液浆型

C. 增生型、坏死型、化脓型      D. 坏死型、坏疽型、溃疡型

E. 液浆型、化脓型、闭锁型

8. 急性牙槽脓肿是指

A. 急性根尖周炎的浆液期      B. 急性根尖周炎的化脓期

C. 根尖囊肿      D. 牙周脓肿

E. 急性牙周膜炎

9. 急性化脓性根尖周炎症状最严重的阶段是

A. 黏膜下脓肿阶段      B. 骨膜下脓肿阶段

C. 根尖脓肿阶段      D. 皮下脓肿阶段

E. 形成窦道阶段

10. 慢性根尖周炎的病变类型，不包括下列选项中的

A. 根尖周致密性骨炎      B. 根尖周脓肿

C. 根尖周肉芽肿      D. 根尖周囊肿

E. 根周膜炎

11. 急性牙槽脓肿从何种途径排脓后愈合较差

A. 通过根管从龋洞内排脓      B. 由龈沟或牙周袋排脓

C. 穿通舌侧骨壁排脓      D. 穿通唇颊侧骨壁排脓

E. 向鼻腔排脓

12. 下列不属于急性浆液性根尖周炎临床表现的是

A. 患牙咬合痛      B. 与对殆牙齿早接触

C. 患牙浮出感、伸长感      D. 不愿意咀嚼，影响进食

E. 疼痛呈放射性，患者不能定位患牙

13. 下列选项哪项不是慢性根尖周炎的临床表现

A. 患牙咀嚼时有不适感      B. 牙冠变色

C. 牙髓活力测验可有反应      D. 患牙唇侧可出现窦管口

E. X 线片显示根尖区骨质破坏影像

14. 急性浆液性根尖周炎的主要症状是

A. 咬合痛      B. 冷刺激痛

C. 热刺激痛      D. 夜间痛

E. 放射性痛

**二、思考题**

1. 简述急性牙髓炎的临床表现。

2. 简述急性化脓性根尖周炎临床表现。

3. 简述根管治疗并发症发生的原因及预防措施。

4. 简述根管充填的时机。

5. 简述逐步后退技术的主要步骤及优点。

（王家霞 王新萍）

第二篇

儿童牙病和
老年牙病

# 第六章

# 儿童牙病

扫码"学一学"

## 学习目标

口腔医学专业

1. **掌握** 儿童牙颌系统的解剖生理特点；儿童龋病、牙髓病和根尖周病的临床表现、诊断要点及治疗方法。

2. **熟悉** 儿童牙外伤的分类及处理要点。

3. **了解** 乳牙早失的原因及处理；乳牙、年轻恒牙拔除的适应证、禁忌证及方法。

4. 具有对儿童龋病、牙髓病和根尖周病的诊断及治疗的能力；具有对乳牙早失及儿童牙外伤后初步处理的能力。

5. 具有以患者为中心的人文关怀精神和交流沟通能力。

口腔医学技术专业

1. **掌握** 儿童龋病、牙髓病和根尖周病的临床特点。

2. **熟悉** 儿童儿童牙颌系统的解剖生理特点。

## 案例分析

【案例】

患者，男，8岁。主诉：左下后牙疼痛3天，加重1天。患儿两年前因左下后牙疼痛，曾到某口腔诊所治疗两次后疼痛消失。3天前左下后牙再次发生疼痛，诉睡觉时也觉疼痛，1天前疼痛加重，进食冷热食物时更甚。

检查：患者一般状况好，查体合作，全身未见明显异常。口腔检查：左下第一乳磨牙咬合面白色充填物，冷水刺激无反应，松Ⅲ°，叩诊不适，见颊侧根尖部牙龈有一小瘘口；左下第二乳磨牙咬合面龋坏，探痛明显，冷水刺激较敏感，叩（-）；左下第一磨牙咬合面见龋洞，有食物嵌于洞内，探及龋洞稍敏感，温度刺激牙齿颊面与右侧对照牙相同。

【讨论】

1. 初步估计其主诉牙为哪一颗？其依据是什么？

2. 为进一步明确诊断，还应做何种检查？

3. 请对该患者设计一治疗方案。

# 第一节 儿童牙颌系统的解剖生理特点

## 一、儿童分期

儿童根据年龄一般划分为胎儿期、新生儿期、婴儿期 、幼儿期、学龄前期及学龄期。各时期发育时间及易患口腔疾病见表6-1。

表6-1 儿童分期与易患口腔疾病

| 分期 | 时间 | 易患口腔疾病 |
| --- | --- | --- |
| 胎儿期 | 受精卵形成~出生前 | 乳牙釉质发育不良 |
| 新生儿期 | 出生~1个月 | 口腔白色念珠菌感染 |
| 婴儿期 | 1个月~1岁 | 乳牙迟萌 |
| 幼儿期 | 1~3岁 | 乳牙外伤、龋病 |
| 学龄前期 | 3~6、7岁 | 龋病、乳牙外伤 |
| 学龄期 | 6、7~11、12岁 | 龋病、牙列畸形 |

## 二、儿童时期牙列发育

儿童牙列的整个发育过程分三个阶段，即乳牙列阶段、混合牙列阶段和年轻恒牙列阶段。

### （一）乳牙列阶段（6个月至6岁左右）

从第一颗乳牙萌出到第一颗恒牙萌出之前，即称为乳牙列阶段。

**1. 乳牙列时期牙列特点** 3岁前牙齿排列紧密无间隙，3岁以后由于颌骨的生长发育，牙列中出现散在的间隙，称为生长间隙。

**2. 乳牙的作用**

（1）咀嚼功能 乳牙是儿童时期的主要咀嚼器官，用以切割和研磨食物。在咀嚼功能的刺激下，促进颌骨和牙弓的发育，从而为恒牙正常萌出和排列创造条件，同时有助于颌面部的正常发育；咀嚼还可反射性的刺激唾液分泌增加，有助于食物消化和吸收。

（2）有利于语言发育、面部美观和心理健康 完整的乳牙列有利于儿童发出准确的唇齿音。

因此，应加强儿童时期的口腔卫生宣教，强调乳牙的重要性，并注意防龋。对乳牙龋坏应早发现早治疗，避免进展为牙髓病和根尖周病而影响恒牙胚的发育；防止乳牙早失造成儿童发音不准或恒牙错颌畸形等，从一定程度上给儿童心理带来不良影响。

### （二）混合牙列阶段（6~12岁左右）

从恒牙开始萌出，乳牙逐渐脱落，至全部乳牙被恒牙替换的这一过程，口内既有乳牙又有恒牙，称为混合牙列阶段。该期是儿童颌骨及牙列发育的重要时期，也是恒牙列建立咬合的关键时期。这一阶段是新生恒牙（尤其是第一恒磨牙）龋病的第一高发期。此阶段还可出现乳牙早失或滞留，常造成恒牙不能正常萌出，甚至牙颌畸形。因此，应预防错颌畸形发生，诱导建立正常咬合；注意保护新生恒牙，及时防龋及行龋病治疗。

### （三）年轻恒牙列阶段（12～15岁左右）

12岁左右，乳牙全部被恒牙替换完毕，除第三恒磨牙外，全部恒牙均萌出，但尚未发育完成，此阶段称为年轻恒牙列阶段。恒牙从萌出到根尖孔完全形成之前称为年轻恒牙。恒牙一般在牙根形成2/3左右开始萌出，于萌出后3～5年根尖发育完成。年轻恒牙由于矿化程度低、耐酸性差、窝沟深、尖嵴高、食物残渣不易清洁等因素，易患龋病且龋坏严重。

## 三、牙齿萌出

牙突破牙龈黏膜，逐渐暴露于口腔，到牙冠全部萌出，并与对颌牙产生咬合关系的全过程称为牙萌出或出牙。牙齿萌出具有一定的生理特征：每个牙均有比较恒定的萌出时间，但由于个体遗传、疾病或环境因素等的影响，牙齿萌出时间又有个体差异；萌出有一定的顺序；左右两侧同名牙常为成对萌出；下颌牙的萌出略早于上颌同名牙；一般女性略早于男性。

### （一）乳牙的萌出时间和顺序

乳牙萌出一般在出生6个月左右，最早从下颌乳中切牙开始，然后到上颌乳中切牙，上下乳侧切牙，上下第一乳磨牙，上下乳尖牙，直至上下第二乳磨牙，约在2岁半基本全部萌出。3岁半时乳牙牙根基本发育完成。乳牙萌出时间见表6-2。

表6-2 乳牙萌出时间

| 牙位 | 萌出时间（月） |
| --- | --- |
| I | 6～8 |
| II | 8～12 |
| III | 16～22 |
| IV | 12～16 |
| V | 20～30 |

### （二）恒牙的萌出时间和顺序

恒牙的萌出一般在5～7岁开始，12～14岁完全萌出（除第三磨牙外）。第三恒磨牙于18岁左右开始萌出。恒牙萌出时间见表6-3和表6-4。

表6-3 上颌恒牙萌出时间（岁）

| 牙位 | 男性 | 女性 |
| --- | --- | --- |
| 中切牙 | 6.5～8 | 6～8 |
| 侧切牙 | 7.5～10 | 7～9 |
| 尖牙 | 10～13 | 9～12 |
| 第一前磨牙 | 9～12 | 8～12 |
| 第二前磨牙 | 10～13 | 9.5～12 |
| 第一磨牙 | 6～7.5 | 5.5～7.5 |
| 第二磨牙 | 11.5～14 | 11～14 |

表6-4 下颌恒牙萌出时间（岁）

| 牙位 | 男性 | 女性 |
|---|---|---|
| 中切牙 | 6~7.5 | 5~8.5 |
| 侧切牙 | 6.5~8.5 | 5.5~9 |
| 尖牙 | 9.5~12 | 8.5~11.5 |
| 第一前磨牙 | 9.5~12.5 | 9~12 |
| 第二前磨牙 | 10~13 | 9.5~13 |
| 第一磨牙 | 6~7 | 5~7 |
| 第二磨牙 | 11~13.5 | 10.5~13 |

### 四、乳牙的解剖生理特点

乳牙体积小，数目少（分为乳切牙、乳尖牙和乳磨牙共20颗），咀嚼效率较同名恒牙低。

**（一）乳牙牙体形态及颜色特点**

（1）牙冠为白色或青白色，光泽度较低。

（2）除乳磨牙外，其余牙牙冠外形基本似继承恒牙。

（3）𬌗面牙尖多，发育沟深而窄。

（4）牙冠近远中径大，高度短，牙颈缩窄明显。

（5）髓腔较大，髓角高，根管粗大，髓室底常有副根管。

（6）乳磨牙根分叉叉度大。

（7）乳牙根有生理性吸收。

**（二）乳牙的组织结构特点**

**1. 牙釉质** 厚度为恒牙的1/2，水及有机物含量较恒牙高。

**2. 牙本质** 厚度为恒牙的1/2~3/4，硬度为恒牙的1/10，水含量低于恒牙，有机物含量较恒牙高。

**3. 牙髓** 细胞丰富，胶原纤维少而细，神经少而稀疏，因此感觉不如恒牙敏感。

**（三）乳、恒牙的临床鉴别**

乳、恒牙可通过以下特点进行鉴别。

**1. 色泽** 乳牙色白，光泽度较低；恒牙淡黄色，光泽度较高。

**2. 大小** 乳牙较同名恒牙小，且无前磨牙，在完整牙列上可参考牙齿排列次序来判断乳恒牙。

**3. 形态** 乳牙牙冠近远中径大，高度短，牙颈明显缩窄；恒牙无此特点。

**4. 磨耗度** 与恒牙相比，乳牙萌出早且易磨耗，因此乳牙咬面磨损多，切嵴平；恒牙磨损小，切缘有切嵴。

**5. 髓腔** 乳牙髓腔大，根管粗，根分叉叉度大，牙根有生理性吸收，常见继承恒牙胚。（图6-1）

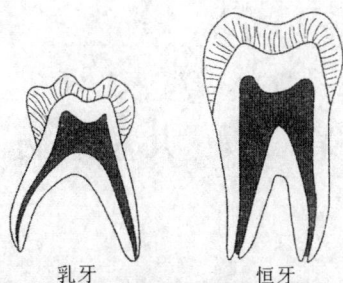

乳牙　　　　　恒牙

**图6-1 乳牙和恒牙外形**

**（四）乳牙的解剖生理特点与临床意义**

（1）乳牙钙化程度比恒牙低，且邻面接触面大，容易嵌塞食物，造成菌斑滞留，多发生邻面龋；龋病发展快，一旦发现多为深龋。

（2）乳牙体积小，硬组织薄，髓腔大，髓角高，龋坏感染易进入牙髓，引起牙髓炎或根尖周炎。临床治疗制备洞形时易穿通髓角。

（3）乳牙牙髓组织疏松，细胞成分多，血管分支多，血运丰富，活力旺盛，对感染有较强的抵抗力，牙髓感染容易形成慢性炎症过程。

（4）乳牙根尖组织活力旺盛，修复能力强，根尖病经过完善根管治疗后修复较快。

（5）乳磨牙髓室底较恒牙薄，侧支根管和副根管多，并与牙周膜相通。牙髓感染往往易从侧、副根管扩散到根分叉，影响继承恒牙胚的发育。

（6）乳牙根尖下方有恒牙胚，治疗及拔除乳牙时应避免其损伤。

## 五、年轻恒牙的解剖生理特点

年轻恒牙是指牙已萌出，但形态和结构尚未发育完全的恒牙。其特点如下。

（1）因萌出时间不长，牙体几乎无磨损，前牙切迹明显，后牙牙尖高而锐，窝沟较深。有些磨牙远中面有龈瓣覆盖。

（2）萌出过程中的恒牙龈缘位置不稳定，随萌出不断退缩。

（3）年轻恒牙的牙体硬组织较成年恒牙薄，矿化度低，渗透性强，且髓腔大，髓角高，根管粗大。因此，一旦发生龋病，进展快，并且容易波及牙髓组织。

（4）年轻恒牙的牙髓组织较成年恒牙疏松，细胞成分多，血运丰富，活力旺盛，因此，抵抗感染能力和组织修复能力较强，有利于控制感染，为保存活髓治疗提供了条件；年轻恒牙的根尖孔大，根尖组织疏松，牙髓感染易向根尖扩散，形成根尖周炎。

（5）年轻恒牙牙根尚未发育完全，根尖孔常呈喇叭状，其下方为牙乳头。牙乳头是形成牙髓、牙本质和牙根的重要组织。如牙乳头被破坏，牙根即停止发育。因此，年轻恒牙的治疗，应尽可能地保存活髓；牙髓已坏死者，治疗时应避免损伤牙乳头，而影响根尖发育。

**考点提示** ▶ 儿童时期的三个牙列阶段；乳、恒牙萌出顺序；乳牙及年轻恒牙的应用解剖。

# 第二节 儿童龋病

## 一、乳牙龋病

乳牙患龋率高，患病时间早且发展快，常因患儿无自觉症状而被忽略，但因其多发且危害大，应当引起家长及临床医生的重视。

### （一）乳牙龋的好发部位与患龋因素

乳牙患龋以下颌乳磨牙最多，上颌乳磨牙和上颌乳前牙为次，下颌乳前牙最少。乳牙龋病好发牙面为：乳中切牙的近中和唇面，乳磨牙的咬合面及邻面。各年龄段的乳牙龋病发生部位有明显特点：1~2岁时好发于上颌乳前牙的唇面和邻面，3~4岁时好发于乳磨牙𬌗面的窝沟，4~5岁时好发于乳磨牙的邻面。乳牙患龋多呈对称性，左右同名牙可同时患龋。

乳牙由于牙冠解剖形态、组织结构、饮食等特点而易患龋病。

**1. 解剖形态特点** 乳牙牙颈部缩窄、牙冠近颈1/3隆起、𬌗面沟裂点隙多而深等解剖特点，加之邻牙之间面面接触及乳牙列的生理间隙，容易滞留食物，成为不洁区。

**2. 组织结构特点** 乳牙牙釉质、牙本质薄，钙化度低，抗酸力弱；进软质食物多，黏稠、含糖量高，易发酵产酸。

**3. 口腔清洁作用差** 儿童年龄小，对口腔卫生状况清洁效果不好，很多家长又不够重视等因素易使菌斑、软垢及食物附着于牙面而致龋。

**4. 口腔自洁作用差** 儿童睡眠时间长，在睡眠期间口腔处于静止状态，唾液分泌往往较少，不利于自洁，细菌易繁殖，从而易至龋坏。

**5. 饮食特点** 儿童多食流体、半流体、软性等食物，含糖量高，黏性强；另一方面，儿童也喜好甜食。因而这些食物易附着于牙面产酸而致龋。

### （二）龋病的患病情况及危害性

乳牙在萌出后不久即可患龋，与恒牙相比，乳牙龋病发生较早。我国乳牙患龋情况的报道显示1岁左右起即直线上升，5~8岁时达到高峰。此后，由于乳恒牙替换，新生恒牙陆续萌出，乳牙患龋率下降。

乳牙龋齿的特点是发病早，患龋率高，龋蚀进展快，范围广泛，自觉症状不明显，修复性牙本质形成活跃。

乳牙龋病对儿童的局部和全身都有不良影响。

**1. 局部影响** 乳牙因龋形成龋洞，造成食物残渣滞留、细菌聚集，使口腔卫生恶化；多个龋齿会影响咀嚼功能，特别是多个磨牙的龋坏，使咀嚼功能下降，有时还会引起偏侧咀嚼，长期可致面部发育不对称；前牙多个牙齿龋坏及缺损，影响准确发音和面部美观；破损的牙冠易损伤局部口腔黏膜组织；乳牙龋齿致牙髓炎及根尖周炎后，可影响继承恒牙牙胚而造成其牙釉质发育障碍，还可造成局部牙槽骨破坏，可影响恒牙正常萌出；乳牙龋齿严重时或乳牙因晚期龋早失，可以造成继承恒牙所占间隙缩小，萌出间隙不足而发生萌出位置异常而致牙列畸形。

**2. 全身影响**　由于儿童处于生长发育时期，因此乳牙龋齿严重时咀嚼功能降低，影响儿童的营养摄入，从而影响全身的生长发育；龋病发展成的慢性根尖周炎可以作为病灶牙使机体的其他组织发生病灶感染，如慢性肾炎、风湿性关节炎、蛛网膜炎等；乳前牙的龋齿不仅影响美观，还会给儿童心理造成一定影响。

**考点提示**　乳牙龋的好发部位、患病因素及危害。

**（三）乳牙龋常用分类及临床表现**

**1. 常用分类方法**

（1）浅龋（釉质龋）　龋损局限于釉质层，患儿无自觉症状，视诊点隙窝沟呈墨浸状着色，且不易去除，探之粗糙或探针尖能稍插入，不易滑动，有钩挂感；平滑面可有白垩色或黄褐色斑块。对邻面龋，可结合牙线、X线检查等协助诊断。

（2）中龋（牙本质浅龋）　龋损进展至牙本质浅层，可有激发痛，但乳牙多不明显；龋洞内有食物残渣，有探痛和温度刺激痛，但不如年轻恒牙明显，洞底有软化牙本质，可呈黄褐色、棕褐色或棕黑色。

（3）深龋（牙本质中、深度龋）　龋坏近髓但未穿髓，刺激痛较中龋明显，无自发痛。

**2. 乳牙龋的特殊类型**

（1）环状龋　乳前牙唇面、邻面龋快速发展可形成围绕牙颈部，环绕牙冠的龋齿。环状龋多发生于牙冠中1/3至颈1/3处，有时切缘残留少许正常的牙釉质、牙本质。经病理学观察分析，环状龋的形成与乳牙牙颈部出生后牙釉质之矿化度低有关。环状龋的发生和局部食物易滞留及自洁作用较差亦有关。

（2）猖獗龋　突然发生、范围广、进展快，常侵及不易患龋的牙位或牙面，且随乳牙龋蚀的进展很快发生牙髓感染的这类龋齿称为猖獗龋，也称猛性龋。临床表现为同一个体的大多数乳牙，甚至全部乳牙在短期内同时患龋，牙冠很快被破坏，甚至成为残冠和残根。多见于患儿喜食甜食而口腔卫生较差，影响唾液的质和量，故即使易受唾液自洁作用不易患龋齿的下颌乳前牙也发生龋蚀。严重的乳牙釉质发育不全以及因头颈部肿瘤放疗或其他疾病导致唾液腺破坏也是猛性龋的重要病因。

（3）奶瓶龋　也称喂养龋，由于不良喂养习惯引起的早期广泛性龋齿，临床表现为上颌乳前牙唇面和上颌第一乳磨牙面的广泛性龋损。往往有含奶瓶入睡，睡前喝奶后不刷牙，牙齿萌出后夜间喝奶，延长母乳和奶瓶喂养时间，过多进食含糖饮料饮食等经历。

**（四）乳牙龋的诊断**

基本方法同成人龋，可用以下方法诊断。

**1. 问诊**　通过询问患儿及家长，主要是了解患龋牙齿的部位、时间、症状。同时，还要了解患儿的饮食习惯、口腔卫生习惯等。

**2. 视诊**　清洁牙面，仔细观察有无龋洞及颜色、光泽度的改变，如浅龋在光滑面有白垩色或黄褐色改变，点隙窝沟可有墨浸状着色。

**3. 探诊**　浅龋时，点隙窝沟或邻面探诊会有粗糙感或探针尖能插入。对已形成龋洞的中龋、深龋，可探查其深度，了解洞底的软、硬度，有无穿髓点及探痛。

**4. 温度测验** 冷诊法可用三用枪的冷气或冷水、小冰棒、氯乙烷棉球等接触患牙；热诊法可用热牙胶刺激患牙。根据对刺激的反应，可判断牙髓健康状况。

**5. X 线检查** 可辅助检查用一般检查方法不易被发现的如邻面龋、继发龋及位于龈下的龋等，龋病在 X 线片上显示透射影像。

### （五）乳牙龋的治疗

**1. 治疗目的** 终止龋病的发展、保护牙髓的正常活力，避免因龋而引起并发症；恢复牙体的外形和咀嚼功能，维持牙列的完整性；使恒牙能够正常萌出，有利于颌骨的生长发育；有利于正常的发音与美观，有利于患儿的身心健康。

**2. 治疗方法**

（1）药物治疗 用药物终止龋病发展的方法，称为龋病的药物治疗。主要适用于龋损面广泛不易制备洞形的浅龋或环状龋。常见于乳前牙邻面和唇面，有时也可见于乳磨牙的𬌗面和颊面。药物治疗并不能恢复牙体外形，仅起抑制龋齿进展的作用。操作步骤如下。

1）修整外形 去除龋坏组织、无基釉及锐利边缘，形成自洁区。

2）清洁牙面、干燥、隔湿 涂药前去除牙面的软垢，牙面清洁后应吹干，用棉卷隔湿、辅以吸唾器，以免唾液污染牙面。注意，如果应用含氟制剂，清洁牙面时不宜使用含碳酸钙的摩擦剂，因药物中的氟离子易与碳酸钙中的钙离子形成氟化钙，影响氟化物对牙齿的作用。

3）涂药 参照不同药物的使用说明，常规操作时应反复涂擦 2~3 分钟，每周涂 1~2 次，3 周为一个疗程。使用腐蚀性药物时，药棉切忌浸药过多，结束时应拭去过多的药液，以免流及黏膜造成损伤。涂药后 30 分钟内不漱口、不进食。

常用药物有 2% 氟化钠、1.23% 酸性氟磷酸钠溶液、8% 氟化亚锡、10% 氨硝酸银，75% 氟化钠甘油糊剂、38% 氟化氨银、氟保护漆等。注意，氨硝酸银、氟化氨银均有腐蚀性，慎用于不合作的患儿。

（2）再矿化法 为配置不同比例的钙、磷和氟化物的矿化液，通过含漱或浸润牙面一定时间，使早期釉质龋或牙本质龋再矿化。但不能使已形成的龋洞恢复。再矿化液的组成：氯化钙 8.9g、磷酸三氢钾 6.6g；氯化钾 11.1g；氟化钾 0.2g；蒸馏水 1000ml。

（3）修复治疗 即去除龋坏组织，制备洞形，用牙科材料充填窝洞，以恢复牙冠形态与功能的方法，称为充填修复治疗。常用材料有复合树脂、玻璃离子等。具体方法同成人恒牙龋治疗。此外，亦可采用嵌体修复治疗。

（4）冠修复治疗 是指用锤造、铸造冠或成品冠来进行修复因龋坏造成牙体缺损的方法。常采用铸造冠或预成冠修复，磨除牙体组织少，能获得良好固位，易恢复牙体外形及功能。临床上，对于牙体严重缺损不能常规备洞充填修复、一个牙同时多个牙面龋坏、牙髓治疗后有冠折危险的乳牙、牙釉质发育不全或冠折牙、龋病活跃性强、易发生继发龋者以及在间隙保持器中做固位体等，可采用此种方法。

知识拓展

## 预成冠修复

　　金属预成冠常为厚度为 0.14mm 的镍铬合金冠，富有弹性，且备有适合各乳磨牙解剖形态及不同大小之修复用牙冠，操作方便又较美观，其固位性良好，常用于牙体严重缺损，不能常规备洞的充填修复，是儿童乳牙牙冠大面积缺损较为理想的修复方法。

**3. 注意事项**

　　（1）在乳牙龋治疗中，由于儿童心理发育未健全和耐受力低等因素，需耐心做思想工作，以童心交流，用形象语言说明龋病的害处，同时还要以和善的态度、熟练的技术取得患儿的信任和配合，争取患儿自愿接受治疗。

　　（2）应积极取得家长的信任，必要时需家长陪同患儿治疗。在治疗开始前，首先要向家长说明治疗目的、意义和方法，取得家长的理解。

　　（3）治疗时尽量采用无痛技术，在局麻下去龋或采用微创去龋法治疗。治疗后给予患儿鼓励或奖励，以便后期治疗更好配合。

　　（4）防止意外露髓，由于乳牙釉质薄、髓腔大、髓角高，制备洞形时若操作不慎易造成意外穿髓；必要时可采用试补二次去龋法完成治疗；分次分批治疗患牙，对患牙多的患儿首次可治疗 1～2 个患牙或仅做一般检查，避免治疗中产生不愉快的经历不利于后期治疗。

　　（5）硝酸银、氟化氨银等药物都有腐蚀性，使用过程中要预防药物溢及牙龈或唇颊黏膜导致局部化学性灼伤。因此，器械盘要整洁，药棉应放在一定的部位，勿使器械无意中沾染药液，以致操作时又沾到黏膜造成灼伤。

　　（6）术者一定要熟悉乳牙解剖形态，加强责任心，尤其在使用高速手机去腐、制备洞形时要多加小心，以免因操作不慎或对牙髓腔解剖不熟悉，意外暴露健康牙髓使患儿遭受痛苦。

**考点提示**　乳牙龋的类型及治疗方法。

## 二、年轻恒牙龋病

　　年轻恒牙是指虽然已经萌出但是在形态和结构上尚未完全发育的恒牙。其牙髓腔大，髓角高，根管壁薄，根尖孔未发育完全，有发育和萌出潜力。保护与及时治疗年轻恒牙，形成健全的恒牙列是儿童口腔科的主要任务之一。

**（一）年轻恒牙龋的特点**

　　在儿童替牙期，随着恒牙的逐渐萌出，患龋率也开始升高，往往被家长误认为是乳磨牙而不予重视，延误其治疗。尤其是第一恒磨牙（俗称"六龄牙"），萌出早，患龋亦早，常因釉板结构的存在，致龋细菌可直接在牙体内部形成龋洞，而牙体表面完好无损，即发生隐匿性龋。

年轻恒牙窝沟裂较深，矿化度比成熟恒牙低，抗压力低，牙本质小管粗大，耐酸性差，加之儿童及青少年喜好碳酸饮料，导致年轻恒牙易患龋，其进展快，常波及牙髓，形成牙髓炎和根尖周炎。

年轻恒牙龋好发于第一、第二恒磨牙的𬌗面及邻面，上颌中切牙邻面。此外，下颌第一恒磨牙的颊侧沟、上颌第一恒磨牙的腭侧沟及上颌切牙舌侧窝也是龋病易发生的部位。

### （二）年轻恒牙龋的分类及诊断

年轻恒牙龋的分类及诊断同成年恒牙龋，详见恒牙龋病。

### （三）年轻恒牙龋的治疗

#### 1. 治疗原则

（1）对年轻恒牙的治疗，保护牙髓尤为重要。因为年轻恒牙牙根或根尖孔尚未完全形成，健康牙髓是牙根发育的根本保证。

（2）由于年轻恒牙髓腔大、髓角高等的结构特点。制备洞形时，宜减速切削，并以水冷却，避免牙釉质发生裂纹或意外穿髓。

（3）由于年轻恒牙邻接点未固定，修复时不强调恢复邻接关系，而应以恢复牙冠的解剖形态为目的，以防影响以后正常的邻接关系。对累及𬌗面的龋洞，应注意恢复𬌗面形态，以便建立良好的咬合关系。

（4）年轻恒牙由于自洁作用差，龋洞充填时，应注意窝洞相邻窝沟点隙的防龋处理。

（5）年轻恒牙萌出过程中牙面上常有覆盖，治疗时可推压或切除龈瓣，便于制备洞形。

#### 2. 治疗方法

（1）再矿化疗法　用于早期脱矿但无缺损的牙釉质龋，同恒牙龋。

（2）窝沟封闭术　适用于对龋有易感倾向的年轻恒牙，在牙萌出不久后进行。方法是在点隙窝沟处涂上一层有黏结性的高分子材料，消除窄而深的窝沟有利于牙面自洁，达到防治龋病的目的。方法步骤如下。

①清洁牙面：彻底清洁牙面和窝沟，并干燥。②酸蚀：蘸取酸蚀液涂布于窝沟约30秒后，再次冲洗、吹干牙面，可见牙面呈白垩色。③涂封闭剂：使用自凝封闭剂时，一般应在调拌开始后1.5~2分钟内完成操作。使用光固化封闭剂时，取适量封闭剂上下抖动渗入窝沟可排出空气，并均匀涂布，用量以既能封闭窝沟又不影响咬合为准。④固化：自固化封闭剂一般在1.5~2分钟固化。光固化封闭剂涂布后用光固化灯照射约20秒后固化。⑤检查：用探针检查固化程度和封闭情况，如有遗漏可重新封闭。

（3）预防性树脂充填　在窝沟点隙龋仅限于釉质及牙本质浅层时，去净腐质后再用复合树脂充填窝洞，其余相邻深窝沟用封闭剂封闭，称为预防性树脂充填。预防性树脂充填术比传统的备洞充填技术保留了更多健康牙体组织，是年轻恒牙龋治疗中值得推广的一种微创技术。

（4）间接盖髓术　用于近髓的深龋。年轻恒牙龋坏较深，估计去净腐质后可能露髓，采用间接牙髓治疗，即去腐时保留部分软化牙本质避免穿髓，采用氢氧化钙间接盖髓，隔绝细菌产酸所需底物，促进修复性牙本质形成，最后妥善垫底后充填。

（5）充填治疗术 应用广泛，但应注意制备抗力形和固位形，适当预防性扩展，防止继发龋，正确恢复牙体形态，以期达到正常的咬合和邻接关系。充填材料可选用玻璃离子、树脂或银汞合金等。一般来说，银汞合金充填法适用于后牙Ⅰ类洞和Ⅱ类复合洞；树脂充填适用于前牙Ⅰ、Ⅲ、Ⅳ、Ⅴ类洞和后牙Ⅰ、Ⅴ类洞。

（6）嵌体修复 用于龋损面积较大的患牙。对于后牙Ⅰ类洞和Ⅱ类复合洞的修复可获得较好的𬌗面。

（7）全冠修复 适用于牙面龋损严重，或累及多个牙面的患牙。

**考点提示** 年轻恒牙龋的特点及治疗。

# 第三节 儿童牙髓病和根尖周病

## 一、乳牙牙髓病和根尖周病

乳牙牙髓病多由深龋感染引起，为龋病的并发症，另外，外伤也可导致牙髓病。牙髓病临床症状不明显，以慢性炎症为主，急性炎症往往是慢性炎症的急性发作。乳牙根尖周病主要来源于牙髓的感染，其次是牙髓外伤以及牙髓治疗过程中药物或充填材料使用不当造成根尖周组织的严重损伤。

### （一）乳牙牙髓病和根尖周病的发病特点

**1. 早期症状不明显** 儿童牙髓病和根尖周病发展较快，病变早期常无明显的临床症状，再加上患儿对主观症状的叙述也不准确，就诊时病变往往较严重。

**2. 乳牙牙髓炎症多为慢性过程** 乳牙牙髓炎症期间多无典型牙髓炎症状，这是由于乳牙髓腔较大，根管较粗，牙髓血液循环丰富，一方面感染易扩散，而另一方面防御力较强，慢性炎症状况持续时间较久。另外，龋病进展快，早期可造成髓腔开放，外界感染易于进入，炎症分泌物得以引流，也是牙髓炎慢性过程的一个重要原因。

**3. 乳牙慢性牙髓炎可伴有根尖周感染** 乳牙牙髓腔大，牙髓组织疏松，血运丰富，侧支根管和副根管较多，相互交叉，牙髓炎症很容易扩散到根尖组织及根分叉处，引起根尖周炎和根分叉炎症。

**4. 乳牙牙髓炎根尖周炎易导致牙根吸收** 当乳牙炎症时，炎症刺激破牙本质细胞、破骨细胞，使其活性增强，加之乳牙牙根钙化度低，常易引起牙根吸收，给临床治疗带来困难。

**5. 乳牙根尖周感染扩散迅速** 由于牙槽骨疏松，血供丰富，骨皮质薄，根尖感染可迅速达骨膜下，穿破骨膜和黏膜，形成骨膜下及黏膜下脓肿。炎症不易局限化，若持续时间长，又未及时处理，可迅速发展为间隙感染。此外，由于乳牙牙周膜结构疏松，牙周纤维多未成束，故根尖感染还易经牙周膜扩散而从龈沟内排脓。

### （二）乳牙牙髓病和根尖周病的诊断方法

临床诊断牙髓病和根尖周病依靠病史，结合临床症状、各种临床检查及辅助检查方法，综合判断牙髓的病变性质和程度，才能做出比较准确的诊断。其诊断乳牙牙髓和根尖周病要点如下。

1.**疼痛史** 疼痛发作的时间及性质是诊断牙髓病的主要依据，但乳牙牙髓炎和根尖周炎临床上常常无典型症状。一般通过询问病史活动第一手临床资料，如询问患儿在玩耍、吃饭或睡觉时是否有疼痛情况，再结合临床检查，综合判断。

2.**龋病露髓和出血** 探诊时有明显的疼痛或出血，并观察出血量的多少及颜色，牙髓感染者露髓处常出血量多且色暗红。

3.**牙龈红肿与瘘管形成** 牙髓炎感染或炎性渗出扩散到根尖造成根尖区炎症，引起牙龈红肿；急性根尖周炎根据临床症状容易检查与诊断；慢性根尖周炎症时，感染常突破骨膜、黏膜形成瘘管，其瘘管口常出现于根分歧部位，也可能出现于患牙根周附近龈黏膜上。瘘管也可为脓疱状，有时瘘管已封闭，仅留有小的陷窝，瘘管处也可表现为小的淤血斑块或瘢痕。

4.**叩诊与松动度** 叩诊也是检查根尖周炎的方法之一。急性根尖周炎时叩痛较明显。叩诊时一般先叩正常牙，再叩患牙，并注意患儿的神情变化判断。

乳牙根尖炎时，患牙可有不同程度的松动。但乳牙处于生理性根吸收过程或牙根大部分吸收时，牙齿也可松动。为明确诊断，可与对侧正常同名牙检查结果进行对比。

5.**牙髓活力测定** 因乳牙解剖结构、儿童神经发育、感知及言语功能的限制，乳牙牙髓活力无论是温度测试还是电测试都很难得到确切反应，应引起注意。电测时因有数据依据，可做治疗前后对比，数据明显不同时具有诊断意义。因此，乳牙牙髓活力测试只能作为参考，临床上还应结合症状及其他检查进行综合判断。

6.**X线检查** 可以显示乳牙根的吸收情况、恒牙胚的发育程度、有无根尖周病变、是否波及恒牙胚及乳牙根管的内吸收情况，帮助判断髓室底是否穿孔、龋损的深度与髓腔的关系，还可显示牙髓治疗的效果和治疗后根尖周病变愈合情况等。

（三）乳牙牙髓病和根尖周病的治疗

1.**儿童牙髓和根尖周病治疗的目的** 去除感染和炎症，消除疼痛；尽可能保持牙齿功能，使其能达到按时替换，避免乳牙早失而致的咀嚼功能减弱、继承恒牙萌出困难、异位萌出甚至颌骨发育不良等；防止炎症对继承恒牙胚的病理性影响。

2.**乳牙牙髓病和根尖周病的治疗方法**

（1）间接盖髓术 指治疗深龋近髓患牙时，为避免穿髓，保留洞底部分龋坏牙本质，用氢氧化钙等材料覆盖，抑制龋坏进展，促进软化牙本质再矿化及其下方修复性牙本质的形成，从而保存牙髓活力的方法。操作步骤同恒牙，治疗完成后需定期复查。

（2）直接盖髓术 应用药物直接覆盖于露髓处，保护牙髓。常用于备洞时意外穿髓，露髓孔小于1mm的患牙；外伤冠折露髓的患牙。乳牙龋源性露髓者，牙髓多已感染，临床一般不推荐用于乳牙。

（3）活髓切断术 指在局麻下去除冠髓，用药物处理牙髓创面，从而保存根部健康牙髓组织的治疗方法。主要适用于深龋、外伤露髓、乳牙冠部牙髓感染者。临床有甲醛甲酚活髓切断术、戊二醛活髓切断术和氢氧化钙活髓切断术3种（图6-2）。治疗步骤如下。

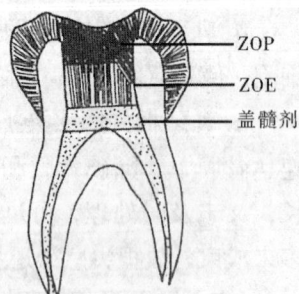

图6-2 乳牙活髓切断术示意图

ZOP
ZOE
盖髓剂

1）局部麻醉　橡皮障隔湿。

2）制备洞形　消毒术区，去净龋坏组织。

3）切除冠髓　冲洗窝洞，揭尽髓室顶，用锐利的挖匙或小球钻去除全部髓室内的牙髓组织。

4）止血　生理盐水冲洗，消毒棉球压迫止血。

5）盖髓

①氢氧化钙活髓切断术：将新鲜调制的氢氧化钙糊剂盖于牙髓断面厚度约1mm，轻压与根髓密合。

②甲醛甲酚活髓切断术：利用甲醛甲酚对牙髓断面的固定和杀菌作用而保留牙髓的治疗方法。但近年认为，甲醛甲酚活髓切断术临床应用有其局限性：术后可能出现牙根内吸收或病理性吸收；渗透性强，易引起根尖周、牙周刺激；具有半抗原作用，可能导致根尖周、牙周的免疫学反应。目前，临床上甲醛甲酚活髓切断术已经很少应用。

③戊二醛活髓切断术：一般用2%戊二醛小棉球处理牙髓断面后，将2%戊二醛与适量氧化锌调成糊剂，覆盖根髓断面，垫底，封闭窝洞观察。与甲醛甲酚相比，戊二醛的固定和杀菌作用较甲醛甲酚强，且毒性和刺激性小，盖髓后根髓断面发生机化，再形成修复性牙本质，覆盖根髓并保持根髓活力。但它是非生物相容性药物，稳定性较差，保存困难，与口腔黏膜接触还会导致局部损伤，因此，使用时应特别注意。

（4）根管治疗术　指通过根管预备和药物消毒的方法去除根管内的感染物质后，用可吸收材料充填根管，防止和促进根尖周病变的愈合。适用于乳牙牙髓炎波及根髓，牙髓坏死、根尖炎症但仍有保留价值的乳牙。根管治疗预后良好，临床应用较广泛。操作步骤为：①术前拍摄X线片。了解根尖周病变和牙根吸收情况。②在局麻下或牙髓失活后摘除牙髓。失活剂可用多聚甲醛和金属砷。③开髓、揭顶并制备洞形。④预备根管。去除髓室和根管内坏死牙髓组织，适当扩锉根管，并用3%过氧化氢溶液、2%~5.25%次氯酸钠溶液、生理盐水交替冲洗根管。⑤根管消毒。吸干根管后封入氢氧化钙制剂或在根管内置入蘸有甲醛甲酚、樟脑酚或木馏油的不饱和小棉球，最后以氧化锌丁香油糊剂暂封窝洞。⑥根管充填。3~7天后，如无症状，去除原暂封物，在充分隔湿下，将可吸收性根管充填材料如碘仿、氢氧化钙或其混合制剂导入或注入根管内，常规垫底充填。

注意事项：①乳牙失活时不宜选用亚砷酸，乳牙根有吸收时禁用金属砷失活牙髓。注意失活剂不要溢出造成软组织的损伤。②根管预备时勿将根管器械超出根尖孔，以免感染物质被推出根尖孔或损伤恒牙胚。③避免对牙龈瘘管进行深搔刮术。④最好在橡皮障下进行操作，以减少并发症和获得最佳治疗效果。

（5）根分叉病变的治疗　乳磨牙髓室底薄，牙体组织渗透性高，侧支根管多，髓腔内感染易通过髓室底向根分叉扩散，引起根分叉病变。治疗中开髓不当也易穿髓室底。根分叉病变会导致牙槽骨破坏和牙根吸收，是造成乳牙早脱的原因之一。

根分叉病变范围小、局限，经过根管封药，可使病变控制而逐渐愈合。由于乳牙根分叉下方有继承恒牙胚，当根分叉病变范围大、弥散时，搔刮需谨慎。

（6）髓室底穿通的治疗　乳牙髓室底硬组织薄，常因龋坏、根分叉病变或备洞操作不慎等而发生髓室底穿通，导致根分叉感染。临床上，髓室底穿孔易误认为根管口而使治疗变得复杂。在可疑穿孔处插入根管扩大针或牙胶尖拍X线片可鉴别确诊（图6-3）。

髓室底穿孔经过冲洗、消毒、干燥后，可用氢氧化钙糊剂、氧化锌丁香油糊剂或MTA等修补穿孔处，再进行牙髓病或根尖周病的治疗。

由龋病引起的髓室底穿孔，穿孔形态不规则，穿孔周围牙体着色深、质地软，治疗时先去除髓室底病变组织和穿孔周围坏死牙体组织，冲洗、干燥后，于穿孔处置抗生素或碘仿糊剂，封闭窝洞，待观察数日，复诊如无症状，去除封药，修补髓室底穿孔，再做其他治疗。

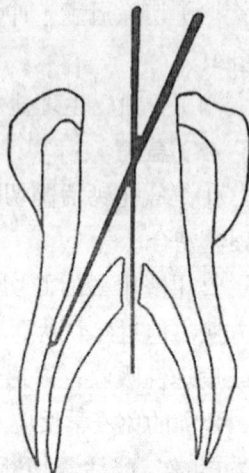

**考点提示** 乳牙牙髓病及根尖周病的发病特点及治疗。

图6-3 乳牙髓室底穿通的判断

## 二、年轻恒牙牙髓病和根尖周病

### （一）年轻恒牙牙髓病和根尖周病的临床特点

（1）年轻恒牙牙髓炎多由龋病引起。此外，牙齿结构异常、外伤、医源性因素等也可引起。

（2）龋病引起的牙髓炎症以慢性炎症为主，如龋损致牙髓暴露广泛，常形成慢性增生性牙髓炎，即形成牙髓息肉。急性牙髓炎往往是慢性牙髓炎急性发作。严重的牙齿外伤或制备洞形过程中意外露髓亦可使牙髓发生急性炎症，或牙髓坏死。

（3）年轻恒牙的根尖周病多是牙髓炎症或牙髓坏死发展而来。牙髓感染通过粗大的根尖孔引起根尖周组织的炎症和病变。若病原刺激强，机体抵抗力弱，局部引流不畅，则可引起急性根尖周炎。若病原刺激弱，机体抵抗力增强，炎症渗出物得到引流，急性炎症可转化成慢性炎症。其中，机体抵抗力较强，根尖周组织长时间受到轻微的刺激时，表现出根尖周骨小梁密度增强的现象，即为根尖周致密性骨炎。

（4）年轻恒牙牙根尚未发育完成，神经传导尚未建立完善，牙髓活力测试尤其是电活力测试时准确性较低，有时会出现假阳性或假阴性，很难得到确切反应，需引起注意。

（5）由于年轻恒牙牙髓组织和根尖周组织疏松，血运丰富，炎症感染易于扩散，但如及时治疗，炎症也易控制和恢复。

### （二）年轻恒牙牙髓病和根尖周病的诊断

年轻恒牙牙髓病和根尖周病的诊断方法与乳牙基本相同，主要从病史、症状、临床检查及X线检查等方面综合判断。其要点如下。

1. **病史** 牙科病史特别是疼痛特点，有助于判断患牙的牙髓状态。值得注意的是，除龋病外，年轻恒牙牙外伤及牙发育异常（如畸形中央尖）也易致牙髓病和根尖周病。因此，应仔细询问病史。

2. **露髓** 探诊时有明显的疼痛。

3. **牙龈肿胀和瘘管形成** 是诊断年轻恒牙牙髓病和根尖周病的可靠依据。

4. **叩诊** 也是检查根尖周炎的方法之一。急性根尖炎常有较明显的叩痛。

5. **X线检查** 对判断牙髓状态十分重要。正常情况下，年轻恒牙根尖周围有一骨密度稀疏区域，为根尖牙乳头部位，外围有一层致密的硬骨板，应与牙髓坏死导致的病理性骨密度稀疏影鉴别，可与对侧牙根尖情况对比，有助于判断牙髓状态；脱位牙外伤后可能发生暂时性的根尖组织破坏，应特别注意，勿发生误诊。

### （三）年轻恒牙牙髓病和根尖周病的治疗

年轻恒牙萌出后，牙根的继续发育有赖于牙髓的作用。因此，年轻恒牙牙髓病的治疗原则是尽力保存生活的牙髓组织。如不能保存全部活髓，也应保存根部活髓。不能保存根部活髓时，根尖尚未形成者，也应保存根部的牙乳头。根尖周病则以促进牙根继续发育的治疗为主，尽可能保留患牙，不可轻易拔除，以维持正常的功能及牙列完整性。

**1.活髓保存治疗** 包括盖髓术和牙髓切断术。

（1）盖髓术 包括直接盖髓术和间接盖髓术，可以保存全部活髓。治疗方法同恒牙牙髓病盖髓术治疗法。

（2）活髓切断术 此法为切除感染的冠髓，保存健康有活力的根髓。治疗步骤与乳牙活髓切断术相似，即在局麻下将冠髓切断切除，于牙髓断面上覆盖盖髓剂，然后垫底充填。值得注意的是，年轻恒牙活髓切断术主要目的是保留有健康活力的根髓，促进牙根继续发育，因此，用于牙髓断面处理的药物应有活髓保存功能，临床上常用氢氧化钙制剂作为盖髓剂，也可采用 MTA、羟基磷灰石、磷酸三钙生物陶瓷、骨形成蛋白等材料。

年轻恒牙氢氧化钙冠髓切断术后应密切观察，定期复诊。首次复查一般在术后 3 个月，正常者可见到牙髓断面牙本质桥形成，牙根继续发育。以后每 6 个月复查一次，定期随访。治疗后的牙齿，应牙髓活力正常，无敏感、疼痛及软组织肿胀等；X 线检查无病理性牙根吸收、无异常的根管钙化、根尖低密度影。如牙髓有不可逆的炎症、坏死或内吸收，应去除牙髓，行根尖诱导成形术。

**2.根尖诱导成形术** 恒牙萌出后 3~5 年牙根才能发育完成。年轻恒牙牙髓一旦坏死，牙根则停止发育，呈现短而开放的牙根，无法形成有效的封闭。因此，对根尖敞开，牙根未发育完成的死髓牙应采用促使根尖继续形成的方法，以达到根尖闭锁的目的。

牙根未发育完全的年轻恒牙根端形态有：根端管壁成喇叭口状（图6-4A，A 型）、根端管壁平行状（图6-4B，B 型）、根端管壁内聚状（图6-4C，C 型）。如果牙髓坏死早，牙根停止发育早，则可能为 A、B 状态；牙髓坏死晚，牙根停止发育晚，则可能呈 C 状态。临床上 B、C 型治疗情况较为理想，A 型治疗效果较差。

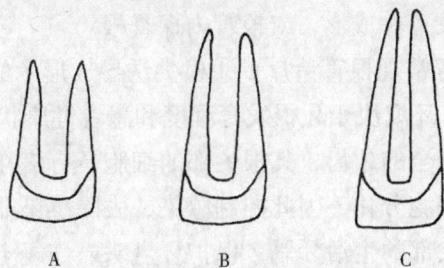

**图6-4 牙根未发育完全的根管形态**

根尖诱导成形术指牙根未发育完成之前发生牙髓严重病变或根尖周病变的年轻恒牙，在控制感染的基础上，用药物及手术方法保存根尖部的牙髓或使根尖周硬组织沉积，促使牙根继续发育和根尖形成的治疗方法。

适应证：牙髓炎症已经波及根髓，而不能保留或不能全部保留根髓的年轻恒牙；牙髓坏死或并发根尖周炎症的年轻恒牙。

操作步骤：治疗常规包括两个阶段。第一阶段为消除感染和根尖周病变，诱导牙根发育或诱导根尖形成钙化屏障。第二阶段为牙根根尖孔闭合后进行根管永久性严密充填。两个阶段时间间隔为 6 个月至 2 年不等，主要与牙根继续发育所需的时间相关。

（1）第一阶段

1）术前拍摄 X 线片，了解根尖病变及牙根发育情况，帮助确定工作长度。

2）常规备洞、开髓、拔髓，应避免损伤牙乳头。如为活髓可在局麻下进行。

3）根管预备　去除根管内感染坏死牙髓组织，年轻恒牙根管壁薄，应避免过度切削牙本质，以防造成侧穿，一般以 X 线片根末端上 2mm 处为止点作为工作长度进行根管预备，预备时切勿穿出根尖孔，以免损伤根尖牙乳头或上皮根鞘。用 3% 过氧化氢溶液或 2%～5.25% 次氯酸钠溶液、生理盐水彻底冲洗根管。临床有急性症状时，应先做应急处理，开放根管，有效引流，待消炎后继续治疗。

4）根管消毒　吸干根管，放置根管消毒剂。消毒剂应为消毒力强，刺激性小的药物，如氢氧化钙、樟脑酚、木榴油、碘仿糊剂、抗生素糊剂等，一般封药时间为 2W～1M，使患牙无症状或无渗出为止。

5）药物诱导　临床无症状，根管内无渗出后，根管内导入可以诱导根尖发育成形的药物，常用氢氧化钙制剂。

6）暂时充填窝洞，随访观察　每 3～6 个月复查一次，复查时注意有无临床症状，常规拍摄 X 线片观察根尖周情况，根尖形成情况，药物吸收情况。定期换药，直至根尖形成或根端闭合。

（2）第二阶段　常规根管充填，拍摄 X 线片，当显示根尖延长或钙化组织沉积并将根端封闭后，可进行常规根管充填，并修复患牙（图 6-5）。

注意事项：①彻底清除根管内感染物质，是消除根尖周围炎症促使根尖形成的重要因素。②去除根管内牙髓时，应按照 X 线片上测量的工作长度，用根管锉紧贴根管壁将牙髓碎片清除，避免将感染物质推出根尖或刺伤根尖部组织。③定期复查定期换药，当 X 线片显示根尖周病变愈合、牙根继续发育并成形，或根管内探查根尖端有钙化物沉积时可进行常规根管治疗。④根尖诱导成形术的疗程和效果，不仅取决于牙髓或根尖周病变的程度，还取决于牙根发育程度和患者健康状态。因此，治疗较为困难，疗程较长。⑤牙根未发育完全的牙齿，其根尖部的细胞具有潜在能力，炎症消除后能进行细胞分化，因此控制感染、去除感染非常重要。应该尽量保留根尖部的生活牙髓、保护牙乳头、恢复上皮根鞘功能。

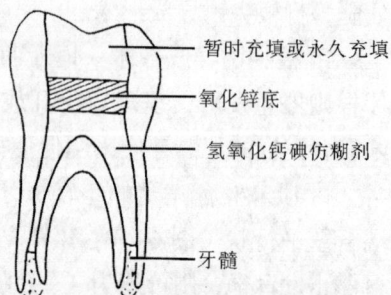

图6-5　根尖诱导成形术

根据 Frank 研究，根尖诱导成形术后牙根发育分为 4 类（图 6-6）：①根尖继续发育，管腔缩窄，根尖封闭（A 型）；②根管腔无变化，根尖封闭（B 型）；③未见发育，根管内探测有硬组织屏障形成（C 型）；④根端 1/3 处形成钙化屏障（D 型）。其发生类型与患牙原有的牙髓及根尖周病变有关，A、B 型为患牙根管内或根端有残留的生活牙髓，或牙乳头未被损伤的病例，治疗后牙根延

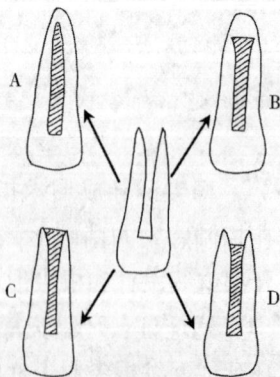

图6-6　牙根继续发育类型

长，管腔缩小，根端封闭；C、D 型为患牙牙髓全部坏死或并发根尖周炎的病例，治疗后根尖处硬组织沉积形成屏障，但牙根长度和管腔未发生变化。

根尖诱导成形术复诊次数多，容易出现根折，有条件可以选择 MTA 根尖屏障术，或尝试牙髓血管再生术。

**考点提示**　乳牙牙髓病及根尖周病的发病特点、治疗原则及治疗方法。

# 第四节　乳牙早失

乳恒牙的替换遵循一定的时间和规律。由于各种原因，乳牙未到正常替换时间而过早缺失称为乳牙早失。

## 一、乳牙早失的原因

（1）严重龋病、牙髓病及根尖周病而致牙根过早吸收脱落或被拔除。

（2）外伤脱落。

（3）恒牙异位萌出，压迫乳牙牙根过早吸收导致逐渐松动脱落。

## 二、乳牙早失后间隙的变化

牙齿在牙弓中保持正确的位置是多方面力量相互作用的结果。这些作用力一旦失去平衡，就会造成牙齿位置的改变。乳牙早失后，邻牙向缺牙间隙倾斜移位，使缺牙间隙变小或消失，一般而言，颌骨发育过程中，由于前牙区牙槽骨增长显著，足以容纳恒切牙，因此，乳切牙早失，间隙变小或消失的可能性较小；而乳尖牙常受恒侧切牙萌出时的压迫而吸收脱落，间隙极易变小，甚至消失，致使恒尖牙异位萌出。乳牙早失还可导致继承恒牙萌出错位或阻生，亦可使对颌牙逐渐伸长，造成咬合紊乱，产生错𬌗畸形。

## 三、乳牙早失的处理

乳牙早失后会产生很多不良影响，特别是乳牙早失后间隙变化会造成很多不良后果，因此，乳牙早失后，临床常采用制作间隙保持器的方法保持乳牙缺失间隙，以预防咬合紊乱等一些不良因素的发生。

### 1. 保持间隙应考虑的有关因素

（1）儿童的年龄和牙龄　乳牙早失后，如果继承恒牙近期内不能萌出，间隙就会逐渐变小，需要及时制作间隙保持器。继承恒牙萌出的时间对于是否制作间隙保持器非常重要。牙龄即根据 X 线片显示牙冠和牙根矿化与形成的情况来推测牙齿的发育程度和可能萌出时间。用牙龄预测继承恒牙萌出时间比用牙齿萌出的平均年龄更可靠。

（2）恒牙胚发育情况　通过拍摄 X 线片可了解继承恒牙胚的发育情况，牙胚表面覆盖的骨质是否完整及其厚度，如果牙胚上面覆盖的牙槽骨已经消失，恒牙会很快萌出。根据 X 线片确定继承恒牙是否存在，如果恒牙先天缺失，必须观察全口牙齿咬合情况决定是关闭间隙还是保持间隙。

（3）牙齿萌出的先后顺序　观察早失牙的邻牙与正在发育及萌出牙齿之间的关系，判断是否制作间隙保持器和做何种保持器。如第一恒磨牙尚未萌出时，第一乳磨牙缺失，其间隙就会受第一恒磨牙萌出时的近中压力而容易变小。如果第一恒磨牙萌出后，第一乳磨牙被拔除，其间隙可能受侧切牙的萌出而有所减小。第二乳磨牙早失，第二恒磨牙早于第二前磨牙萌出，会推动第一恒磨牙近中移位占据第二前磨牙的位置。第二乳磨牙在第一恒磨牙萌出之前早失，第一恒磨牙萌出之前就近中移位使第二前磨牙阻生。第二乳磨牙在第一恒磨牙萌出之后早失，第一恒磨牙也会向近中移位使第二前磨牙阻生，因此，第二乳磨牙早失一定要制作间隙保持器以防间隙丧失。

（4）乳牙早失的部位　乳切牙早失，由于恒切牙的发育，间隙很少丧失。乳尖牙常受侧切牙萌出的压迫造成牙根吸收而早失，间隙极易变小甚至消失，致使恒尖牙错位萌出。如果第一恒磨牙正在活动萌出时，第一乳磨牙早失，第一前磨牙间隙很容易缩小和消失。

（5）牙量和骨量的关系　若牙量明显大于骨量时，患儿有明显的牙列拥挤时，一定要认真评估是否保持或关闭间隙。若骨量明显大于牙量，牙列中有散在间隙，可暂时观察，有间隙缩小趋势时，再做间隙保持器。

（6）年轻恒牙早失的间隙处理　外伤等原因导致的恒前牙的早失，第一恒磨牙的早失应尽快采取措施，及早制作间隙保持器。

**2. 间隙保持器的设计**　应具备以下条件。

（1）必须保持缺牙间隙的近远中长度。

（2）不妨碍牙齿萌出及牙槽骨高度的增长。

（3）不影响颌骨及牙弓长度的增加。

（4）多数乳牙缺失时，不仅保持缺牙间隙，而且能够恢复咀嚼功能。

（5）不损伤牙体组织及口腔软组织。

**3. 间隙保持器的种类及适应证**

（1）固定式间隙保持器

1）远中导板式间隙保持器　适应于第二乳磨牙早失、第一恒磨牙尚未萌出或萌出不足者。以第一乳磨牙作为基牙，戴入预成或自制的合金全冠，冠远中焊接弯曲导板，导板远中位于即将萌出的第一恒磨牙近中位置。

2）充填式间隙保持器　适应于单个乳磨牙早失，缺隙两侧均有牙齿，且间隙两侧的牙齿近缺隙面有邻面龋坏及牙髓，需做根管治疗者。

3）带环（全冠）丝圈间隙保持器　适应于单侧或双侧单个乳磨牙早失；第二乳磨牙早失，第一恒磨牙完全萌出病例。如果基牙牙冠破坏较大，可以制作预成冠式丝圈保持器。

4）舌弓式间隙保持器和 Nance 弓（腭弓）式间隙保持器　适应于两侧都存在第二乳磨牙或第一恒磨牙，全口多个牙缺失，近期内继承恒牙即将萌出病例；两侧多个牙缺失，使用可摘式间隙保持器患儿不合作佩戴者。

（2）可摘式间隙保持器　适应于缺失两个以上乳磨牙或双侧均有缺失乳磨牙，或伴有前牙缺失。又称功能性间隙保持器，相当于局部义齿，它不仅可以保持缺牙间隙的近远中长度，还能保持垂直高度和恢复咬合功能。从美学角度看，它可以改变前牙缺失造成的上唇塌陷，恢复患儿的颜面外形，还有利于发音，改进和克服不良习惯。但是这种间隙保持器因体积较大，异物感强，需要患者密切配合。

乳牙如果无法保留过早拔除后，一般 2 周左右制作间隙保持器。保持器需要定期复查，检查保持器固位情况、邻牙龋齿情况、恒牙萌出情况等以便于及时调整和更换。

**考点提示**　乳牙早失后的间隙变化及处理。

# 第五节　乳牙和年轻恒牙的拔除

## 一、乳牙的拔除

### （一）乳牙拔除的适应证

**1. 因咬合诱导需要拔除的乳牙**　替牙期继承恒牙即将萌出或已经萌出，乳牙松动明显或乳牙滞留者；影响恒牙正常萌出的乳牙；因正畸需要拔除的乳牙。

**2. 不能保留的患牙**　乳牙因残根残冠而无法修复者；有全身病灶感染迹象而不能彻底治愈的乳牙；乳牙根尖周炎，骨质破坏广泛，已影响恒牙胚者；牙根因感染而吸收，明显松动者；乳牙根外露于牙龈，导致黏膜创伤性溃疡者；接近生理替换期的露髓乳牙，无法进行治疗者；乳牙因外伤无法保留者。

**3. 其他**　因特殊治疗而需要拔除的乳牙；多生牙及不能保留的新生牙或诞生牙等。

### （二）乳牙拔除的禁忌证

**1. 全身状况**　血液病患者如贫血、白血病、血友病、血小板减少症等；内分泌疾病如糖尿病、甲状腺功能亢进、肾上腺皮质功能低下等；心脏病、肾病、急性感染、发热等。

**2. 局部因素**　病灶牙处于急性炎症期，应炎症控制后拔除；患者伴有急性广泛性牙龈炎或严重的口腔黏膜病，应消炎、控制症状后拔除。

### （三）术前准备

**1. 了解患儿健康状况并做好解释工作**　拔牙前需与家长充分沟通，取其同意及配合，同时应了解患儿的健康状况、无全身及局部禁忌证、有无药物过敏史等。与患儿说话，态度和蔼，多表扬与鼓励，尽可能消除患儿恐惧心理。

**2. 临床准备**

（1）器械准备　准备手术盘、拔牙钳、口镜、探针、镊子、麻药及注射器等，器械应严格消毒后使用，并尽量将器械置于患儿不能直视处，以免产生恐惧。

（2）药敏试验　对疑有药物过敏者需做过敏试验。

（3）仔细核对，检查患牙　拔牙前再次检查患牙，以免误拔，术前可根据 X 线片，了解患牙牙根、病变范围及继承恒牙胚情况等。

（4）清洁消毒口腔，防止感染。

（5）麻醉　应注意儿童口腔解剖生理特点，松动明显者可采用表面麻醉。

### （四）拔除方法

方法基本与恒牙相似，但应全面了解乳牙的解剖生理特点。特别注意，乳牙拔除后禁止做牙槽窝搔刮，以免损伤下方继承恒牙胚。

### （五）拔牙后医嘱

牙齿拔除术后，应向患儿及家属说明注意事项：患儿应紧咬止血棉卷约30分钟，2小时内勿进食，口水尽量咽下不要用力外吐，24小时不刷牙，近日不吃过硬及过热食物并避免患侧咀嚼，注意保持良好的口腔卫生，不适随诊。不要触摸、吮舔拔牙创，以防造成感染。

### （六）乳牙拔除并发症

乳牙拔除后并发症临床一般较少，偶有轻微疼痛和少量出血，常可自行恢复，必要时再用药；可出现牙根残片，不易取出者不必强行取出，后期常随恒牙的萌出而被排出体外。值得注意的是，拔除的乳牙可能误吸于呼吸道，罕见，一旦发生，情况危急，医生应立即采取措施，使患儿处于头低位，拍打患儿背部，直至异物吐出；另外一种方法是医生从后方搂住患儿腰部，大拇指顶着患儿腹部，向后上方推压，利用横膈肌压缩肺部，产生气流将异物冲出。以上方法无效时应迅速送医院呼吸急诊科，必要时行紧急环甲膜切开。

## 二、年轻恒牙的拔除

恒牙是人一生中重要的咀嚼器官，保护年轻恒牙对正常恒牙列的完整、发挥正常的咀嚼功能、咬合关系的建立以及牙颌系统的发育等都具有非常重要作用，所以年轻恒牙的拔除必须慎重。但是由于年轻恒牙的解剖和组织结构特点、儿童时期的饮食习惯、口腔清洁状况等因素，年轻恒牙患龋率高。尤其是第一恒磨牙，萌出早，龋病进展快，若不及时治疗，常导致牙冠和根尖周组织破坏严重而无法保留，只能拔除患牙。

### （一）年轻恒牙拔牙的适应证

（1）无法治疗的残根、残冠。

（2）根尖周严重病变，骨质破坏范围大，无法治愈者。

（3）外伤牙不能保留者。

（4）正畸治疗需要减数拔牙者。

### （二）第一恒磨牙的拔除

当第一恒磨牙患龋、根尖周病或外伤，不能修复治疗时，常需拔除第一恒磨牙，以第二恒磨牙代替。临床上拔除第一恒磨牙以第二恒磨牙替代病例，一般在患儿8~9岁、第二恒磨牙尚未萌出、其牙胚位于第一恒磨牙牙颈线以下且有第三恒磨牙牙胚时方可拔除后替代；若患儿年龄偏大，第二恒磨牙虽未萌出，但牙根已大部形成，不易移位替代时，应对第一恒磨牙尽量做暂时性的保守治疗，维持至第二恒磨牙萌出后再拔除第一恒磨牙，以便做义齿修复或种植牙来恢复牙列完整和咀嚼功能；若第三恒磨牙先天缺失，不宜采用此法。第一恒磨牙拔除后也可采用无功能的第三磨牙自体移植术恢复牙列完整和咀嚼功能。

第一恒磨牙萌出早，是用于研磨的主要牙齿，临床上拔除时更需慎重考虑。

### （三）前磨牙的拔除

临床上前磨牙的拔除较为多见，常为正畸需要减数拔牙的牙位。严重的牙体牙髓病而无法治愈者亦需要拔除，后期考虑牙列缺损的修复。

### （四）额外牙的拔除

额外牙多见于上颌前牙区，它可以萌出到口腔，也可滞留在颌骨内。额外牙的危害主要是对恒牙列的发育产生影响，如引起正常恒牙迟萌、扭转、移位、牙间隙增大等。有的额外牙还形成含牙囊肿或压迫邻牙造成邻牙根尖吸收等。额外牙形态多种多样，多呈较小的锥形牙，临床上患者多因额外牙影响了美观才引起注意而就诊。

额外牙一经发现，应予拔除。只有颌骨内埋伏阻生，且无任何症状可不予处理。额外牙形态近似正常牙，在牙列中排列整齐且牙根有一定长度者，可不用拔除。

**考点提示** 乳牙及年轻恒牙拔除的适应证。

# 第六节 儿童牙外伤

## 一、发病情况

乳牙外伤多发生在 1~2 岁儿童。年轻恒牙外伤多发生于 7~9 岁儿童。年轻恒牙外伤发生率高于乳牙。男孩发生率高于女孩。

外伤牙多发生于上颌中切牙，其次为上颌侧切牙，下颌切牙较少见。牙齿外伤常伴发口唇黏膜撕裂伤，有时伴有颌骨骨质或牙槽骨骨质。

乳牙外伤牙齿移位多见，主要表现为嵌入、脱出、唇舌移位及不完全脱出等。由于牙槽骨薄，有弹性，上颌乳切牙牙根向唇侧倾斜，乳牙牙根未发育完全或存在生理性吸收，牙根较短。外伤冠折和根折较少见。

恒牙外伤牙齿折断较常见。牙根未完全形成的牙齿松动、移位、脱出较常见。牙根完全形成后，容易发生冠折或根折。

## 二、乳牙外伤

乳牙外伤多发生于幼儿期，由于此期小儿开始学习走路，运动能力及反应能力均处于发育阶段，容易摔倒或撞到而发生牙外伤，多见于上前牙，尤其是中切牙。乳牙外伤和恒牙外伤的临床表现相似，可表现为牙震荡、脱位和牙折，其中以牙脱位较多见。

**1. 乳牙震荡** 牙震荡又称牙撞伤，仅为牙周膜的损伤。临床表现为患牙酸痛，咬合不适，轻微松动、叩痛，龈沟少量溢血等。治疗常采用降低咬合，2 周内避免咬硬物，局部消炎，随访观察。必要时行牙髓治疗。

**2. 乳牙脱位** 乳牙因外伤碰撞致脱离原来位置称脱位，乳牙脱位以前牙居多，包括不完全脱位、完全脱位和牙齿嵌入。乳牙脱位在乳牙外伤中较常见，主要是由于乳牙牙槽骨薄、上颌乳牙牙根向唇侧倾斜、牙根未完全发育或存在生理性吸收、牙根较短、牙周组织疏松等原因。

（1）临床表现 乳牙外伤不完全脱位表现为牙齿伸长，牙齿松动或偏离正常位置；完全脱位牙齿从牙槽窝脱出或仅有少量软组织附着，牙齿极度松动；嵌入性脱位可部分嵌入，也可完全嵌入，可见牙冠缩短或仅有少许牙冠露出，可伴有牙龈和牙周软组织损伤、出血或瘀血，重者可有牙龈撕裂伤甚至牙槽骨骨质。

（2）治疗 不完全脱位乳牙可在局麻下复位、固定、降低咬合，定期观察，若出现牙髓症状，及时行牙髓治疗；极度松动、严重移位者，应考虑拔除。完全脱位的乳牙一般不考虑再植，发生完全脱位时一般撞击的力量较大，常有牙槽窝的损伤，此时更应警惕恒牙的萌出和发育障碍，注意保持脱位乳牙的间隙以便恒牙的萌出。嵌入脱位乳牙若嵌入较少，X线片显示未伤及恒牙胚，可不予处理，随访观察其自然萌出，并观察牙髓状况，若怀疑牙髓坏死，及时行牙髓治疗；若嵌入严重，X线显示乳牙根与恒牙根已有重叠，应复位固定，并定期复查，必要时拔除患牙。

**3. 乳牙折断** 多发生于乳前牙，包括冠折、根折与冠根联合折断。

（1）临床表现 乳前牙冠折露髓者可见红色小点，有明显触痛，未露髓者症状不明显；乳牙冠根折和根折，可出现牙齿松动、明显叩击痛或触痛、牙周膜损伤、牙龈出血甚至撕裂，拍摄X线可明确诊断。

（2）治疗 乳牙牙冠折断未露髓者，如有锐边，应调磨，以免划伤口腔软组织，并观察其牙髓症状；冠折露髓者可在局麻下行根管治疗或采用氢氧化钙糊剂盖髓；乳牙冠根折及根折一般需拔除患牙，但如果根折在根尖1/3，患牙仅轻微松动者，可调磨避免咬合，并观察根尖是否发生生理性吸收。也可在局麻下取出根尖。上述情况若出现牙髓感染或坏死，则需牙髓治疗后保存患牙。

乳牙外伤后治疗不宜过于保守，因为患儿配合困难，难以取得预期疗效。乳牙外伤后牙根大多很快吸收。乳牙外伤后的并发症主要是对恒牙的影响，故乳前牙外伤难以达到理想效果时应尽早拔除。

## 三、年轻恒牙外伤

年轻恒牙外伤多发生于学龄期儿童，发生率高，男孩多于女孩，常见于上颌中切牙，其次为上颌侧切牙。年轻恒牙外伤主要有牙震荡、牙釉质裂纹、牙折和牙脱位几种形式，其临床表现、检查和治疗同成人牙外伤。年轻恒牙由于自身解剖生理特点，外伤后通过及时有效治疗，恢复较成人牙外伤快，效果较好。

### （一）牙齿震荡

牙齿震荡即牙周膜的损伤，主要影响牙周和牙髓组织，没有硬组织缺损及牙齿脱位。

**1. 临床表现** 牙齿伸长酸痛感、咬合不适，叩诊有不同程度疼痛，可轻微松动，无位置改变。X线片显示根尖周无异常，牙周膜正常或增宽。牙髓活力测试反应不一，远期可能发生牙内吸收，创伤性囊肿及牙根发育异常等。

**2. 治疗** 调磨，消除咬合创伤，减少和避免不良刺激，2周避免咬硬物，定期追踪复查。

### （二）牙釉质裂纹

表现为牙冠仅有裂纹而无缺损，可无不适症状，也可伴有不同程度牙周和牙髓损伤。一般不需特殊处理，可以涂布氟保护漆或牙釉质粘接剂防止细菌及色素进入。合并牙周牙髓创伤时调𬌗后密切观察。应注意牙髓状态的改变。

### （三）牙折

**1. 牙釉质折断** 多发生在上颌中切牙切角或切缘，无牙本质暴露。一般无自觉症状，舔牙时断面粗糙感，有时会磨破唇舌黏膜。

治疗：小面积折断可不处理，边缘较锐利者磨光边缘即可；缺损较大者可行即刻光固化树脂修复。定期复查观察牙髓变化。

**2. 牙釉质 – 牙本质折断** 因年轻恒牙牙本质薄，髓腔距表面近，牙本质小管粗大，牙齿出现冷热刺激症状较重。其疼痛程度与牙本质暴露面积和牙根发育程度有关，暴露面积较大时，可以见到牙本质下面的粉红色牙髓。注意探诊不要用力以免穿透牙本质而暴露牙髓。

治疗：检查咬合情况，去除咬合创伤，及时封闭牙本质断面，注意保护牙髓。定期复查，拍摄 X 线片了解根尖周及牙根发育情况，检查牙髓活力变化。

3. **冠折露髓** 由于牙髓外露，临床症状较明显，有冷热刺激痛，触痛明显，不敢用舌舔牙，甚至影响进食。年轻恒牙外伤牙髓暴露后如不及时处理会导致牙髓感染、坏死，亦有出现牙髓组织增生。

治疗：年轻恒牙牙根未发育完成，应该尽量保存生活牙髓，使牙根继续发育。外伤时间短、露髓孔小可采取直接盖髓术或牙髓切断术；有牙髓炎症或牙髓坏死的年轻恒牙可采取根尖诱导成形术。术后一定要定期复查观察其牙根发育情况、治疗效果及有无根管钙变，及时采取措施。要注意恢复牙体外形，酌情进行树脂修复术、断冠粘接术等。

4. **根折** 临床上分为根尖 1/3，根中 1/3 和近冠 1/3 折断三种情况。

（1）临床表现 主要症状为牙齿不同程度松动、叩痛及咬合痛。可伴有咬合创伤，越近冠方的根折，症状越明显，根尖 1/3 折断者，症状不明显。X 线片是诊断根折的主要依据。

（2）治疗 原则为断端复位并固定患牙，注意消除咬合创伤，一般固定 2~3 个月。术后定期复查，如果出现牙髓症状，进行根管治疗。

1）近冠 1/3 折断，可酌情采取断冠粘接术，但预后较差；对可行桩冠修复的牙根，可拔除断冠段，对剩余牙根进行根管治疗并联合根正畸牵引术或辅以冠延长术后，再行桩冠修复；若剩余牙根长度不足以支持桩冠修复，则需拔除。若计划成年后行种植修复，保留根管治疗后无感染的牙根，避免牙槽骨过早吸收塌陷，为日后牙种植术创造有利条件。

2）根中 1/3 折断，预后较差。局麻下复位，固定患牙并调𬌗，定期复查，观察牙髓状况，如发生牙髓坏死，及时进行根管治疗；若断端未愈合，可用纤维桩或合金桩等进行根管内固定。

3）根尖 1/3 折断，预后较好。若无症状，只需降低咬合，可不特殊处理，但应密切观察牙髓变化和根折愈合情况；若松动明显并伴咬合创伤，应调𬌗并固定患牙，定期观察牙髓、牙周及愈合情况，若出现根尖病变或牙髓钙化，应根管治疗后行根尖切除术和倒充术。

5. **冠－根联合折** 牙釉质、牙本质和牙骨质同时折断，在牙冠牙根部均有折断。根据是否露髓分为简单冠根折和复杂冠根折。

（1）临床表现

1）简单冠根折 为牙冠向单侧斜行，断线从牙釉质－牙本质－牙骨质而达到根部的一侧。表现为牙冠断片松动，患牙疼痛，常伴牙龈撕裂、龈沟溢血等。

2）复杂冠根折 分横折和纵劈两种情况。横折时牙冠部分松动明显。纵劈时折断线自切𬌗缘向根方延伸。松动部分牙冠被触及时刺激牙髓及牙龈产生疼痛，常伴有牙龈撕裂、出血及𬌗干扰等。

**（四）牙脱位**

牙受到外力而导致牙脱离原来的位置称为牙脱位。根据所受外力的大小和方向不同，分为部分脱位、完全脱位和嵌入性脱位。

1. **临床表现**

（1）部分脱位 表现为牙部分脱离牙槽窝，牙齿松动，明显伸长，向唇舌侧或近远中方向移位，不敢咬合，叩痛明显，常伴有牙周膜或牙龈撕裂、龈沟溢血，可有牙槽窝骨质。X 线片显示牙周膜间隙增宽。

（2）完全脱位　牙完全脱离牙槽窝或仅有少许软组织相连，牙槽窝渗血、空虚。

（3）嵌入性脱位　查见临床牙冠变短，有叩痛，牙龈瘀血，常伴牙槽窝骨折。X线片显示根尖牙周膜间隙消失。

**2. 治疗**　牙外伤脱位后松动，临床常采用的外伤固定方法固位，如金属丝结扎固定法、牙弓夹板固定法、全牙列𬌗垫固定法等。

（1）部分脱位　治疗原则是局麻下及时复位并固定患牙。复位固定时，手法应轻柔，避免对牙周膜和牙槽窝的二次损伤。一般固定2周左右，如正中𬌗出现咬合创伤时，可使用全牙列𬌗垫固定，应密切观察患牙牙髓、牙周及牙根状况。

（2）嵌入性脱位　年轻恒牙牙根未发育完成者，根尖孔粗大，根端开放，血管神经愈合能力强，为避免牙周膜及根尖周血管的再次损伤，可以观察自行萌出，不宜将牙强行拉出复位。萌出时间大约需要6个月，但存在差异。对于严重嵌入、密切观察4周后仍无萌出迹象者，可以采用正畸牵引法复位。整个过程应注意观察牙髓状况，若发现根尖透射影或炎症性吸收，应立即去除感染牙髓，行根尖诱导成形术；对于牙根已发育完成的牙，嵌入较少者，可观察其自行萌出。无萌出迹象者，用正畸牵引复位。严重的嵌入者，手法复位后固定。注意观察牙髓变化，一般在伤后2~3周内行根管治疗，以防止牙根吸收。

（3）完全脱位　牙齿全脱位是最严重的牙外伤。全脱位时应立即进行牙再植术。其操作步骤如下。

1）病史采集及临床检查　主要询问牙外伤的时间，脱离牙保存的情况等；检查牙槽窝完整性，是否有骨折或骨壁缺损，脱离牙保存的状态，是否完整，污染程度及牙根发育情况等。

2）脱离牙处理　以生理盐水冲洗牙体表面，不能冲去的污物用沾有生理盐水的小棉球轻轻拭去，切勿搔刮根面，以免损伤其表面的牙周膜而影响其愈合。清洁完毕后放于生理盐水中备用。

3）植入脱离牙并固定　局麻下小心清理牙槽窝内血块及异物，切忌搔刮牙槽窝而损伤残留牙周膜，用生理盐水冲洗牙槽窝内污物，然后以最小的压力将脱离牙植入牙槽窝内，如遇阻力，检查牙槽窝内是否骨折，如有骨质移位需行手法轻轻复位后再植入患牙。植入过程中如遇牙龈严重撕裂者应进行缝合并用牙周塞制剂保护。牙植入后采用釉质粘接剂、金属丝结扎法固定法、牙弓夹板固定法、正畸托槽固定法、全牙列𬌗垫固定法、预成钛链固定法等固定植入牙，通常固定2周左右。

4）抗生素使用　常规全身使用抗生素，以防感染。

5）再植牙的牙髓处理　牙根未发育完成的全脱出牙，若能迅速再植，其血管存在重建的机会，应密切观察牙髓活力，一旦出现牙髓坏死，应进行根尖诱导成形术；完全脱出的牙由于牙髓血管完全断裂，再植后牙髓存活的机率很小，对牙根发育完成的牙，一般在再植后2周内行牙髓摘除治疗，以防牙髓坏死崩解而导致炎症或牙内吸收。

6）定期复查　应进行长期观察。第一疗程结束后，每2~3个月复查一次，半年后每3~6个月复查一次。

7）牙再植术后愈合方式　①牙周膜愈合：为最理想的愈合方式，在牙骨质与牙槽骨间可见到新生的结合上皮附着于釉牙骨质界，即牙与牙槽骨之间形成正常的牙周膜，X线片为正常表现。此种愈合方式较少，仅限于即刻牙再植后、牙周膜尚存且无感染者。②骨性粘连：主要发生于牙根表面缺乏有活力的牙周膜覆盖，牙根表面与牙槽骨融合。临床表现为牙松动度减小，X线片表现为正常牙周膜间隙丧失。此种情况可以是暂时性的，能自然停止，也可以呈进行性，直至牙脱落，一般于再植后6~8周开始，可持续数年或数十年不等。③炎性吸收：牙根面和根尖牙槽骨均有吸收破坏，由炎性肉芽组织替代。常发生于延迟再植、不当的离体牙保存或不当的再植处理等，临床表现为牙齿松动、叩痛、牙龈出血红肿，甚至发生急性炎症，X线片表现为牙根面不规则的虫蚀样凹陷吸收，周围牙槽骨呈低密度骨质透射影。

### 知识链接

#### 影响牙再植成功的因素

　　牙再植成功的关键是尽可能保持离体牙牙周膜的活性。因此，离体时间和离体牙的保存方法是影响牙再植术的主要因素。①离体时间：牙齿脱出牙槽窝时间越短，牙再植成功率越高。15~30分钟即刻再植成功率较高。②离体牙的保存方法：牙脱出后应立刻将牙放入原位；如牙已落地污染，应就地用生理盐水或无菌水冲洗，然后放入原位；如果不能即刻复位，可将患牙置于患者的舌下或口腔前庭内，也可放于盛有牛奶、生理盐水或无菌水的杯子内，长时间干燥会导致牙周膜细胞的迅速死亡。③患者的年龄及牙根发育程度：正在发育的牙根表面覆盖的牙周膜细胞层数多，其内层牙周膜细胞可得到更好的保护，使牙周膜愈合的可能性大，并且正在发育的牙根，其血管再生的机会较大。因此，年轻恒牙牙再植的成功率比成熟恒牙高。

**考点提示**　儿童牙外伤的临床表现及治疗。

## 本 章 小 结

　　本章重点叙述了儿童时期的3个牙列阶段、乳恒牙萌出的时间和顺序以及乳牙和年轻恒牙的解剖生理特点及乳恒牙的区别；儿童乳牙龋与年轻恒牙龋的发病情况及危害、诊断及治疗。叙述了乳牙及年轻恒牙牙髓病和根尖周病的发病特点、诊断要点及治疗方法。介绍了乳牙早失的原因、乳牙早失后牙间隙的变化及乳牙早失的处理。乳牙及年轻恒牙拔除的适应证、禁忌证，并强调第一恒磨牙拔除后的处理。叙述了儿童牙外伤的临床分类、临床表现、治疗原则和治疗方法。同学们应重点掌握儿童龋病、牙髓病和根尖周病的临床表现、诊断要点及治疗方法。

## 习 题

一、选择题

1. 乳牙列阶段是指

A. 出生～半岁 　　　　　　　　　　B. 6个月～2岁半

C. 3岁～6岁 　　　　　　　　　　　D. 半岁～6岁

E. 出生～6岁

2. 混合牙列时期是

A. 6～12岁 　　　　　　　　　　　　B. 2岁半～13岁

C. 6个月～2岁半 　　　　　　　　　D. 6～9岁

E. 6～25岁

3. 牙齿萌出中哪项不正确

A. 牙齿萌出有一定顺序 　　　　　　B. 左右同名牙对称萌出

C. 下牙略早萌出于上牙 　　　　　　D. 萌出时间比萌出顺序更重要

E. 萌出时间存在个体差异

4. 最易患龋的乳牙是

A. 上颌乳前牙 　　　　　　　　　　B. 下颌乳前牙

C. 上颌尖牙 　　　　　　　　　　　D. 下颌乳磨牙

E. 上颌乳磨牙

5. 关于乳牙的拔除与保留，下列说法错误的是

A. 接近替牙期的乳牙残冠残根应及时拔除

B. 根尖病变严重者，应拔除后做保持器

C. 无继承恒牙胚的乳牙应拔除

D. 第二乳磨牙过早拔除，不需做保持器

E. 距恒牙萌出尚早，根尖病变不大，应尽量保守治疗

6. 下列关于乳牙外伤的描述，正确的是

A. 应尽量保留患牙到替牙期

B. 嵌入移位者，均需立即复位

C. 完全脱位，均需做牙再植术

D. 为不影响恒牙萌出，应尽早拔除受伤牙

E. 牙外伤后不必做牙髓活力测试

7. 乳牙深龋近髓，首选

A. 直接盖髓术 　　　　　　　　　　B. 间接盖髓术

C. 活髓切断术 　　　　　　　　　　D. 干髓术

E. 根管治疗术

8. 下列哪项不是乳牙牙髓炎的特点

A. 炎症扩展迅速

B. 牙髓感染可导致根分叉处牙骨质吸收

C. 牙髓炎可伴有牙根吸收

D. 乳牙牙髓炎常表现为急性炎症

E. 乳牙牙髓炎早期症状不明显

9. 年轻恒牙牙髓病根尖病治疗原则，下列哪项除外

A. 根尖严重感染者，即刻拔除

B. 尽量保存活髓组织

C. 如不能保存全部活髓，尽量保存根髓

D. 根管感染者行根尖诱导成形术

E. 根尖封闭后行根管治疗

10. 乳牙牙震荡后变为红褐色应如何处理

A. 牙髓切除术　　　　　　　　　　B. 牙髓摘除后根管治疗术

C. 定期观察　　　　　　　　　　　D. 拔除

E. 干髓治疗

二、思考题

1. 简述儿童牙列三个阶段的特征。

2. 简述儿童龋病的特点和治疗方法。

3. 简述乳牙牙髓病和根尖周病的治疗方法。

4. 简述年轻恒牙牙髓病和根尖周病的治疗方法。

（蔡成莲）

扫码"学一学"

# 第七章

# 老年牙病

## 学习目标

口腔医学专业

1. **掌握** 老年牙病的分类；老年人口腔健康的标准；老年牙病治疗原则和治疗特点。

2. **熟悉** 老年的年龄界定；重点老年牙病；老年牙病治疗中的注意事项。

3. **了解** 老年牙病的研究方法。

4. 具有对老年牙病治疗设计的能力。

5. 具有以患者为中心的人文关怀精神和交流沟通能力。

口腔医学技术专业

1. **熟悉** 老年牙病的分类。

2. **了解** 老年牙病的防治要点。

## 案例分析

【案例】

患者，男，70岁。主诉：右下后牙疼痛，要求治疗。

检查：一般状况可，精神佳，全身未见明显异常。口腔检查：14、15、26、31、35、41、46缺失，13、16、23、24、25、34、44、45楔缺严重，47咬合面及近中邻面龋坏，探及咬合面龋洞内敏感，温度测试敏感，叩（－），X线片示咬合面龋坏阻射影与髓腔相通。45牙龈萎缩，近中颊侧根面龋坏，探不敏感，温度测试同对照牙，无松动。34牙龈稍红，萎缩，松动Ⅱ°，叩（－）。余未见明显异常。

【讨论】

1. 对主诉牙做出诊断。

2. 请叙述老年牙病的类型及治疗原则。

3. 请为此患者拟定一完善的口腔治疗计划。

# 第一节　社会人口老龄化和老年人牙病

## 一、社会人口老龄化

随着现代科学技术和卫生保健事业的飞速发展，现代人群保健意识增强，人的寿命不断延长，人口分布的结构发生了改变，老年人占的比例逐年增加，社会人口老龄化已成为当今世界的重大社会问题。1980 年丹麦老年人口占其人口总数的 20%；2000 年日本老年人口占其总人口的 20%；我国也逐渐进入人口老年化社会，2010 年我国第六次人口普查统计资料显示，60 岁及以上人口占总人口的 13.26%，比 2000 年第五次全国人口普查上升 2.93 个百分点。65 岁及以上人口占总人口的 8.87%，比 2000 年第五次全国人口普查上升 1.91 个百分点。据预测，到 2025 年我国老年人口将占全国人口总数的 20%。随着老年人口的迅速增长，老年人群逐渐成为医疗服务的主要对象。老年人群随着全身各项生理功能的老化，机能的衰退，老年痴呆、心血管疾病、风湿病等老年常见病，病程长，治愈率低，给我国的医疗事业赋予了新的任务。因此，社会和政府对老年人的饮食、卫生、衰老和心理健康等问题倍加关注，其中，老年人的口腔保健也日受到重视。

## 二、老年的年龄界定

### （一）年龄和期望寿命

**1. 年龄**　主要分为时序年龄和生物学年龄。时序年龄指我们通常使用的年龄，按出生后个体生存的时间来计算。由于身体各器官衰老程度的个体差异，根据正常人生理学和解剖学的发育状态所推断出来的年龄，称生物学年龄。生物学年龄可表明人体的组织结构和生理功能的实际状态，可用来预计某一个体的健康状况，估计其寿命。此外，还有心理年龄、骨龄等。

**2. 期望寿命**　又称平均期望寿命或生命期望值。指对人生命的一种有根据的预测，即预测某年龄的人尚能生存的平均寿命。期望寿命也可反映某一国家（或地区）的平均年龄，或者不同年龄组在一定时间内平均生存的时间。通过比较分析，可以衡量该国家（或地区）的健康水平。如上海市 1979 年新生儿的期望寿命是 73.87 岁，85 岁年龄组平均生存时间为4.83 年。生物学龄和期望寿命决定了口腔疾病治疗的方法和繁简程度，其意义是选择最合适的治疗方法来保证患者有生之年行使良好的口腔功能。如对平均生存年龄为 3 ~ 5 年，而生物学年龄较高者，不宜做复杂治疗，而只做简单的或保守治疗。

### （二）老年

老年是指成年人受到身体、生理、心理、社会等因素的影响，组织器官走向老化，生理功能趋于衰退的时期。现根据身体受影响的程度分以下 3 类：①功能不受影响，能独立生活。②身体虚弱。③功能受影响，不能独立生活。

### （三）老年的分期

通常老年以退休年龄为准，我国和日本退休年龄为 60 岁，而欧美国家退休年龄则定为65 岁。1991 年联合国世界卫生组织规定：60 ~ 74 岁为年轻老人期，75 ~ 89 岁为老年人，90

岁以上为长寿期。在科研工作中，习惯于将 5 年为一组进行分组研究。

### 三、老年牙病

#### （一）老年人牙病分类

（1）老年人特有的牙病，如根面龋。

（2）老年人多发的牙病，如楔状缺损、牙齿缺失、根折等。

（3）老年人和青壮年人都有，但其临床表现不同的口腔病，如老年人的牙周病多为牙龈退缩，而青壮年人则以牙周袋的形成为特征。

（4）老年人和青壮年人都有，但治疗方法有差异，如老年人牙髓病可做变异干髓治疗，黏膜病用药也较特殊；而青壮年牙髓病则多做根管治疗术，黏膜病用药较普遍。

> **知识拓展**
>
> ### 根面龋
>
> 根面龋是发生在根部釉牙骨质界以下，即根部牙骨质的龋称为根面龋。龋损很快累及牙本质或同时发生在牙本质。主要发生于牙龈退缩、根面外露的牙齿，是老年人口腔常见病之一。
>
> 根面龋形态特点：①浅碟状龋洞。临床上牙骨质龋呈浅碟形，根面下有限深度的牙本质破坏，坏死牙本质磨去后菌斑又重新分布而形成浅碟状。浅碟状有利于产酸菌定居，有利于根龋进展。②环状龋。常发生在釉牙骨质界有断带直接暴露牙骨质的牙齿，其损害沿牙齿边缘呈斑状扩展，可环绕整个根面故称环状龋。

#### （二）重点老年牙病

老年牙病很多，重点是龋病、牙周病和牙齿缺失。而导致牙缺失的原因主要为龋病与牙周病。2005 年我国第三次全国口腔健康流行病学调查结果显示，65 ~ 74 岁老年人患龋率为 98.4%，根面龋患病率为 63.6%；牙周健康率为 14.1%，牙龈出血检出率为 68.0%，牙周袋检出率为 52.2%，附着丧失等于或大于 4mm 的检出率为 71.3%；老年人平均存留牙数为 20.97 颗，有牙齿缺失的为 86.1%。2017 年报道，我国第四次全国口腔健康流行病学调查与第三次全国口腔健康流行病学调查比较，老年人平均存留牙数增加了 1.5 颗，全口无牙的比例下降了 33.8%，修复缺失牙的比例有所上升，但仍有近一半的老人未能及时修复缺失牙。由此可见，十余年来，老年口腔健康虽然有了一定程度的改善，但还有待于提高。龋病、牙周病和牙齿缺失在老年人群基数仍较大。

#### （三）老年牙病与全身健康

口腔疾病常与全身健康关系非常密切。慢性牙病与不良的口腔卫生，往往会引起全身系统性疾病，如牙源性感染引起的口腔颌面部感染、细菌性心内膜炎、视网膜脉络膜炎、长期低热、关节炎和肾病等疾患；同时，老年人咀嚼功能的减退和丧失，营养吸收与消化功能亦受影响；另外，因不全咀嚼和口腔湿润不均而引起窒息的情况也有发生，应该引起医师的注意。因此，为了老年人的健康长寿，应重视口腔疾病与全身健康的关系。

# 第二节　老年牙病的研究和老年口腔健康标准

## 一、老年牙病学

老年牙病学是老年口腔医学的重要组成部分。最先是在美国和欧洲发展起来的，这些国家在 20 世纪 80 年代初相继成立了老年牙科协会。1984 年在巴黎召开了第一届国际老年牙科学术会议，同年成立了国际老年牙科协会（Assoiation of International Gerodentics，AIG），1986 年在新加坡召开了第二届国际牙科学术会议，有 22 个国家 400 名代表参加，栾文明代表我国出席了会议，并被入选为国际牙科学会委员和国际老年牙科杂志编委。

老年口腔医学是口腔医学的一门新兴学科，也是老年医学的重要组成部分。主要研究老年口腔组织器官的衰老过程及特点，老年口腔疾病的流行病学，常见老年口腔疾病的病因、病理、临床表现、诊断、治疗及预防的一门科学。此外，老年口腔医学还涉及衰老的生物学、老年口腔保健学、老年心理学、老年社会学以及老年口腔医学和其他相关学科的知识。因此，对老年口腔医学的研究只有口腔医学知识是不够的，研究者必须具备老年口腔医学专业知识和其他相关科学的知识。

作为一门独立的学科，我国老年口腔医学发展较晚，但发展迅速。1982 年，栾文明教授赴丹麦学习老年牙科，两年后回国，首先在北京成立了老年口腔病调查小组，获得了许多有价值的资料，为我国老年口腔医学的研究开了先河，奠定了发展基础。1987 年 5 月，由口腔科学会老年口腔医学组在北京举办了全国第一批老年口腔病学学习班，邀请了丹麦专家讲课，该会议的召开，老年口腔医学即引起了口腔医学界的重视。此后，我国老年口腔医学得到了蓬勃发展。

## 二、老年牙病的研究

### （一）研究方法

研究老年口腔健康状况的增龄性改变是老年口腔医学的重要内容。以往多采用横向调查法，研究同一时期不同年龄组人群间的差异。但它不能反映实际的增龄改变，因为同一地区、同一时期、不同年龄组人群的经历不同，其文化层次、教育程度、经济状况、饮食结构、口腔卫生、医疗保健、身体状况等均有差别，相互间可比性差。因此，现多用长期纵向观察法，即同一地区的人群，每 5 或 10 年调查一次，对比同年龄及不同年龄组人群，观察其增龄性改变。

### （二）研究内容

2005 年我国第三次全国口腔健康流行病学调查结果显示，65～74 岁老年人患龋率为 98.4%，根龋患病率为 63.6%；牙周健康率为 14.1%，牙龈出血检出率为 68.0%，牙周袋检出率为 52.2%，附着丧失等于或大于 4mm 的检出率为 71.3%；有牙齿缺失的为 86.1%。

北京医院在北京延庆县古城村进行了 10 年纵向观察，其结果为：60 岁以上的年龄组平均缺失牙 8.3 颗（所有受检者 10 年间平均缺失 5 颗牙），31 名 50 岁以上的老年人变为无牙颌，60%～65% 缺失的磨牙和前磨牙在初检时患龋，40% 牙周附着丧失＞4mm，牙缺失的主要原因是龋病和牙周病；66.2%～93.7% 不同年龄组的受检者，有新龋或有充填体的龋补发病率随年龄增加而增加，有 29%～64.3% 的受检者至少有 8 个新龋面，5.2%～28.0% 的受检者至少有 20 个新龋面；根据不同年龄组 46.7%～99.9% 的牙面牙周附着丧失＞1mm，老年组 0.6%～50.1% 的牙面牙周附着丧失＞4mm；青年组均有 1.2 个牙面牙周附着丧失＞4mm，老年人组均有 28.6 个牙面牙周附着丧失＞4mm。研究结果表明，我国农村人口的口腔的发病率随着年龄的增长而明显增加；龋齿、牙周病和牙缺失是危害老年人口腔健康的三大主要疾病，应重点加以防治，尤其应重视口腔健康教育，并改善口腔疾病的治疗。

老年牙病的研究内容包括以下方面：衰老的生物学及生理学；衰老和免疫；骨、牙齿、口腔黏膜、牙周及唾液腺的增龄变化；衰老的心理学及行为科学；环境和社会对衰老的影响；老年人的全身健康状况和口腔疾病及其治疗的关系；老年人的营养和口腔健康的关系；老年人用药；老年口腔疾病的流行病学、治疗方案、设计特点及预防；老年人龋病，尤其是根面龋的病理、诊断、治疗及预防；老年人的牙齿磨损病因、诊断和治疗；老年人牙髓病和牙周病的病理变化、诊断及处理；老年人口腔黏膜病的病理变化、诊断及处理；老年人唾液腺疾病的病理变化、诊断及处理；老年患者口腔颌面外科的处理特点；老年人修复特点及老年人义齿种植；老年殆学；老年人对口腔保健需求的研究，尤其对卧床、行动不便、养老院及住院老年人的口腔保健及处理。

### 三、老年人口腔健康的标准

世界卫生组织推荐的 65 岁以上老年人的口腔健康标准如下。

1. 牙齿缺失在 10 颗以内。
2. 牙患龋和充填在 12 颗以内。
3. 功能牙有 20 颗。
4. 患者的主观感觉如下。

（1）对影响美观缺失牙的修复满意。

（2）无疼痛症状。

（3）无不可接受的牙石。

（4）牙齿关系在功能和美观上都能接受。

世界卫生组织认为牙齿健康并不意味着保留所有的 32 颗牙，也不意味着牙周附着保持在釉牙骨质界是生物学和社交的需要。而重点在于通过延长牙齿的寿命来促进健康和提高生活质量。

## 第三节　老年牙病的临床特征及治疗

### 一、老年人牙病的临床特点

（1）老年人静止龋较多，龋病进展较慢。

（2）老年人常有牙龈退缩，根面暴露，故根面龋多见。

（3）老年人牙齿、牙列经过长年的磨耗，形态发生改变，功能受到一定影响。

（4）老年人牙龈退缩、牙体磨损或历经牙周病治疗等因素造成牙本质暴露，易引发牙髓的病理性改变。

（5）老年人牙龈退缩，菌斑附着面积变大；衰老引起唾液流量和成分改变，更有利于菌斑附着；老年人免疫水平改变，影响菌斑的新陈代谢和致病能力，也影响人体组织对细菌侵袭的敏感性，表现为炎症反应更为严重。

（6）老年人牙列缺损缺失较多，而牙列的完整对于保持口腔的咀嚼、消化、语言表情等功能至关重要，同时对于患者的心理状态也会产生重大影响。因此，老年人对牙齿修复的需求更加迫切。

（7）老年人口腔疾患时症状常不明显或不典型。如楔状缺损、磨耗等虽已穿髓，但并未有青壮年牙髓炎的冷热刺激敏感甚至疼痛症状，可能仅表现为咬合无力。三叉神经痛也多无典型的电击样、刀割样等疼痛症状，且定位分界不清，有时与牙疼绞合在一起，给临床诊断带来困难。

（8）老年人患牙病的同时常伴有系统性疾病，如心血管疾病、内分泌性疾病、肾病、神经或精神性疾病等。

## 二、老年牙病的治疗设计

### （一）老年牙病治疗设计的意义

（1）随着生活水平的提高，老年人的寿命普遍延长。根据期望寿命和生物学年龄，应对老年人口腔疾病的治疗做出合理的短期及长期计划，以提高老年人的生活质量。

（2）老年人口腔疾病的发生率较高，且病情复杂，治疗时常需对口腔内科、口腔外科、口腔修复科及预防科等的综合考虑；因治疗时间长，故应对老年人口腔疾病的治疗进行细致的设计，达到最佳疗效。

（3）老年人口腔健康意识在不断增强，对医师期望高，希望能设计出最佳方案，并积极进行治疗。

### （二）老年牙病治疗设计的要求

（1）必须具备老年口腔医学的知识和技能，诊断要正确，设计要周密，治疗要认真，效果要最佳。

（2）应了解患者的全身健康情况，口腔疾病的症状和体征，患者的心理需求及经济状况。

（3）了解患者的期望寿命，判断患者的生物学年龄，做出短期治疗和长期治疗的计划，以求得老年口腔疾病患者的认可。

### （三）老年牙病治疗的原则

老年人口腔疾病的治疗应遵循"解决、从简、先后、结合"的原则。

**1.解决原则** 应抓住主要症状，即以解决主诉作为首选治疗方案。老年人口腔疾病的主要症状包括：疼痛、牙齿松动、咀嚼困难、牙龈出血、口干、颞下颌关节功能紊乱综合征等。

**2.从简原则** 要求治疗设计既要简单，又要解决主要问题。

**3.先后原则** 即先诊断、后治疗；处理主诉牙或症状较重的牙，再处理非主诉牙；先拔牙、后修复。

**4.结合原则** 即局部治疗与全身治疗相结合。

### (四)老年牙病治疗的特点

**1. 拍X线片**　通常拍X线片用于检查老年人口腔中的根面龋、牙周病、残冠、残根、充填体、修复体及牙槽骨吸收情况等。必要时可拍摄全口牙位曲面体层X线片，以了解全口牙齿状况。

**2. 以根面龋、牙周病、牙缺失为治疗重点**　老年人多患根面龋和牙周病，根面龋常需做充填治疗；牙周病需进行龈上洁治和龈下刮治术；牙列缺损或缺失通常要及时修复。

**3. 分区和分次治疗**　老年患者常因身体状况无法耐受长时间治疗，分区和分次治疗可减轻患者的治疗痛苦，从而减少因治疗而产生的并发症。每次治疗一般不超过3颗，复杂治疗与简单治疗结合进行，尽量减少就诊次数。

**4. 功能和美观兼顾**　牙体缺损、牙列缺损及牙列缺失治疗时既要恢复功能，又要考虑美观；尽可能做到牢固耐用、物美价廉。

**5. 卫生宣教**　口腔医师在治疗的同时，应对老年口腔疾患者进行口腔健康教育，如宣传方法、定期洁牙、义齿使用注意事项等。

### (五)老年牙病治疗的注意事项

（1）老年人应受到社会的尊重，应关心和体贴老年人，尽可能为他们提供方便和照顾。

（2）接诊和治疗时，对待老年人应做到态度和蔼、语言亲切耐心细致、操作轻柔。尽量满足老年患者的心理需求。

（3）为确保诊疗中的安全，治疗前应详细了解老年患者的全身健康情况，以便出现问题有效应对。

（4）对行动不便、长期卧床的老年患者，应进行家庭治疗；有条件的医院可成立老年口腔门诊或开设老年口腔医院。

## 本 章 小 结

本章简单介绍了社会人口处于老年化阶段，老年人口腔保健也日益受到重视，口腔卫生事业面临挑战。重点介绍了老年牙病的分类、老年牙病的研究方法、老年人口腔健康的标准；常见老年牙病的临床特点、治疗设计、治疗原则、治疗特点及在治疗中的注意事项。同学们要着重掌握重点老年牙病、老年人口腔健康标准、老年牙病的治疗原则及治疗特点。

## 习 题

扫码"练一练"

**一、选择题**

1. 我国进入社会人口老年化的时间为

A. 1980 年　　　　　　　　　　　　B. 2000 年

C. 1949 年　　　　　　　　　　　　D. 2010 年

E. 2015 年

2. 1991 年联合国世界卫生组织对老年分期正确的是

A. 60 岁以上为老年人　　　　　　　B. 60~74 岁为老年人

C. 75~89 岁为老年人　　　　　　　D. 90 岁以上才为老年人

E. 男 60 岁，女 55 岁为老年人

3.重点老年牙病主要包括

A.龋病                          B.牙周病

C.牙列缺损                      D.牙列缺失

E.以上都是

4.老年牙病的研究内容包括

A.患龋率                        B.根面龋患率

C.牙周健康率                    D.牙齿缺失数

E.以上都是

5.老年牙病治疗原则是

A.解决                          B.从简

C.结合                          D.先后

E.以上都是

二、思考题

1.简述老年牙病的分类及特点。

2.世界卫生组织推荐65岁以上老年人口腔健康标准是什么？

（蔡成莲）

# 第四篇

# 牙周病

# 第八章

# 牙周病概述

扫码"学一学"

**学习目标**

口腔医学专业
1. **掌握** 牙周组织的应用解剖和生理。
2. **熟悉** 牙周病的流行情况。
3. 具有以患者为中心的人文关怀精神和交流沟通能力。

口腔医学技术专业
**熟悉** 牙周组织的应用解剖和生理。

**案例分析**

**【案例】**

　患者，男，32岁。主诉：刷牙出血1月余。检查：全口牙龈红、肿，探诊深度1～2mm，未发现附着丧失，X线未见牙槽骨吸收。

**【讨论】**

　1. 患者所患疾病属于牙周病吗？
　2. 诊断依据是什么？

　　牙周病学是研究牙周组织解剖结构、生理和病理变化，以及牙周病的预防、诊断、治疗的一门学科。

　　人类在古代文明时期即已存在牙周疾病。我国陕西宝鸡发掘的新石器时代人类的遗骨（距今5000～6000年）中可看到有不同程度的牙槽骨的破坏。我国战国时期的《黄帝内经》素问篇中也有关于牙周疾病的描述，如牙龈红、流血、"肉不着骨"等，并记载有关的治疗方法。

　　牙周病为口腔两大类主要疾病之一。在我国，牙周病有很高的发病率，并随着年龄的增加，患病率不断升高。牙周疾病指发生在牙周支持组织的各种疾病，包括两大类，即牙龈病和牙周炎。牙龈病指发生于牙龈组织的疾病，牙周炎指累及牙周支持组织的炎症性、破坏性疾病。

# 第一节　牙周组织应用解剖和生理

牙周组织由牙龈、牙周膜、牙槽骨和牙骨质四部分组成。临床上习惯将上述四种组织合称为牙周支持组织。

## 一、牙龈

### （一）正常牙龈的临床解剖

牙龈（gingiva）是指覆盖于牙槽突表面和牙颈部周围的口腔黏膜上皮及其下方的结缔组织。由游离龈、附着龈和龈乳头三部分组成（图 8-1）。

1. **游离龈（free gingiva）**　又称边缘龈（marginal gingiva），呈领圈状包绕牙颈部，宽约 1mm。正常呈粉红色，菲薄而紧贴牙面。游离龈与牙面形成的间隙，称龈沟。龈沟的深度是一个重要的临床指标。临床健康的牙龈龈沟的组织学深度平均为 1.8mm。正常情况下，使用牙周探针进行探诊，探诊深度不超过 3mm。

2. **附着龈（attached gingiva）**　与游离龈相连续，在牙龈表面以一条微向牙面凹陷的小沟（游离龈沟，free gingival groove）为分界线。附着龈自游离龈沟向根方直至与牙槽黏膜相接。附着龈缺乏黏膜下层，而由富含胶原纤维的固有层直接贴附于牙槽骨表面的骨膜上，血管较少，因此，附着龈呈粉红色，质地坚韧，不能移动。肤色黝黑者及黑种人常有色素沉着。附着龈的表面有橘皮样的点状凹陷，称为点彩，在牙龈表面干燥时较明显易见。牙龈上皮角化的程度越高，点彩越明显。唇颊面点彩多于舌面。点彩在婴儿时期缺乏，5 岁左右开始在儿童中出现，至成人最多，老年人点彩逐渐消失。另外，有炎症时点彩减少或消失，当牙龈恢复健康时，点彩又重新出现。

附着龈的根方为牙槽黏膜，二者之间有明显的界限，称膜龈联合。膜龈联合的位置在人的一生中基本是恒定的。牙槽黏膜上皮无角化、无钉突，其下方的结缔组织较为疏松，且血管丰富，因而牙槽黏膜颜色深红，移动度大。牵动唇、颊，同时观察黏膜的移动度，即可确定膜龈联合的位置，从而测量附着龈的宽度。

附着龈的宽度是另一个重要的临床指标，是指从膜龈联合至正常龈沟底的距离。正常附着龈的宽度因人、因牙位而异，范围为 1~9mm。上颌前牙唇侧最宽（3.5~4.5mm），后牙区较窄。由于颊系带的附着多位于第一前磨牙区，故该区的附着龈最窄（1.8~1.9mm），有人报告最小的正常值为 1mm。在下颌的舌侧，附着龈终止于舌侧的牙槽黏膜交界处。在上颌的腭侧，附着龈与腭部的角化黏膜相连，无明确界限。由于上颌牙槽骨较下颌牙槽骨高，故上颌牙的附着龈较下颌同名牙的附着龈宽。附着龈的宽度随年龄的增长而增宽，40~50 岁成人的附着龈宽度大于 20~30 岁者，怀疑可能是由于咬合面磨耗后，牙齿缓慢萌出所造成。

3. **龈乳头（gingival papilla）**　又称牙间乳头（interdental papilla），呈锥形，充满于相邻两牙接触区根方的邻间隙中。其侧缘和顶缘由相邻的游离龈延续而成，中央部分由附着龈构成。每个牙的颊、舌侧龈乳头在邻面的接触区下方汇合处略凹下，称龈谷。该处上皮无角化、无钉突，对局部刺激物的抵抗力较低，牙周病易始发于此（图 8-2）。

龈乳头的形态取决于邻牙表面的外形及相邻两牙之间的邻间隙的位置和外形。相邻牙冠的颊舌径越小，根间距越近，则牙槽间隔近远中的厚度越薄，牙龈乳头邻面接触越窄。若相邻牙的邻面较突，接触区根方的邻间隙较大，牙槽间隔的近远中向变宽，牙龈乳头的近远中向也随之变宽，龈乳头的高度则根据邻牙接触区的位置而定。

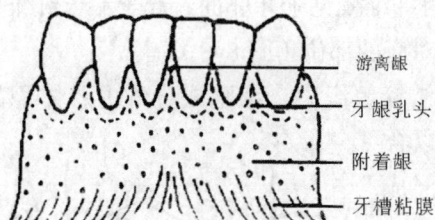

图8-1　牙龈基本结构

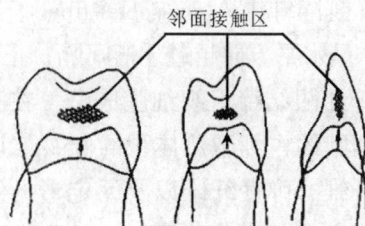

图8-2　龈谷与牙形态的关系

### （二）正常牙龈组织学

**1. 牙龈上皮的结构**　按照形态和功能划分，牙龈上皮分为三个区：口腔上皮、沟内上皮和结合上皮。

（1）口腔上皮（oral epithelium）　也称牙龈表面上皮，覆盖于游离龈的顶端到外表面以及附着龈的表面，为角化或不全角化的复层鳞状上皮，其中以不全角化上皮多见。牙龈角化程度随年龄的增长和绝经而减低，但与月经周期无明显的相关。

（2）沟内上皮（sulcular epithelium）　又称龈沟上皮，为牙龈沟的衬里上皮。沟内上皮从结合上皮的冠方伸延到游离龈的顶部，为薄的非角化复层鳞状上皮；沟内上皮有上皮钉突，但缺乏颗粒层和角化层，且常有许多细胞呈水样变性。

（3）结合上皮（junctional epiihclium）　是呈领圈状附着于牙冠或牙根的上皮。当牙完全萌出后，结合上皮应附着于釉牙骨质界处，它的冠端构成龈沟底。结合上皮依靠基底板和半桥粒与牙釉质相附着。

人的一生中，牙不断地有主动和被动萌出，结合上皮的位置可以位于牙冠、釉牙骨质界或牙根上。当牙初萌时，结合上皮附着于牙冠；牙完全萌出后，结合上皮的位置应为釉牙骨质界处。当牙龈发生退缩使牙根暴露或有牙周附着丧失时，结合上皮则位于牙根。

（4）龈牙结合部（dento-gingival junction）　是指牙龈组织借结合上皮与牙连接，良好地封闭了软硬组织交界处；结合上皮对牙的附着，因牙龈纤维而得到进一步加强，牙龈纤维使游离龈更紧密地贴附于牙面。鉴于此点，将结合上皮和牙龈纤维视为一个功能单位，称之为龈牙单位。结合上皮无角化、无钉突，细胞间隙较大，桥粒数目较少，细胞之间联系较松弛，上皮通透性较高，较易被机械力所穿透或撕裂。

**2. 牙龈的结缔组织**　牙龈组织由上皮和结缔组织构成，无黏膜下层。其结缔组织称为固有层，可分为乳头层和网状层。乳头层邻接上皮，是位于上皮钉突之间的乳头突起；网状层与牙槽骨骨膜相邻。

（1）牙龈的胶原纤维　由I型胶原组成的牙龈纤维有三个作用：①束紧游离龈，使其与牙面紧贴；②保持牙龈必要的硬度，使其承受咀嚼的压力；③使游离龈与牙骨质及相邻的附着龈相连。按牙龈纤维排列方向分为四个组。

1）龈牙纤维（dentogingival fibers，DGF）　起自结合上皮根方的牙骨质，向游离龈的颊、舌和邻面方向呈扇形散开，终止于游离龈和附着龈的固有层。

2）牙骨膜纤维（dentoperiosteal fibers，DPF）　起自牙颈部的牙骨质，在颊舌面，向根方走行，连接并融入牙槽骨骨膜的外侧，或终止于附着龈。在游离龈和附着龈交界处，上皮下方常缺乏固位的胶原纤维束支持，因而形成了游离龈凹痕。

3）环行纤维（circular fibers，CF）　位于游离龈和牙龈乳头的结缔组织中，呈环状围绕牙颈部。

4）越隔纤维（transseptal fibers，TF）　此组纤维仅见于牙邻面，起于龈牙纤维的根方牙骨质，呈水平方向越过牙槽间隔，止于邻牙相对应的部位（图 8-3）。

（2）牙龈结缔组织细胞成分　在正常牙龈结缔组织中，细胞成分约占总体积的 8%，成纤维细胞约占细胞总体积的 65%。该细胞可以合成胶原纤维、弹性纤维以及无定形的细胞基质。成纤维细胞也参与调节胶原纤维的降解。牙龈结缔组织中还有肥大细胞、单核–吞噬细胞、淋巴细胞和白细胞等。在临床上表现为健康的牙龈，其纤维结缔组织内，也可见少量的炎症细胞，其中中性粒细胞数量相对较多，近龈沟底部还可见少量的浆细胞和淋巴细胞。

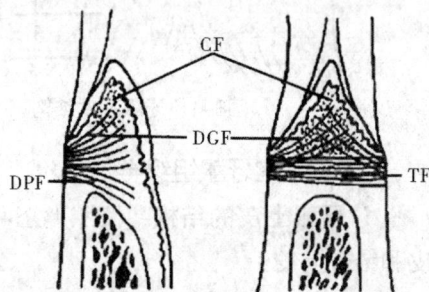

图8-3　牙龈纤维示意图

### 知识拓展

#### 牙震荡

牙震荡是牙周膜的轻度损伤，通常不伴牙体组织的缺损。伤后患牙有伸长不适感，轻微松动和叩痛。通常受伤后牙髓活力测试无反应，但部分患者可在受伤数周或数月后开始恢复牙髓反应，若 3 个月后牙髓仍有反应，则大多数能继续保持活力。通常要求患者尽量避免使用患牙 2 周，避免对牙周膜造成更大损伤。

## 二、牙周膜

牙周膜，又称牙周韧带（periodontal ligament），是围绕牙根并连接牙根和牙槽骨的致密结缔组织。它与牙龈的结缔组织相连。牙槽动脉的分支经牙槽骨而进入牙周韧带。

**1. 牙周膜纤维**　牙周膜最重要的成分是胶原构成的主纤维。主纤维呈束状排列，一端埋入牙骨质内，另一端埋入牙槽骨，从而将牙悬吊固定在牙槽窝内。主纤维的末端埋入牙骨质和牙槽骨的部分称为 Sharpey 纤维。

主纤维主要由 I 型胶原纤维和耐酸水解性纤维（oxytalan）组成。胶原纤维使组织具有韧性和强度。Oxytalan 纤维分布于胶原纤维之间。该纤维在邻近牙骨质处数量多，并与牙体长轴平行排列，有的一端埋入牙骨质和牙槽骨中，另一端在血管壁上，围绕血管形成网状，具有调节血液流量的作用。

根据牙周膜主纤维束的位置和排列方向分为以下五组（图 8-4）。

（1）牙槽嵴纤维（alveolar crest fibers）　起自结合上皮根方的牙骨质，斜行进入牙槽嵴，其功能是将牙向牙槽窝内牵引，并对抗侧方力。该组纤维切断后不会明显增加牙的动度。

（2）横纤维（horizontal fibers）　该组纤维在牙槽嵴纤维的根方，呈水平方向走行，一端埋入牙骨质，另一端埋入牙槽骨中。

（3）斜纤维（oblique fibers）　是牙周韧带中数量最多、力量最强的一组纤维。起于牙骨质，斜行向冠方进入牙槽嵴。它们可承受咀嚼压力，并将该力转变为牵引力均匀传递到牙槽骨上。

（4）根尖纤维（apical fibers）　位于根尖区，从牙骨质呈放射状进入牙槽窝底部的骨内。该组纤维具有固定根尖、保护进出根尖孔的血管和神经的作用。在牙根未完全形成的牙，无此纤维。

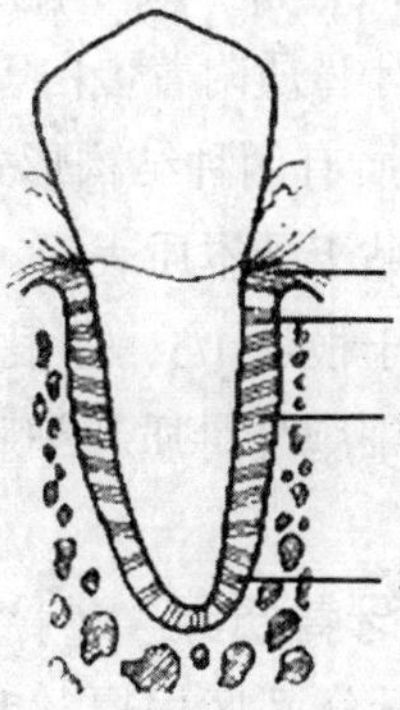

图8-4　牙周膜纤维

（5）根间纤维（interradicular fibers）　只存在于多根牙各根之间，有防止多根牙向冠方移动的作用。

牙周膜的纤维在静止状态下略呈波纹状，使牙有微小的生理性动度。当牙承受垂直压力时，除根尖纤维外，几乎全部纤维呈紧张状态，并将此力传递至牙槽骨，可担负较大咬合力。当单根牙在受到侧向压力时，以位于牙根的中 1/3 与根尖 1/3 交界处的转动中心为支点，发生倾斜，仅使部分纤维呈紧张状态，这时容易造成牙周膜和牙槽嵴的损伤。磨牙的转动中心位于诸根牙之间的空间。

牙周膜的宽度（厚度）随年龄及功能状态而异，一般为 0.15 ~ 0.38mm，以牙根中部支点附近最窄，牙槽嵴顶及根尖孔附近较宽。

**2. 牙周膜的细胞和基质**　牙周膜中有四种类型的细胞：结缔组织细胞、Malassez 上皮剩余细胞、防御细胞（巨噬细胞、肥大细胞和嗜酸性粒细胞）以及与神经、血管相关的细胞。结缔组织细胞包括成纤维细胞、成骨细胞、破骨细胞以及未分化间充质细胞。成纤维细胞是牙周膜中最常见的细胞，呈卵圆形或细长形，排列方向与主纤维平行。成纤维细胞的主要功能是合成胶原，同时具有降解胶原纤维的能力。

Malassez 上皮在牙周膜中为小的上皮条索或团块。一般认为，上皮剩余是 Hertwig 根鞘的残余。随着年龄增长，上皮剩余的数量减少，或钙化而成为牙骨质小体。在受到机械、慢性炎性刺激时，上皮剩余可发生增殖，而形成根尖周囊肿或根侧囊肿的囊壁上皮。

牙周膜中也含有大量充填于纤维束和细胞间的基质。基质主要有两种成分：糖胺多糖和糖蛋白。基质在维持牙周膜的代谢、保持细胞的形态、运动和分化方面起重要的作用；在牙承受咀嚼力时，也具有明显的支持和传导咬合力的作用。

## 三、牙骨质

**1. 牙骨质的结构**　牙骨质（cemcntum）覆盖于牙根表面，硬度与骨相似。其中，无机物含量为 45% ~ 50%，有机物含量为 50% ~ 55%。无机物与釉质、牙本质一样，以钙、磷为主，以羟磷灰石的形式存在。有机物主要为胶原和蛋白多糖。虽然牙骨质是牙体组织的一部分，但它参与了使牙稳固于牙槽窝内、承受和传递𬌗力的生理功能。还参与牙周病变的发生和修复，它的新生也来源于牙周膜细胞，故也可将其视为牙周组织的一种组成部分。

牙骨质中有两种来源的胶原纤维。一种为外源性的 Sharpey 纤维，纤维方向与牙根表面垂直并埋入其中；另一种为内源性纤维，是成牙骨质细胞自身产生的胶原纤维。纤维方向与牙根表面平行。成牙骨质细胞还产生一些非胶原的基质成分，如蛋白多糖、糖蛋白、磷酸蛋白和牙骨质附着蛋白等。

牙骨质有两种结构形式，即无细胞牙骨质和细胞牙骨质。无细胞牙骨质又称原发性牙骨质，紧贴于牙本质表面，自牙颈部到近根尖 1/3 处分布。细胞牙骨质位于无细胞牙骨质的表面，位于根尖 1/3，在根尖部可以全部为有细胞牙骨质，而牙颈部则常常全部为无细胞牙骨质。无细胞牙骨质和细胞牙骨质均具有一定的通透性，随着年龄的增长，牙骨质的通透性下降。

**2. 釉牙骨质界**  牙骨质在近牙颈部最薄，仅 16~50μm，向根尖方向逐渐增厚，在根尖 1/3 和根分叉区可厚达 150~200μm。在牙颈部的牙骨质与牙釉质交界处即釉牙骨质界有三种形式（图 8-5）：60%~65% 的牙为牙骨质覆盖釉质；约 30% 为二者端端相接；另 5%~10% 为二者不相连接，其间牙本质暴露。后一种情况，当发生牙龈退缩而牙颈部暴露后易发生牙本质敏感。而且在牙周治疗时，牙颈部菲薄的牙骨质也容易被刮去而暴露牙本质。

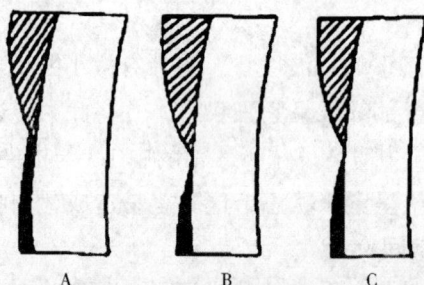

A. 牙骨质覆盖牙釉质  B. 牙骨质与牙釉质端端相接  C. 牙骨质与牙釉质不相连

**图8-5  釉牙骨质界的三种形式**

**3. 牙骨质的吸收和修复**  牙骨质在一生中不断形成、增厚，从 10 岁至 70 岁约增厚 3 倍，主要在根尖区和根分叉区，以代偿牙的殆面磨耗和继续萌出。牙骨质的明显增厚称为牙骨质增生。它可发生于一个牙或整个牙列。牙骨质也经常发生轻微的吸收，在已萌出或未萌出的牙均可发生，但只有达到严重程度时才能在 X 线片显现。牙骨质吸收的部位多位于根尖 1/3。

牙骨质吸收的深度，70% 仅局限于牙骨质而不累及牙本质。牙骨质发生吸收可能由于局部或全身的原因，或者无明显的病因（如特发性牙骨质吸收）。在局部因素中，牙骨质吸收主要发生于殆创伤、正畸治疗、再植牙、移植牙以及牙周炎或其他根尖周病变。

牙骨质内只有少量细胞，这些细胞无增殖和形成新牙骨质的功能，也无血管、神经和淋巴，代谢很低，没有生理性的改建。它的新生有赖于牙周膜中的细胞分化出成牙骨质细胞，在原有的牙根表面成层地沉积新的牙骨质。同时新形成的牙周膜纤维也埋入新牙骨质中（Sharpey 纤维），重新在新形成的牙骨质中建立功能性关系。牙骨质新生在活髓牙和死髓牙上均可发生。在牙周炎病变的愈合过程中，这种生理功能是形成牙周新附着所必需的。但牙骨质新生需要有活力的结缔组织存在，若上皮增殖进入吸收的牙骨质区域，牙骨质的新生将不再发生。

若牙骨质和牙槽骨融合在一起，其间的牙周膜消失，则称为牙固连。牙固连可伴发于牙骨质的吸收过程中。这提示牙固连是一种异常的牙骨质修复形式。牙固连也可发生于慢性牙周炎症、牙再植、正畸治疗和殆创伤之后，以及埋伏牙周围。牙固连时，邻近牙骨质的牙槽骨表面排列的破骨细胞导致根的吸收，并使牙根逐渐被骨组织取代。故此，再植的牙发生牙固连，将在4～5年内失去其牙根而脱落。钛种植体植入颌骨时，骨直接与种植体发生愈合，其间无任何介入性结缔组织。

## 知识拓展

### 根面龋

牙齿根面由牙骨质覆盖，随着年龄的增大，牙龈退缩，牙根暴露，而牙骨质质软且薄，容易发生根面龋。由于根面龋只有在牙根面暴露在口腔环境中的时候才会发生，所以好发人群为中老年人。而菌斑较多、甜食习惯都成为根面龋易发的危险因素。根面龋出现于牙根部的侧面，多呈浅盘状，龋损面积大而浅，不易修复，牙根部有机质含量高，修复材料很难牢固地黏附，修补以后也易患继发龋齿。

## 四、牙槽骨

牙槽骨（alveolar bone）又称牙槽突（alveolar process），是上下颌骨包围和支持牙根的部分。容纳牙根的窝称牙槽窝，牙槽窝的内壁称为固有牙槽骨，牙槽窝在冠方的游离端称牙槽嵴，两牙之间的牙槽骨部分称牙槽间隔，固有牙槽骨在X线片上呈围绕牙根连续的致密白线，称为硬骨板。当牙槽骨因炎症或𬌗创伤等开始发生吸收时，硬骨板消失或模糊、中断。

牙槽突的最冠方，即邻近牙颈部处称为牙槽嵴顶。牙槽嵴顶和釉牙骨质界的距离在青年人为0.75～1.49mm，平均1.08mm。在X线𬌗翼片上，牙槽嵴顶到釉牙骨质界的距离为0.62～1.67mm，平均1.15mm。一般认为此距离小于2mm均为正常。正常牙槽嵴顶处可呈不同的形态。该处70%存在硬骨板，边缘整齐或不齐；26.9的嵴顶区，硬骨板不明显，但嵴顶外形边缘仍整齐；仅极少部分（0.6%）的嵴顶区硬骨板消失且边缘不整齐和（或）有小坑状缺损。很多因素可造成牙槽嵴顶硬骨板消失或不清晰。这些征象的单独出现并无病理意义。大约2.9%的嵴顶区出现硬骨板加厚，主要分布在上下颌第一、二磨牙区，为牙弓内𬌗力负担较大的部位，可能是由于较大𬌗力所致，是生理适应过程，而非病损。

牙槽骨是牙周组织中、也是全身骨骼系统中代谢和改建最活跃的部分。牙槽骨的改建受局部和全身因素的影响，局部因素如牙功能的需要和改变以及炎症，全身因素可能是性激素、甲状旁腺素、骨钙素等。牙槽骨的改建影响着牙槽骨的高度、外形和密度。

牙槽骨的改建主要表现在三个区域：与牙周膜邻接区、颊舌侧骨板的相应骨膜区以及骨髓腔的骨内膜表面。当牙萌出时牙槽骨开始形成、增高，并提供形成中的牙周膜一个骨性附着面。牙槽骨在牙失去后逐渐吸收、消失。

在成人，颌骨的骨髓通常为黄骨髓。然而，灶性的红骨髓偶尔可见于颌骨，并常伴有骨小梁的吸收。红骨髓通常位于上颌骨结节以及上下颌骨的磨牙和前磨牙区域。X线片上呈一透射区。

考点提示 ▎ 牙龈、牙周膜、牙槽骨的应用解剖和生理。

# 第二节　牙周病流行病学

## 一、流行情况

牙周病是人类最古老、最普遍的疾病之一。在世界各地的原始人颅骨上均可见到牙槽骨吸收以及牙缺失。1982~1984 年我国对 29 个省、直辖市、自治区的 7、9、12、15、17 岁五个年龄组的 131340 名中小学生进行了牙周病流行病学的抽样调查，结果表明：五个年龄组中牙龈炎患病率为 66.80%，其中 15 岁年龄组为 80.46%，牙周炎的患病率为 0.87%。1995~1997 年，第二次全国口腔健康流行病学调查结果表明牙龈探诊出血阳性率随年龄增长而减少，牙周炎的患病率随年龄的增加而增高。2005~2007 年第三次全国口腔健康流行病学调查显示牙龈出血检出率以 35~44 岁年龄组最高，达 77.3%；牙周探诊深度和牙周附着丧失随年龄的增加而增加。

牙龈炎在儿童和青少年中较普遍，患病率在 70%~90%。青春期后，牙龈炎的患病率随年龄的增长而缓慢下降。牙周炎主要发生在成年以后，随着年龄增长，牙周炎的患病率逐渐增高，35 岁以后患病率明显增高，到 50~60 岁时患病率达高峰，以后则有所下降。

## 二、影响因素

1. **口腔卫生情况**　牙菌斑、牙石量与牙周病有极其明显的正相关性。
2. **年龄**　老年人的牙周附着丧失重于年轻人，单纯的牙龈炎多见于年轻人和儿童。
3. **性别**　牙周病的患病率和严重程度均为男高于女。
4. **种族**　青少年牙周炎有较明显的种族倾向，黑种人患病率较高。
5. **社会经济状况**　高收入和受教育程度高者患病率较低。
6. **吸烟**　吸烟者的病情重。
7. **疾病**　某些全身疾病，如糖尿病。
8. **某些微生物**　如牙龈卟啉单胞菌、伴放线聚集杆菌、福赛坦氏菌、中间普氏菌的感染等。
9. **既往病史**　过去有牙周炎的病史，且不能定期接受治疗者。
10. **某些基因背景**　如白细胞介素 -1 基因多态性等。

## 三、好发部位

牙周病损具有部位特异性，同一患者的口腔内，各个牙的患病率是不一样的，一个牙的各个牙面罹患率也不一致。各牙患病频率的顺序为：最易受累的为下颌切牙和上颌磨牙；其次是下颌磨牙、尖牙和上颌切牙、前磨牙；最少受累的为上颌尖牙和下颌前磨牙。

考点提示 ▎ 牙周疾病的流行概况。

## 本 章 小 结

　　本章主要包括两部分内容。一是牙周组织的基本组成，二是牙周病的流行概况。牙周组织由四部分组成，分别为牙龈、牙周膜、牙槽骨和牙骨质。牙周组织出现的病变统称为牙周病。在本章中，要求大家掌握牙周组织的正常解剖生理，为下面章节的学习打下基础。

## 习　　题

扫码"练一练"

**一、选择题**

1. 形成固有牙槽骨的结构是

A. 成釉器

B. 牙乳头

C. 牙囊

D. 牙板

E. 前庭板

2. 关于牙槽骨，下列说法不正确的为

A. 分为固有牙槽骨、密质骨和松质骨

B. 是高度可塑性组织

C. 有受压则增生，受牵引则吸收

D. 可以进行改建

E. 牙槽骨受全身骨代谢的影响

3. 关于固有牙槽骨，下列说法不正确的为

A. 衬于牙槽窝的内壁

B. 又称筛状板

C. 属于束状骨

D. X 线上称硬骨板

E. X 线片上为围绕牙根的黑色透光带

4. 下列关于牙周膜的神经描述中，不正确的是

A. 牙周膜有丰富的神经

B. 含有有髓神经和无髓神经

C. 能感受触觉和压觉

D. 能感受痛觉

E. 牙周膜的感受器不能明确牙位

5. 牙周膜的功能包括

A. 支持功能

B. 营养功能

C. 感觉功能

D. 形成功能

E. 以上都是

6. 牙周膜中可以转化为其他细胞成分的细胞是

A. 成纤维细胞

B. 上皮剩余

C. 成骨细胞

D. 成牙骨质细胞

E. 间充质细胞

7. 牙周膜中来源于上皮的细胞成分是

A. 成纤维细胞                       B. 上皮剩余

C. 成骨细胞                         D. 成牙骨质细胞

E. 间充质细胞

8. 以下哪种细胞不是牙周膜中的细胞成分

A. 成纤维细胞                      B. 成骨细胞

C. 成牙骨质细胞                   D. 破骨细胞

E. 成牙本质细胞

9. 牙周膜中数目最多、力量最强大的是

A. 牙槽嵴组                       B. 水平组

C. 斜行组                          D. 根尖组

E. 根间组

10. 牙周膜中维持牙直立的主要力量且呈水平方向的主纤维是

A. 牙槽嵴组                       B. 水平组

C. 斜行组                          D. 根尖组

E. 根间组

11. 牙周膜的主纤维中只存在于磨牙根分叉之间的是

A. 牙槽嵴组                       B. 水平组

C. 斜行组                          D. 根尖组

E. 根间组

12. 牙周膜的正常厚度为

A. 0.1mm                           B. 0.15 ~ 0.38mm

C. 0.4mm                           D. 3 ~ 4mm

E. 1 ~ 2mm

13. 牙龈中位于牙颈部的游离龈中,呈环形排列的纤维是

A. 龈牙组                          B. 牙槽龈组

C. 环行组                          D. 牙骨膜组

E. 越隔组

14. 牙龈中横跨牙槽中隔,连接相邻两牙的纤维是

A. 龈牙组                          B. 牙槽龈组

C. 环行组                          D. 牙骨膜组

E. 越隔组

15. 龈沟的正常深度为

A. 0.1mm                           B. 0.15 ~ 0.38mm

C. 0.5 ~ 3mm                      D. 4mm

E. 5mm

## 二、简答题

1. 牙龈由几部分组成?

2. 牙周膜主纤维包括哪几种?它们的作用分别是什么?

(孙建欣)

# 第九章

# 牙周病的病因学

扫码"学一学"

## 学习目标

口腔医学专业

1. **掌握** 牙菌斑的基本结构及牙周病的致病菌。
2. **熟悉** 牙周病的局部促进因素。
3. **了解** 牙周病的全身促进因素。
4. 具有以患者为中心的人文关怀精神和交流沟通能力。

口腔医学技术专业

1. **掌握** 牙菌斑的基本结构及牙周病的致病菌。
2. **熟悉** 牙周病的局部及全身促进因素。

## 案例分析

【案例】

患者，男，32岁。主诉：刷牙出血1月余。检查：全口牙龈颜色正常，有大量龈上牙石存在，X线未见牙槽骨吸收。诊断：慢性牙龈炎。

【讨论】

1. 患者所患疾病的局部致病因素有哪些?
2. 患者所患疾病的全身致病因素有哪些?

## 第一节 牙周病的局部因素

### 一、牙周病的始动因子——牙菌斑

牙菌斑（dental plaque）是黏附于牙面、牙间或修复体表面的软而未矿化的细菌性群体。牙菌斑生物膜的细菌不同于悬浮的单个细菌。一方面，它是整体生存的微生物生态群体，细菌凭借牙菌斑生物膜的独特结构，黏附在一起生长，相互附着很紧，难以清除；另一方面，牙菌斑生物膜的形成是一种适应过程，使细菌能抵抗表面活性剂、抗生素或宿主防御功能的杀灭作用，各种细菌长期生存，在合适的微环境中发挥不同的致病作用。

菌斑生物膜的形成大致可分为三个阶段。

**1. 获得性薄膜（acquired pellicle）形成**　最初由唾液蛋白或糖蛋白吸附至牙面，形成一层无结构、无细胞的薄膜。获得性薄膜形成的速度很快，数分钟内便可形成，1~2小时迅速增厚，厚度可达1~20μm。在龈缘区较厚，牙尖区较薄，为细菌黏附提供特殊受体，具有选择性吸附细菌至牙面的作用，可促进早期细菌的黏附定植，还为其他细菌附着提供表面，能决定细菌附着的顺序，又可作为细菌的营养，因此，获得性薄膜是牙菌斑形成的基础。

**2. 细菌黏附（adhesion）和共聚（coaggregation）**　获得性薄膜形成以后，口腔内的细菌便陆续定植于其上。不同属（种）细菌表面分子间的特异性识别黏附称为共聚。除细菌外，螺旋体及真菌也参与了共聚，如牙龈卟啉单胞菌与齿垢密螺旋体。

**3. 菌斑生物膜成熟**　细菌通过黏附和共聚相互连接，使菌斑形成有规则群体，定植菌迅速繁殖、生长或扩散，导致菌斑细菌数量和种类增多，形成复杂菌群。一般12小时，菌斑可被菌斑显示剂着色，10~30天菌斑发展成熟。

牙菌斑根据其所在部位，以龈缘为界，分为龈上菌斑和龈下菌斑。

位于龈缘以上的牙菌斑称为龈上菌斑。主要分布在近牙龈的1/3牙冠处和牙齿其他不易清洁的部位，如窝沟、裂隙、邻接面、龋洞表面等，革兰阳性兼性菌占优势，与龋病发生、龈上牙石形成有关，龈缘附近的龈上菌斑还会危害牙周组织。

位于龈缘以下的牙菌斑称为龈下菌斑，分布在龈沟或牙周袋内。根据其是否附着于根面，分为两种（图9-1）。

（1）附着性龈下菌斑（attached subgingival plaque）　位于龈缘以下，附着于牙根面的菌斑为附着性龈下菌斑。它由龈上菌斑延续至龈下形成，故主要成分与龈上菌斑相似，为革兰阳性球菌及杆菌、丝状菌，还可见少量革兰阴性短杆菌和螺旋体等。健康的牙龈因龈沟较浅，龈下菌斑量少，当牙龈有炎症使龈沟加深或形成牙周袋后，龈下菌斑的量随之增加。附着性龈下菌斑与龈下牙石、根面龋、根面吸收及牙周炎等有关。

（2）非附着性龈下菌斑（unattached subgingival plaque）　位于龈缘以下，直接与龈沟上皮、袋内上皮接触的菌斑称为非附着性龈下菌斑。它与牙面不接触，主要成分为革兰阴性厌氧菌，如牙龈卟啉单胞菌、福赛坦氏菌和具核梭杆菌等，还包括许多能动菌和螺旋体。在牙周炎快速进展时，非附着性龈下菌斑明显增多，毒力增强，与牙槽骨的快速破坏有关，与牙周炎的发生发展关系密切，被认为是牙周炎的"进展前沿"。

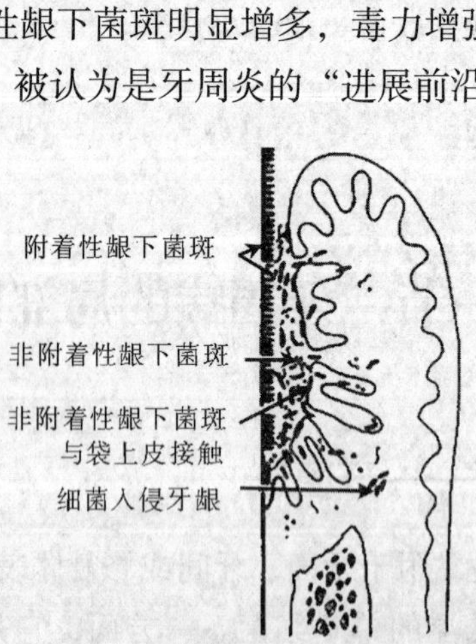

附着性龈下菌斑

非附着性龈下菌斑

非附着性龈下菌斑
与袋上皮接触

细菌入侵牙龈

图9-1　龈下菌斑示意图

考点提示　　牙菌斑的形成及分类。

## 二、局部促进因素

局部因素有利于牙菌斑的堆积，造成牙周组织的损伤，使之容易受细菌的感染；或对已存在的牙周病起加重或加速破坏的作用。牙周病的局部促进因素主要包括以下几点。

### （一）牙石

牙石（dental calculus）是沉积在牙面或修复体表面的已钙化的或正在钙化的菌斑及沉积物，由唾液或龈沟液中的矿物盐逐渐沉积而形成。

牙石形成后使用刷牙方法难以去除，同时其表面常常覆盖大量菌斑。

牙石根据沉积的部位，以龈缘为界，分为龈上牙石和龈下牙石。

沉积在临床牙冠表面，可以直接看到的牙石称为龈上牙石。一般颜色较浅，呈黄色或白色，若吸烟或食物着色可呈深色。一般体积较大，质地较软。在与唾液腺导管开口相应处的牙面上沉积较多，如上颌第一磨牙颊面和下颌前牙的舌面。

沉积在临床牙根，肉眼不可见，需探针才能查到的称为龈下牙石。龈下牙石颜色较深，呈褐色或黑色。一般体积较小，质地较硬。在牙周袋内常可见到龈下牙石，通常从釉牙骨质界延伸至袋底附近，分布较均匀，但以邻面和舌、腭面较多。

龈上牙石的矿化成分来源于唾液，龈下牙石来源于龈沟液。最初小晶体开始沉积在菌斑基质中，然后基质完全钙化，细菌也钙化。晶体沉积在菌斑内是钙化形成的通常途径，与此同时矿化物也可沉积在龈上菌斑积聚的表面。钙化先呈小灶状，逐渐增大，并互相融合成大块牙石。早期的菌斑内有少量无机成分，在菌斑形成后 1~14 天内即开始矿化，逐渐形成牙石。有些人龈上菌斑形成的时间不到 2 周，矿化已达 60%~90%，也有几天就发生矿化的。不过，沉积发展成具晶体特征性质的陈旧性牙石需数月或数年。微生物并非牙石形成过程所必需的，因为在无菌饲养的动物中也可有牙石形成，其他如脱落上皮细胞、白细胞和食物碎屑等均可成为钙化的核心。

牙石形成的速度因人而异，同一个体口腔内不同牙位的沉积速度也不同，这与机体代谢、唾液成分、龈沟液成分、菌斑量、食物性质等有关，如食软而带黏性的食物易沉积牙石。此外，还和牙齿排列不齐、牙面或修复体表面粗糙、口腔卫生差等有关。儿童牙石少于成人。

### 知识链接

#### 牙石的危害

虽然牙石本身对牙龈可能具有一定机械刺激，但研究结果排除了牙石本身作为牙周病原始病因的可能性，牙石的致病作用是继发的，为菌斑的进一步积聚和矿化提供理想的表面。牙石对牙周组织的主要危害来自其表面堆积的菌斑，由于牙石的存在使得菌斑与组织表面紧密接触，引起组织的炎症反应。此外，牙石的多孔结构也容易吸收大量的细菌毒素，牙石也妨碍口腔卫生措施的实施。

### （二）解剖因素

某些牙体和牙周组织的发育异常或解剖缺陷，常成为牙周疾病发生的有利条件，或加重牙周病的进程。

#### 1. 牙解剖因素

1）根分叉　磨牙，尤其是上颌磨牙常因牙周炎累及根分叉使病变加重而失牙。根分叉的解剖位置易使菌斑积聚，附着丧失达分叉水平，使牙周治疗和口腔卫生措施难以施行。根分叉累及的水平和垂直深度因釉珠、根柱长度、分叉入口的大小和分叉顶部的解剖变异等条件而异。

根分叉病变的严重程度主要取决于附着丧失的量和釉牙骨质界到分叉入口的距离，即根柱的长度。根柱短的在骨丧失较少时即可发生根分叉暴露，而根柱长的根分叉病变即使只有轻度病变预后也很差，因为牙根表面的牙槽骨覆盖严重不足。有研究证实，上磨牙的根柱（距釉牙骨质界 3.6～4.8mm）较下磨牙（2.4～3.3mm）长。离根尖最近的分叉是上颌第一磨牙的远中根，还有上颌前磨牙；根柱最短的是下颌第一磨牙，在牙周炎的早期就会暴露根分叉。而根分叉入口（即根分叉的角度）的大小对于预示牙周治疗的成败极为重要。据报告，多数根分叉的入口要小于新标准的 Gracey 刮治器的宽度，81% 的根分叉口 < 1.0mm，58% 的根分叉口 < 0.75mm；这种解剖形态增加了磨牙根分叉治疗的难度。即使进行手术治疗，窄根分叉区仍难以彻底清除。

2）根面凹陷（root concavities）　在所有的磨牙中不同程度地存在。凹陷存在于分叉顶部、根的表面。这些凹陷通常难以诊断，除非在给患者进行非手术治疗或牙根手术时麻醉下检查。如同其他解剖因素一样，凹陷的存在使细菌菌斑积聚，促使附着丧失的进展。所有上颌前磨牙的邻面均有凹陷，近中面的凹陷要深于远中面。上前磨牙的邻面也有的显示 V 形沟，通常向根尖部延伸，较之无沟牙有更多的附着丧失。上颌前磨牙的根分叉位置也常接近根尖。

3）颈部釉突和釉珠　牙釉质在釉牙骨质界的根方异位沉积呈指状突起伸向根分叉处，有的突起还能进入根分叉区内，被称为"颈部釉突"，是根分叉病变的发病因素。颈部釉突对根分叉的影响取决于突起的范围。1964 年 Masters 和 Hoskins 采用的分类法沿用至今。

Ⅰ类：沿釉牙骨质界向根分叉延伸的短而明显的改变。

Ⅱ类：颈部釉突接近分叉区，但无接触。

Ⅲ类：颈部釉突延伸入分叉区。

Roussa 发现，Ⅰ类和Ⅲ类突起较常见，下颌第二磨牙的颈部突起较上颌或下颌第一磨牙更常见。

4）腭侧沟　也称畸形舌侧沟，多发生于上颌侧切牙。它是一种发育异常，由内釉上皮和 Hertwig's 上皮根鞘内陷产生的沟，从上颌切牙的腭侧窝延伸至根面，甚至可接近根尖区。沟内易滞留菌斑，且结合上皮不易附着，因而形成窄而深的牙周袋，有的甚至反复形成脓肿而出现窦道。菌斑在沟槽的深部得以集聚而不易清除。因此，具有根向延伸的腭侧沟的患牙预后较差。

5）牙根形态异常　如牙根过短或过细、锥形牙根、磨牙牙根融合等均使这些牙对𬌗力的承受能力降低，疾病进展快。

6）冠根比例失调　重症牙周炎患者、牙周炎治疗或手术后，或其他原因造成牙周支持组织高度降低，牙槽骨吸收，特别在同一牙各个面的牙槽骨均有不同程度吸收时，临床牙冠变长，冠根比例失调，牙周膜内的应力随牙槽骨高度的降低而逐渐增大，牙槽骨吸收超过根长的20%以后，应力的增长幅度明显增大，因而可进一步造成牙周组织创伤。

**2. 骨开裂或骨开窗**　在上、下颌的前牙区、下前磨牙区及上颌第一磨牙区，由于唇颊侧骨板很薄，牙的颊向错位、牙隆凸过大或骨质吸收等，可能发生牙槽嵴畸形，根面的骨质很薄，甚至缺失，根面仅覆盖骨膜和增厚的牙龈，容易发生牙龈退缩或深牙周袋。若骨剥裸区延伸至牙槽嵴边缘，即出现 V 形的骨质缺损，称之为骨开裂，易引起牙龈呈 V 形退缩；有时骨嵴顶尚完整，而根面牙槽骨缺损形成一圆形或椭圆形的小裂孔即为骨开窗。牙槽嵴畸形能使膜龈手术的情况复杂化。

**3. 膜龈异常**　"膜龈"是指覆盖牙槽突的口腔黏膜部分，包括牙龈（角化上皮）和相邻接的牙槽黏膜。膜龈状况是指角化龈的量、牙龈退缩的量、有无异常的系带以及前庭的深度等。膜龈异常是指牙龈和牙槽黏膜的宽度、形态异常和（或）二者的关系异常，此种异常可能伴有其下方的牙槽骨异常，这些状况对于需要修复治疗或正畸治疗的患者尤其重要。

1）系带附着异常　唇颊系带附着位置过高而进入牙龈或龈乳头，使游离龈缘和龈乳头在咀嚼或唇颊活动时被拉离牙面，加重了菌斑滞留和牙周病的发生及牙龈退缩，对于前庭较浅和附着龈较少的区域此问题尤为突出。

2）附着龈宽度　角化龈（keratinized gingiva）包括附着龈和游离龈。角化龈的宽度减去牙周探诊深度即是实际附着龈的部分。一般在上颌和下颌牙齿的颊侧正中以及下颌牙齿的舌侧正中进行测量。因为附着龈紧密地附着于骨膜上，临床上一般认为附着龈是抵御感染、防止附着丧失的屏障。对于附着龈过窄者可实施附着龈增宽术。

Sietler 和 Bissada 研究了角化龈宽度、修复体龈下边缘和感染发生的关系。修复体边缘在龈下以及角化龈较窄（< 2.0mm）的牙齿更易患龈炎，而修复体边缘齐龈或在龈上的牙齿，无论角化龈宽窄，龈炎的发生率并无差异。因此，修复体边缘在龈下且角化龈较窄（< 2.0mm）的牙齿要引起特别注意。对于此种患者并且菌斑控制不良的，最好采取措施增加角化龈的宽度。

3）牙齿位置异常、拥挤和错𬌗畸形　个别牙的错位、扭转、过长或萌出不足等，均易造成接触区位置改变或边缘嵴高度不一致等，导致菌斑堆积、食物嵌塞，因而好发牙周疾病。当缺失牙长期未修复时，邻近的牙常向缺牙间隙倾斜，在倾斜侧常产生垂直型骨吸收和深牙周袋。错𬌗畸形与牙周病有一定的关系，如前牙拥挤者易患牙周疾患，可能因排列不齐，妨碍了口腔卫生措施的实施，使菌斑堆积。对于口腔卫生控制良好的患者，则牙槽骨吸收与牙列拥挤间没有任何关系。

### （三）𬌗创伤

不正常的𬌗接触关系或过大的𬌗力，造成咀嚼系统各部位的病理性损害或适应性变化，称为𬌗创伤（trauma from occlusion），但一般𬌗创伤一词仅用于对牙周组织的损伤。𬌗力是进食时咀嚼肌群收缩而产生的力。造成牙周创伤的𬌗关系称为创伤性𬌗，如咬合时牙齿的过早接触、过高的修复体、牙尖干扰、夜磨牙等，正畸治疗时加力不当也可造成牙周创伤。

正常的咬合力对牙周组织是一种功能性刺激，对于保持牙周组织的正常代谢和结构状态是必需的，如在对颌牙缺失时，失去咬合功能的牙齿其牙槽骨可变稀疏。健康的牙周组织对于增大的𬌗功能具有一定的生理性适应调整能力，这种适应能力因人、因牙而异，也因𬌗力的大小、方向、持续时间等而异，其中以力的作用方向最为重要。

213

从殆力与牙周组织两方面来考虑，殆创伤又可分为：①原发性殆创伤，异常的殆力作用于健康的牙周组织。②继发性殆创伤，殆力作用于病变的牙周组织或虽经治疗但支持组织已减少的牙齿。由于支持组织的减少，对原来可以耐受的正常强度的咬合力已变成超负荷，超过了剩余牙周组织所能耐受的程度，因而导致继发性殆创伤。③原发性和继发性殆创伤并存，在临床上，牙周炎患者常二者并存，难以区别原发性和继发性殆创伤。

殆创伤是由于咬合力和牙周支持力之间不平衡所产生的，因此，造成殆创伤的因素应从咬合力和支持力两方面来考虑。

**1. 咬合力异常**　即原发性殆创伤，与殆力大小、分布、方向、频率及持续时间有关，其中以力的作用方向最为重要。

1）咬合力方向　牙在咀嚼运动过程中，可以承受来自各个方向的咬合力，咬合力的方向大致可分为三种。

①垂直压力　与牙体长轴平行的咬合力称为垂直压力。由于牙周膜主纤维的排列呈水平或斜行方向，因此，对于与牙长轴一致的垂直压力具有最大的耐受性，此时斜纤维束处于张力状态，可将殆力传递到牙槽骨壁，促使新骨形成。但是，过大的垂直压力可使根尖区的牙周组织受压，造成根尖区骨吸收。

②侧向压力　与牙体长轴呈大于45度的殆力称为侧向压力或水平力。侧向压力使受力一侧的牙周膜纤维受压，牙槽骨吸收，另一侧的纤维受牵引；过大的侧向压力甚至可使牙移位。

③扭转力　使牙发生扭转的咬合力称为扭转力。扭转力对牙周组织的损伤最大。

2）咬合力分布不均匀　如果在咬合活动时，在全口牙未接触前，有个别牙或者几个牙先发生接触，这种情况称为早接触，比同颌其他牙先接触的牙称为早接触患牙。整个牙列的咬合力分布不均匀，集中在某个或某几个有早接触的患牙上，使之受到超过其承受范围的过大咬合压力，便可引起牙周支持组织损伤。早接触可发生在牙排列紊乱、过高的修复体、牙移位或倾斜、深覆殆、验面形态异常及牙尖干扰等情况。

**2. 牙周支持力不足**　即继发性殆创伤，由于牙周支持组织的病变，如牙槽骨吸收和牙周膜纤维疏松、减少、排列紊乱，使牙周支持力量不足，此时即使正常的咬合力量，也可成为过重的负担，而导致牙周组织进一步损伤。牙周创伤的程度，除殆力因素外，还取决于患牙的牙周组织适应能力。

殆力如超过牙周组织支持潜能，便可造成牙周组织创伤，首先出现的病理改变是组织损伤，继而组织修复，最终为组织改形重建。

## 知识拓展

### 牙周牙髓联合病变

牙髓组织和牙周组织在解剖学方面是互相连通的，二者的感染和病变可以互相影响和扩散，导致牙周牙髓联合病变的发生。当深牙周袋内的细菌、毒素通过侧支根管和根尖孔进入牙髓，可引起根尖区的牙髓充血和炎症，导致急性牙髓炎或慢性牙髓炎急性发作，或由于咬时牙齿过度松动而产生的根尖区损伤，也可造成逆行性牙髓炎。这类患牙一般有深达根尖区的牙周袋或严重的牙龈退缩，牙齿松动度达Ⅱ度以上。

**（四）食物嵌塞**

在咀嚼过程中，食物被咬合压力楔入相邻两牙的牙间隙内，称为食物嵌塞。食物嵌塞是导致局部牙周组织炎症和破坏的常见原因之一，由于嵌塞物的机械刺激作用和细菌的定植，除引起牙周组织的炎症外，还可引起牙龈退缩、龈乳头炎、邻面龋、牙槽骨吸收和口臭等。食物嵌塞可以引起牙龈炎和牙周炎，也可加重牙周组织原已存在的病理变化。

在正常情况下，邻牙之间有紧密的接触关系，完善而牢固的接触点能防止食物通过接触点进入牙间隙。良好的边缘嵴和窝沟形态以及牙的外形均能防止食物在咀嚼过程被挤入两牙之间。食物嵌塞的方式如下。

（1）垂直性嵌塞　指食物从殆面垂直方向嵌入牙间隙内。此型食物嵌塞嵌入较紧，不易剔除。造成垂直性食物嵌塞的原因是多方面的，大致可分为以下三个方面。

两邻牙失去正常的接触关系，出现缝隙（尤其是窄缝），则食物易嵌入。这种情况发生于：邻面龋破坏了接触区和边缘嵴；充填物或全冠等修复体未恢复接触区；牙齿的错位或扭转等，使接触区的大小和位置异常；缺失牙未及时修复，邻牙向缺牙间隙倾倒，使相邻牙之间失去接触；患牙周病的牙过于松动，接触不佳等情况。

来自对颌牙的楔力或异常的殆力：牙形态异常，某个牙尖过高或位置异常，致使对颌牙接触点发生瞬间分离，能将食物挤入牙间隙的楔状牙尖称为充填式牙尖；不均匀的磨耗所形成的尖锐牙尖或边缘嵴可将食物压入对颌两牙之间；由于不均匀的磨耗或牙齿的倾斜，使相邻两牙的边缘嵴高度不一致，在咬合时也可使食物嵌入两牙之间；在上下颌牙对咬时发生的水平分力，可使牙间暂时出现缝隙。

由于邻面和殆面的磨损使食物的外溢道消失，致使食物被挤入牙间隙。正常的接触区周围应有外展隙，殆面的裂沟应延长到边缘嵴或颊、舌面，形成食物向颊、舌侧溢出的通道，可避免出现食物嵌塞。正常的边缘嵴还可阻止食物滑入牙间隙。

（2）水平性嵌塞　除了咬合力引起的食物嵌塞之外，唇、颊和舌的压力等都能将食物压入牙间隙。牙周炎患者由于牙间乳头退缩和支持组织的高度降低，使龈外展隙增大，在进食时，唇、颊和舌的运动可将食物压入牙间隙造成水平性食物嵌塞。

食物嵌塞可引发牙龈和牙周的炎症，出现下列表征和症状：两牙间发胀或有深隐痛；牙龈发炎出血，局部有臭味；龈乳头退缩；牙周袋形成和牙槽骨吸收，严重者可发生牙周脓肿；牙周膜可有轻度炎症，导致牙齿咬合不适或叩诊不适；根面龋。

**（五）不良习惯**

**1.口呼吸**　患者常兼有上唇过短，上前牙牙龈外露，患牙龈炎和牙龈肥大的机会较大。有许多患者的增生区是以唇线明确为界的。一般认为，口呼吸者的牙龈表面因外露而干燥，以及牙面缺乏自洁作用，均可使菌斑堆积而产生龈炎。

**2.吐舌习惯**　由于某些先天异常如巨舌症等，或由于幼时形成的不良习惯造成。有些人常将舌头置于上下牙之间，或在吞咽时将舌前伸，顶住前牙。吐舌习惯对牙（尤其前牙）造成过度的侧方力，使牙倾斜或移位，致使前牙出现牙间隙、开殆、牙松动等。也可使上下牙的殆关系紊乱以及食物嵌塞等。

**3.刷牙创伤**　使用不合理的牙刷或刷牙方法不当可引起牙软硬组织的损伤。使用新牙刷，尤其是硬牙刷可能引起牙龈表面的糜烂或溃疡。边缘龈较薄处被磨损后会导致龈退缩、根面暴露，还可在釉牙骨质界处形成楔形缺损。对于此类患者应建议使用软毛牙刷、摩擦剂较细的牙膏，避免横刷牙法。

**4.其他** 如咬唇（颊）习惯，使下颌位置偏斜；不正确地使用牙线、牙签或其他不恰当的工具剔牙；吮指、咬指甲或咬铅笔，夜磨牙或咬紧牙；职业性习惯，如木匠咬钉子及乐器吹奏者的唇、齿习惯等，均可对唇颊、牙周膜及骨、牙体及殆关系造成一定的影响。

### （六）牙面着色

牙面色素通常与食物、化学物质、烟草及色源细菌有关。

**1.食物和化学物质** 一些食物如茶叶、咖啡、饮料或槟榔等易使牙面着色。某些金属色素进入口腔，可沉积于牙面或渗入牙组织，形成不易去除的颜色。此外，抗菌斑的药物氯己定（洗必泰）也能引起牙面、舌黏膜等部位着色。良好的个人卫生措施有助于预防或减少牙面着色。

**2.烟草** 吸烟可使焦油沉积于牙面，形成烟斑，使牙面呈黄色、褐色或黑色。烟斑在牙面的分布以下前牙舌侧和上磨牙腭侧为最多，主要集中在颈 1/3 处牙面、邻面和点隙裂沟处，可随菌斑散在分布，呈不规则点状，或在龈缘处呈狭窄带状，或形成宽厚坚实的柏油样块，甚至扩展到整个牙冠。烟斑常与牙面的菌斑牙石结合，使牙石呈黑色，甚至还有烟斑渗透到釉小柱，故不易除去。

牙面着色本身对牙龈刺激不大，主要影响美观，但由于色素往往沉积在菌斑牙石上，故它可作为口腔卫生情况和微生物多少的指标。大而厚的色斑沉积物能提供菌斑积聚和刺激牙龈的粗糙表面，继而造成或加重牙周组织炎症。

### （七）其他诱病因素

**1.充填体悬突** 采用银汞合金进行二类洞充填时，常在邻面形成悬突。由于此区域难以进行彻底清洁，使得菌斑在此处聚集。许多研究表明，有悬突的牙周附着丧失较无悬突的牙要多。悬突能造成菌斑量的增加、菌斑成分改变，使得健康菌群转变为牙周致病菌群，还能刺激牙间乳头引起炎症，甚至牙槽骨吸收。

**2.修复体的设计** 修复体的龈缘位置、密合程度与牙周病变有密切关系。修复体表面粗糙、与牙面的密合程度不佳、黏着剂表面外溢或日久溶解后出现牙体与修复体之间的裂缝等，易成为细菌生长堆积的条件，刺激牙龈发炎。

设计不良的局部义齿会增加菌斑的堆积和对基牙的咬合负担。

过凸的修复体外形对牙龈不利，易造成凸处与龈缘之间的牙面上菌斑堆积。如果修复体未能恢复适当的接触区、边缘嵴以及外展隙，则易造成食物嵌塞。

**3.修复体材料** 光洁度和性能对牙龈有不同的影响，如硅粘固粉、树脂充填材料等对牙龈的刺激大于精细抛光的烤瓷、黄金、银汞合金等。

**4.正畸治疗** 各种矫治器均会助长菌斑堆积，引起牙龈炎，甚至牙龈增生，或使原有的牙龈炎症明显加重。正畸治疗的对象大多为儿童，有的正处于萌牙或替牙期，此时上皮附着尚在釉质上，如将矫治器（如带环等）过于伸入龈下，将造成对牙龈的刺激。矫正的力量也要适当，过大、过快都会造成牙周膜及邻近牙槽骨的坏死和吸收。此时再加上牙龈及牙周膜的炎症，将会造成不可逆的牙周组织破坏。

考点提示　常见牙周病的局部促进因素。

# 第二节　牙周病的全身因素

全身促进因素宿主反应在牙周病发生发展过程中起着十分重要的作用。牙周炎的一些全身性促进因素或称易感因素、危险因素如下，它们与牙周炎之间构成复杂的相互关系，而非简单的因果关系。

## 一、遗传因素

1. Chediak-Higashi 综合征　是一种罕见的常染色体隐性遗传性疾病，45% 的患者有家族史。多数患者早年死于重度感染，50% 以上在 10 岁之前死亡。患者的中性粒细胞结构异常，巨大的溶酶体包涵体是其细胞特征，大包涵体由嗜天青颗粒和特异性颗粒融合而成。中性粒细胞的功能也异常，包括趋化、脱颗粒和杀菌功能下降。细胞有正常吞噬功能，但不能脱颗粒，细胞内杀菌的能力降低。此病的口腔表现为重度牙周炎和口腔溃疡。

2. **低磷酸酯酶血症和缺触酶血症**　低磷酸酯酶血症多为常染色体隐性遗传，也有显性遗传，在牙发育期起作用，患者的牙槽骨吸收和附着丧失可能是发育异常而不单是牙周炎的结果。患者血清和组织中缺乏碱性磷酸酶，尿中可检测到碱性磷酸酶。患牙牙骨质完全缺如或发育不全，髓腔大、牙本质矿化低，有球间沉积。临床主要表现为乳牙过早脱落。缺触酶血症为常染色体隐性遗传，此病我国极少见，特征是牙龈和牙槽骨的进行性坏死，导致牙脱落。

## 二、性激素

内分泌功能紊乱对牙周病发生和发展的影响十分重要。牙龈细胞中含特异性的雌激素和睾丸素受体，牙龈是一些性激素的靶器官。

妇女在生理和非生理（如激素替代疗法和使用激素类避孕药）情况下，激素水平的变化会导致牙周组织的明显改变，尤其在原已有菌斑诱导性牙龈炎症存在的时候更是如此。许多研究表明，妊娠妇女的菌斑指数与妊娠前相比无明显改变，但牙龈炎症的发生率和严重性却增加，分娩后炎症可消减。同样，青春期少年牙龈炎的程度加重而菌斑并无增加。性激素及其代谢物存在于牙龈组织中，炎症时浓度增加。妊娠期龈炎由菌斑引起，因激素水平增高而加重，牙周临床指数如牙龈探诊深度、龈沟液量均增加，这些炎症状况可通过良好地控制菌斑来减轻。

妊娠或服用激素类避孕药时牙龈炎症加重，可能是血液和龈沟液中激素浓度增高的结果。血浆雌激素和黄体酮水平增高有利于菌斑内的中间普氏菌繁殖，因而妊娠期牙龈炎症的加重可能是由于菌斑成分的改变，而不是菌斑的增加，青春期龈炎也可能存在类似的机制。雌激素和黄体酮与炎症介质相互作用有助于解释为何激素水平波动时炎症会加重。

## 三、吸烟

吸烟是人类许多疾病的重要病因，属于个人行为因素。

烟草中含 4000 种以上的毒素。许多横向和纵向研究均证实吸烟是牙周病尤其是重度牙周炎的高危因素，吸烟者较非吸烟者牙周炎的患病率高，病情重，失牙率和无牙率均高。纵向研究表明，吸烟与维护期中牙周炎的复发有关，为剂量依赖性。重度吸烟者（＞10 支／日）疾病进展较快，戒烟者较现吸烟者复发的危险性低。牙槽骨的吸收程度与吸烟量有关，与局部菌斑多少无关。与非吸烟者相比，轻度吸烟者发生严重牙槽骨丧失的危险比值比为 3.25，重度吸烟者则达 7.28。由于吸烟增加了附着丧失和骨丧失的危险性，使牙周组织的破坏加重，因而吸烟状况可作为评估个体牙周炎危险因素的一个重要指标。

### 四、有关的系统疾病

易感牙周炎的个体受许多因素包括全身系统性疾病和身体状况的影响。增加牙周炎危险的系统性疾病不仅有上述罕见或少见的遗传性疾病，其他系统性疾病和状况如内分泌疾病和激素变化、血液疾病和免疫缺陷、精神压力和心理障碍、营养不良等也会增加患牙周炎的风险，并影响牙周治疗的效果。

#### （一）糖尿病

糖尿病是一种常见的内分泌代谢疾病，它的急、慢性并发症累及多个器官，已成为致残率、死亡率仅次于肿瘤和心血管病的第三大疾病，严重影响患者的身心健康，并给个人、家庭和社会带来沉重的负担。近年来在牙周专科就诊的糖尿病患者的人数不断上升，有些患者因为牙周炎、牙周脓肿而就诊，经检查不仅患有牙周病而且患有糖尿病。目前，许多研究已经证实了糖尿病与牙周炎的关系，公认糖尿病是牙周病的危险因素之一，已有学者提出牙周炎是糖尿病的第六并发症。

#### （二）吞噬细胞数目的减少和功能的异常

中性多形核白细胞是维护牙周组织健康的至关重要的防御细胞，无论其量的减少还是其功能的缺陷都与牙周组织的重度破坏有关。

粒细胞缺乏症又称恶性中性粒细胞减少症。主要见于 25 岁以上的成人，由血液循环中的粒细胞突然减少引起。50% 的患者有用药不当史，有些病因不明，也有先天性的。中性粒细胞减少可能由骨髓中性粒细胞的产生减少，或是脾或白细胞凝集使周围血的中性粒细胞破坏增加所致。不同的药物以不同的作用方式引起白细胞减少，如由免疫机制通过白细胞凝集引起周围血中白细胞的破坏，药物以毒性剂量直接作用于骨髓等。与粒细胞减少有关的药物有镇痛药、吩噻嗪类、磺胺、磺胺衍生物、抗甲状腺素药、抗癫痫药、抗组胺药、某些抗菌药、咪唑类等。

#### （三）艾滋病

艾滋病是人类免疫缺陷病毒（HIV）感染所致。由于患者全身免疫功能的低下，容易发生口腔内的机会性感染。HIV 感染或艾滋病患者发生牙周的感染性病损包括线形龈红斑、坏死性溃疡性牙龈炎和牙周炎。发生在 HIV 阳性患者的慢性牙周炎进程要比未感染者快。

#### （四）骨质疏松症

骨质疏松症的特点是骨量的减少和骨组织的微细结构受损，使骨的脆性增加，易发生骨折。

雌激素对骨质有保护作用，据报告，妇女绝经后每年骨质吸收可达 0.5%～1.0%，60 岁以上的妇女约 1/3 受绝经后骨质疏松的影响。骨质的丧失并不引起症状，但易发生骨折，一些病例可能引起畸形，有人报告牙槽骨可加快吸收。雌激素替代疗法治疗绝经后妇女能预防骨质疏松，维护骨密度。

## （五）精神压力

精神压力不仅降低了机体的抵抗力，而且可以改变个体的生活方式，如可能忽略口腔卫生，致使菌斑堆积过多而加重牙周炎。另外，有精神压力者，可能吸烟量增加，饮酒过度，同样也可以加重牙周病。

此外，老龄、种族、男性、有牙周炎既往史、口腔卫生不良、牙科保健条件不够等均是牙周病的危险因素。研究表明，先天的、后天的和环境危险因素决定和影响牙周病的发生、进展和对治疗的反应。

**考点提示**　牙周病的全身促进因素。

# 第三节　牙周组织的防御机制

随着对牙周病发病机制的进一步了解，已清楚地认识到牙周病的大多数组织损害是由于宿主对感染的应答引起的，而不仅是感染的微生物直接引起的。宿主对微生物的应答作用可分为先天性免疫反应（innate immune response）和获得性免疫反应（acquired immune response），宿主的反应由微生物的作用和宿主遗传特征（包括遗传因素）所介导，个体间差异很大。

## 一、先天性免疫反应

牙周病的发生涉及一系列免疫炎症反应。先天免疫系统由不同的细胞（中性粒细胞、单核-巨噬细胞、肥大细胞）和因子组成，其中补体、急性期蛋白和干扰素具有广泛的活性。补体和急性期蛋白的固有功能是抗细菌和真菌，而干扰素是抗病毒感染。先天性（非特异性）免疫反应包括炎症反应，是抗感染的第一道防线，绝大多数有可能致病的细菌在导致明显的感染之前可被清除掉。

### （一）补体

补体是血清和体液中一组具有酶活性的蛋白质，其功能主要是抗感染、控制炎症和免疫调节。补体活化通过两个基本途径：一种是对抗体的反应，是特异性的激活，称为经典途径；另一种是非特异的激活，发生在对微生物感染时，称为旁路途径或替代途径。补体活化产生各种具有抗菌和免疫调节性能的多肽。

### （二）急性期蛋白

当前研究较多的 C 反应蛋白（CRP）代表了急性期蛋白。CRP 调理细菌，有利于补体结合，使细菌较易被吞噬。牙周炎时急性期蛋白增加，CRP 的增加与牙周病的活动期或未治疗的牙周病有关。

### （三）中性粒细胞

中性粒细胞，在控制牙周微生物中发挥着重要作用，其数目的异常和功能的缺陷均会大大增加牙周炎的易感性和严重程度。在牙龈组织中，每天有 1%～2% 的中性粒细胞沿趋化梯度穿越结合上皮移至龈沟。中性粒细胞是结合上皮内和龈沟中的主要防御细胞。中性粒细胞的功能障碍与细菌入侵牙周组织引起感染和侵袭性牙周炎有关。中性粒细胞表面不仅具有介导细胞趋化反应的受体，而且还具有与细胞吞噬有关的受体——Fc 受体。IgG 亚类的特异性抗体通过与中性粒细胞的 Fc 受体直接结合有利于细胞吞噬。

如上所述，先天免疫反应与致病微生物为首次接触，免疫机制包括皮肤、黏膜上皮的物理屏障和炎症反应的血管和细胞成分。有效的反应可以快速消除炎症病损，或是根本不发生损害，无效反应则能导致慢性病损或是破坏性的病损。如果第一道防线被突破，则适应性免疫系统被激活，对各种感染病原产生特异性反应，从而消灭这种病原，这种适应性或称获得性（特异性）反应，是宿主较有效地抗致病菌的免疫反应。

### 二、获得性免疫反应

获得性免疫反应又称适应性免疫反应，是个体在生活过程中与病原微生物等抗原物质接触后所产生的，在出生后形成，具有特异性，不能遗传。

目前认为，抗体的量和质都是重要的，不同患者的抗体水平、类型和亲和性强度不同。具有有效抗体的人可能较抗体反应的质和量均有缺陷的人更不易患牙周炎。牙周组织的炎症和组织破坏伴随着抗体的质、量和特异性而变化。最近对伴放线聚集杆菌（Aa）感染者抗体亲和性的研究提示，抗体亲和性可能是一种有波动的动态过程，与牙周组织中的宿主 – 微生物相互作用的变化有关。抗体行使功能有利于宿主清除牙周致病菌，有研究显示，抗体是调理和吞噬 Aa 和牙龈卟啉单胞菌（Pg）毒性株的基本要素。抗体也可中和细菌成分，在细菌的定植和宿主细胞的相互反应中起重要作用。有学者报告，一种特异性制备的抗 Pg 血凝集素的单克隆抗体能预防 Pg 在牙周炎患者深牙周袋的再定植。然而还需要进一步研究以明确。

**考点提示** ▶ 牙周病的防御机制。

## 本 章 小 结

本章内容包括牙周病的局部促进因素和全身因素。牙周病的发生是在牙菌斑存在的基础上，在局部促进因素和全身因素的协同下产生的。其中局部促进因素对牙周病的产生影响较大。本章中要求大家掌握局部促进因素的种类。熟悉全身因素对牙周病产生的影响。

## 习 题

### 一、选择题

1. 龈上牙石易沉积于
A. 上前牙邻面      B. 双尖牙
C. 磨牙      D. 上颌磨牙颊面和下前牙舌面
E. 上颌舌面和上前牙唇面

扫码"练一练"

2. 牙周病的危险因素包括

A. 吸烟 　　　　　　　　　　　　B. 口腔卫生状态

C. 糖尿病 　　　　　　　　　　　D. 精神压力

E. 包括以上各项

3. 牙周病的全身易感因素不包括

A. 遗传因素 　　　　　　　　　　B. 性激素

C. 吸烟 　　　　　　　　　　　　D. 糖尿病

E. 药物因素

4. 龈上菌斑主要与下列疾病有关，除外

A. 点隙沟裂龋 　　　　　　　　　B. 光滑面龋

C. 邻面龋 　　　　　　　　　　　D. 牙龈炎

E. 牙周炎

5. 与牙周组织破坏关系最为密切的菌斑是

A. 龈下菌斑 　　　　　　　　　　B. 龈上菌斑

C. 附着菌斑 　　　　　　　　　　D. 非附着菌斑

E. 颈沿菌斑

6. 有关牙石，下列哪项是不正确的

A. 牙石对牙周组织的危害主要来自机械刺激

B. 牙石增加了菌斑的滞留

C. 龈下牙石需用探针检查

D. 龈下牙石对牙周组织的危害大于龈上牙石

E. 牙周病的治疗应彻底清除牙石

7. 影响牙石形成的因素是

A. 唾液 　　　　　　　　　　　　B. 菌斑

C. 口腔卫生习惯 　　　　　　　　D. 修复体的光洁度

E. 以上均是

8. 引起事物嵌塞的原因，除外

A. 牙齿错位或扭转 　　　　　　　B. 牙齿缺失后长期维修复

C. 修复体在龈缘的位置 　　　　　D. 修复体未修复邻面龋和边缘嵴

E. 合面德过度磨损

9. 牙周炎的局部病因主要是

A. 软垢 　　　　　　　　　　　　B. 牙石

C. 菌斑 　　　　　　　　　　　　D. 食物嵌塞

E. 错𬌗畸形

10. 牙周病病因学中最为重要因素为

A. 不良习惯 　　　　　　　　　　B. 微生物

C. 牙石 　　　　　　　　　　　　D. 牙菌斑

E. 食物嵌塞

**二、思考题**

1. 牙菌斑是如何形成的？

2. 牙周病的局部促进因素有那些？

（孙建欣）

# 第十章

# 牙周病的主要症状和临床病理

扫码"学一学"

**学习目标**

口腔医学专业

1. **掌握** 牙龈炎症的主要临床表现；牙周袋的分类；牙槽骨的吸收类型。

2. **熟悉** 牙周袋的病理。

3. **了解** 牙齿松动的原因。

4. 具有以患者为中心的人文关怀精神和交流沟通能力。

口腔医学专业专业

1. **掌握** 牙周病的临床表现。

2. **熟悉** 牙周病的临床病理。

## 案例分析

【案例】

患者，女，50岁。牙龈肿大2年。患者原发性高血压8年，一直口服硝苯地平。检查：全口牙龈红、肿，部分增生组织呈现淡粉色，质略韧，牙龈增生覆盖至牙冠中1/2，PD：5~6mm，BOP（+），下前牙松动Ⅰ度。

【讨论】

1. 患者的临床诊断是什么？

2. 患者的临床病理表现是什么？

3. 病史采集的要点是什么？

# 第一节 牙龈炎症和出血

## 一、临床病理

### （一）初期病损

初期病损指龈炎的初期。当菌斑沉积在牙面时，牙龈炎症很快发生，24小时内结合上皮下方的微血管丛即出现明显的变化，组织学可见牙龈血管丛的小动脉、毛细血管和小静脉扩张。此时微循环内的流体静压增加，毛细血管的内皮细胞之间形成细胞间隙。由于微血管床的渗透压增加，液体和血浆蛋白渗出到组织中，并通过上皮进入龈沟形成龈沟液。血管周围的胶原纤维减少。

随着病损的扩大，龈沟液流量增加，微生物的毒性产物在组织和龈沟内被稀释，并从龈沟被冲洗出。龈沟液渗出的量与牙龈炎症程度成正比，其中包含来自血浆的蛋白防御性成分，如抗体、补体、蛋白酶抑制物和其他巨球蛋白等。

大约在菌斑堆积的第2~4天，细胞反应已很明显。在菌斑微生物和宿主细胞产生的趋化物质的作用下，白细胞穿过结缔组织到达结合上皮和龈沟区积聚。

### （二）早期病损

早期病损指龈炎的早期。在菌斑堆积后4~7天，组织学见结合上皮下方的血管扩张、数目增加。淋巴细胞和中性粒细胞是此期的主要浸润细胞，浆细胞很少见。炎症细胞浸润约占结缔组织体积的15%，病损内成纤维细胞退行性变，有较多的白细胞浸润。同时，浸润区的胶原细胞继续破坏达70%，主要波及龈牙纤维和环状纤维。结合上皮和沟内上皮的基底细胞增生，出现上皮钉突，反映了机体加强对菌斑的防御屏障。此期病损临床上可见炎症表现，牙龈发红，探诊出血。

### （三）确立期病损

确立期病损指龈炎已确立。随着菌斑不断积聚，牙龈炎症状况进一步加重，组织和龈沟内的液体渗出和白细胞移出增加。临床上已有明显的炎症和水肿，牙龈色暗红，龈沟加深，牙龈不再与牙面紧贴，此期也可视作慢性龈炎病损。

确立期病损可能有两种转归：一种是病情稳定长达数月或数年；另一种则发展为活动型，成为进行性破坏性病损。

### （四）晚期病损

晚期病损随着炎症的扩展和加重，上皮向根方生长并从冠方与牙面剥离，形成牙周袋，菌斑也继续向根方延伸，并在袋内的厌氧生态环境下繁殖。炎细胞浸润向深部和根方的结缔组织延伸。结合上皮从釉牙骨质界向根方增殖和迁移，形成牙周袋，牙槽嵴顶开始有吸收，牙龈结缔组织内的胶原纤维破坏加重，并有广泛的炎症和免疫病理损害。一般认为浆细胞是此期病损的主要浸润细胞。临床上探及牙周袋和附着丧失，X线片可见牙槽骨吸收（图10-1）。

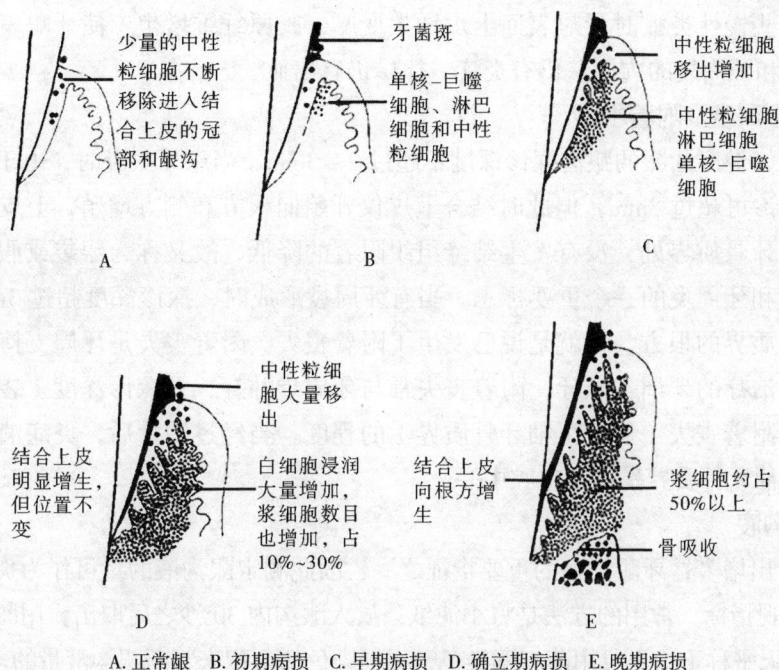

A.正常龈　B.初期病损　C.早期病损　D.确立期病损　E.晚期病损

**图10-1　牙龈炎向牙周炎发展的病理表现**

## 二、临床表现

### （一）牙龈出血

牙龈炎症的临床最初表现是龈沟液量的增多和龈沟探诊出血。健康的牙龈即使稍用力刷牙或轻探龈沟均不引起出血，而在初期或早期龈炎阶段，轻探龈沟即可出血，它比牙龈颜色的改变出现得早些。绝大多数牙龈炎和牙周炎患牙均有探诊后出血，这是诊断牙龈有无炎症的重要指标之一，对判断牙周炎的活动性也有很重要的意义。牙龈出血常为牙周病患者的主诉症状，多在刷牙或咬硬食物时发生，偶也可有自发出血。

组织学观察见牙龈结缔组织中毛细血管扩张和充血，沟（袋）内上皮增生，但上皮也可因溃疡而变薄，连续性中断，以致上皮保护性差，微小刺激即引起毛细血管的破裂和出血。在探诊出血的位点，结缔组织中炎性浸润区大于不出血的位点。经过常规治疗的牙周炎在定期复查时，如果多次出现探诊后出血，则未来发生活动性组织破坏的机会增高。

### （二）牙龈颜色

色泽变化是牙龈炎和牙周炎的重要临床体征之一。正常牙龈呈粉红色，患牙龈炎时游离龈和龈乳头呈鲜红或暗红色，重症龈炎和牙周炎患者的炎症充血范围可波及附着龈，与牙周袋的范围一致。当血管减少、纤维增生或上皮角化增加时，龈色变浅或苍白。

### （三）牙龈外形

正常的龈缘应为菲薄而紧贴牙面，附着龈有点彩。牙龈有炎症时组织肿胀，使龈缘变厚，牙间乳头圆钝，与牙面不再紧贴。点彩可因组织水肿而消失，表面光亮。在以炎症和渗出为主要病变者，牙龈松软肥大，表面光亮，龈缘有时糜烂渗出；在以纤维增殖为主的病例，牙龈坚韧肥大，有时可呈结节状并盖过部分牙面。

### （四）牙龈质地

由于结缔组织内炎症浸润及胶原纤维消失，使原来质地致密坚韧的牙龈变得松软脆弱，缺乏弹性。有些慢性炎症时牙龈表面上皮增生变厚，胶原纤维增生，使牙龈表面看来坚硬肥厚，而龈沟和牙周袋的内侧壁仍有炎症，探诊仍有出血。

### （五）探诊深度及附着水平

一般认为，健康牙龈的龈沟探诊深度不超过 2～3mm。当患牙龈炎时，由于牙龈肿胀或增生，龈沟探诊可超过 3mm，但此时结合上皮仅开始向根方和侧方增殖，上皮附着水平仍位于正常的釉牙骨质界处，没有发生结缔组织附着的降低，故又称为龈袋或假牙周袋，这是区别牙龈炎和牙周炎的一个重要标志。当有牙周袋形成时，探诊深度超过 3mm，而且袋底位于釉牙骨质界的根方，也就是说已发生了附着丧失。附着丧失是牙周支持组织破坏的结果。在未经治疗的牙周炎患牙，附着丧失常与牙周袋并存，且探诊深度（袋底至龈缘的距离）常大于附着丧失（袋底至釉牙骨质界）的程度。当经过治疗后，炎症消退以致牙龈退缩，则常使釉牙骨质界暴露于口腔中。

### （六）龈沟液

龈沟液渗出增多是牙龈炎症的重要指征之一，因此测定龈沟液的量可作为炎症程度的一个较敏感的客观指标。常用的方法是将小滤纸条放入龈沟内 30 秒之后取出，用龈沟液测量仪测定或用精密天平称重；也可用茚三酮染色，根据染色的面积来判断龈沟液量的多少。

龈沟液内许多内容物的含量与牙龈的炎症有关，如多种白介素、酶和 $PGE_2$ 等水平随炎症加重而增高。

除以上各种表现外，龈缘还可有糜烂或肉芽增生，龈沟或牙周袋也可溢脓。

---

**考点提示**　牙龈出血和炎症的临床病理和表现。

---

# 第二节　牙周袋的形成

牙周袋是病理性加深的龈沟，是牙周炎最重要的病理改变之一。当患牙龈炎时，龈沟的加深是由于牙龈的肿胀或增生使龈缘位置向牙冠方向移动，而结合上皮的位置并未向根方迁移，此为假性牙周袋，或称龈袋。而患牙周炎时，结合上皮向根方增殖，其冠方部分与牙面分离形成牙周袋，这是真性牙周袋。

## 一、牙周袋形成的机制

牙周袋形成机制一直有争议。早期认为，最先发生的主要病理改变是上皮附着增生和根向移位，导致牙周袋的形成。但 Fish 发现，结合上皮深部炎症细胞的积聚发生在附着上皮增生之前，认为此区是始发病损区，因而将注意力转移到下方结缔组织的改变。近些年来对组织破坏机制有了进一步理解，认为上皮增生和根向移位也能够发生在牙周袋尚未形成时。概括起来，牙周袋的形成始于牙龈结缔组织中的炎症以及炎症所引起的胶原纤维破坏和结合上皮的根方增殖。

## 二、牙周袋的病理

### （一）软组织壁

牙周袋一旦形成，袋上皮即是细菌生物膜和结缔组织之间的唯一屏障。袋上皮薄，表面常有糜烂或溃疡，使细菌得以进入结缔组织和血管。袋底的结合上皮通常短于正常龈沟的结合上皮，其冠根长度减少到 50～100μm，细胞可能完好，也可能显示轻微至明显的退行性变。牙周袋的内（侧）壁发生严重的退行性变化，袋内壁上皮显著增生，上皮钉突呈网状突起伸入结缔组织内并向根方延伸。

这些上皮突起及内壁上皮水肿、有白细胞密集浸润。上皮细胞发生空泡变性，持续退行性变和坏死导致内壁溃疡，暴露下方明显的炎性结缔组织。浸润的白细胞坏死后形成脓液。有些病例急性炎症在慢性炎症病变的基础上发生。然而，牙周袋壁退行性变的严重性与袋的深度不一定一致。内壁溃疡可发生在浅袋，偶尔也可观察到深袋的内壁上皮相对完整，只有轻微的变性。牙周袋的袋口（龈缘）上皮一般完整且厚，有明显的钉突，形态类似龈炎的沟内上皮，有中性粒细胞移出。

除袋上皮的变化外，结缔组织也发生明显的变化。结缔组织水肿及退行性变，浆细胞和淋巴细胞密集浸润，也有散在的中性粒细胞。血管数目增加，扩张、充血，进而导致循环阻滞。结缔组织内偶见单个或多个坏死灶。除了渗出和退行性变，结缔组织还显示内皮细胞增生，新形成的毛细血管、成纤维细胞和胶原纤维。

### （二）根面壁

根面壁是指暴露于牙周袋内的牙根面。未经治疗的牙周袋内的根面均有牙石沉积，其上覆有龈下菌斑，使感染留驻、治疗复杂化。在牙石下方的根面牙骨质可发生结构上、化学性质和细胞毒性方面的改变。

**1. 结构改变**

（1）牙骨质表面脱矿　由于菌斑内细菌产酸以及蛋白溶解酶使 Sharpey 纤维破坏，导致牙骨质脱矿、软化，易发生根面龋。在探诊或刮治时，软化的牙骨质易被刮除，而引起根面敏感。细菌还可进入牙本质小管，严重时，坏死的牙骨质可以从牙根表面剥脱，易发生根面龋和敏感。

（2）牙骨质高度矿化　当牙龈退缩、牙根暴露于口腔时，脱矿的牙根面可发生唾液源的再矿化。电镜观察可见完善的管状结晶，主要为羟磷灰石。再矿化层厚 10～20μm。病理性牙骨质表面还可呈颗粒状改变，可能是胶原变性或原来未矿化的胶原纤维。

**2. 化学改变**　袋内根面的牙骨质脱矿，钙、磷含量降低，而暴露于口腔中的牙根面则钙、磷、镁、氟等均可增多。

**3. 细胞毒性改变**　牙骨质中也可渗入有害物质，如细菌及内毒素均可进入牙骨质深达牙骨质牙本质界。体外试验表明，将牙周炎患牙的根面碎片与牙龈成纤维细胞共同培养时，成纤维细胞发生不可逆的形态变化，且无贴附作用；而对照组的正常牙根则对细胞生长和贴附无毒害作用。

根据根面壁的表面形态研究，牙周袋底可见以下五个区域。

（1）牙结石覆盖牙骨质区。

（2）附着菌斑覆盖牙石。

（3）非附着菌斑围绕附着菌斑向根方延伸。

（4）结合上皮附着区 此区在正常龈沟时大于 500μm，而在有牙周袋时通常减到 100μm 以下。

（5）结合上皮根方可有结缔组织纤维部分破坏区。

### （三）袋内容物

牙周袋内含有菌斑、软垢、龈沟液、食物碎渣、唾液黏蛋白、脱落上皮和白细胞等，白细胞坏死分解后形成脓液。袋壁软组织经常受根面龈下牙石的机械刺激，引起袋内出血。袋内容物具有较大的毒性，将其过滤除去细菌及软垢后的过滤液注射到动物皮下后，能引起局部脓肿的形成。

## 三、牙周袋的分类

**1. 根据其形态以及袋底位置与相邻组织的关系分类** 可分为两类。

（1）骨上袋 是牙周支持组织发生破坏后所形成的真性牙周袋，袋底位于釉牙骨质界的根方、牙槽骨嵴的冠方，牙槽骨一般呈水平型吸收。

（2）骨下袋 此种真性牙周袋的袋底位于牙槽嵴顶的根方，袋壁软组织位于牙根面和牙槽骨之间，也就是说，牙槽骨构成了牙周袋壁的一部分。

**2. 根据牙周袋累及牙面的情况分类** 可分为三种类型。

（1）单面袋 只累及一个牙面。

（2）复合袋 累及两个以上的牙面。

（3）复杂袋 是一种螺旋形袋，起源于一个牙面，但扭曲回旋于一个以上的牙面或根分叉区。

---

**考点提示** 牙周袋形成的机制、病理和分类。

---

# 第三节 牙槽骨吸收

## 一、牙槽骨吸收的机制

近年来已逐渐明确，与骨吸收有关的细胞受一系列因素的局部调节，如 IL-1、IL-6 和淋巴毒素。菌斑细菌释放脂多糖和其他产物到龈沟，刺激组织内的免疫细胞及骨细胞释放炎症介质，激活的巨噬细胞和成纤维细胞分细胞因子和前列腺素 $E_2$（$PGE_2$），诱导大量的破骨细胞形成和牙槽骨吸收。

现已证实，$PGE_2$ 是牙周骨吸收最有力的刺激因素。其他一些局部因素如细胞因子 IL-1、IL-6 在牙周炎的进展和骨吸收中也起了重要作用。IL-1 是炎症反应的主要介质，作用于多种细胞。其自身由多种不同的细胞（包括巨噬细胞、内皮细胞、B 淋巴细胞、成纤维细胞、上皮细胞和成骨细胞）对微生物、细菌毒素、补体成分或组织损伤的反应而产生。IL-6 由造血细胞和非造血细胞产生，刺激破骨细胞分化和骨吸收，并抑制骨形成。

## 二、牙槽骨吸收的病理

患牙周炎时牙槽骨的吸收主要由局部因素引起，全身因素的作用尚不明确。引起牙槽骨吸收的局部因素是慢性炎症和咬合创伤。

### （一）炎症

当牙龈中的慢性炎症向深部牙周组织扩展达到牙槽骨附近时，骨表面和骨髓腔内分化出破骨细胞和单核 – 吞噬细胞，发生陷窝状骨吸收，或使骨小梁吸收变细，骨髓腔增大。破骨细胞主要去除骨的矿物部分，单核细胞在降解有机基质方面起作用。这两种细胞在动物实验性牙周炎的骨吸收表面都可见到。炎症浸润程度与骨吸收有关，但与破骨细胞数无关。

在距炎症中心较远处，可有骨的修复性再生。在被吸收的骨小梁的另一侧，也可见到有类骨质及新骨的沉积。在牙周炎过程中，骨吸收和修复性再生常在不同时期、不同部位出现。新骨的形成可缓解牙槽骨的丧失速度，也是牙周治疗后骨质修复的生物学基础。

### （二）创伤

在牙周炎时，常伴有咬合创伤。在受压迫侧的牙槽骨发生吸收，在受牵引侧则发生骨质新生。一般认为创伤引起的常为牙槽骨垂直吸收，形成骨下袋；而炎症则多引起水平吸收。

牙周组织正常时结合上皮和牙槽骨之间的距离相对稳定，平均距离为 1.97mm（ ± 33.16%）（即生物学宽度）。附着菌斑到牙槽骨之间的距离不会小于 0.5mm 或大于 2.7mm。

## 三、牙槽骨吸收的类型

在牙周炎时，同一牙的不同部位和牙面，可以存在不同形式和不同程度的牙槽骨吸收。牙槽骨的破坏方式可表现为如下几种形式。

### （一）水平型吸收

水平型吸收（ horizontal resorption ）是最常见的吸收方式。牙槽间隔、唇颊侧或舌侧的嵴顶边缘呈水平吸收，而使牙槽嵴高度降低，通常形成骨上袋。

### （二）垂直型吸收

垂直型吸收（ vertical resorption ）也称角形吸收（ angular resorption ），指牙槽骨发生垂直方向或斜行的吸收，与牙根面之间形成一定角度的骨缺损，牙槽嵴的高度降低不多（除非伴有水平吸收），而牙根周围的骨吸收较多。垂直骨吸收大多形成骨下袋，即牙周袋底位于骨嵴的根方。

骨下袋根据骨质破坏后剩余的骨壁数目，可分为下列几种。

1. **一壁骨袋**　牙槽骨破坏严重，仅存一侧骨壁。这种袋常见于邻面骨间隔区，因该处的颊、舌侧和患牙的邻面骨壁均被破坏，仅有邻牙一侧的骨壁残留。一壁骨袋若发生颊、舌侧，则仅剩颊或舌侧的一个骨壁。

2. **二壁骨袋**　即骨袋仅剩留两个骨壁。最多见于相邻两牙的骨间隔破坏而仅剩颊、舌两个骨壁。此外亦可有颊邻骨壁或舌邻骨壁。

3. **三壁骨袋**　袋的一个壁是牙根面，其他三个壁均为骨质，即邻、颊、舌侧皆有骨壁。这种三壁骨袋还常见于最后一个磨牙的远中面，由于该处牙槽骨宽而厚，较易形成三壁骨袋。

**4.四壁骨袋** 牙根四周均为垂直吸收所形成的骨下袋，颊、舌、近中、远中四面似乎均有骨壁，牙根"孤立地"位于骨下袋中央，而骨壁与牙根不相贴合。因此虽称四壁袋，实质上相当于四面均为一壁袋，治疗效果较差。

**5.混合壁袋** 垂直吸收各个骨壁的高度不同。在牙周手术中，常可见骨下袋在近根尖部分的骨壁数目多于近冠端的骨壁数。例如，颊侧骨板吸收较多，则可在根方为颊、舌、远中的三壁袋，而在冠端则仅有舌、邻的二壁袋，称为混合壁袋。

骨下袋最常见于邻面，但也可位于颊舌面。骨下袋和骨上袋的炎症、增生和退行性变化都相同，它们的主要区别是软组织壁与牙槽骨的关系、骨破坏的类型、牙周膜越隔纤维的方向。骨上袋的牙槽嵴顶和纤维附着在牙的相对根方，一般形态和构造不变，而骨下袋的牙槽骨呈垂直型或角形吸收，其牙槽嵴顶纤维束的走行也发生改变。在邻面，越隔纤维从骨下袋袋底一侧的根面沿牙槽骨斜行越过嵴顶而附着于邻牙较靠冠方的牙骨质中；在颊侧面，则主纤维束从骨下袋底部的牙根面沿牙槽骨斜行越过嵴顶而与骨外膜汇合。

### （三）凹坑状吸收

凹坑状吸收（osseous crater）指牙槽间隔的骨嵴顶吸收，其中央与龈谷相应的部分破坏迅速，而颊舌侧骨质仍保留，形成弹坑状或火山口状缺损。它的形成可能因邻面的龈谷区是菌斑易于堆积、组织防御力薄弱的部位，龈谷根方的牙槽骨易发生吸收。此外，相邻两牙间的食物嵌塞或不良修复体等也是凹坑状吸收的常见原因。

**考点提示** 牙槽骨吸收的机制、病理和临床表现。

# 第四节 牙松动

在生理状态下牙有一定的动度，不超过 0.02mm，临床上不易觉察。在病理情况下牙松动超过生理范围，这是牙周炎的主要临床表现之一。引起牙松动的原因如下。

## 一、牙槽嵴吸收

牙槽嵴的吸收使牙周支持组织减少，是牙松动最主要的原因。由于牙周炎病程进展缓慢，早期牙齿并不松动。一般在牙槽骨吸收达根长的 1/2 以上时，特别是牙齿各个面的牙槽骨均有吸收时，临床冠根比例失调，使牙松动度逐渐增大。单根牙比多根牙容易松动，牙根短小或呈锥形者比粗而长的牙齿容易松动，邻牙丧失或接触不良者也较易松动。

## 二、𬌗创伤

有咬合创伤时可使牙槽骨发生垂直吸收，牙周膜间隙呈楔形增宽，牙齿松动，但单纯的创伤不会引起牙周袋的形成。当过大的力消除后，牙槽骨可以自行修复，牙齿动度恢复正常。当患有牙周炎的牙齿同时伴有创伤时，可以使动度明显加重。临床上若见到牙槽骨吸收不重而牙周膜增宽，且牙齿较明显地松动时，应考虑创伤存在的可能性。

常见者如夜磨牙、紧咬牙、早接触及牙尖干扰、过高的修复体及正畸加力过大等。急性外伤也可使牙松动，甚至脱臼。

### 三、牙周膜的急性炎症

急性根尖周炎或牙周脓肿等可使牙明显松动，这是由于牙周膜充血、水肿及渗出所致。急性炎症消退后牙齿可恢复稳固。

### 四、牙周翻瓣手术后

由于手术的创伤及部分骨质的去除，组织水肿，牙齿有暂时性动度增加。一般在术后数周牙齿即能逐渐恢复稳固。

### 五、女性激素水平变化

妊娠期、月经期及长期口服激素类避孕药的妇女可有牙齿动度增加。其他如生理性（乳牙替换）或病理性牙根吸收（如囊肿、肿瘤压迫等）也可使牙松动。

**考点提示** ▶ 牙松动和移位的病因。

## 本 章 小 结

本章主要内容包括牙龈炎症和出血、牙周袋形成和牙槽骨吸收的临床症状和临床病理等内容，这是牙周病发展的三个不同阶段，对于牙周病的预防和治疗具有指导作用，是本章大家要掌握的内容。

## 习 题

扫码"练一练"

**一、选择题**

1. 槽骨吸收程度分三度，Ⅱ度吸收是指

A. 吸收 ≤ 1/3 根长　　　　　　　　B. 1/3 根长＜吸收＜ 2/3 根长

C. 1/2 根长≤吸收≤ 2/3 根长　　　　D. 1/3 根长≤吸收≤ 1/2 根长

E. 吸收 ≥ 2/3 根长

2. 牙槽骨最常见的破坏方式是

A. 垂直型吸收　　　　　　　　　　B. 水平型吸收

C. 凹坑状吸收　　　　　　　　　　D. 反波浪形骨缺损

E. 以上均不是

3. 牙周探诊最重要的诊断意义是

A. 附着丧失比袋深更有意义　　　　B. 袋越深，表明牙周病越重

C. 牙周病的程度与龈缘的位置有关　　D. 牙龈出血是牙龈炎症的表现

E. 袋内溢脓是牙周炎症加重的体征

4. 牙周探诊的主要内容，除了

A. 龈下牙石　　　　　　　　　　　B. 根分叉情况

C. 溢脓　　　　　　　　　　　　　D. 附着水平

E. 骨袋类型

5. 牙龈炎临床病理，下列哪一项不正确

A. 初期病损于菌斑堆积的第 2 ~ 4 天

B. 中期病损于菌斑堆积的第 7 ~ 10 天

C. 确立期病损于菌斑堆积的第 2 ~ 4 周

D. 结合上皮开始增殖再早期病损

E. 形成压牙周袋在晚期病损

6. 牙周袋的临床表现与组织病理改变的关系为

A. 局部血循环障碍，牙龈呈暗红色

B. 牙龈表面上皮增生，龈表面光亮、点菜消失

C. 袋壁溃疡，探诊痛

D. 袋壁溃疡，探诊后出血

E. 袋外侧壁的纤维性增生，质地致密

7. 当牙周病处于活动期时，下列有关龈下菌斑的描述错误的是

A. 非附着菌斑体积增大

B. 非附着菌斑的量相对较少

C. 非附着菌斑的细菌数量增多

D. 革兰阴性细菌成为非附着菌斑的优势菌

E. 可动菌成为非附着菌斑的优势菌

8. 关于牙龈炎初期病损的特点，下列说法错误的是

A. 相当于菌斑堆积的第 4 天

B. 临床上龈沟液量增多

C. 组织学上可见血浆蛋白和多形核白细胞渗出

D. 组织学上可见血管扩张

E. 临床可由探诊出血

9. 关于牙龈炎早期病损的特点，下列说法错误的是

A. 相当于菌斑堆积的第 4 ~ 7 天

B. 结合上皮尚未出现增殖

C. 细胞浸润以淋巴细胞为主

D. 胶原纤维破坏可达 70%

E. 临床上牙龈出现发红，探诊可有出血

10. 一个真性牙周袋的定义为下列何者

A. 牙龈沟向牙冠方向移动，而上皮附着无移动

B. 袋深度超过 2mm 以上

C. 袋深度超过 7mm 以上

D. 为上皮附着向牙根尖方向移动，且牙槽骨有破坏

E. 真性牙周袋的牙槽骨破坏，无上皮附着根向移位

二、思考题

1. 简述牙周袋的概念及分类。

2. 简述牙槽骨吸收的类型。

（孙建欣）

# 第十一章

# 牙周病的检查及专科病历书写

## 学习目标

口腔医学专业

1. **掌握** 牙周病检查的主要内容
2. **熟悉** 牙周病病历书写的基本要求
3. 具有对牙周病进行一般检查和特殊检查的能力。
4. 具有以患者为中心的人文关怀精神和交流沟通能力。

口腔医学专业专业

1. **熟悉** 牙周病的基本检查方法。
2. **了解** 牙周病病历书写的基本要求。

### 案例分析

【案例】

患者，男，32岁。主诉：16牙齿松动1月余。

检查：全身一般状况好，全身未见明显异常。专科检查：16 Ⅲ度松动，有咬合痛。X线片显示：16牙槽骨吸收至根尖1/3

【讨论】

1. 该患者的诊断是什么？
2. 该病临床检查包括什么内容？
3. 该病如何进行病历书写？

## 第一节  牙周病的检查

### 一、病史采集

对就诊者全面地询问牙周病的病史，进行仔细的临床检查并寻找易感因素（或危险因素），将所得的资料进行综合分析，是牙周病诊断的基础。应注意的是牙周病与全身的关系比较密切，在检查和诊断过程中，应包括患者的全身情况、口腔其他部位的改变。

### （一）系统病史

牙周病与全身健康有着密切的联系，在询问病史时，不可忽视系统病史，特别是与牙周病有关的系统性疾病，如血液病（急性白血病、血小板减少性紫癜等）、心血管疾病、糖尿病或其他内分泌疾病、神经系统疾病、免疫功能缺陷以及某些遗传性疾病或有遗传易感因素等。如白血病的早期症状常表现为牙龈出血、牙龈肿胀等；有的牙周病损与长期服用某些药物有关，如牙龈增生。也有的是正常生理过程的内分泌变化加重了牙龈的炎症反应，如青春期龈炎、妊娠期龈炎等。

### （二）口腔病史

询问牙周组织以外的口腔疾病情况，如口腔黏膜白斑、扁平苔藓、天疱疮、类天疱疮等均可同时发生于口腔黏膜和牙龈。一些龋坏牙因未及时治疗而发展为慢性根尖周炎时，也可在附着龈上出现窦道。颌骨的外伤和肿瘤可使牙松动、移位。有正畸治疗史的年轻患者需考虑牙周病是否与不合理的正畸有关。同时，还应了解患者自己所采取的口腔卫生措施，如刷牙方法与习惯，牙膏和漱口剂的应用情况等。当怀疑有遗传倾向的疾病时，应问家族史。

## 二、牙周组织检查

牙周组织的检查器械常规用口镜、镊子和牙周探针。通过视诊、探诊、扪诊、叩诊、取研究模型、X线牙片等进行检查。随着对疾病本质的深入认识和诊断技术的发展，一些新的检查方法也不断被引入用于辅助诊断，以提高牙周病诊断的准确性。

### （一）口腔卫生状况

口腔卫生状况与牙周组织的健康关系十分密切，无论是初诊还是复诊患者，首先要进行口腔卫生检查，主要观察菌斑、软垢、牙石等情况。菌斑的检查，可以采用目测和菌斑显示剂辅助观察，并按菌斑指数或简化口腔卫生指数来评价口腔卫生水平的状况。

### （二）牙龈情况

**1. 牙龈炎症状况**　正常牙龈呈粉红色，边缘菲薄，紧贴在牙颈部，牙龈质地坚韧而富有弹性，用探针探测龈沟时不会出血。若牙龈发炎，龈色变暗红或鲜红色，质地松软而失去弹性，牙龈肿胀，边缘厚钝，甚至肥大增生，促使菌斑积聚，更加重了龈炎。当行探诊检查时，牙龈易出血。

**2. 牙龈缘的位置**　受生理和病理改变的影响。正常生理情况下，牙齿刚萌出时，牙龈缘位置是在牙釉质上，随着年龄的增长，龈缘位置可移至釉牙骨质界，到老年时龈缘可位于牙骨质面，在外观上出现牙龈退缩。在病理情况下，如牙龈的炎症、肿胀、增生等，使牙龈缘向冠方延伸，甚至可位于牙冠的中 1/3 或更多。此时如果结合上皮的位置不变，则没有附着丧失；而在牙周炎的情况下，结合上皮移向根方，实际上已有附着丧失发生，但牙龈缘仍可位于牙冠上，这就需要进行牙周探诊来探明附着丧失的程度。当牙周炎经过治疗或患者的口腔卫生明显改善后，原来肿胀的牙龈炎症消减，使牙龈退缩，龈缘可能位于牙根上。

**3. 牙龈色泽的变化**　除了局部炎症或全身因素可引起牙龈的充血发红或苍白色外，还有其他一些原因可使牙龈有色泽的改变。吸烟者牙龈或口腔黏膜上出现深灰或棕黑色的色素沉着，牙面上也会沉积棕褐色的斑渍。重金属着色，如含铋的药物进入体内后，常在牙龈出现"铋线"，尤以上下颌前牙的龈边缘上，出现宽约1mm的灰黑或黑色的线条，边缘清晰。慢性铅中毒的患者，其牙龈缘因沉积了硫化铅同样可出现类似的"铅线"。铅线常位于尖牙至第一磨牙颊侧牙龈，呈灰蓝色。有一些皮肤较黑的人，其牙龈常出现黑色或褐色的色素沉着斑。阿狄森病患者的口腔黏膜可出现蓝黑色或暗棕色斑块或斑点，也可出现于牙龈。牙龈的白斑较少见，可呈灰白色的斑片，表面微凸、粗糙无光泽，边界清楚。牙龈上的扁平苔藓常发生于磨牙区和前庭沟，呈树枝状或线条状的白色花纹，自前庭沟向附着龈延伸，发生于附着龈者常呈白色单线条状。

**4. 牙周探诊（periodontal probing）** 是牙周病特别是牙周炎的诊断中最重要的检查方法，其主要目的是了解有无牙周袋或附着丧失，并探测其深度和附着水平。牙周袋是指龈缘至袋底的距离，附着水平是指釉牙骨质界至袋底的距离。检查器械主要为牙周探针。

在牙周检查时，牙周探针应沿着牙齿长轴在各个面进行探查，通常分别在牙的颊（唇）、舌面的远中、中央、近中测量，每个牙要记录6个位点的探诊深度，例如探测后牙的颊侧牙周袋时，探诊从颊侧远中探到颊侧中央再到颊侧近中，然后分别记录三个位点的深度，舌侧相同。在探诊过程中应沿着牙周袋底的提插式行走，以便探明同一牙面上不同深度的牙周袋；在测量牙周袋时，牙周探针尖始终紧贴牙面，探针应与牙的长轴平行，但由于邻面接触区的阻挡，探针若与牙长轴平行就不能进入龈谷区，而邻面袋最深点常在龈谷处。故探测邻面时，可允许探针紧靠接触点并向邻面中央稍有倾斜，这样便可探得邻面袋的最深处。牙周探针使用时所用力不超过20~25g为宜。

牙周探诊除了测量牙周袋深度外，还应观察探诊后是否出血、龈下牙石的量及分布、根分叉是否受累。同时还应检查龈缘的位置，即有无牙龈退缩或增生、肿胀等，这些因素可使牙周袋变浅，或者形成假性牙周袋，临床医生应根据具体情况来判断牙周组织的破坏程度。

影响探诊准确性的因素较多，如根面上附着的龈下牙石有时会被误认为已探至袋底；邻面接触区的阻挡以及牙根角度过大时，使探针不易与牙长轴平行；上颌磨牙的腭侧，常因该根分叉大而难以探到深袋底部；迂回走行的牙周袋能使探得的深度大于或小于实际深度。由此可见，牙周探诊技术受多方面的影响，需要认真操作达到准确的探测结果。

**5. 牙的松动度** 正常情况下牙有轻微的生理性动度。主要是水平方向的动度。单根牙的生理性动度略大于多根牙。患牙周炎时，由于牙槽骨吸收、咬合创伤、急性炎症及其他牙周支持结构的破坏而使牙的动度超过了生理性动度的范围，出现了病理性的牙松动。

检查牙松动度时，前牙用牙科镊夹住切缘，做唇舌方向摇动；在后牙，闭合镊子，用镊子尖端抵住𬌗面窝，向颊舌或近远中方向摇动。

根据松动程度确定松动度。

Ⅰ 度松动 松动幅度在1mm以内。

Ⅱ 度松动 松动幅度在1~2mm间。

Ⅲ 度松动 松动幅度在2mm以上。

根据松动方向确定松动度。

Ⅰ 度松动 仅有颊（唇）舌方向松动。

Ⅱ 度松动 颊（唇）舌和近远中方向均松动。

Ⅲ 度松动 颊（唇）舌、近中远中和垂直方向均松动。

影响牙松动度的因素有牙根的数目、长度和粗壮程度以及炎症程度等。一般情况下，牙槽骨吸收的程度相同时，多根牙的动度要小于单根牙，牙根长而粗壮的尖牙其动度要小于其他切牙。若有急性炎症或咬合创伤存在，牙的动度也会加重，所以检查牙的松动度应在炎症和殆创伤消除时进行，并应根据具体情况综合判断。

患牙周炎时，由于牙周组织支持力的减小而造成继发性咬合创伤，可使牙移位，特别是在缺牙未及时修复的情况下，牙本身的松动加之异常殆力方向或唇、颊、舌肌肉作用，促使牙的移位，有时上下前牙可出现向唇方散开，即所谓扇形移位。

### 知识链接

#### CPI 牙周探针

WHO 推荐使用 CPI 探针进行牙周检查。CPI 牙周探针顶端为一直径 0.5mm 的小球，在距离顶端 3.5～5.5mm 处为黑色涂抹区域，距离顶端 8.5mm 和 11.5mm 处为两条黑色环线。顶端小球的设计可避免探针头部过于尖锐刺伤牙龈组织，不同的环线便于探测牙龈沟或牙周袋深度。

**考点提示** 牙周病检查的方法及内容。

# 第二节　牙周病病历书写要求

病历是检查、诊断和治疗的全面记录，也是总结经验、评价医疗质量、进行科学研究的重要依据和原始资料。此外，它还是法律裁定的正式依据。因此，病历的书写应规范，内容准确，项目齐全，书写清楚，不得随意涂改。主要内容应围绕牙周疾病的演变和治疗过程以及与口腔其他疾病的关系进行记录，与牙周病相关的全身疾病也需要记录。

## 一、病史内容

问诊应以牙周病史为主，同时还应包括与牙周病相关的口腔病史及系统病史。

1.**主诉**　包括主要症状、患病部位、发病时间。

2.**现病史**　是对主诉疾病的进一步陈述，包括从发病到就诊时的病情演变过程，着重在现阶段的情况以及患者自认为可能的病因及诱发因素、曾做过何种治疗及其疗效等。

3.**既往史、家族史**　有选择地记录与主诉及牙周病有关的既往史、家族史及系统病史。

## 二、检查内容

除牙周组织外，还包括口腔黏膜、牙及其咬合关系、颞下颌关节和必要的全身检查和辅助检查。

## 三、病历书写

病历书写需突出牙周病的特点。

### （一）首诊病例

在记录一般病历各项首页项目内容之后，记录所采集的各项病史，并记录各项牙周检查的结果。格式及简要内容如下。

主诉：

现病史：

既往史：

家族史：

全身健康情况及过敏史：

检查：

（1）牙周检查的内容

口腔卫生状况：菌斑、牙石、软垢的量及分布。

其他不良刺激物：不良修复体、食物嵌塞等。

牙龈组织情况：牙龈的色、形、质、出血情况等。

不同牙的探诊深度、有无附着丧失及附着丧失的量，牙周袋的范围、位置等。

磨牙有无根分叉病变，若有，其程度如何。

牙有无松动和移位。

咬合关系：𬌗关系有无异常、有无咬合创伤等。

使用 X 线片观察并描述牙周组织在 X 线片上的表现。

（2）其他口腔颌面部情况，以及口腔黏膜、牙体疾病、牙列缺损、修复体情况等。必要时的化验检查或活检结果。

诊断：

初步诊疗设计：

处理：

签名：

### （二）复诊病历

复诊（主诉）：上次治疗后的反应及存在的主要问题。

检查：治疗后牙周组织的变化和愈合情况，目前存在的问题。

治疗计划有无改变。

处理：记录当日处理内容。

签名：

**考点提示**　牙周病病历书写的基本要求。

# 本 章 小 结

　　本章主要内容为牙周病的检查和病例书写。在牙周病检查当中，牙周组织检查为核心内容，要能正确地进行牙周探诊检查及进行其他检查。同时，还要能独立完成牙周病历的规范化书写。

# 习 题

## 一、选择题

1. 牙周袋探诊时使用的力量为

A. 10 ~ 20g
B. 20 ~ 25g
C. 25 ~ 30g
D. 30 ~ 35g
E. 35 ~ 40g

2. Ⅰ度骨吸收描述的骨破坏情况是

A. 牙槽骨吸收在根长 1/3 以内

B. 牙槽骨吸收超过根长的 1/3，但在根长 2/3 以内

C. 牙槽骨吸收占根长的 2/3 以上

D. 牙槽骨吸收占根长的 1/2 ~ 3/4

E. 牙槽骨吸收在根长 1/2 以内

3. 牙周探诊的记录主要反映了

A. 牙周袋在牙面的分布
B. 牙周破坏的严重程度
C. 牙周病的严重性
D. 附着水平
E. 釉牙骨质界位置

4. 咬合运动检查中，以下哪一种检查方法并不重要

A. 视诊
B. 叩诊
C. 触诊
D. 扪诊
E. X 线

5. 对于咬合运动中侧方𬌗检查，以下哪一种检查方法不适宜

A. 视诊
B. 扪诊
C. 蜡片法
D. 咬合纸法
E. 研究模型

6. 检查邻牙接触点是否良好，常用的方法是

A. 视诊
B. 叩诊
C. 扪诊
D. X 线
E. 牙线法

7. 牙周探诊的深度常大于组织学上的龈沟深度其原因在于

A. 牙龈组织变薄
B. 探针选择不当
C. 组织对机械力的减弱易探针穿通
D. 附着水平在炎症时降低
E. 假性牙周袋的存在

8. 牙周炎最可靠的诊断依据是

A. 牙牙龈颜色改变　　　　　　　　B. 牙龈外形和表面质地的改变

C. 结合上皮附着丧失　　　　　　　D. 龈沟深度均加

E. 牙龈的紧密性减低

9. 正常龈沟探诊深度是

A. 2～3mm　　　　　　　　　　　B. < 0.5mm

C. < 4mm　　　　　　　　　　　　D. < 1mm

E. < 3mm

10. X 线检查具有局限性，除外

A. 拍 X 线片费时及费用较高　　　　B. 不能显示软组织袋

C. 不能精确反映邻间骨缺损的形态　　D. 不能准确反映颊、舌侧骨高度

E.X 线片显示的骨破坏比实际破坏轻

二、思考题

1. 牙周组织检查包括哪些内容?

2. 简述牙周病病例书写的内容。

（孙建欣）

# 第十二章

# 牙周病的分类及各类牙周病临床表现与诊断

扫码"学一学"

## 学习目标

口腔医学专业

1.**掌握** 常见牙龈病的种类、临床表现与诊断；常见牙周炎的种类、临床表现与诊断。

2.**熟悉** 牙周病的伴发症状。

3.**了解** 牙周病的分类。

4.具有对牙龈病和牙周炎的诊断和鉴别诊断的能力。

5.具有以患者为中心的人文关怀精神和交流沟通能力。

口腔医学技术专业

1.**掌握** 牙龈病和牙周炎的临床表现。

2.**了解** 牙周炎的分类。

## 案例分析

【案例】

患者，女性，52岁。主诉：下前牙牙龈出血、流脓1月余。现病史：半年前下前牙牙龈出血且流脓，口腔有异味，咬食物无力。既往史：有原发性高血压病史。否认出血性疾病、传染病和药物过敏史。

检查：33～43牙列不齐，牙龈红、肿，牙石（++），BOP（+），牙周袋深6～7mm，探之根面粗糙有牙石，11、21Ⅱ度松动，12、22Ⅰ度松动。X线片显示：12～22牙槽骨水平吸收至根尖1/3处，牙周膜间隙增宽，硬板消失，33～43牙槽骨水平吸收至根中1/2处。

【讨论】

1.主诉疾病是什么？

2.主诉疾病的诊断和诊断依据是什么？

3.主诉疾病的治疗原则是什么？

# 第一节 牙周病分类

## 一、分类目的和依据

疾病的分类是建立在人类对该病认识的基础上，又转而指导临床诊断、治疗和预后判断、准确而统一的分类法。还有助于对改变的病因、发病机制等进行深入的研究。

纵观历来的分类方法，不外有以下几个基本原则，

**1.病理学分类** 如炎症、退行性变、萎缩、创伤、增生等。

**2.病因分类** 如内因（如全身疾病、营养、药物、特发性等）或外因（细菌感染、创伤等）。

**3.临床表现分类** 如急性、慢性、快速进展性；单纯性、复合性、复杂性；局限型、广泛型等。

## 二、1999 年牙周疾病新分类

牙周病包括牙龈病和牙周炎两大类疾病。牙龈病中最多见的是牙菌斑引起的慢性炎症，即牙龈炎。还有一些是受全身因素以及局部刺激影响的牙龈疾病。在 1999 年美国牙周病学会（American Academy of Periodontology，APP）组织召开的世界牙周病分类研讨会上，对牙龈病做了较详细的分类标准。新分类法的主要变动为：

（1）加了牙龈病的分类。

（2）"慢性牙周炎"取代"成人牙周炎"。此病多见于成人，但也可发生于青少年或任何年龄。

（3）"侵袭性牙周炎"取代"早发性牙周炎"，因为临床上很难准确知道发病时间和进展速度，不应以年龄和疾病发展速度作为分类的依据，故建议将具有高度破坏方式的牙周炎统称为"侵袭性牙周炎"。

（4）侵袭性牙周炎和慢性牙周炎均可表现出阶段性的快速破坏方式，因此建议取消快速进展性牙周炎的命名。大多数广泛型青春前期牙周炎实际上都患有某种全身疾病，应归类为"反映全身疾病的牙周炎"，而对全身健康的牙周炎患者，则分别诊断为慢性牙周炎或侵袭性牙周炎。

（5）固性牙周炎缺乏明确的定义，它难以与因治疗不彻底而未能控制病情者，或治疗成功后又复发的病例区分，故不能算独立疾病。

（6）坏死性溃疡性牙龈炎与坏死性溃疡性牙周炎合并称为坏死性溃疡性牙周病。

（7）牙周脓肿、牙周－牙髓联合病变、软硬组织的先天或后天形态异常等单独列出。

**考点提示** ▶ 牙周病的分类依据和方法。

# 第二节  牙龈病

牙龈病是指一组发生于牙龈组织的病变，包括牙龈组织的炎症及全身疾病在牙龈的表现。牙龈病一般不侵犯深层牙周组织。1999年的新分类法将牙龈病分为菌斑引起的牙龈病（如龈缘炎、青春期龈炎、妊娠龈炎、药物性牙龈肥大等）和非菌斑引起的牙龈病（如病毒、真菌等引起的牙龈病及全身疾病在牙龈的表现，遗传性病变等）。后者是强调这些牙龈病有较明确的直接原因或全身性的影响因素，实际上菌斑对这些牙龈病的发生、临床表现、治疗等还是有一定影响的。

## 一、慢性龈炎

慢性龈炎（chronic gingivitis）是菌斑性牙龈病中最常见的种类。牙龈的炎症主要位于游离龈和龈乳头。慢性龈缘炎的患病率高，涉及的人群广，世界各地区、各种族、各年龄段的人都可以发生，几乎每个人在其一生中的某个时间段都可发生不同程度和范围的慢性龈缘炎。该病的诊断和治疗并不复杂，但因其患病率高，治愈后仍可复发，且一部分慢性龈缘炎的患者可发展成为牙周炎，口腔医务工作者面临的治疗任务相当繁重；预防其发生和复发显得尤为重要。

【流行情况】

龈缘炎是一种极为普通的牙龈疾病，尤其是在儿童和青少年中患病率高。国内外调查资料显示，人群中龈缘炎的患病率在60%～90%之间，儿童在3～5岁时就可能患龈缘炎，随着年龄增长，患病率和严重程度亦逐步增加，到青春期时达高峰。17岁以后，患病率逐渐下降。根据我国1982～1984年的调查结果，中、小学生牙龈炎的患病率为66.97%，其中15岁年龄组为80.46%。美国的一份调查资料显示：13～17岁年龄组的人群中，牙龈出血的比例高达63%，随着年龄增长，此比例逐渐下降，至35～44岁年龄组达最低。而35岁以后，牙周炎的患病率及总体牙周病变的严重程度随年龄增长逐渐增高。在发达国家，随着人们口腔卫生保健的普及和口腔卫生习惯的改善，牙龈炎的患病率呈缓慢下降趋势。

【病因】

龈缘附近牙面上堆积的牙菌斑是引起慢性龈缘炎的始动因子，其他如牙石、食物嵌塞、不良修复体、牙错位拥挤等均可促进菌斑的积聚，引发或加重牙龈的炎症。

患慢性牙龈炎时，龈缘附近一般有较多的菌斑堆积，不仅细菌的量较健康牙周时为多，种类也变得更为复杂，球菌的比例较健康时下降，能动菌和螺旋体的比例升高。$G^-$菌明显增多。粘放线菌、消化链球菌、具核梭杆菌、中间普氏菌等为优势菌。

【临床表现】

牙龈的炎症一般局限于游离龈和龈乳头，严重时也可波及附着龈。牙龈的炎症一般以前牙区为主，尤其是下前牙区最为显著，也可波及全口牙（图12-1）。

1. **自觉症状**  慢性龈缘炎的患者常在刷牙或咬硬物时牙龈出血，这也是患者就诊的主要原因。但本病患者一般无自发性出血，这有助于与血液系统疾病及其他疾病引起的牙龈出血鉴别。有些患者可感到牙龈局部痒、胀、不适及口臭等症状。近年来，随着社会交往的不断增加，口腔异味（口臭）也是患者就诊的重要原因和常见的主诉症状。

2.**牙龈色泽**　正常牙龈呈粉红色。患慢性龈缘炎时，游离龈和龈乳头变为鲜红或暗红色，这是由于牙龈结缔组织内血管增生、充血所致。病变较重时，炎症充血范围可波及附着龈。

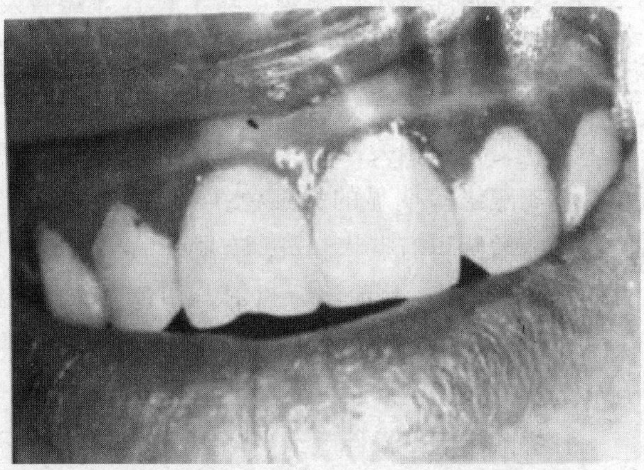

3.**牙龈外形**　正常牙龈的龈缘菲薄呈扇贝状紧贴于牙颈部，龈乳头充满牙间隙，附着龈有点彩，点彩多少或明显与否因人而异。患龈缘炎时，由于组织水肿，龈缘变厚，不再紧贴牙面，龈乳头变圆钝肥大，点彩也可消失，表面光亮。少数患者的牙龈炎症严重时，可出现龈缘糜烂或肉芽增生。

图12-1　慢性龈缘炎

4.**牙龈质地**　正常牙龈的质地致密而坚韧，尤其是附着龈处的上皮下方具有丰富的胶原纤维，使其牢固地附着于牙槽骨表面。患牙龈炎时，由于结缔组织水肿和胶原的破坏，牙龈可变得松软脆弱，缺乏弹性。但当炎症较轻且局限于龈沟壁一侧时，牙龈表面仍可保持一定的致密度，点彩仍可存在。

5.**龈沟深度**　健康的龈沟探诊深度一般不超过 2～3mm，当牙龈有炎症时，由于组织的水肿或增生，龈沟的探诊深度可达 3mm 以上，此时结合上皮虽可有向根方或侧方的增殖，但上皮附着（龈沟底）的位置仍在釉牙骨质界处，临床上不能探到釉牙骨质界，也就是说，此时尚无附着丧失，也无牙槽骨吸收，形成的是假性牙周袋。

6.**龈沟探诊出血**　健康的牙龈在刷牙或轻探龈沟时均不引起出血。患龈缘炎时，用钝头探针轻探龈沟即可引起出血，即诊后出血（bleeding on probing，BOP）。在龈炎的早期或患牙的炎症主要局限于龈沟内上皮一侧时，牙龈表面炎症不明显，但探诊后仍有出血，这对龈缘炎的早期诊断很有意义。

7.**龈沟液量增多**　健康牙龈有极少量的龈沟液，牙龈有炎症时，龈沟液量增多，其中的炎症细胞也明显增多，有些患者还可出现龈沟溢脓。龈沟液量的增加可作为评估牙龈炎症的一个客观指标。

【诊断及鉴别诊断】

1.**诊断**　根据上述主要临床表现，龈缘附近牙面有明显的菌斑、牙石堆积，以及存在其他菌斑滞留因素等，即可诊断。

2.**鉴别诊断**

（1）早期牙周炎　部分长期存在的龈缘炎可逐渐发展成为牙周炎，出现附着丧失和牙槽骨的吸收。牙周炎的治疗比龈缘炎复杂、疗程长、维护治疗要求高，若治疗不及时，将导致支持组织的继续破坏，因此对长时间的较重的龈缘炎患者，应仔细检查有无附着丧失和牙槽骨的吸收，必要时可拍摄 X 线片以确定诊断，并及早治疗。

（2）血液病引起的牙龈出血　白血病、血小板减少性紫癜、血友病、再生障碍性贫血等血液系统疾病，均可引起牙龈出血。故对以牙龈出血为主诉且有牙龈炎症的患者，应注意与上述血液系统疾病相鉴别。有关的血液学检查有助于排除上述疾病。

（3）坏死性溃疡性龈炎 除了具有牙龈自发性出血的临床表现外，还有其特征性损害——龈乳头和边缘龈的坏死，且该病患者的疼痛症状也较明显，而龈缘炎是没有自发痛的。

（4）艾滋病相关性龈炎（HIV-G） 是艾滋病感染者较早出现的口腔症状之一。临床可见游离龈缘呈明显的火红色线状充血带，称作牙龈线形红斑（linear gingival erythema, LGE），附着龈可有点状红斑，有刷牙后出血或自发性出血。在去除局部刺激因素后，牙龈的充血仍不消退。目前认为 LGE 与白色念珠菌感染有关。艾滋病患者的口腔内还可出现毛状白斑、Kaposi 肉瘤等，血清学检测有助于确诊。

【治疗】

1. 去除病因 慢性龈缘炎病因明确，通过洁治术彻底清除菌斑、牙石，消除造成菌斑滞留和刺激牙龈的因素，牙龈的炎症可在一周左右消退，牙龈的色、形、质可完全恢复正常。对于牙龈炎症较轻的患者，可配合局部药物治疗。常用的局部药物有 1% 过氧化氢溶液、0.12%～0.2% 氯己定（洗必泰）以及碘制剂。对于无全身合并疾病的龈缘炎患者，不应全身使用抗生素。

2. 防止复发 慢性龈缘炎治疗并不难，疗效也较理想，重要的是要防止疾病的复发。椅旁积极开展口腔卫生宣教工作，指导并教会患者控制菌斑的方法，持之以恒地保持良好的口腔卫生状况，并定期（每 6～12 个月一次）进行复查和预防性洁治（prophylaxis），才能巩固疗效，防止复发。

【预后及预防】

1. 预后 慢性龈缘炎的病变局限于牙龈，无深部牙周组织的破坏，在去除局部刺激因素后，牙龈的炎症约在一周后消退，破坏了的胶原纤维可新生，牙龈的色、形、质及功能均能完全恢复正常，因此慢性龈缘是一种可逆性病变，预后良好。但如果患者不能有效地控制菌斑和定期复查，导致菌斑再次大量堆积，龈缘炎是很容易复发的。

2. 预防 慢性龈缘炎的预防，最关键的是要坚持做好菌斑控制工作。口腔医务工作者有责任开展广泛的口腔卫生宣传工作，推广正确的刷牙方法和正确使用牙线、牙签等工具，有效地预防牙龈炎。WHO 曾提出牙周疾病的三级预防，对龈缘炎的预防属于一级预防，提高对龈缘炎的预防效率，也有助于对牙周炎的预防。

## 知识链接

### HIV 常见牙龈病损

HIV 患者常早期出现牙龈病损，如龈缘红线和坏死性溃疡性牙龈炎。龈缘红线龈缘处有明显的宽 2～3mm 的鲜红线，附着龈有瘀斑，极易出血，对常规治疗反应不佳，一般无牙槽骨吸收。

坏死性溃疡性牙龈炎早期病变为牙龈乳头坏死、溃疡、疼痛和出血，严重时发展为坏死性溃疡性牙周炎，出现严重骨吸收和牙周附着丧失，也可有死骨形成。

## 二、青春期龈炎

青春期龈炎（puberty gingivitis，或 puberty-associated gingivitis）是受内分泌影响的牙龈炎之一。男女均可患病，但女性患者稍多于男性。

【病因】

1. **局部因素**　菌斑仍是青春期龈炎的主要病因。青春期少年经常由于乳恒牙的更替、牙齿排列不齐、口呼吸及戴矫治器等，造成牙齿不易清洁，加之该年龄段患者不易保持良好的口腔卫生习惯，如刷牙、用牙线等，易造成菌斑的滞留，引起牙龈炎，而牙石一般较少。

2. **全身因素**　青春期少年体内性激素水平的变化，是本病发生的全身因素。牙龈是性激素的靶组织，由于内分泌的改变，牙龈组织对菌斑等局部刺激物的反应性增强，产生较明显的炎症反应，或使原有的慢性炎症加重。

【临床表现】

本病好发于前牙唇侧的牙间乳头和龈缘，舌侧牙龈较少发生。唇侧牙龈肿胀较明显，龈乳头常呈球状突起，颜色暗红或鲜红，光亮，质地软，探诊出血明显，龈沟可加深形成龈袋，但附着水平无变化，亦无牙槽骨吸收。患者的主诉症状常为刷牙或咬硬物时出血、口臭等。

【诊断】

患者的年龄处于青春期，牙龈的炎症反应超过了局部刺激物所能引起的程度，即牙龈组织的炎症反应较强。

【治疗及预防】

青春期龈炎反映了性激素对牙龈炎症的暂时性增强，青春期过后，牙龈炎症可有部分消退，但原有的龈缘炎不会自然消退。因此，去除局部刺激因素仍是青春期龈炎治疗的关键。通过洁治术去除菌斑、牙石，必要时可配合局部药物治疗，如龈袋冲洗、局部上药及含漱等。多数患者经基础治疗后可痊愈。对于个别病程长且牙龈过度肥大增生的患者，常需手术切除增生的牙龈。完成治疗后应定期复查，必须教会患者正确刷牙和控制菌斑的方法，养成良好的口腔卫生习惯，以防止复发。对于准备接受正畸治疗的青少年，应先治愈原有的龈缘炎，并教会他们正确控制菌斑的方法。在正畸治疗过程中，定期进行牙周检查和预防性的洁治。正畸矫治器的设计和制作应有利于菌斑控制，避免造成对牙周组织的损伤和刺激。

## 三、妊娠期龈炎

妊娠期龈炎（pregnancy gingivitis，pregnancy-associated gingivitis）指妇女在妊娠期间，由于女性激素水平升高，原有的牙龈慢性炎症加重，使牙龈肿胀或形成龈瘤样的改变，分娩后病损可自行减轻或消退。妊娠期龈炎的发生率报告不一，在 30%～100% 之间，有文献报告孕期妇女的龈炎发生率及程度均高于产后妇女。

【病因】

1. **局部因素**　菌斑微生物仍然是妊娠期龈炎的直接病因。妊娠期的妇女若不注意维护口腔卫生，致使牙菌斑、牙石在龈缘附近堆积，易引发牙龈炎症，若同时有食物嵌塞和不良修复体存在，更易加重牙龈的炎症。国内的调查资料也表明，凡口腔卫生良好者，本病发生率低，反之则增高。

**2. 全身因素** 妊娠不是引起牙龈炎的直接原因，如果没有菌斑的存在，妊娠不会引起牙龈的炎症过程，只是由于妊娠时性激素水平的改变，牙龈对局部刺激的反应增强，使原有的慢性牙龈炎症加重或改变了特性。牙龈是女性激素的靶器官，妊娠时血液中的女性激素特别是孕酮水平增高，到第 6 个月以后可达平时的 10 倍，这使牙龈毛细血管扩张充血，血管通透性增加，炎症细胞和液体渗出增加，加重了牙菌斑所引起的炎症反应。有人认为，内分泌的改变会影响组织的新陈代谢，从而改变牙龈对菌斑的反应。妊娠期龈炎患者的龈下菌斑中细菌的组成也有变化，中间普氏菌明显增多而成为龈下优势菌，该菌的数量、比例及临床症状随妊娠月份及血中孕酮水平的升高而变化。分娩后，该菌数量降至妊娠前水平，临床症状也随之减轻或消失。有学者认为，孕酮在牙龈局部的增多，为中间普氏菌的生长提供了丰富的营养物质。

【病理】

组织学表现为非特异性的、多血管的、大量炎细胞浸润的炎症性肉芽组织。牙龈上皮增生、上皮钉伸长，表面可有溃疡，基底细胞有细胞内和细胞间水肿，结缔组织内有大量散在分布的新生毛细血管，扩张充血，血管周的纤维间质水肿，间有慢性炎症细胞浸润。有的牙间乳头可呈瘤样生长，称妊娠期龈瘤，实际并非真性肿瘤，而是发生在妊娠期的炎性血管性肉芽肿。病理特征为明显的毛细血管增生，其程度超过了一般牙龈对慢性刺激的反应，致使牙龈乳头炎性过长而呈瘤样表现。

【临床表现】

患者一般在妊娠前即有不同程度的龈缘炎，从妊娠 2 ~ 3 个月后开始出现明显症状，至 8 个月时达到高峰，且与血中孕酮中水平相一致。分娩后约 2 个月时，龈炎可减轻至妊娠前水平。

妊娠期龈炎可发生于少数牙或全口牙龈，以前牙区为重。龈缘和龈乳头呈鲜红或暗红色，松软而光亮。显著的炎性肿胀、肥大，有龈袋形成，轻触之即易出血，患者吮吸或进食时也易出血，此常为就诊的主诉症状。一般无疼痛，严重时龈缘可有溃疡和假膜形成，有轻度疼痛（图 12-2）。

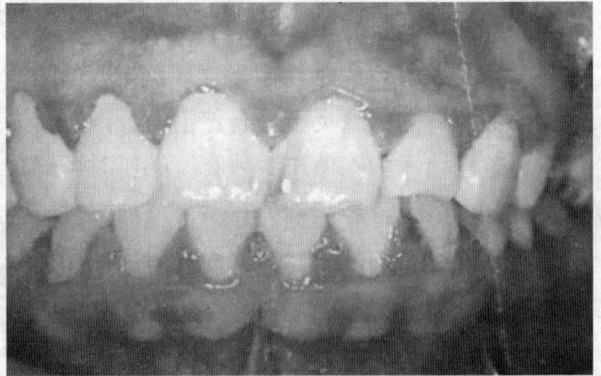

图12-2 妊娠期龈炎

妊娠期龈瘤（也称孕瘤）发生于单个牙的牙间乳头，前牙尤其是下前牙唇侧乳头较多见，据报道在妊娠妇女中发生率为 1.8% ~ 5%，多发生于个别牙列不齐的牙间乳头区。通常开始于妊娠第 3 个月，迅速增大，色鲜红光亮或呈暗紫色，表面光滑，质地松软，极易出血。瘤体常呈扁圆形向近远中扩延，有的呈小的分叶状，有蒂或无蒂。一般直径不超过 2cm，但严重的病例可因瘤体较大而妨碍进食或被咬破而出血感染。患者常因出血和妨碍进食而就诊。分娩后，妊娠期龈瘤能逐渐自行缩小，但必须去除局部刺激物才能完全消失，有的患者还需手术切除（图 12-3）。

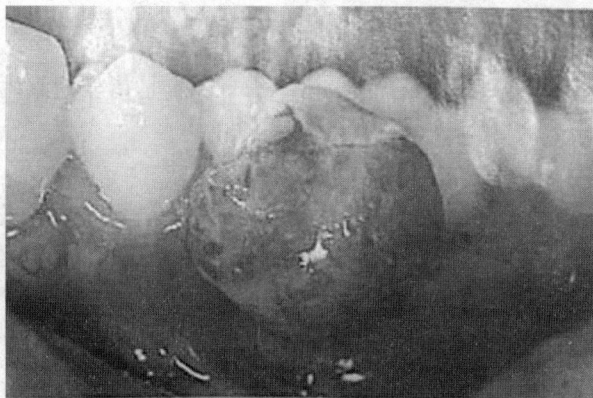

图12-3　妊娠期牙龈瘤

【诊断及鉴别诊断】

**1.诊断**　育龄妇女的牙龈出现鲜红色，高度水肿、肥大，且有明显出血倾向者，或有龈瘤样表征的患者，应询问其月经情况，了解是否妊娠。若已怀孕，便可诊断。文献报道有些长期服用激素类避孕药的妇女也可有类似症状。

**2.鉴别诊断**　本病应与化脓性肉芽肿相鉴别，后者临床表现与妊娠期龈瘤十分相似，因此有人将妊娠期龈瘤称为妊娠期化脓性肉芽肿，事实上本病也可发生于非妊娠妇女。临床表现为个别牙间乳头的无痛性肿胀、突起的瘤样物，有蒂或无蒂，牙龈颜色鲜红或暗红，质地松软极易出血。多数病变表面有溃疡和脓性渗出物，一般多可找到局部刺激因素。病理变化为血管瘤样的肉芽性病变，血管内皮细胞和新生毛细血管的大量增殖，并有炎症细胞浸润，上皮可萎缩或增厚，表面常有溃疡和渗出。本病的治疗为消除局部刺激因子，并切除病损。有时易复发。

【治疗】

治疗原则与慢性龈缘炎相似。但应注意，尽量避免使用抗生素等全身药物治疗，以免影响胎儿发育。

（1）去除一切局部刺激因素，如菌斑、牙石、不良修复体等。由于牙龈易出血和患者处于妊娠期，故操作时应特别仔细，动作要轻柔，尽量减少出血。

（2）认真细致的口腔卫生教育，在去除局部刺激物后，患者一定要认真地做好菌斑控制和必要的维护治疗，严格控制菌斑。

（3）对于较严重的患者，如牙龈炎症肥大明显、龈袋有溢脓时，可用1%过氧化氢液和生理盐水冲洗，可使用刺激性小、不含抗菌药的含漱液，如1%过氧化氢液。

（4）手术治疗　经上述治疗后牙龈的炎症和肥大能明显减退或消失。对一些体积较大的妊娠期龈瘤，若已妨碍进食，则可在彻底清除局部刺激因素后考虑手术切除。手术时机应尽量选择在妊娠期的4～6个月内，以免引起流产或早产。手术中应避免流血过多，术后应严格控制菌斑，防止复发。

【预防】

妊娠早期应及时治疗原有的龈缘炎，整个妊娠期应严格控制菌斑，可大大减少妊娠期龈炎的发生。

### 四、药物性牙龈增生

药物性牙龈增生（drug-induced gingival hyperplasia）是指长期服用某些药物而引起牙龈的纤维性增生和体积增大。

【病因】

（1）长期服用抗癫痫药物苯妥英钠等，使原来已有炎症的牙龈发生纤维性增生，是本病发生的主要原因。但药物引起牙龈增生的真正机制目前尚不十分清楚。有研究表明服药者中仅有 40% ~ 50% 发生牙龈增生，且年轻人多于老年人。一般认为牙龈增生的程度与性别、服药剂量、持续用药的时间、血清和唾液中苯妥英钠的浓度均无关系，而与牙龈炎症、患者年龄有关；但也有报告认为牙龈增生程度与服药剂量有关。口服苯妥英钠可促进非癫痫患者的牙龈创口愈合。体外研究表明，苯妥英钠可刺激成纤维细胞的有丝分裂，使蛋白合成增加，合成胶原的能力增强，致使胶原的合成大于降解，结缔组织增生肿大。另有研究指出，药物性牙龈增生患者的纤维细胞对苯妥英钠的敏感性增强，易产生增殖性变化，这可能是本病的基因背景，但关于此病的遗传因素问题尚无定论，有待于进一步的研究。

其他药物如免疫抑制剂环孢菌素 A 和钙通道阻断剂如硝苯地平（心痛定）、维拉帕米、硫氮䓬酮等也可引起药物性牙龈增生。环孢菌素 A 为免疫抑制剂，常用于器官移植或某些自身免疫性疾病患者。据报道，服用此药者有 30% ~ 50% 发生牙龈纤维性增生。硝苯地平为钙通道阻断剂，对高血压、冠心病患者具有扩张周围血管和冠状动脉的作用。两药联合应用，会增加牙龈增生的发生率和严重程度。这两种药物引起牙龈增生的原因尚不十分清楚，有人报道两种药物以不同的方式降低了胶原酶活性或影响了胶原酶的合成，也有人认为牙龈纤维细胞可能是钙通道阻断剂的靶细胞，硝苯地平可改变其细胞膜上的钙离子流动而影响细胞的功能，使胶原的合成大于分解，从而使胶原聚集而引起牙龈增生。

（2）菌斑引起的牙龈炎症可能促进药物性牙龈增生的发生。长期服用苯妥英钠，可使原来已有炎症的牙龈发生纤维性增生。有研究表明，牙龈增生的程度与原有的炎症程度和口腔卫生状况有明显关系。人类和动物实验也证实，若无明显的刺激物及牙龈的炎症，药物性牙龈增生可以减轻或避免。但也有人报道增生可发生于无局部刺激物的牙龈。可以认为，局部刺激因素虽不是药物性牙龈增生的原发因素，但菌斑、牙石、食物嵌塞等引起的牙龈炎症能加速和加重药物性牙龈增生的发展。有学者认为，炎症介质可能激活牙龈成纤维细胞对血流中上述药物的反应性增生。

【病理】

苯妥英钠引起的牙龈增生，其病理特点为上皮棘层显著增厚，钉突伸长达到结缔组织深部。结缔组织中有致密的胶原纤维束、大量成纤维细胞和新生的血管，间有多量无定形的基质，炎症细胞很少，常局限于龈沟附近。若继发炎症后，就可有炎症细胞浸润于结缔组织中。环孢菌素和硝苯地平所引起的牙龈增生其组织学和临床表现均与苯妥英钠所致的牙龈增生相似，但环孢菌素引起的增生组织中血管和慢性炎症细胞的成分较多。

【临床表现】

苯妥英钠所致的牙龈增生一般开始于服药后的 1 ~ 6 个月内，增生起始于唇颊侧或舌腭侧龈乳头，呈小球状突起牙龈表面。继之，增生的乳头继续增大而互相靠近或相连并向边缘龈扩展，覆盖部分牙面，严重时波及附着龈，使牙龈的外观发生明显的变化。龈乳头可呈球状、结节状，增生的牙龈表面可呈桑葚状或呈分叶状，增生的牙龈基底与正常牙龈之间可有明显的沟状界限。牙龈增生严重者，甚至可覆盖大部或全部牙冠，严重妨碍进食，也影响美观和口腔卫生。增生的牙龈还可将牙齿挤压移位，多见于上前牙。药物性牙龈增生的牙龈组织一般呈淡粉红色，质地坚韧，略有弹性，一般不易出血。多数患者无自觉症状，无疼痛。由于牙龈增生肿大，使龈沟加深，形成假性牙周袋，加之牙龈失去正常生理外形，使菌斑易于堆积。因此，多数患者均合并有不同程度的牙龈炎症，此时的牙龈可呈深红或紫红色，质地较松软，牙龈边缘部分易于出血（图12-4）。

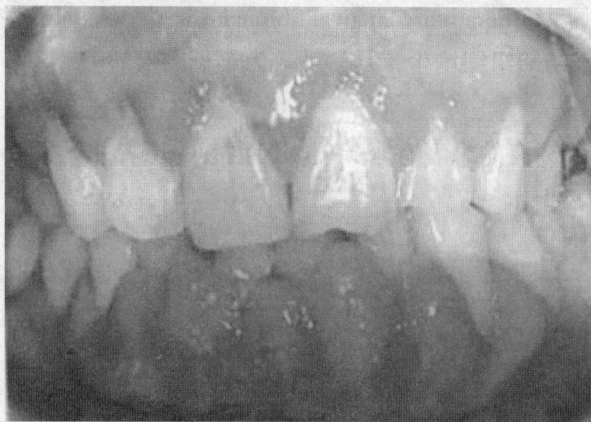

图12-4　药物性牙龈增生

药物性牙龈增生常发生于全口牙龈，但以上、下前牙区较重。它只发生于有牙区，拔牙后，增生的牙龈组织可自行消退。

【诊断及鉴别诊断】

**1. 诊断**　根据牙龈实质性增生的特点以及长期服用上述药物的历史，诊断本病并不困难，但应仔细询问全身病史。

**2. 鉴别诊断**

（1）遗传性牙龈纤维瘤病　无长期服药史但可有家族史，牙龈增生范围广泛，程度重。

（2）增生性龈炎　一般炎症较明显，好发于前牙的唇侧和牙间乳头，增生程度较轻，覆盖牙冠一般不超过 1/3，有明显的局部刺激因素，无长期服药史。

【治疗】

（1）停止使用引起牙龈增生的药物，这是对药物性牙龈增生的最根本的治疗。对于一些病情不允许停药的患者，必须与相关的专科医师协商，考虑更换药物或与其他药物交替使用，以减轻副作用。

（2）去除局部刺激因素　通过洁治、刮治以清除菌斑、牙石，消除其他一切导致菌斑滞留的因素。一些轻症的病例，经上述处理后，牙龈增生可明显好转甚至痊愈。

（3）局部药物治疗　对于牙龈有明显炎症的患者，可用3%过氧化氢液冲洗龈袋，并在袋内置入抗菌消炎的药物，待炎症减轻后再做进一步的治疗。

（4）手术治疗　对于牙龈增生明显的患者，虽经上述治疗，增生的牙龈仍不能完全消退者，可采用牙龈切除并成形的手术治疗。手术应选择在全身病情稳定时时行。术后若不停药和忽略口腔卫生，复发难以避免。

（5）指导患者严格控制菌斑，以减轻服药期间的牙龈增生程度，减少和避免手术后的复发。

**【预防】**

对于需长期服用苯妥英钠、环孢菌素和钙通道阻断剂等药物者，应在开始用药前先进行口腔检查，消除一切可能引起龈炎的刺激因素，并教会患者控制菌斑、保持口腔卫生的方法，积极治疗原有的龈炎，能减少本病的发生。

## 五、牙龈纤维瘤病

遗传性牙龈纤维瘤病（hereditary gingival fibromatosis），又名家族性或特发性牙龈纤维瘤病，为牙龈弥漫性纤维结缔组织增生，是一种较为罕见的疾病。

**【病因】**

本病病因至今不明，有的患者有家族史，但也有的患者并无家族史。有家族史者可能为常染色体显性或隐性遗传。

**【病理】**

病理变化的特点是牙龈上皮的棘层增厚，上皮钉突明显增长，结缔组织体积增大，充满粗大的胶原纤维束和大量成纤维细胞，血管相对较少，炎症不明显，仅见于龈沟附近。

**【临床表现】**

本病可在幼儿时就发病，最早可发生在乳牙萌出后，一般开始于恒牙出之后，牙龈广泛地逐渐增生，可累及全口的龈缘、龈乳头和附着龈，甚至达膜联合处，以上颌磨牙腭侧最为严重。增生的牙龈覆盖部分或整个牙冠，以致妨碍咀嚼，牙齿常因增生的牙龈挤压而发生移位。增生牙龈的颜色正常，组织坚韧，表面光滑，有时也呈颗粒状或小结节装，点彩明显，不易出血。由于牙龈的增厚，有时发生牙齿萌出困难（图12-5）。

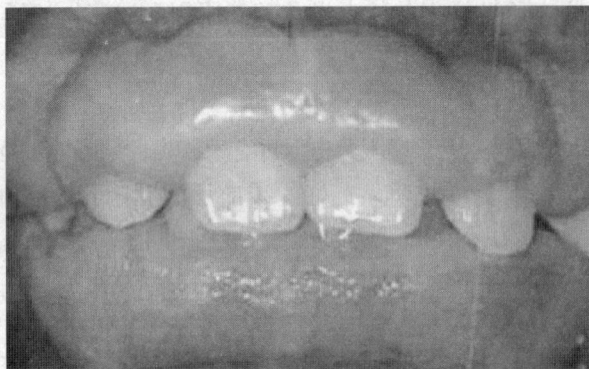

图12-5　牙龈纤维瘤病

**【诊断及鉴别诊断】**

1. **诊断**　根据典型的临床表现，或有家族史，就可做出诊断；无家族史者并不能排除诊断本病。

2. **鉴别诊断**

（1）药物性牙龈增生　有服药史而无家族史，牙龈增生主要累及龈缘和龈乳头，一般不波及附着龈，而遗传性牙龈纤维瘤可同时波及龈乳头、游离龈及附着龈。药物性牙龈增生程度相对较轻，增生牙龈一般覆盖牙冠1/3左右，而牙龈纤维瘤病常覆盖牙冠的2/3以上。药物性牙龈增生者伴发慢性龈炎者较多，而牙龈纤维瘤病偶有轻度炎症。

（2）增生性龈炎　主要侵犯前牙的牙间乳头和龈缘，增生程度相对比较轻，覆盖牙冠一般不超过1/3，多数伴有炎症，局部刺激因素明显，无长期服药史及家族史。

**【治疗及预后】**

治疗以牙龈成形术为主，切除增生的牙龈并修整外形，以恢复牙龈的生理功能和外观。有人主张用翻瓣术的内斜切口结合龈切除术，可保留附着龈，并缩短愈合过程。

本病手术后易复发，复发率与口腔卫生的好坏有关，口腔卫生保持得好可以不复发或复发很慢。本病为良性增生，复发后仍可再次手术治疗。一部分本病患者在青春期后可缓解，故手术最好在青春期后进行。有人报告在拔牙后，牙龈增生能逐渐消退，但由于患者年龄小，累及牙数多，故一般不主张拔牙。

## 六、白血病的牙龈病损

白血病是一种恶性血液病，大量增殖的不成熟白细胞充斥并取代了骨髓，血液中不成熟白细胞的数量和形态异常，并可浸润在身体各脏器和部位，包括牙龈。发生牙龈肿大者，最常见的是急性单核细胞白血病和急性粒细胞白血病，也可见于急性淋巴细胞白血病，有报告称，约有 3.6% 的白血病患者出现牙龈肿胀。患者常因牙龈肿胀和出血而首先就诊于口腔科。不少白血病患者是在尚未出现其他明显的全身症状时，首先由口腔科医师发现的，这就需要口腔医师能正确鉴别、早期诊断，避免误诊和漏诊。

**【病因和病理】**

白血病患者末梢血中的幼稚白细胞，在牙龈组织内大量浸润积聚，致使牙龈肿大，这是白血病时牙龈病损的原因，而并非牙龈结缔组织本身的增生。由于牙龈肿胀、出血，口内自洁作用差，使菌斑大量堆积，加重了牙龈的炎症。

病理变化为牙龈上皮和结缔组织内充满密集的幼稚白细胞，偶见正常的中性粒细胞、淋巴细胞和浆细胞的灶性浸润。结缔组织高度水肿变性，胶原纤维被幼稚白细胞所代替。毛细血管扩张，血管腔内可见白细胞形成栓塞，并可见组织坏死。

**【临床表现】**

（1）牙龈肿大，颜色暗红发绀或苍白，组织松软脆弱或中等硬度，表面光亮。牙龈肿胀常为全口性，且可覆盖部分牙面。由于牙齿肿胀、菌斑堆积，牙龈一般有明显的炎症（图 12-6）。

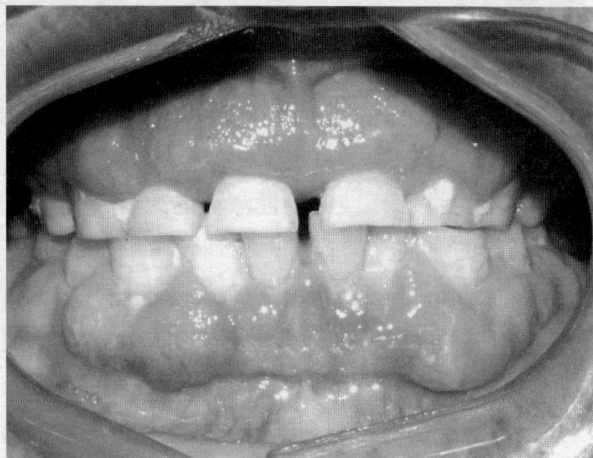

图12-6　白血病的牙龈病损

（2）由于牙龈中大量幼稚白细胞浸润积聚，可造成末梢血管栓塞，局部组织对感染的抵抗力降低，使龈缘处组织坏死、溃疡和假膜形成，状如坏死性溃疡性龈炎，严重者坏死范围广泛，有口臭。

（3）牙龈有明显的出血倾向，龈缘常有渗血，且不易止住，牙龈和口腔黏膜上可见出血点或瘀斑。患者常因牙龈肿胀、出血不止或坏死疼痛而首先到口腔科就诊。及时检查血象有助于诊断。

（4）严重的患者还可出现口腔黏膜的坏死或剧烈的牙痛（牙髓腔内有大量幼稚白细胞浸润引起）、发热、局部淋巴结肿大以及疲乏、贫血等症状。

【诊断】

根据上述典型的临床表现，及时做血常规及血涂片检查，发现白细胞数目及形态的异常，便可做出初步诊断。

【治疗】

在可疑或已确诊为白血病时，应及时与内科医师配合进行治疗。牙周的治疗以保守为主，切忌进行手术或活组织检查，以免发生出血不止或感染、坏死。遇出血不止时，可采用局部压迫或药物止血，必要时可放牙周塞治剂观察数天，确定止血后再拆除塞治剂。在无出血情况下，可用3%过氧化氢液轻轻清洗坏死龈缘，然后敷以抗菌药或碘制剂，用0.12%~0.2%氯己定溶液含漱有助于减少菌斑、消除炎症等。对急性白血病患者一般不做洁治，若全身情况允许，必要时可进行简单的洁治术，但应特别注意动作要轻柔，避免引起出血和组织创伤。对患者进行口腔卫生指导，加强口腔护理，防止菌斑堆积，减轻炎症。

## 七、坏死性溃疡性龈炎

坏死性溃疡性龈炎（acute necrotizing ulcerative gingivitis，ANUG）是指发生于龈缘和龈乳头的急性坏死性炎症。由于 Vincent 于 1898 年首次报道此病，故又称为 Vincent（奋森）龈炎。因在患处发现大量的梭形杆菌和螺旋体，故又被称为"梭杆菌螺旋体性龈炎"。第一次世界大战期间，在前线的战士中流行此病，故又名"战壕口"。目前在经济发达的国家中，此病已不多见；在我国也逐渐减少。

【病因】

1. 微生物的作用　在 19 世纪末，Plaut 和 Vincent 就提出本病是由梭形杆菌和螺旋体引起的特殊感染。20 世纪 80 年代以后，发现中间普氏菌也是本病的优势菌。

2. 已存在的慢性龈缘炎或牙周炎　是本病发生的重要条件。深牙周袋内或冠周炎的牙龈适合螺旋体和厌氧菌的繁殖，当存在某些局部组织的创伤或全身因素时，细菌大量繁殖，并侵入牙龈组织，发生 ANUG。

3. 吸烟的影响　绝大多数急性坏死性溃疡性龈炎的患者有大量吸烟史。吸烟可能使牙龈小血管收缩，影响牙龈局部的血液。据报道，吸烟者白细胞的趋化功能和吞噬功能均有减弱，$IgG_2$ 水平低于非吸烟者，唾液中 IgA 水平亦有下降；还有报道，吸烟的牙周炎患者其龈沟液中的 TNF-a 和 $PGE_2$ 水平均高于非吸烟的患者。这些因素都会加重牙龈的病变。

4. 心身因素　也与本病的发生密切相关。患者常诉说有精神紧张、睡眠不足、过度疲劳、工作繁忙等情况，甚至有的曾受到精神刺激。在上述各种因素的影响下，通过增强皮质激素的分泌和自主神经系统的影响而改变了牙龈的血液循环、免疫力的下降等，使局部组织抵抗力降低而引发本病。精神压力又可能使患者疏忽口腔卫生、吸烟增多等。

5. 使机体免疫功能降低的某些因素　如营养不良的儿童，特别是维生素 C 缺乏，某些全身性消耗性疾病如恶性肿瘤、急性传染病、血液病、严重的消化功能紊乱等易诱发本病。艾滋病患者也常有类似本病的损害，须引起高度重视。

【病理】

坏死性溃疡性牙龈炎（ANUG）的组织病理学表现为牙龈的非特异性急性坏死性炎症，病变由表及里可分为以下几区。

1.**坏死区**　上皮坏死，表层由纤维素、坏死的白细胞和上皮细胞、细菌等构成的假膜，在坏死区与健康组织之间可见大量梭形杆菌和螺旋体。与坏死区相邻的上皮有水肿、变性，细胞间有中性多形核白细胞浸润。

2.**坏死区下方的结缔组织区**　其中有大量血管增生并扩张充血，多形核白细胞密集浸润。此区在临床上表现为坏死区下方的鲜红带状区。

3.**慢性炎症浸润区**　更下方的结缔组织内有慢性炎症细胞浸润，主要为浆细胞和单核细胞，表明本病是在原有的慢性龈炎的基础上发生的。

【临床表现】

1.**好发人群**　ANUG 常发生于青壮年，以男性吸烟者多见。在不发达国家或贫困地区亦可发生于极度营养不良或患麻疹、黑热病等急性传染病的儿童。

2.**病程**　本病起病急，病程较短，常为数天至 1~2 周。

3.**特征性损害**　以龈乳头和边缘龈的坏死为其特征性损害，尤其下前牙多见。初起时龈乳头充血、水肿，在个别牙间乳头的顶端发生坏死性溃疡，上覆有灰白色污秽的坏死物，去除坏死物后可见牙间乳头的颊、舌侧尚存，而中央凹下如火山口状。早期轻型患者应仔细检查龈乳头的中央，以免漏诊。病变迅速沿牙龈边缘向邻牙扩展，使龈缘如虫蚀状，坏死区出现灰褐色假膜，易于擦去，去除坏死组织后，其下为出血创面。乳头被破坏后与边缘龈成一直线，如刀切状。病损一般不波及附着龈。

4.**患处牙龈疼痛和极易出血**　牙龈疼痛明显。患者常诉晨起时枕头上有血迹，口中有血腥味，甚至有自发性出血。

5.**有典型的腐败性口臭**　由于组织的坏死，患者常有特殊的腐败性恶臭。

6.**全身症状**　轻症 ANUG 患者一般无明显的全身症状，重症患者可有低热、疲乏等全身症状，部分患者颌下淋巴结可肿大，有压痛（图 12-7）。

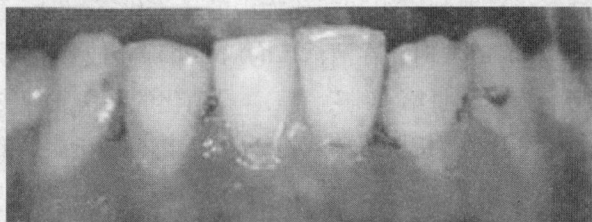

图12-7　急性坏死性溃疡性龈炎

急性期如未能及时治疗且患者抵抗力低时，坏死还可波及与牙龈病损相对应的唇、颊侧黏膜，而发展成为坏死龈口炎（necrotizing gingivoistomatitis）。在机体抵抗力极度低下者还可合并感染产气荚膜杆菌，使面颊部组织迅速坏死，甚至穿孔，称为走马疳（noma）。此时患者有全身中毒症状甚至导致死亡。目前，走马疳在我国已经基本绝迹。

ANUG 若在急性期治疗不彻底或反复发作可转为慢性坏死性龈炎。其主要临床表现为牙间乳头严重破坏，甚至消失，乳头处的龈高度低于龈缘高度，呈反波浪状，牙间乳头处颊舌侧牙龈分离，甚至可从牙面翻开，其下的牙面上有牙石和软垢，牙龈无坏死物。

ANUG 患者若不及时治疗，或在某些免疫缺陷的患者，病损可延及深层牙周组织，引起牙槽骨吸收、牙周袋形成和牙齿松动，称为急性坏死性溃疡性牙周炎（necrotizing ulcerative periodontitis，ANUP）。

【诊断及鉴别诊断】

1. **诊断**　根据上述临床表现，包括起病急、牙龈疼痛、自发性出血、有腐败性口臭以及龈乳头和龈缘的坏死等特征，急性坏死性溃疡性龈炎的诊断并不困难。病变区的细菌学涂片检查可见大量梭形杆菌和螺旋体与坏死组织及其他细菌混杂，这有助于本病的诊断。慢性期的诊断主要根据反复发作的牙龈坏死、疼痛和出血、牙龈乳头消失、口臭等，细菌涂片检查一般无特殊细菌。

2. **鉴别诊断**

（1）慢性龈缘炎　病程长，为慢性过程，无自发痛。虽可有牙龈乳头和边缘龈的红肿，探之易出血和轻度口臭等，但一般无自发性出血，牙龈无坏死，无特殊的腐败性口臭。

（2）疱疹性龈口炎　为单纯疱疹病毒感染所致，好发于 6 岁以下儿童。起病急，开始有 1～2 天发热的前驱期。牙龈充血水肿及全部牙龈而不局限于边缘龈和龈乳头。典型的病变表现为牙龈和口腔黏膜发生成簇状小水疱，溃破后形成多个小溃疡或溃疡互相融合。假膜不易擦去，无组织坏死。无腐败性口臭，病损可波及唇和口周皮肤。

（3）急性白血病　该病的牙龈组织中有大量不成熟的白细胞浸润，牙龈有较大范围的明显肿胀、疼痛、并可伴有坏死。有自发性出血和口臭，全身有贫血和衰竭表现。血象检查示白细胞计数明显升高、有幼稚白细胞，这是该病诊断的重要依据。当梭形杆菌和螺旋体大量繁殖时，可在白血病的基础上伴发 ANUG。

（4）艾滋病　患者由于细胞免疫和体液免疫功能低下，常由各种细菌引起机会性感染，可合并 NUG 和 NUP，后者也大多见于艾滋病患者。

【治疗】

1. **去除局部坏死组织**　急性期应首先轻轻去除牙间乳头及龈缘的坏死组织，并初步去除大块的龈上牙石。

2. **局部使用氧化剂**　1%～3% 过氧化氢溶液局部擦拭，冲洗和反复含漱，有助于去除残余的坏死组织。当过氧化氢遇到组织和坏死物中的过氧化氢酶时，能释放出大量的新生态氧，能杀灭或抑制厌氧菌。必要时，在清洁后的局部可涂布或敷抗厌氧菌的制剂。

3. **全身药物和支持治疗**　全身给予维生素 C、易消化的蛋白质等支持疗法，充分休息。重症患者可口服甲硝唑或替硝唑等抗厌氧菌药物 2～3 天，有助于疾病的控制。

4. **及时进行口腔卫生指导**　立即更换牙刷，保持口腔清洁，指导患者建立良好的口腔卫生习惯，以防复发。劝患者戒烟。

5. **对全身性因素进行矫正和治疗。**

6. **急性期过后的治疗**　急性期过后，对原已存在的龈缘炎或牙周炎应及时治疗，通过洁治和刮治术去除菌斑、牙石等一切局部刺激因素，对外形异常的牙龈组织，可通过牙龈形成术进行矫正，以利于局部菌斑控制和防止复发。

## 八、急性龈乳头炎

急性龈乳头炎是指病损局限于个别牙间乳头的急性非特异性炎症，是一种较为常见的牙龈急性病损。

【病因】

牙间乳头受到机械或化学的刺激，是引起急性龈乳头炎的直接原因。

（1）食物嵌塞造成牙龈乳头的压迫及食物发酵产物的刺激可引起龈乳头的急性炎症。

（2）不恰当的使用牙签或其他器具剔牙，过硬、过锐的食物的刺伤，邻面龋尖锐边缘的刺激也可引起急性龈乳头炎。

（3）充填体的悬殊、不良修复体的边缘、义齿的卡环尖以及不良的松牙固定等均可刺激龈乳头，发生牙龈乳头的急性炎症。

【临床表现】

牙间乳头发红、肿胀，探触和吸吮时易出血，有自发性的胀痛和明显的探触痛。女性患者常因在月经期而疼痛感加重。有时疼痛可明显表现为明显的自发痛和中等度的冷热刺激痛，易与牙髓炎混淆。检查可见龈乳头鲜红、肿胀，探触痛明显，易出血，有时局部可查到刺激物，牙可有轻度叩痛，这是因为龈乳头下方的牙周膜也有炎症和水肿。

【治疗】

**1. 去除局部刺激因素**  经仔细检查，常可发现有明显的局部刺激因素存在，应首先去除，如嵌塞的食物、填充体的悬突、鱼刺、折断的牙签等。

**2. 消除急性炎症**  去除邻面的菌斑、牙石，以消除或缓解龈乳头的急性炎症。

**3. 局部使用抗菌消炎药物**  1%～3%的过氧化氢液冲洗、碘制剂等。

**4. 彻底去除病因**  待龈乳头的急性炎症消退后，应彻底去除病因，如消除食物嵌塞的原因，治疗临面和修改不良的修复体等。

【预防】

消除可能引起急性龈乳头炎的各种潜在因素，如矫正食物嵌塞、及时治疗邻面龋。作为口腔医生，在进行口腔治疗时，应注意防止对龈乳头的刺激，以防发生急性龈乳头炎。

📋 **知识链接**

### 口腔的清洁

牙龈炎为常见牙龈病，多数由口腔卫生不洁引起。在日常生活中，我们通过刷牙可以清除掉光滑面的菌斑，但是对于邻面的菌斑是清洁不到的。邻面菌斑的清洁需要使用牙线来清洁。对于有牙龈退缩的牙周病患者，还可以使用牙间隙刷来清洁邻面。

**考点提示**  常见牙龈病的种类、病因、临床表现、诊断和鉴别诊断。

# 第三节　牙周炎

## 一、慢性牙周炎

慢性牙周炎（chronic Periodontitis，CP）是一种感染性疾病，其病程长、进展慢、发病率高，是最常见的一型牙周炎，约占牙周炎患者的95%。

【病因】

慢性牙周炎一般在菌斑性龈炎的基础上发展而来，其发病因素基本与菌斑性龈炎相同，主要为口腔卫生不良，牙面有大量菌斑堆积以及龈下牙石；食物嵌塞、咬合创伤、不良修复体和不良充填体等局部促进因素存在。有不少研究结果表明，牙龈炎是牙周炎的前驱和危险因素，长期存在牙龈炎的牙以后发生牙周炎的机会远高于无炎症的牙。然而，也不是所有牙龈炎患者都会发展成牙周炎。另外，此病可受系统病影响或与之相关疾病（糖尿病、HIV 感染）的影响，还可受吸烟和情绪等的影响。

【临床表现】

1. **发病年龄**　此病多见于成年人，但也可见于儿童和青少年。呈缓慢或中等速度进展，也可有快速进展期。病程长，可达10年以上，但随着年龄增长，其严重程度增加（图12-8）。

2. **早期表现**　牙龈红肿、出血或口腔异味，能探到釉牙骨质界，有牙周袋形成，X线可见牙槽骨吸收，病变可发生于个别牙、一组牙或多数牙。由于无明显不适，不受重视。病变进一步发展，牙周附着丧失和牙槽骨吸收到一定程度，会出现牙齿松动和移位，咀嚼无力或疼痛。机体抵抗力低下时，可发生急性牙周脓肿。

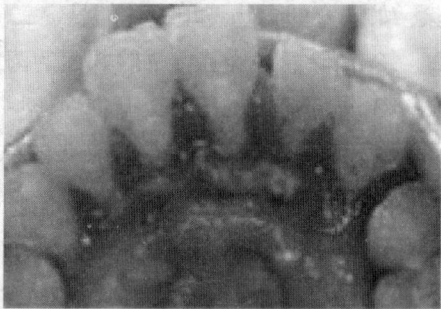

图12-8　慢性牙周炎

3. **分型和分度**　根据附着丧失和牙槽骨吸收波及的范围，慢性牙周炎可进一步分为局限型和广泛型，一般认为全口牙中受累部位小于30% 者为局限型，若大30% 者则为广泛型。根据牙周袋深度、牙周附着丧失和牙槽骨吸收的程度，慢性牙周炎可分为轻、中、重度。

轻度：牙龈有炎症和探诊出血。牙周袋 ≤ 4mm，牙周附着丧失 1～2mm，X线片显示牙槽骨吸收不超过根长的1/3，可有或无口臭。

中度：牙龈有炎症和探诊出血，也可有溢脓。牙周袋 ≤ 6mm，牙周附着丧失 3～4mm，X线片显示牙槽骨吸收超过根长的1/3，但不超过根长的1/2，根分叉区可有轻度病变，牙齿可有轻度松动。

重度：牙龈炎较明显，可发生牙周脓肿。牙周袋 > 6mm，附着丧失 > 5mm，X线片显示牙槽骨吸收超过根长的1/2，有根分叉病变，多有牙齿松动。

慢性牙周炎患者除上述特征外晚期常伴发以下病变。

（1）牙移位　由牙松动和牙槽骨吸收引起。

（2）食物嵌塞 由牙松动、牙移位和龈乳头退缩所致。

（3）继发性颌创伤 由牙齿支持组织减少引起。

（4）急性牙周脓肿 深牙周袋内脓液引流不畅或抵抗力低下时可出现。

（5）口臭 由牙周袋溢脓，牙间隙食物嵌塞等引起。

（6）根面龋 由牙龈退缩、牙根暴露，牙自洁作用差等引起。

（7）逆行性牙髓炎 深牙周袋近根尖时可引起牙髓逆行感染。

**【诊断及鉴别诊断】**

**1.诊断方法**

（1）问诊 早期有无牙龈出血，晚期有无牙齿松动和移位。

（2）视诊 口腔卫生状况，牙龈颜色、形态的改变。

（3）探诊 牙龈有无出血、牙周探诊深度、有无附着丧失。

（4）牙齿松动度检查。

（5）X线检查 牙槽骨的吸收情况。

**2.诊断要点**

（1）发病因素 口腔卫生状况不良。

（2）牙龈炎症 牙龈色、形、质改变，探诊出血。

（3）牙周袋形成，有附着丧失。

（4）X线检查见牙槽骨吸收。

（5）晚期有牙齿松动和移位。

**3.鉴别诊断** 早期牙周炎与牙龈炎的鉴别见表 12-1。

表12-1 早期牙周炎与牙龈炎的鉴别

|  | 牙龈炎 | 早期牙周炎 |
| --- | --- | --- |
| 牙龈炎症 | 有 | 有 |
| 牙周袋 | 假性牙周袋（龈袋） | 有牙周袋 |
| 附着丧失 | 无 | 有，能探到釉牙骨质界 |
| 牙槽骨吸收 | 无 | 嵴顶吸收，或硬骨板消失 |
| 治疗结果 | 病变可逆，组织恢复正常 | 炎症消退，病变静止，但已破坏的支持组织难以完全恢复正常 |

**【治疗】**

治疗首先应确定全口和每颗患牙的严重程度、是否为活动期，通过全面细致的检查确定易感因素，以利于制订治疗计划和判断预后。

**1.基础治疗**

（1）清除局部致病因素 ①控制菌斑：基于菌斑的形成速度，在去除菌斑的基础上要对患者进行健康教育，使其自觉、有效的控制菌斑。②彻底清除牙石等病原刺激物，行龈上洁治术、龈下刮治术和根面平整术。

（2）药物治疗 常选用3%过氧化氢或1：5000高锰酸钾液做牙周袋冲洗，袋内放置碘合剂、甲硝唑等，特别是缓释剂型，可起到较好效果。

2. **牙周手术**　经上述治疗后 6～8 周，若仍有 5mm 以上的牙周袋，且探诊有出血，或有难清除的牙石，则可行手术治疗，以去除炎症并改正牙周软硬组织外形。

3. **建立平衡颌关系**　通过调颌、义齿修复和牙周夹板固定松动牙等方法建立平衡颌关系。

4. **全身治疗**　对伴有糖尿病、消化道疾病、贫血等慢性牙周炎患者，应治疗并控制全身疾病，以利于牙周组织愈合。

5. **拔除患牙**　对不能保留的患牙，应及时拔除。

6. **维护治疗**　患者经适当治疗牙周炎症消退后，应嘱患者定期复查，做好日常菌斑控制，防止复发。

## 二、侵袭性牙周炎

侵袭性牙周炎（aggressive periodontitis，AgP）其特点是牙周结缔组织附着和牙槽骨迅速丧失，牙周卫生较好与牙周破坏情况不相符。侵袭性牙周炎包含了 1989 年旧分类法中的三个类型，即青少年牙周炎、快速进展性牙周炎和青春前期牙周炎。在 1999 年的国际研讨会上将之命名为侵袭性牙周炎。

【病因】

病因不明确，微生物感染和全身因素可能影响本病的发生发展过程。

1. **微生物感染**　微生物在患牙的龈下菌斑中，分离出伴放线聚集杆菌，阳性率 90%～100%，此菌是主要的致病菌。该菌对牙周组织有毒性和破坏作用，通过产生白细胞毒素杀伤人体白细胞，抑制中性多形核白细胞的趋化，产生内毒素，产生胶原酶，破坏结缔组织和骨的胶原纤维等。侵袭性牙周炎的龈下优势菌有牙龈卟啉单胞菌、福赛拟杆菌等其他微生物，即所谓的红色复合体成分。

2. **全身因素**　研究证明，本病患者有周缘血的中性粒细胞和（或）单核细胞的趋化功能异常，这种缺陷带有家族性。本病存在家族聚集现象，也有种族易感性差异。

【病理】

侵袭性牙周炎的组织学变化与慢性牙周炎无明显区别，均以慢性炎症为主。牙龈结缔组织内以浆细胞浸润为主，但其中产生 IgA 的细胞少于慢性牙周炎者，游走到袋上皮内的中性粒细胞数目也较少。这种现象可能是细菌易于入侵的原因之一。

【临床表现】

侵袭性牙周炎根据患牙的分布可分为局限型（图 12-9）和广泛型。

1. **局限型**

（1）年龄和性别　本病可在 11～13 岁开始发病，早期无明显症状，常在 20 岁左右就诊，女性多于男性。

（2）口腔卫生状况　口腔清洁，菌斑及牙石量较少，牙龈炎症较轻，但牙周袋较深。

（3）好发牙位　病变局限于上下切牙和第一恒磨牙，多为左右对称。

（4）X 线的典型表现　牙槽骨吸收局限于第一磨牙和切牙。第一磨牙的邻面有垂直型骨吸收，若近远中均有垂直型骨吸收，形成典型的"弧形吸收"。切牙区多为水平吸收。

（5）病程进展快 牙周破坏速度比慢性牙周炎快3~4倍，患者常在20岁左右即已需拔牙或牙自行脱落。

（6）早期即出现牙齿松动、移位 多见于上前牙呈扇形排列，出现牙间隙。

（7）具有家族聚集性 在家族中常有多人患病以母系遗传为多，患者同胞中有50%患病机会，也有人认为是X连锁性遗传或常染色体显性遗传/隐性遗传等。

**2. 广泛型**

（1）发病年龄多为30岁左右的青年人。

（2）具有广泛的邻面附着丧失，侵犯除第一磨牙和切牙以外的牙数在3颗以上。

（3）有严重而快速的牙周附着丧失和牙槽骨吸收。

（4）多数患者有大量的菌斑和牙石，也可较少。

（5）一般患者对常规治疗和全身药物治疗有明显疗效。

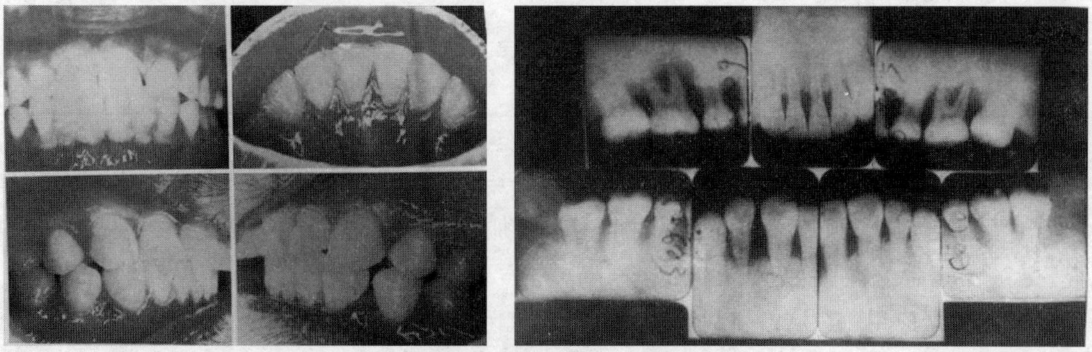

图12-9 局限型侵袭性牙周炎

**【诊断及鉴别诊断】**

此病并非存在所有的特征，可根据临床表现、X线表现、病史等资料早期诊断及治疗。

**1. 诊断**

（1）局限型侵袭性牙周炎

1）好发于青春期女性，好发于切牙和第一磨牙。

2）病变发展迅速，早期出现牙松动和移位，牙周袋窄而深，牙槽骨多呈垂直性吸收。

3）口腔卫生状况良好。

4）有家族史和遗传倾向。

（2）广泛型侵袭性牙周炎

1）发病年龄多为30岁左右。

2）患牙除第一磨牙和切牙以外，至少还累及3颗以上的恒牙。

3）有严重而快速的牙周附着丧失和牙槽骨吸收。

4）多数患者有大量的菌斑和牙石。

5）一般患者对常规治疗和全身药物治疗有明显疗效。

**2. 鉴别诊断**  侵袭性牙周炎应与慢性牙周炎相鉴别（表12-2）。

表12-2  侵袭性牙周炎与慢性牙周炎鉴别诊断

|  | 侵袭性牙周炎 | 慢性牙周炎 |
| --- | --- | --- |
| 发病情况 | 发病率低，常见青年女性，病情发展迅速 | 发病率高，常见中老年人，男女均可，病情发展缓慢 |
| 病因 | 特异性菌斑 | 非特异性菌斑 |
| 好发牙位 | 多见切牙和第一磨牙，广泛型可侵犯多个牙 | 个别牙、一组牙或全口牙 |
| 牙松动移位 | 早期出现 | 牙松动、很少移位 |
| 牙周袋 | 早期可无，但发展迅速，窄而深的牙周袋，骨下袋 | 宽而浅的骨上袋 |
| X线表现 | 牙槽骨垂直吸收和弧形吸收为主 | 牙槽骨水平吸收为主，牙周间隙增宽 |

**【治疗】**

**1. 早期治疗**  原则为消除感染，防止复发，加强维护，定期复查。早期每2~3个月复查一次，半年后若病情稳定可延长复查间隔。

**2. 抗生素应用**  在洁治和刮治后辅助服用抗菌药物，可取得优于单纯刮治的效果。可口服四环素0.25g，每日4次，连服2~3周；也可服多西环素50mg，每日2次。近年来还主张在龈下刮治后口服甲硝唑和阿莫西林（羟氨苄青霉素），两者合用效果尚佳。局部也可配合使用抗厌氧菌类抗生素治疗。

**3. 调整机体防御功能**  在牙周基础治疗后服用六味地黄丸，可降低复发率。服药数月后，患者的白细胞趋化和吞噬功能有所改善。

**4. 牙移位的矫正治疗**  病情不重而有牙齿倾斜、移位的患者，可在炎症控制后，可用正畸的方法将牙复位。

**5. 自体牙移植**  如患者第一磨牙病变严重，而第三磨牙尚未萌出，X线片显示牙根已形成1/3~2/3，可采用自体牙移植的方法，将患病的第一磨牙拔除，而将发育中的第三磨牙移植于第一磨牙的拔牙窝内。

**6. 定期维护，防止复发。**

## 知识链接

### 牙周病与拔牙

牙周病是中老年人拔牙的首位原因。现在大约60%的牙齿拔除是因为牙周病。由于龋齿被早期治疗，所以龋齿造成拔牙比例大幅度下降，导致牙周病造成拔牙比例大幅上升。

### 三、反映全身疾病的牙周炎

#### （一）糖尿病相关性牙周炎

【病因】

糖尿病与牙周炎的关系，是长期研究的一个课题，研究结果表明，糖尿病患者的牙周炎发病率及严重程度均大于无糖尿病者，糖尿病患者患牙周炎的危险性是无糖尿病者的2.8～3.4倍。有学者认为，牙周炎应列入糖尿病的并发症，糖尿病本身不引起牙周炎，牙周组织破坏程度与糖尿病病情有关，由于牙周组织对局部致病因子的抵抗力下降，使牙槽骨吸收加速，组织愈合缓慢，出现牙周脓肿（图12-10）。

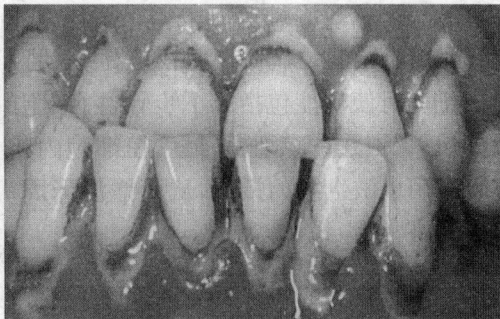

图12-10　伴糖尿病的牙周炎

本书主要讨论1型糖尿病，即胰岛素依赖型糖尿病，病情不稳定，需定时注射胰岛素，以稳定血糖，否则会发生酮中毒和糖尿病性休克。患者的多形核白细胞趋化功能低下及吞噬和黏附功能障碍，可能是患者易感染的原因之一。

【临床表现】

（1）发病年龄和发病率　13～18岁患者的发病率约9.89%，而19岁以上可达39%。

（2）切牙与第一磨牙较重，年龄增大后，病变可扩展其他部位。病情不稳定的糖尿病患者，牙周炎症状重，牙龈红、肿、易出血，牙周溢脓，牙明显松动。

（3）致病菌以二氧化碳噬纤维菌、厌氧弧菌和放线菌为主，可区别于慢性牙周炎和侵袭性牙周炎。

【治疗】

（1）先治疗全身疾病，控制血糖后，再进行牙周治疗。

（2）急性牙周脓肿需切开引流者，首先应用抗生素控制感染，再应急治疗。待血糖稳定、病情控制后，再行复杂的牙周治疗。

> **知识链接**
>
> ### 糖尿病并发症
>
> 糖尿病并发症是一种常见的慢性并发症，是由糖尿病病变转变而来，后果相当严重。除了促进牙周炎进展外，足病（足部坏疽、截肢）、肾病（肾功能衰竭、尿毒症）、眼病（模糊不清、失明）、脑病（脑血管病变）、心脏病、皮肤病等是糖尿病最常见的并发症，是导致糖尿病患者死亡的主要因素。

## （二）艾滋病

艾滋病（acquired immunodeficiency syndrome，AIDS）患者约 30% 先在口腔出现病变，多为牙周炎。

【病因】

艾滋病由人类获得性免疫缺陷病毒引起，感染者由于全身免疫功能低下，容易发生口腔内的机会性感染，包括真菌、病毒、细菌等。HIV 阳性者患病处微生物与 HIV 阴性者无差别，主要为伴放线聚集杆菌、牙龈卟啉单胞菌等。

【临床表现】

与艾滋病有关的牙周病损有以下特征（图 12-11）。

1. **龈缘红线** 龈缘处明显有鲜红的 2~3mm 的红边，附着龈有瘀斑，极易出血。对常规治疗反应不佳，此阶段一般无牙槽骨吸收。

2. **坏死性溃疡性牙龈炎和牙周炎** 坏死性溃疡性牙龈炎病势较凶，病情严重。坏死性溃疡性牙周炎因患者抵抗力低下，由慢性牙周炎或坏死性溃疡性牙龈炎迅速发展而成。发生率为 4%~10%，此病早期病变为牙龈乳头坏死、溃疡、疼痛和出血，有严重骨吸收和牙周附着丧失，也可有死骨形成，但菌斑指数并不一定相应高。

艾滋病在口腔中的表现还有毛状白斑、白色念珠菌病、复发性口腔溃疡等，晚期可发生 Kaposi 肉瘤，其中约 50% 发生在牙龈上，需做化验检查、病理检查和会诊。

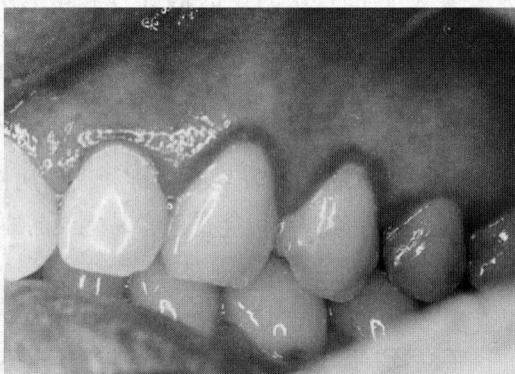

图12-11　艾滋病患者的龈缘红线

【治疗】

1. **局部治疗** 清除牙石和菌斑，可用 0.12%~0.2% 氯己定含漱剂含漱。

2. **全身治疗** 可按常规进行牙周治疗，全身给以抗生素，首选甲硝唑 200mg/ 次，每日 3~4 次，连服 5~7 日。治疗后疼痛常可在 24~36 小时内消失。龈缘红线不易消失，常需全身应用抗生素治疗。

> 考点提示 ▶ 慢性牙周炎、侵袭性牙周炎、反应全身疾病的牙周炎的病因、临床表现、诊断及鉴别诊断。

# 第四节　牙周炎的伴发病症

牙周炎的伴发病变并非独立疾病，可伴发任何类型的牙周炎患者。

## 一、牙周-牙髓联合病变

【临床类型】

1. **牙髓病、根尖周病对牙周组织的影响** 根尖周感染的急性发作形成牙槽脓肿，脓液可沿牙周膜间隙向龈袋排脓，也可由根尖组织穿透密质骨到达骨膜下，向颊侧龈沟排出。牙周袋深达根尖部，牙髓治疗也可造成牙周病，如根管侧穿、髓室或根管内封入烈性药（三氧化二砷、牙髓塑化液、干髓剂等），均可通过根管侧穿、根分叉和侧支根管而伤及牙周组织（图12-12）。

根尖炎症通过牙周膜　　　　　　　根尖炎症通过骨膜
向龈沟排脓　　　　　　　　　　下向龈沟排脓

逆行性牙髓炎　　　牙周病变通过根管侧支　　牙周病变与牙髓
　　　　　　　　影响牙髓和根尖周组织　　病变独立并存

图12-12　牙周牙髓联合病变类型

本型特点是牙髓无活力或活力异常，牙周袋和根分叉区病变局限于个别牙，典型病例的 X 线表现为根尖区阴影与牙槽骨的吸收相连，形成所谓的"烧瓶形"或"日晕圈"状病变（图12-13）。

**2. 牙周病变对牙髓的影响**　一般情况下，牙周炎病变对牙髓的影响较小，牙周袋内的毒素长期存在可刺激牙髓，轻者引起修复性牙本质形成，重者引起牙髓炎症、变性、钙化或坏死。深牙周袋内的细菌、毒素可通过根尖孔或侧支根管进入牙髓，引起逆行性感染。检查患牙有深达根尖的牙周袋、牙龈退缩、牙松动等。

牙周治疗也可影响牙髓，如根面刮治和平整均可造成牙本质暴露，使根面敏感和牙髓反应性改变。牙周袋内或牙根面应用碘液、碘酚等，均可通过牙本质小管或根管侧支刺激牙髓。

图12-13　"烧瓶形"病变

**3. 牙周病变和牙髓病变并存**　指牙周病和牙髓病同时存在的病变，两者互相融合和影响，这种情况称为"真正的联合病变"。

【治疗】

牙周 - 牙髓联合性病变且有保留价值的患牙应采用以下治疗措施。

**1. 牙髓病引起牙周病的患牙**　牙髓多已坏死，应先行牙髓治疗，对病程长久、牙周袋已存在者，则应在牙髓治疗开始后，同时或尽快开始常规的牙周治疗。

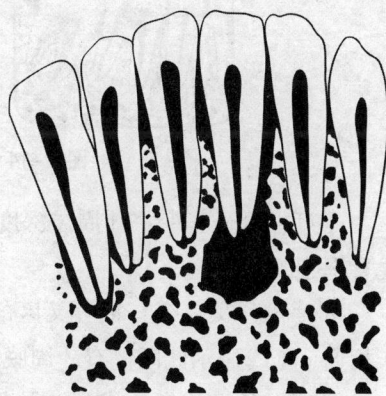

**2. 牙周病引起牙髓病的患牙** 能保留者，先行牙髓治疗，再行牙周治疗。如牙周病已十分严重，患牙过于松动，可直接拔牙止痛。

**3. 牙周病和牙髓病共存者** 应同时进行彻底的牙髓治疗和牙周治疗。

总之，凡不能明确诊断者，死髓牙先做根管治疗，配以规范的牙周治疗；活髓牙则先做系统的牙周治疗和调𬌗，再视情况行牙髓治疗。

## 二、根分叉病变

根分叉病变指牙周炎的病变波及了多根牙的根分叉区，在该处出现牙周袋、附着丧失和牙槽骨吸收。可发生于任何类型的牙周炎。以下颌第一磨牙发病率最高，发生率随年龄增加而增加。

【病因】

菌斑微生物是主要的致病因素，牙根的解剖形态、咬合创伤、副根管等也起着重要作用。牙周炎一旦波及根分叉区，常造成凹坑状或垂直性骨吸收。

【临床表现】

正常根分叉区充满着牙槽骨间隔，从龈沟内是探不到的，一旦牙周破坏波及根分叉区，便可直接暴露于口腔，也可被牙周袋所遮盖，须探查此处。牙龈红、肿、溢脓，可发生牙周脓肿。患牙龈退缩，使牙根暴露，发生根面龋或牙髓受累，对温度刺激敏感，可有自发痛。根据病变程度分4度（图12-14）。

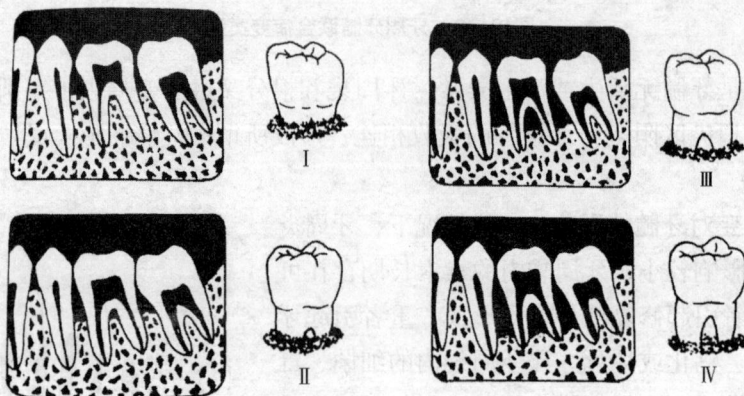

图12-14 根分叉病变的分度--Glickman分类

Ⅰ度根分叉病变：牙周袋深度达根分叉区，可探及根分叉外形，但牙槽骨吸收轻微，X线看不到改变。

Ⅱ度根分叉病变：根分叉区的骨质吸收仅限于颊或舌侧，或颊、舌侧均有骨吸收，但未相通，X线显示此区仅有牙周膜增宽，或骨质密度小范围的降低。

Ⅲ度根分叉病变：病变波及整个根分叉区，根间牙槽骨全部吸收，探针可穿过，但仍有牙龈覆盖。X线可见该区骨质消失呈透射区。

Ⅳ度根分叉病变：病变波及整个根分叉区，根间牙槽中隔完全破坏，牙龈退缩，使根分叉区完全开放而能直视。

根分叉病变的另一分类方法是Hamp等提出的，根据水平探诊根分叉区骨破坏的程度来分度（图12-15）。

Ⅰ度：探针能探入根分叉区，探诊深度小于牙齿宽度的1/3。

Ⅱ度：水平探诊深度大于牙齿宽度的 1/3，但尚未与对侧穿通。

Ⅲ度：水平探诊能贯通。

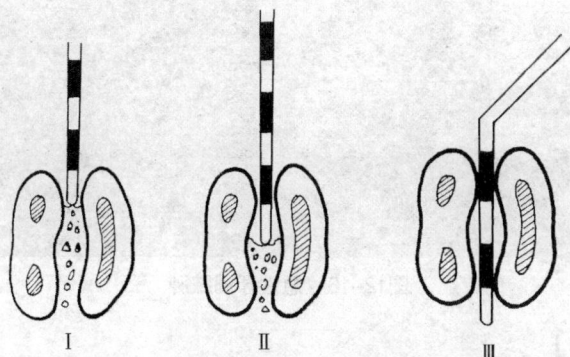

图12-15　根分叉病变的分度——Hamp分类

【治疗】

Ⅰ度根分叉病变：牙周袋浅，且为骨上袋。牙槽骨外形无明显破坏者，仅行龈下刮治术；若牙周袋较深，且牙槽骨形态不佳，不符合生理外形，易造成菌斑堆积者，应在基础治疗后行牙龈翻瓣术和修整骨外形。

Ⅱ度根分叉病变：牙周袋较深者不宜单纯切除，因使附着龈变窄，效果不佳，而应做翻瓣术，必要时修整骨外形，并将龈瓣根向复位，使根分叉区充分暴露以利于患者自我控制菌斑，防止病变复发。

Ⅲ度和Ⅳ度根分叉病变：因根分叉病变相通，可行颊侧根向复瓣术和舌侧牙周袋切除术，来充分暴露病变区。对效果不佳和严重者，可行截根术、分根术或牙半切除术，保存患牙。

此外，患牙还应调𬌗，以减轻其咬合负担。牙髓活力异常者应在术前先行牙髓治疗或根管治疗术。

## 三、牙周脓肿

牙周脓肿（periodontal abscesses）指发生在牙周袋邻近组织的局限性化脓性感染，可导致牙周膜和牙槽骨的破坏。此病并非独立疾病，而是牙周炎发展到晚期，出现深牙周袋后的一个常见并发症。

【病因】

此病的发生是深牙周袋的化脓性炎症向深层扩展，渗出物不能顺利引流的结果。洁治或刮治时，将牙石碎片推入牙周袋深部，损伤牙龈或刮治不彻底及机体抵抗力低下等都可引起。

【临床表现】

1. 急性牙周脓肿　发病突然，在患牙的唇舌侧牙龈形成椭圆形或半球状突起，伴有牙龈疼痛、肿胀、色泽改变，牙松动及浮出，化脓时扪诊可有波动感。脓液自袋内流出或自行破溃，肿胀消退。脓肿可发生在单个、多个牙齿或此起彼伏（图 12-16）。也可出现全身反应，如发热、淋巴结肿大等。

2. 慢性牙周脓肿　由于急性期治疗不及时或反复发作所致。一般无明显症状，但可见牙龈表面有窦道形成。

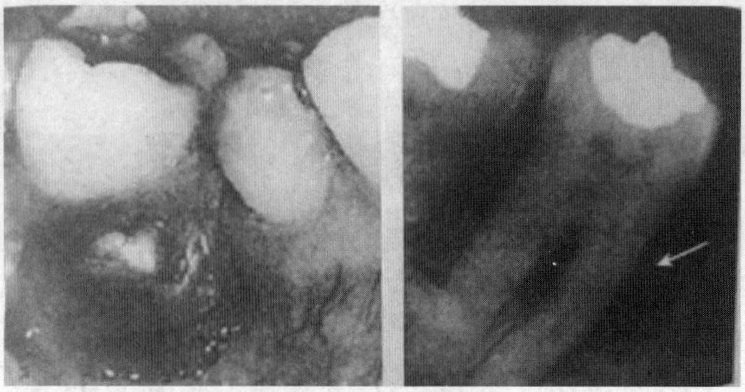

图12-16　急性牙周脓肿

【诊断及鉴别诊断】

1.**诊断**　牙周脓肿的诊断应结合病史和临床表现，并参考X线片。

2.**鉴别诊断**

（1）牙龈脓肿　仅累及游离龈及龈乳头的化脓性感染，而牙周脓肿是牙周组织的化脓性炎症，有深的牙周袋及牙槽骨吸收。

（2）冠周脓肿　发生在不全萌出的牙冠周围组织内的局限性化脓性感染，常见下颌第三磨牙萌出不全，临床检查可明确诊断。

（3）牙槽脓肿　两者的感染来源和炎症的扩散途径不同，因此临床表现不同（表12-3）。

图12-3　牙周脓肿与牙槽脓肿的鉴别

| 症状与体征 | 牙周脓肿 | 牙槽脓肿 |
| --- | --- | --- |
| 感染来源 | 牙周袋 | 牙髓病或根尖周病 |
| 牙体 | 一般无龋 | 有龋、修复体或非龋疾患 |
| 牙髓活力 | 有 | 一般无 |
| 脓肿部位 | 局限，接近龈缘 | 弥漫，位于根尖部 |
| 病变程度 | 相对较轻 | 较重 |
| 牙松动度 | 明显，消炎后仍松动 | 较轻，治愈后牙齿逐渐恢复 |
| 叩痛 | 较轻 | 很重 |
| X线 | 牙槽骨嵴破坏 | 根尖周可有骨质破坏 |
| 病程 | 相对较短，需3～4天 | 相对较长，需5～6天 |

【治疗】

急性牙周脓肿的治疗主要是止痛，防止感染扩散以及使脓液引流。在脓肿尚未形成前，可清除大块牙石，冲洗牙周袋并将碘合剂放入袋内，必要时全身给以抗生素或支持疗法。当脓肿形成、出现波动时，可选择性进行牙龈表面或牙周袋内引流。切开后应彻底冲洗脓腔，然后涂碘合剂，嘱咐患者用盐水或氯己定含漱，禁用过氧化氢液冲洗脓腔，以免因新生氧气泡进入组织而引起剧痛。

慢性牙周脓肿可在洁治的基础上直接进行牙周手术，如做脓肿切开术或翻瓣手术。

**考点提示** 牙周牙髓联合病变、根分叉病变、牙周脓肿、牙龈退缩、牙根面敏感的病因、临床表现、诊断及鉴别诊断。

## 本 章 小 结

本章主要内容为各类牙周病临床表现与诊断。牙周病主要包括牙龈病和牙周炎两大类。常见牙龈病的种类主要有慢性龈缘炎、青春期龈炎、妊娠性龈炎、药物性牙龈增生、急性坏死溃疡性龈炎等，牙周炎主要类型有慢性牙周炎、侵袭性牙周炎等。在本章中，要求大家掌握常见牙龈病和牙周炎的临床表现、诊断和鉴别诊断。同时，对于牙周病的伴发病变有一定的认识和了解。

## 习 题

扫码"练一练"

### 一、选择题

1.区别牙龈炎和牙周炎的主要指征是

A. 牙周探测是否出血　　　　　　　　B. 牙周袋的深度

C. 牙龈红肿的程度　　　　　　　　　D. 有无附着丧失

E. 包括以上各项

2.青春期龈炎的临床特点是

A. 好发于前牙唇侧的牙间乳头和龈缘　　B. 乳头呈球状突起

C. 龈色暗红或鲜红，质软　　　　　　　D. 龈沟加深呈龈袋

E. 包括以上各项

3.妊娠期龈炎牙菌斑中，主要致病菌是

A. 中间普氏菌　　　　　　　　　　　B. 牙龈卟啉单胞菌

C. 福赛类杆菌　　　　　　　　　　　D. 核梭杆菌

E. 伴放线放线杆菌

4.急性坏死性溃疡性龈炎好发于

A. 老年人　　　　　　　　　　　　　B. 青壮年

C. 青少年　　　　　　　　　　　　　D. 婴幼儿

E. 以上均不正确

5.下列药物可引发药物性牙龈增生，但除外

A. 苯妥英钠　　　　　　　　　　　　B. 环孢素

C. 硝苯地平　　　　　　　　　　　　D. 尼群地平

E. 利福平

6.牙周病检查时，牙周探诊用力应是

A. 10～20g　　　　　　　　　　　　B. 15～20g

C. 20～25g　　　　　　　　　　　　D. 20g 以下

E. 25g 以上

7. 与急性坏死性龈炎关系最密切的细菌为

A. 伴放线放线共生杆菌与螺旋体

B. 梭形杆菌与牙龈卟啉菌

C. 梭形杆菌与螺旋体

D. 黏性放线菌与螺旋体

E. 以上均不是

8. 关于牙龈纤维瘤病，下列哪一项不正确

A. 普遍增生            B. 累及附着龈

C. 覆盖牙冠 1/3 以上            D. 牙齿常发生移位

E. 牙龈颜色正常、坚实

9. 糖尿病型牙周病的特征，除外

A. 易发生牙周脓肿            B. 牙周手术愈合较差

C. 病变发展较快            D. 易有牙髓并发病变

E. 中性粒细胞趋化功能异常

10. 青少年牙周炎，下述哪一项不正确

A. 牙周组织破坏速度快，好发于青少年

B. 与全身因素有关

C. 常有家族史

D. 发病速度是成人牙周炎的 3～4 倍

E. 主要致病菌为中间普氏菌

11. 青少年牙周炎主要致病菌为

A. 产黑色素类杆菌            B. 螺旋体

C. 伴放线放线杆菌            D. 牙龈卟啉菌

E. 核梭形杆菌

12. 快速进展型牙周炎的发病特点，下列哪一项不正确

A. 发病年龄青春期至 35 岁            B. 病损累及大多数牙

C. 为非特异性菌斑            D. 部分有青少年牙周病史

E. 严重及快速的骨破坏

13. 根分叉病变的分度，下列哪一项描述不正确

A. Ⅰ度：可及分叉外形，X 线片示无异常表现

B. Ⅱ度：只有一侧可探入分叉区，X 线片示骨密度略降低

C. Ⅱ度：只有一侧或双侧可探入分叉区，但不能穿通，X 线片示骨密度略降低

D. Ⅲ度：探针能通过分叉区，但有牙龈覆盖，X 线片示骨密度降低区

E. Ⅳ度：探针能通过分叉区，且无牙龈覆盖，X 线片示骨密度降低区

二、思考题

1. 简述慢性龈炎的临床表现及治疗。

2. 简述慢性牙周炎的临床表现、伴发症状及分型。

3. 简述侵袭性牙周炎的分型及各型的临床表现。

（李　钊）

# 第十三章

# 牙周病的治疗

口腔医学专业

**1.掌握** 牙周病治疗计划的制定；洁治术；刮治术；松牙固定术；牙龈切除术；翻瓣术；牙冠延长术。

**2.熟悉** 牙周病治疗的总体目标、程序；牙周病的常用药物；牙周病的疗效维护；牙周病的危险因素评估与预后。

**3.了解** 伴全身疾病患者的牙周治疗。

4.具有对牙周病制定合理的治疗方案及采用合适治疗方法的能力。

5.具有以患者为中心的人文关怀精神和交流沟通能力。

口腔医学专业专业

**1.掌握** 牙周病基础治疗的方法。

**2.了解** 牙周炎的治疗程序。

## 案例分析

**【案例】**

男性，29岁，因牙齿松动半年前来就诊。检查无全身疾病，自诉未接受过牙科治疗。口腔检查见前牙及第一磨牙牙龈乳头红肿，龈上牙石沉积不明显，但可探及大量龈下牙石；36，46 Ⅲ度松动，PD：9～11mm；31、32、41、42 Ⅰ～Ⅱ度松动，PD：5～6mm；16，26 Ⅰ度松动，PD：4～7mm；上下前牙Ⅰ度深覆𬌗。余留牙无明显异常。全口曲面断层片显示：11、21近中牙槽骨角形吸收，31、32、41、42牙槽骨水平吸收达根长1/2；16、26牙槽骨角形吸收达根长1/3；36、46牙槽骨角形吸收达根长2/3。

**【讨论】**

请制定初步的牙周系统治疗计划。

# 第一节 牙周病的治疗计划

牙周病具有牙位特异性和个体性特异性。不同患者的病情和进展不同；不同牙的病变程度不相同；牙的解剖形态、咬合关系等也不相同；需治疗的难度和疗效也不尽相同。因此，个性化牙周治疗计划包含的治疗内容和项目也是因人而异的。

## 一、牙周病治疗的总体目标

### （一）控制菌斑和消除炎症

菌斑是牙周病发生的始动因子，牙菌斑生物膜上的细菌及其毒性产物可引发牙龈的炎症和肿胀，病情加重可进一步演变为牙周炎，导致牙周组织破坏，牙菌斑即使被消除，也还是会不断地在牙面重新形成，进行矿化。因此，牙周病患者必须重视菌斑的控制，应当每天认真、彻底地清除菌斑，才能使牙周炎症消除，改善牙周病导致的不适、牙龈出血等症状，使牙周破坏停止，并能防止治疗后疾病的再次复发，牙周的健康状态能够长期保持。

### （二）恢复牙周组织的生理形态

**1. 牙龈和骨组织** 因牙周病的主要症状为牙龈的炎症和出血、牙周袋的形成、牙槽骨的吸收、牙龈退缩、牙齿松动及移位等，需要通过一系列的治疗，如通过菌斑控制和龈上洁治术来消除牙龈的炎症；如炎症控制后行牙龈切除手术、附着龈宽度过窄、牙龈退缩或系带过短等，也需行手术加以纠正，以恢复牙龈的正常形态；经牙周手术还可恢复骨组织的生理外形；这样有利于维持牙周组织的健康和满足美观的要求。

**2. 恢复牙齿及邻接关系** 充填龋洞、纠正不良修复体的边缘悬突、恢复边缘嵴外形及邻面接触点等，均可消除食物嵌塞并有利于控制菌斑。

### （三）恢复牙周组织的功能

**1. 修复缺失牙** 若牙列存在缺失牙，则会降低天然牙的咀嚼效能，不但影响咬合功能，且会加重余留牙的负担而加重咬合创伤；邻牙倾斜、移位等也会造成新的咬合创伤，因此缺失牙应及时修复以恢复功能。

**2. 调整咬合关系** 正常的咬合关系是牙周组织保持健康所不可缺少的功能性生理刺激，所以咬合不良时，调𬌗、正畸治疗及松牙固定等手段，有助于获得合适的咬合关系，以恢复正常的咬合功能。

**3. 纠正不良咬合习惯** 夜磨牙、紧咬牙可造成牙齿的严重磨耗，加重牙周组织负担，可造成食物嵌塞；咬唇、咬指甲、张口呼吸等都可加重牙周组织的负荷，还可使前牙移位，出现塞牙等症状。偏嚼习惯使废用侧牙表面堆积大量牙菌斑、牙石，从而引发牙周病。同时还可出现严重磨耗，造成塞牙。吸烟可加重牙槽骨的吸收；偏食习惯可造成蛋白质和维生素 A、C、D 的缺乏。这些不良习惯都能使原有的牙周病变加重，因此应予以纠正。

### （四）维持长期疗效，防止复发

牙周治疗计划执行过程中，因患者病情不同，应对患者进行有针对性的口腔卫生指导，达到患者能进行自我菌斑控制并长期坚持的目的。吸烟患者劝其戒烟，定期复查，必要时复治，巩固疗效，以求长期或终生享有功能牙齿。

## 二、治疗程序

牙周病特别是牙周炎的治疗是多方面、多方法联合使用完成的，所以应按照一定的顺序进行。治疗开始前应先制订全面的治疗计划，按计划的先后次序进行治疗。首先应针对病因治疗即消除刺激因素和控制菌斑，局部炎症基本消除以后，针对症状进行后续的治疗。

治疗程序一般分以下四个阶段进行。

1. **基础治疗** 又称病因治疗，目的是消除致病因素，控制牙龈炎症。具体方法包括：指导患者进行自我菌斑控制，如学会正确刷牙的方法、使用牙线、牙签和间隙刷等辅助清洁工具；行龈上洁治术、龈下刮治术、根面平整术消除菌斑和牙石（包括龈上和龈下）；调𬌗、松动牙拔除术及固定术以建立平衡的咬合关系；纠正食物嵌塞；调整咬合创伤（调𬌗）；药物治疗；对不良修复体或充填体进行拆除；充填龋洞；必要时进行牙髓病治疗；改善全身状况。该阶段治疗时间较长，需多次反复评估疗效。

2. **手术治疗** 基础治疗后 4 周内，牙龈炎症基本消退。基础治疗后 1~3 个月，对牙周情况进行全面再次评估。如果此时仍存在 5mm 以上的牙周袋或仍存在牙周组织结构与形态不良，可考虑手术治疗。其目的是在直视下消除患牙牙周袋、修补骨缺损、清除感染的病变组织等以恢复牙周组织的正常形态、功能和再生。具体方法包括牙龈切除（成形）术、翻瓣术、植骨术、膜龈手术、引导性牙周组织再生术及牙种植术等。

3. **修复治疗** 是治疗程序中重要的组成部分。一般在牙周手术后 2~3 个月进行。此时牙龈形态和龈缘位置基本稳定，可进行永久性的缺失牙修复（固定修复或可摘义齿修复），必要时进行松动牙固定；也可正畸治疗，以建立稳定的平衡𬌗；矫治食物嵌塞也是有必要的。

4. **牙周支持治疗** 又称牙周维护治疗。为了保持牙周治疗疗效的长久性，从基础治疗开始，牙周支持治疗即应开始。一般每 3~6 个月应定期复查一次，必要时拍摄 X 线片，监测牙槽骨的变化，观察治疗效果。复查的内容包括控制牙菌斑的情况、牙龈炎症及牙周状况、牙齿松动度、咬合情况及功能等。针对复查过程中发现的问题再次制定计划并治疗，并对患者进行必要的口腔卫生指导。

# 第二节 牙周治疗中的感染控制

牙周组织由软、硬组织组成，形成从有氧到无氧各种氧张力的特殊微环境；口腔有适宜的温度（35~37℃）、湿度和营养，给许多微生物的定植、生长和繁殖提供了适宜的环境和条件，因此牙周组织微生物组成复杂，种类繁多。牙周疾病治疗过程中，医生除了接触患者的唾液、龈沟液以外，还会接触到血液。一些传播性疾病如乙型肝炎病毒、梅毒、艾滋病、尖锐湿疣等均可由患者传染给医务人员，再经医务人员或其他途径传递给更多的患者及医务人员，这种交叉感染是院内感染中的重要内容之一，已越来越受到重视。

扫码"学一学"

医院感染的传播途径包括：①直接接触病损部位、血液或体液等。②吸入血液、唾液等含致病菌的气雾或飞溅物。③间接接触污染的器械、有菌的手、综合治疗台等传染性媒介体。④手机供水管道中的存水反流入患者口中。以上途径在牙周治疗中均有可能出现，因此医务人员应采取有效、严格的措施加以防范，一旦意外感染出现，能正确处理。

牙周诊疗控制感染的特点及原则如下。

### 一、病史采集及必要的检查

重视询问患者有无全身系统性疾病，尤其是传染性疾病，如肝炎、结核病等。诊治过程中应严格按照防交叉感染原则进行。

### 二、治疗器械的消毒

根据治疗过程中累及牙周组织的范围和深度，将牙周治疗器械分为穿透软组织或接触骨组织器械、牙周手术器械、只接触黏膜表面的器械。对不同分类器械分别采用不同的消毒方法。在条件允许的情况下，应尽量使用已消毒的一次性器械（如检查器械、吸唾器、注射器等）。尽可能使用可进行高压消毒的治疗用手机，保证一人一手机。使用过的器械应及时用流动水冲洗，再进行消毒。

### 三、保护性屏障

牙周治疗过程中，尤其使用超声洁牙机和手机磨光牙面时，医生应佩戴防护性屏障，如工作服、帽子、口罩、手套、防护眼镜、防护面罩等，避免和减少与病原菌的接触。

调节牙科治疗椅时尽量使用脚控开关，使用一次性覆盖物覆盖照明灯扶手、开关等。一次性覆盖物及器械应在用毕后妥善、单独回收，统一进行销毁。

### 四、减少诊室周围空气中的细菌量

牙周治疗开始前应尽量减少患者口中的细菌数量，可使用1%~3%过氧化氢、0.12%氯己定液等消炎含漱液鼓漱1分钟，可以有效减少超声波洁治时的气雾污染。诊室内应通风良好。工作人员不能在诊室内饮水和进食。

### 五、综合治疗台水管系统的消毒

每位患者治疗结束后，再空放水至少30秒，以冲净手机中残留的液体及细菌。每天开始工作前再冲水1至数分钟。

总之，为了患者的利益最大化和医务人员自身的安全，在进行牙周治疗过程中，必须严格遵守控制院内感染的原则，使病原微生物的扩散以及环境的污染降低到最低程度。

**考点提示** 牙周治疗中感染控制的特点及原则。

# 第三节　牙周病的治疗方法与疗效维护

## 一、牙周病的基础治疗

牙周基础治疗即第一阶段牙周治疗，包括：①依据不同患者病情，进行个性化口腔卫生宣教；②去除菌斑（龈上和龈下）；③去除牙周病的促进因素。

### （一）菌斑控制

菌斑控制的方法很多，包括物理性和化学性方法。通过消除或阻止菌斑的形成和控制牙周的炎症，达到恢复牙周的健康和维持牙周治疗效果的目的。菌斑控制的方法中，目前以机械清除菌斑的效果较好。常用的有刷牙（多用水平颤动法），牙线和牙签的使用，龈上洁治术、龈下刮治术、根术面平整等。

**1. 菌斑显示**　常用菌斑显示剂有樱桃红和碱性品红溶液。每个牙分为 4 个牙面，计算有菌斑牙面的百分率。菌斑有效控制时，菌斑百分率应小于 20%。

**2. 方法**

（1）刷牙　是自我控制菌斑的主要手段，一般主张每天早晚各 1 次，常用的方法为水平颤动法。

（2）邻面清洁　使用牙线、牙签、牙间隙刷等进行邻面清洁。

（3）化学药物　应用有效的化学药物来抑制菌斑的形成或杀死菌斑中的细菌，也可使用抗菌的中药。

### （二）龈上洁治术

龈上洁治术指使用洁治器械去除龈上菌斑、牙石、色渍及浅表龈下菌斑、牙石，并磨光牙面，以防止或延迟龈上菌斑和龈上牙石再沉积，是牙周病治疗的最基本措施。目前，龈上洁治器械包括超声龈上洁治器与手用龈上洁治器。

**1. 手用器械**　见图 13-1。

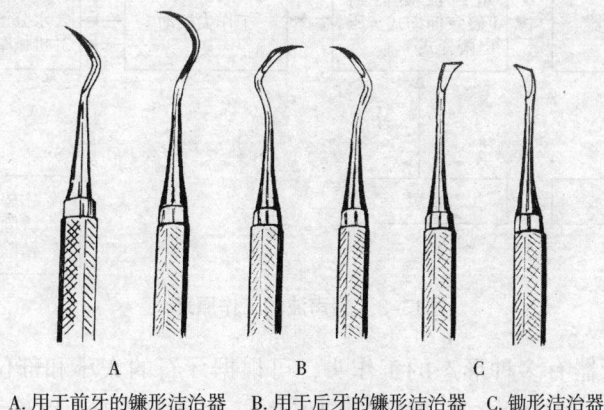

A. 用于前牙的镰形洁治器　B. 用于后牙的镰形洁治器　C. 锄形洁治器

图13-1　洁治器

（1）镰形洁治器　工作端外形似镰刀。前、后牙各 2 件。前牙镰形器工作头呈直角形或大弯形，器械的柄与喙在同一平面，用于刮除前牙邻面的龈上菌斑、龈上牙石及浅表龈下牙石。前牙大弯镰形器还可去除唇（颊）、舌面大块牙石。后牙镰形器柄与喙不在同一平面，颈部呈现两个角度，成对存在，用于刮除后牙邻面的龈上菌斑、龈上牙石及浅表龈下牙石。

（2）锄形洁治器 工作端外形似锄，左右成对，一端刃口为锐角，另一端为钝角。使用时锐角端置于龈沟内，用整个刃口去除前、后牙光滑面的龈上菌斑和龈上牙石以及浅表龈下牙石。

（3）磨光器 常用工具有橡皮杯、环状刷、细砂纸片。洁治后用于磨光牙面，以阻止或延迟菌斑的再次黏附。

**2. 基本方法**

（1）握持器械和支点 多以改良握笔式握持洁治器械，即用拇指、示指握持器械，中指指端顶住器械柄部，形成稳固平面，无名指做支点，一般以邻牙为支点，腕部发力刮除牙石（图13-2）。

（2）洁治方法和顺序 将洁治器工作头前部约1~2mm刃口部位置于牙石底部，刀刃与牙面成80°角左右。手指、腕和前臂肌肉发力，用拉推力向垂直、水平或斜向刮治，将牙石整块刮除，避免层层切削。先用镰形洁治器去除唇（颊）、舌面大块牙石，再用锄形洁治器去除牙面细小牙石。洁治顺序为先上、下颌前牙，再上、下颌后牙，共六个区分段进行。

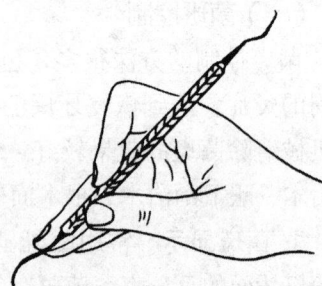

图13-2 改良握笔法及支点

（3）磨光 洁治结束后，在牙面涂磨光剂，用橡皮杯或环状刷磨光牙面，邻面使用细砂纸。

（4）上药 洁治完成，冲洗、干燥，用镊子或探针在牙周袋内放入适量碘甘油。

**3. 超声洁治器** 超声波龈上洁治术已广泛应用于临床，该法省时、省力且高效以及抗菌。超声波洁牙器由超声波发生器（主机）与换能器（即手机）两部分组成。工作原理是发生器发出振荡，将高频电能转换成超声振动（每秒高达2.5万次以上，振幅约为1/1000），通过手机工作头的高频振荡去除龈上菌斑、龈上牙石和浅表龈下牙石（图13-3）。

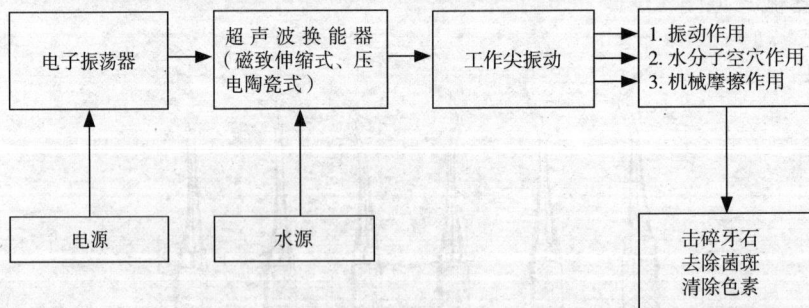

图13-3 超声波的工作原理

每台超声波洁牙器有多种形态的工作头，可根据牙石的大小和部位来选择适宜的工作头。其喷水装置能减少工作尖产热，使工作头冷却，并冲刷牙面。操作方法如下。

（1）调整椅位、灯光 洁治术前用消炎含漱剂含漱进行口内消毒。

（2）选择适宜的工作头 选择超声龈上洁治工作头，消毒备用。

（3）排水、冲洗 每次洁治前，将手机取下，打开水阀流水冲洗2分钟以上，排除管积水中的大量细菌，防止诊室空气污染。

（4）功率调节 根据牙石的厚薄和硬度适当调节输出功率，同时调节水源至工作头产生气雾为止。

（5）超声洁治 握笔式握持手机，可选择口内或口外支点。一般工作头前端与牙面平行或以小于15°角接触牙石根方，来回移动，利用超声振动击碎并振落牙石。切忌将洁治器工作头停在一点处进行震动，造成牙面损伤或产热。

（6）常规抛光、冲洗和上药 超声龈上洁治术完成后，用探针仔细检查是否干净，若有遗漏菌斑和牙石，可再进行必要的手持器械洁治，对牙面加以抛光、冲洗和上药。

安装心脏起搏器、严重心脏病或患传染病的患者禁止使用超声波龈上洁治术。医护人员应做好防护，避免交叉感染。

### （三）龈下刮治术

龈下刮治术指使用精细的刮治器械去除位于牙周袋内根面上的龈下菌斑和牙石。同时，在进行龈下刮治术时需要同时刮除牙根表面感染的病变牙骨质及嵌入牙骨质内的牙石和毒素，使刮治后的根面平整光滑，具有良好组织相容性（即根面平整术），有利于牙周新附着的形成。龈下刮治术也分为超声波和手持器械刮治两种方法。其中超声波法基本同超声龈上洁治术，但因龈下牙石位于牙周袋内，肉眼不可见，所以术前应先探明牙周袋的深度、形态、根面的凹陷及根分叉情况、牙石的部位与数量，选择细而长的龈下工作头，便于进入牙周袋并减少对软组织的损伤。操作时工作头侧缘要与根面平行，调节至中低档功率，进行水平向、有重叠的迂回运动，从冠方逐渐移向根方。工作头的尖端不宜在一处过长时间停留，动作要轻巧，以免造成根面损伤或产热。以下主要介绍手工器械及其操作方法。

#### 1. 器械及用途

（1）牙周探针 钝头、有刻度，用于探测牙周袋的深度。

（2）尖探针 探查龈下牙石的位置和数量、根分叉的深度。

（3）匙形器 分为通用型和Gracey刮治器两种，目前临床多使用Gracey匙形刮治器（表13-1）。

表13-1 两种匙形刮治器比较

| | Gracey 刮治器 | 通用型刮治器 |
| --- | --- | --- |
| 应用区域 | 9支，有牙位特殊性，适用于不同牙面 | 2对4支，适用于各牙面 |
| 切刃角度 | 偏位刃缘<br>刃与器械柄颈部呈70°角 | 非偏位刃缘<br>刃与器械柄颈部呈90°角 |
| 切刃缘应用 | 单侧切刃缘<br>长而大的外侧切缘为工作缘 | 两侧切刃缘皆可作为工作缘 |

Gracey刮治器共有9支，编号1~18，成对，均为双头（图13-4，图13-5）。

Gracey#1/2和#3/4适用于前牙。Gracey#5/6适用于前牙和尖牙。Gracey#7/8和#9/10适用于前磨牙及磨牙的颊舌面。Gracey#11/12适用于前磨牙及磨牙的近中面。Gracey#13/14适用于前磨牙及磨牙的远中面。Gracey#15/16适用于后牙的近中面。Gracey#17/18适用于后牙的远中面。

一般常用Gracey#5/6、Gracey#7/8、Gracey#11/12、Gracey#13/14，基本可以满足全口各区域的需要。

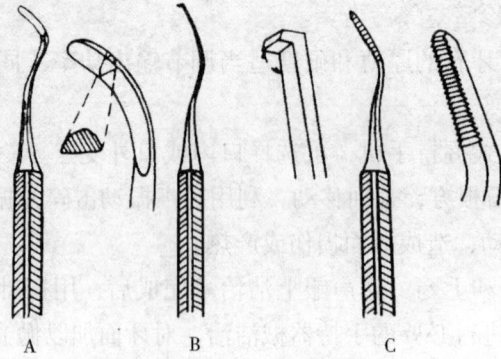

A. 匙形刮治器　B. 锄形刮治器　C. 根面锉

**图13-4　龈下刮治器**

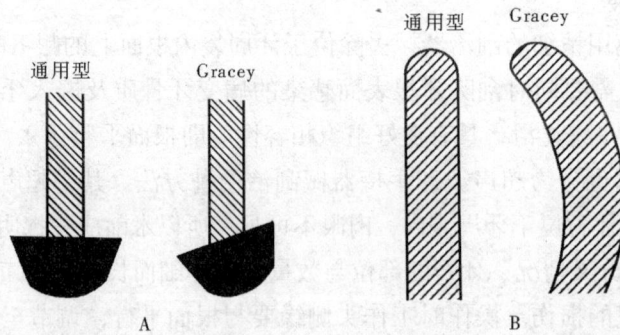

A.工作端与器械颈部的角度：通用型为90°，Gracey为70°

B.工作端的侧刃形状：通用型的两侧刃平行，均可使用；Gracey的两侧刃长度不等，只用外侧的长刃

**图13-5　Gracey刮治器的特点**

（4）龈下锄形刮治器　近、远中邻面和颊、舌面各1对，共4根。用于去除深牙周袋内较松的龈下菌斑和龈下牙石。现已少用。

（5）根面锉　共2对，分别用于近、远中邻面和颊、舌面。根面牙石去净后，用于锉光牙根面。

**2.方法与步骤**

（1）常规消毒与探查　对术区进行消毒，必要时进行阻滞麻醉或局部浸润麻醉。牙周探针探测牙周袋的深度和形态；尖探针探查龈下牙石的位置和数量。探明情况后可进行龈下刮治术。

（2）握持器械　改良握笔式持刮治器，选择合适的支点，进行刮治。

（3）刮治　先用匙形刮治器刮除各牙邻面的龈下菌斑和牙石，再用龈下锄形刮治器刮除各牙唇（颊）、舌（腭）面的龈下菌斑和牙石。刮治时刮治器前刃置于袋内牙石底部，与牙齿形成两点接触，以提拉动作刮除牙石，但刮的幅度不宜过大，避免伤及软组织。若牙石量较大，可进行反复提拉，且每一下刮治都应与前一下有部分重叠。最后用根面锉锉光根面。

匙形器工作头尖端分3部分（即上、中、下），刮治时，只有靠尖端的下1/3部分与根面紧贴。匙形器进入牙周袋时工作端平面与根面平行（0°交角），到达袋底后，刮治器工作端刃面与根面交角逐渐至45°，探至牙石根方后，转成约80°角，提拉动作进行刮治，如此反复操作直至根面平整光滑，然后回到与根面平行，退出牙周袋。每次刃部移动幅度为

2～4mm，各牙根面平整完毕后，牙周探针探查是否刮治干净，冲洗牙周袋并上碘甘油（图13-6，图13-7）。

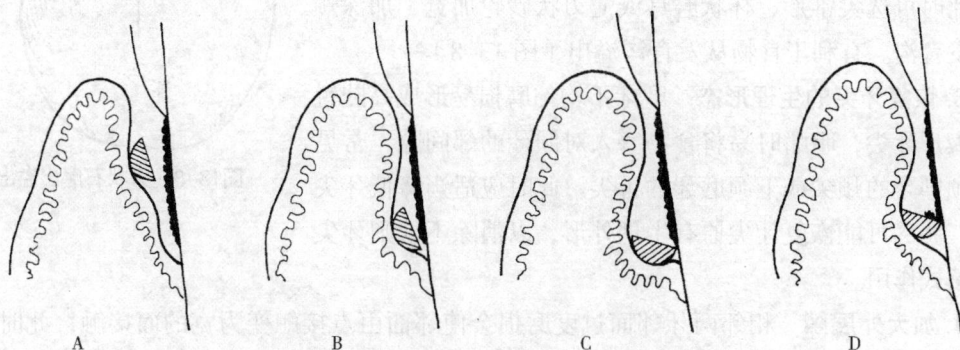

A.刮治器以 0° 角放入牙周袋　B.刮治器进入袋底，牙石的根方

C.改变角度，与根面成 80° 角　D.向冠方用力，刮除龈下牙石

**图13-6　龈下刮治时器械的角度**

### （四）根面平整术

龈下刮治术去除了根面的龈下菌斑和牙石。在进行龈下刮治术时同时刮除牙根表面感染的病变牙骨质及嵌入牙骨质内的牙石和毒素，使刮治后的根面平整光滑，具有良好组织相容性，此即根面平整术。根面平整术是龈下刮治术的继续和完善，如若配合适当的机械、化学和生物制剂处理，改变根面的生物相容性，则更利于形成牙周新附着。

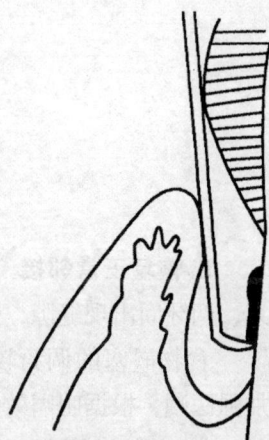

**1.根面机械处理**　可采用通用型或 Gracey 型 2 种匙形刮治器。匙形刮治器进入牙周袋后，紧贴袋底的根面，使工作刃与根面成 80° 左右角，小幅度连续刮治，向冠方来回短刮、连刮，再以斜向刮治动作来回交叉直至根面平滑。刮治过程中支点要稳，动作幅度宜小，压力不宜过大，以免伤及牙龈。

**图13-7　龈下刮治器的方法**

**2.根面化学处理**　常用的化学制剂为 50% 枸橼酸（pH 1.0）或 2% 盐酸四环素。置于根面 3 分钟，不仅能使根面硬组织发生脱矿，暴露胶原纤维，诱导新的纤维、牙骨质和骨的形成，还可降解根面内毒素，提高牙骨质的生物活性。

**3.根面生物学处理**　采用纤维结合蛋白、骨形成蛋白和细胞生长因子等生物制剂对刮治后的根面进行处理，可促进成纤维细胞与根面的附着，有利于牙骨质和牙槽骨形成，有利于形成牙周新附着。

### （五）食物嵌塞的治疗

食物嵌塞包括两类：即水平型和垂直型食物嵌塞。水平型常需修复法矫治，垂直型则需用咬合调整法（选磨法）矫治。

垂直型食物嵌塞矫治方法如下。

**1.重建或调整边缘嵴**　𬌗面不规则的过度磨损和相邻两牙边缘嵴高度不一致是垂直型食物嵌塞的常见原因，针对原因，可选择合适的磨削工具，调整锐利边缘或使相邻两牙边缘嵴高度保持一致，达到恢复边缘嵴原有外形和高度的目的。因在过度磨损下进行，牙本质敏感易发生，应多次调𬌗、磨改，同时进行脱敏治疗。

2. **重建食物溢出沟** 后牙殆面和邻面严重磨损时，原有的食物溢出沟变小、变浅甚至消失，致邻面间隙易嵌塞食物。此时可选尖锥形、杯状磨具或薄刃状砂轮加宽、加深颊舌侧发育沟。有利于食物从发育沟溢出（图13-8）。

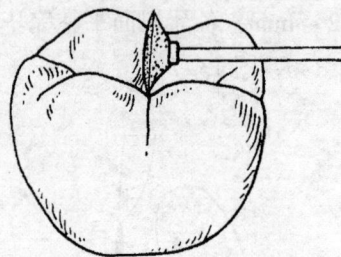

图13-8 刃状石磨出溢出沟

3. **恢复牙尖的生理形态** 磨牙不均匀磨损易形成高陡锐利的楔形牙尖，咀嚼时易将食物塞入对颌牙的邻间隙，常见于上颌磨牙的颊尖或下颌磨牙的舌尖。此时应适当降低牙尖高度，并尽可能恢复牙尖原有生理外形，以消除不规则牙尖的充填式作用。

4. **加大外展隙** 相邻两牙邻面过度磨损会使邻面由点接触变为宽的面接触，此时颊舌侧的外展隙变小，易于食物嵌入又不易排出。此时可用刃状砂石磨改邻面和轴面角，加大外展隙，尽可能恢复邻面点式接触，以利食物排溢（图13-9）。

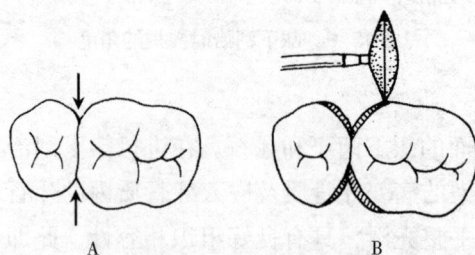

A.接触区变宽、外展隙变小　　B.加大外展隙

图13-9 拟恢复外展隙

5. **恢复正常邻接** 牙列不齐、牙错位或扭转、邻面龋时，相邻两牙丧失正常的邻接关系，两牙间出现缝隙，使食物嵌入。此时应及时修复缺失牙以恢复正常邻接区。

食物嵌塞的调殆较复杂，应少量多次进行，以免牙本质敏感发生。医师应定期观察，加强医嘱，根据咀嚼效果和检查结果，决定是否继续磨改。

### （六）殆治疗

牙周炎进展到晚期，会出现牙松动和移位，由于牙周组织减少，导致继发性殆创伤，而殆创伤又会加快牙周炎的病情进展。因此，牙周炎治疗早期就应消除殆创伤，以利牙周组织的修复以及改善牙周组织的功能。殆治疗指利用多种治疗方法建立平衡的功能性咬合关系，治疗方法包括调磨牙齿的外形、牙体或牙列修复、正畸矫治、殆垫、牙周夹板固定或松动移位牙拔除等。此处仅简单介绍调殆法（选磨法）。

1. **调殆的适应证、禁忌证和时机**

（1）适应证

1）原发性和继发性殆创伤。

2）咬合关系异常导致的早接触或殆干扰。

3）食物嵌塞。

（2）禁忌证

1）无殆创伤的预防性治疗。

2）牙周炎症未控制者。

3）严重松动、移位、无保留价值的牙。

4）未获患者同意、理解和配合。

（3）时机 牙周手术前和牙周组织炎症控制后。

**2.调𬌗的意义与目的**

（1）意义

1）改善牙列的功能关系，使牙及牙周组织均匀承受适宜的刺激，有利于牙周组织的愈合和修复。

2）提高咀嚼效率。

（2）目的

1）增加𬌗的稳定性、舒适性。

2）降低牙松动度，有利牙周组织重建。

3）消除食物嵌塞。

**3.创伤性𬌗的调𬌗治疗**

（1）选磨原则

1）指导患者学会做正中咬合和非正中咬合，如前伸𬌗和侧向𬌗，通过视诊、扣诊、咬蜡片、咬合纸、牙线以及寄存模型研究等检查方法，判断出早接触或𬌗干扰的部位，确定需进行选磨的患牙（图13-10）。但应准确定位后再进行磨改，否则会造成不可逆的损害。

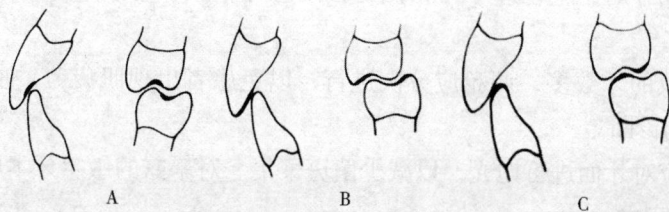

A.正中𬌗有早接触，非正中𬌗正常 B.正中𬌗正常，非正中𬌗不协调 C.正中𬌗有早接触，非正中𬌗不协调

**图13-10 选磨点的确定**

2）早接触点的选磨原则 ①若正中𬌗存在早接触而非正中𬌗协调，提示仅个别牙先发生，应磨改牙尖相对应的舌窝，即上前牙的舌窝或磨牙的𬌗面窝；②若正中𬌗正常而非正中𬌗存在早接触，提示牙尖沿斜面滑行时先发生早接触，应磨改与牙尖相对应的斜面，即上前牙的舌面窝（与下切牙正中𬌗接触区以下的斜面），上颌磨牙颊尖的舌侧面和下颌磨牙舌尖的颊侧面；③正中𬌗与非正中𬌗均存在早接触，提示功能牙尖与对应的窝和斜面均有早接触，应磨改存在早接触的牙尖或下前牙的切缘（图13-11）。

3）𬌗干扰的选磨原则 ①前伸𬌗时，上前牙与下前牙保持多牙位接触，后牙一般应无接触；若有接触，应磨改上颌磨牙舌尖的远中斜面和下颌磨牙颊尖的近中斜面上的𬌗干扰点。②侧向𬌗时，工作侧多个牙存在接触，非工作侧一般应无接触；若存在接触，应磨改上牙舌尖或下牙颊尖斜面的𬌗干扰点。𬌗干扰点均位于磨牙的功能性牙尖上，所以磨改时避免降低牙尖高度（图13-12）。

A.殆面磨耗，边缘嵴消失　B.磨除黑色区域，重建牙尖，勿降低高度　C.未磨除牙的殆面高度（O）　D.磨耗后殆面宽度（W），调整重建殆面宽度（O）

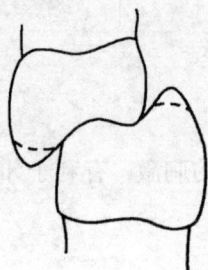

图13-11　牙尖高陡，应沿虚线磨改　　　　　　图13-12　恢复牙尖的生理外形

（2）选磨方法

1）选择合适的磨改工具，如金刚砂石、牙钻、磨头、砂石尖、橡皮杯、抛光粉等。在水冷却的条件下，中速、间断进行磨改，避免产热刺激牙髓。

2）优先磨改正中殆位的早接触点，磨改时应尽量保留功能牙尖的垂直高度，边磨改边检查，避免一次过度磨削。

3）磨改松动牙时，应以左手手指固定松动患牙，减少磨改患者的不适感以及对牙周组织的创伤。

4）若需磨改的牙数多，调殆应分次进行，以免患者出现肌疲劳，咬合运动失调，影响对殆干扰定位的诊断。

5）磨改后应对牙面进行抛光，以减少菌斑聚集。对暴露的敏感牙本质进行脱敏处理。

**（七）松牙固定术**

牙周炎进展到晚期，由于牙周组织的炎症、牙周组织支持力减弱以及殆创伤的存在，多数患者的患牙都会存在不同程度的松动。治疗后，多数患牙松动度可减轻，但动度较大的患牙很难改变。松动牙可导致功能障碍，影响咀嚼功能，甚至导致或加重继发性殆创伤。松牙固定术是通过牙周夹板将多个松动牙连接，并固定到相邻健康牙上，形成一个新的咀嚼单位，由相邻健康牙分散殆力，使松动牙承受殆力减小，减轻松动牙的负担，有利于牙周组织的恢复和功能的行使。

**1. 适应证**

（1）外伤致牙松动或移位，经复位固定可以保留者。

（2）牙周炎常规治疗后炎症控制良好，但患牙仍松动，牙槽骨吸收不足根长 1/3 者。

（3）牙周手术前、后，为防止患牙松动、移位加重或出现错位愈合者。

（4）重度牙周炎患牙需行根管治疗术做骨内固定者。

**2. 牙周夹板的种类及制作方法**

（1）暂时性牙周夹板　主要利用不锈钢结扎丝，也可与复合树脂两者联合应用。使用时间多为 1~3 个月，甚至长达 1 年以上。

1）不锈钢丝夹板　结扎前可做适当的牙体预备，如先在基牙远中轴角中 1/3 处制备一条深 0.2~0.3mm 的沟槽，以防止钢丝牙向颈部滑动。一般取直径为 0.25mm 的不锈钢结扎丝，长度约为结扎牙总长度的 2 倍再多 5cm。结扎牙至少应包括 2 颗健康邻牙。操作方

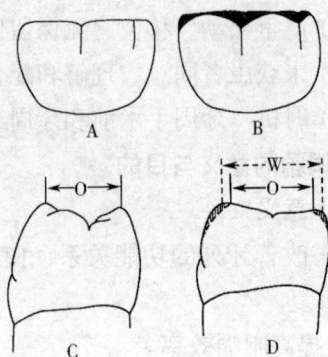

法：先将不锈钢丝从一侧基牙远中唇、颊侧牙间隙穿入，至舌、腭侧后绕至对侧基牙，从对侧基牙舌、腭侧牙间隙穿出，回到唇、颊侧，不锈钢丝两端在对侧基牙唇、颊侧轻轻打结。不锈钢丝紧贴牙面之中 1/3（前牙舌、腭侧置于舌隆突上方），再截取每段均 5～10cm 的钢丝，做成"U"形，此钢丝从非结扎端基牙近中邻间隙唇、颊侧穿入至舌、腭侧，再从舌腭侧穿出至颊唇侧，一上一下水平向包绕主钢丝，扭紧打结；依次将基牙之间的牙间隙结扎；最后将主不锈钢丝扭紧即可。剪除多余钢丝，将断端弯入牙间隙。注意钢丝断端勿压迫牙龈。一根主钢丝也可完成，从一端以"8"字法结扎至另一端。每个牙间隙均有"8"字形唇舌侧交叉（图 13-13）。

2）不锈钢丝加树脂联合夹板　用不锈钢丝结扎、光敏复合树脂覆盖加固，做成联合夹板，可利用钢丝和复合树脂的双重固定作用，既可省略钢丝夹板加力的步骤，又能避免加力次数多使钢丝折断，美观，使用更舒适，使用时间可达 1 年以上，适用于手术后动度仍较明显的患牙（图 13-14）。

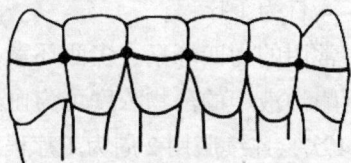

图13-13　不锈钢丝"8"字结扎法　　　　图13-14　光敏树脂加固结扎丝夹板

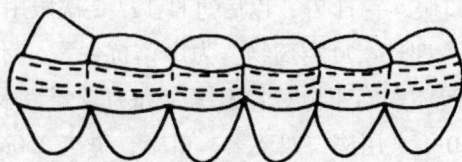

（2）永久性牙周夹板　适用于口内多数牙（前、后牙）均存在松动的情况（重度牙周炎）。根据固定形式分为可摘式与固定式两类。

**3. 松牙固定术的注意事项**

（1）保持患牙原本的位置，不可因扭结、牵拉使牙移位，以免新的创伤出现。

（2）夹板固定后应注意维护，教会患者维护牙周夹板，纠正不良生活习惯如咬过硬食物或频繁磨牙，并定期复查夹板情况，如有折断或破损及时修复或更换。指导患者加强口腔卫生，控制菌斑堆积，维持长期疗效。

> **考点提示**　牙周病基础治疗的方法、操作步骤和注意事项。
> 技能考试要点：手工龈上洁治术。

## 二、牙周病的药物治疗

药物治疗指用药物辅助治疗牙周病、抑制牙菌斑生物膜形成，分为全身用药治疗和局部用药。

### （一）牙周病的全身用药治疗

主要包括全身抗菌类药和全身非甾体类抗炎药和中医中药等，临床常用的方法为口服给药。

**1. 全身抗菌类药的用药原则**

（1）合理使用药物，牙龈炎和轻中度牙周炎不应使用。

（2）用药前尽量先作药敏试验和细菌学检查，针对性用药和监控。

（3）用药前去净菌斑和牙石，破坏细菌的生态结构，药物可作用于残留的细菌，疗效更佳。

（4）尽量采用局部给药途径。

（5）急性感染性牙周炎如牙周脓肿，可以先进行抗生素治疗，在取得明显疗效后，应立即停药。

（6）基础治疗疗效不佳者（如顽固性牙周炎、侵袭性牙周炎、重度牙周炎）可用抗生素作短期辅助治疗。

**2. 全身抗菌类药及用法**

（1）硝基咪唑类药物　甲硝唑为该类药物的代表，是目前治疗厌氧菌感染的首选药，可以有效杀灭厌氧菌，对牙龈卟啉单胞菌、中间普氏菌、梭形杆菌、螺旋体等均有较强杀灭作用。用法：牙周炎用量为每次口服 200mg，每日 3～4 次，连续 5～7 日为一疗程。部分患者出现恶心、厌食、头痛、共济失调等副作用，停药后能消失。严重肝、肾及血液病者应慎重使用，妊娠或哺乳期妇女禁用。因可抑制酒精代谢，服药期间忌酒。

替硝唑：是第二代咪唑衍生物，作用似甲硝唑，但半衰期更长、疗程更短、疗效更佳。用法：口服，首日 2g，以后每日 1g，2 次服用，连续 3～4 日为 1 疗程。

（2）四环素族类药物　为广谱抗生素，牙周治疗中常用的为四环素、多西环素及米诺环素。四环素族药物对骨组织亲和力较强，服用药物后龈沟液中的药物浓度可为血药浓度的 2～10 倍。用法：四环素，口服，每次 250mg，每日 4 次，连续服用 2 周为 1 疗程。多西环素：口服，首日 100mg，服用 2 次，以后每日 2 次，每次 50mg，连用 1 周为 1 疗程。米诺环素：口服，每次 100mg，每日 2 次，连续服用 1 周为 1 疗程。该类药长期使用，会出现胃肠道反应、药疹、肝肾功能损害、菌群失调、牙齿着色等。肝、肾功能不全者及孕妇、6～7 前儿童禁用。

（3）大环内酯类药物　主要是螺旋霉素。可以有效抑制革兰阳性杆菌、黏性放线菌、奈瑟菌、产黑色素类杆菌和螺旋体等，对革兰阴性杆菌也有一定的抑制效果。服药后，龈沟液内药物浓度高达血药浓度近 10 倍，是治疗急性感染性牙周炎（如牙周脓肿）的有效药。用法：口服，每次 200mg，每日 4 次，连用 5～7 日为 1 疗程。该药与甲硝唑联合应用疗效更佳。毒性小，其副反应为偶有恶心、呕吐、乏力、头昏等。

（4）青霉素类药物　牙周治疗中最常用的药物为羟氨苄青霉素，又名阿莫西林，对 $G^+$ 菌及部分 $G^-$ 菌有较强的杀灭作用。该药与甲硝唑联合使用，疗效增强，可治疗侵袭性牙周炎。本类药副作用少，偶有胃肠道反应、皮疹和过敏反应。青霉素过敏者禁用。用法：口服剂量为每次 500mg，每日 3 次，连用 7 天为 1 疗程。

📋 **知识链接**

### 四环素类药物对牙齿、骨骼发育的影响

在牙齿发育期间，应用四环素类药物时，该类药物可沉积到牙体硬组织，形成稳定的四环素钙正磷酸盐复合物。其沉积在牙本质中，使牙变色，由黄色逐渐变为棕褐色或深灰色。在四环素钙复合物沉积过程中，还可抑制成牙本质细胞合成胶原，形成不可逆的损害。在牙着色的同时，还可导致骨组织的着色，有时还可合并釉质发育不全。故孕妇、哺乳期妇女、8 岁以下儿童禁止服用该类药物。

**3. 全身非甾体抗炎药及用法** 牙周病的进展过程中，一些抗炎的细胞因子能够抑制牙槽骨的吸收和附着丧失，但也有一些炎症因子的参与，如花生四烯酸在环氧化酶的催化下代谢成前列腺素，是很强的促骨吸收因子；非甾体抗炎药能阻断环氧化酶的作用，常用于抑制前列腺素的合成，进而抑制和阻断牙周炎时的牙槽骨吸收。

（1）吲哚美辛（消炎痛） 每次 25mg，每日 3 次，连用 7 日为 1 疗程。胃肠道刺激症状为常见的副作用。

（2）布洛芬 每次 1 片，每日 2 次，连用 7 日为 1 疗程。

（3）芬必得 布洛芬的缓释剂型，每次 0.3g，每日 2 次，连续服用 3 日。过敏反是布洛芬与芬必得的主要不良反应。

**（二）牙周病的局部用药治疗**

局部用药治疗，是牙周病治疗的重要方法，其用药剂量小，到达病变部位的药物浓度高，效果可靠，也相应减少了毒副反应的出现。

（1）牙周冲洗药物 牙周冲洗是牙周病常用的辅助治疗方法，需借助钝弯针头和注射针筒等工具进行冲洗，针头进入龈下 2~3mm 稍加压冲洗。患者也可使用家庭用电动加压冲洗器。冲洗有龈上冲洗和龈下冲洗两种方式。

1）1%~3% 过氧化氢溶液 过氧化氢产生新生氧，具有灭菌、清创、止血、除臭等作用，并改变原有的厌氧环境，抑制和减少厌氧菌的生长以及繁殖。用于牙周基础治疗后辅助冲洗药，应治疗 10~20 次。

2）0.12%~0.2% 氯己定溶液 氯己定又名洗必泰，是双胍类广谱抗菌药物，能较快吸附于细菌表面，通过破坏细胞膜的渗透平衡性而杀菌。每日冲洗，4 周以上可见明显效果。

3）10% 四环素溶液 牙周冲洗后，四环素可吸附于牙根面并在牙周袋内溶解，从而发挥抑菌作用。隔日或 3 日冲洗 1 次，药效可维持 3~12 日。共冲洗 3~4 周。

4）聚维酮碘 常使用 0.5% 聚维酮碘用于冲洗牙周袋，杀灭革兰阳性菌和革兰阴性菌等，还可改善牙龈的炎症状况。

（2）牙周缓释及控释抗菌药物 缓释药与控释药均通过载体发挥作用，缓释药置入牙周袋内 2~3 日释药量达 80%~90%；控释药以恒速释药，使药物有效浓度时间恒定，效果较好。载体很多，有药膜、纤维空心管、凝胶等，常用药为甲硝唑、四环素、米诺环素和多西环素等。市场出售有 2% 盐酸米诺环素凝胶（派丽奥）、甲硝唑药棒及凝胶等。

（3）含漱药物 在口腔停留时间有限，且难以进入牙周袋深部，故对牙周袋深部细菌无直接作用，但对牙龈等浅表黏膜的炎症有消除或减少的作用，还可减少龈上菌斑的附着。

1）0.12%~0.2% 氯己定溶液 每日 2 次，每次 10ml，含漱 1~3 分钟，能有效减少菌斑的形成、减轻牙龈的炎症，用于牙周手术后可有利于组织愈合。

2）复方硼砂溶液 又称朵贝氏液，有抑菌、收敛作用，为临床常用含漱液。

3）复方氯己定含漱液 内含少量甲硝唑，临床常用。

4）3% 过氧化氢液 一种氧化剂，对厌氧菌效果较好。临床多用于超声波龈上洁治术前含漱，以减少诊室中细菌的数量。

5）其他含漱药 有 2% 盐水、0.05% 西吡氯烷溶液、0.02% 呋喃西林液、0.15% 三氯羟苯醚溶液和 0.1% 氟化亚锡溶液等。

（4）涂布消炎收敛药　消毒防腐作用较强，可使蛋白质凝固，有灭菌、收敛、止痛等功效。刺激性强、易使组织产生瘢痕愈合是其缺点，故洁治术和刮治术后已少用。但也可在有肉芽增生或急性脓肿时，适当涂药。

1）碘甘油　含碘化钾、碘、甘油等，有一定的收敛、灭菌、消炎等作用。刺激性小，患者可自用。

2）碘酚　是一种强腐蚀剂，能使蛋白质凝固、组织变性，用于炎性肉芽组织创面。使用时应防外漏而灼伤正常黏膜。现已少用。

3）碘伏　是一种使用相对安全的消毒药物。常用浓度为 0.5%，置于脓肿引流后的牙周袋内，消炎作用较好。

### （三）中医中药治疗

中医辨证求因治疗多从机体全身入手，在祛邪的同时，注意扶正、调和。可以弥补西医药不足，增强机体抗病能力。

（1）内服药

1）阴虚有热型　类似慢性龈炎。牙龈充血、水肿，探诊易出血，偶有溢脓，但无真性牙周袋。全身症状有口干不思饮、咽干、口鼻内灼热感，月经提前、量多，手脚心热或有疲劳、头晕、睡眠质量差等，舌苔薄白、质稍红，脉象沉细。

治则养阴清热或佐以补气之品。可服用下列汤剂：①生地、当归、白芍、栀子、黄芩、黄连、川芎、丹皮、生石膏等。②沙参、黄芪、丹皮、栀子、生地、麦冬、当归。

2）胃热炽盛型　相当于急性牙周脓肿。牙龈红、肿、探诊出血、牙松动甚至形成牙周脓肿。全身症状有口渴喜饮，舌质红，脉弦数或浮数，下颌下淋巴结肿痛。

治则清胃泻火。可服用清胃散或牙周败毒饮。

3）肾虚胃热型　类似中、晚期牙周炎。牙龈红、肿、出血，牙松动，脓肿形成。全身症状有头晕、耳鸣、乏力、盗汗、腰酸背疼、手足心热，舌苔薄黄、质红，脉细数，尺脉弱。

治则滋阴补肾清胃热。可服用玉女煎加减。

4）肾虚型　类似侵袭性牙周炎。牙龈红、肿不明显，牙松动、移位、咀嚼无力，X线片显示牙周膜间隙增宽，硬骨板不连续或消失，牙槽骨吸收。全身症状有腰酸、腿软、怕冷、失眠、耳鸣、目眩、阳痿或月经失调，舌苔少或无苔、质淡或红，脉沉细，尺脉弱。

治则补肾固齿，可服用固齿膏。

（2）外用药物　黄玄含漱剂、固齿散或三白含漱剂。

**考点提示**　牙周病药物治疗中常用药物种类。

### 三、牙周病的手术治疗

手术治疗是牙周病治疗的第二阶段，主要目的是通过手术方法彻底消除病灶，创造良好的牙周环境，恢复牙周组织的健康与功能。因已进展到牙周炎严重阶段，须在基础治疗后进行。术前应选择好手术适应证，排除非适应证。全身状况欠佳的患者、处于妊娠早期或月经期患者，均应暂缓手术，待全身情况改善后再考虑手术治疗。

### （一）牙龈切除术及成形术

牙龈切除术是指使用手术方法切除肥大、增生的牙龈组织或后牙区中等深度的牙周袋，修整牙龈不良外形，重建正常龈沟，以利菌斑控制。

#### 1. 适应证

（1）药物性牙龈肥大或纤维增生，有假性牙周袋形成，经基础治疗未能消除者。

（2）后牙区中等深度的骨上袋，未超过膜龈联合，附着龈宽度足够。用于暴露后牙根分叉区，以利菌斑控制。

（3）制洞或冠桥修复时，牙龈覆盖牙面过多，影响修复者。

（4）智齿冠周炎盲袋形成，影响牙萌出者。

（5）牙龈瘤和妨碍进食的妊娠期龈瘤，患者全身状况允许时可进行牙周手术。

#### 2. 禁忌证

（1）牙周袋过深，袋底超过膜龈联合。

（2）伴有骨下袋而需进行骨修整者。

（3）未经牙周基础治疗，炎症未消除的患者。

#### 3. 器械和用途

（1）牙周探针　用于探测牙周袋的深度及范围。

（2）牙周印记镊　用于标定牙周袋底的位置并在牙龈外表面做标记。

（3）斧形切龈刀或 15 刀片　用于唇颊侧及舌腭侧做切口。

（4）牙龈乳头刀或柳叶刀　1 对，用于牙龈乳头的切除。

（5）大弯镰形器　用于刮除病理的炎性肉芽组织。

（6）锄形刮治器　1 对，用于刮除炎性肉芽组织及病变牙骨质。

（7）小弯剪刀　用于修剪不平整的龈表面，恢复牙龈正常形态。

#### 4. 手术步骤

（1）常规麻醉、消毒、铺巾　常用阻滞麻醉或浸润麻醉，为减少出血，常用含肾上腺素的阿替卡因；术前患者使用 0.12% 氯已定溶液含漱，以减少细菌数量；铺消毒巾。

（2）标记切口位置　用牙周探针探查牙周袋深度，并用印记镊在牙龈外表面做袋底位置的标记点（图 13-15）。也可使用探针法（图 13-16）。

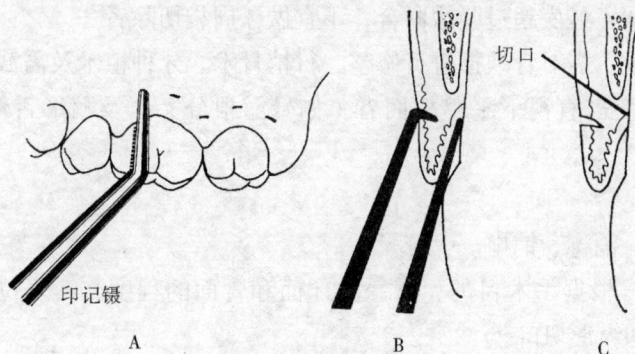

A. 印记镊定位袋底　B. 侧面观，印记镊直端达袋底，带钩端刺入牙龈表面　C. 于定点根方 1~2mm 处做切口，与牙面成 45° 角外斜

**图13-15　牙龈切除术的定点**

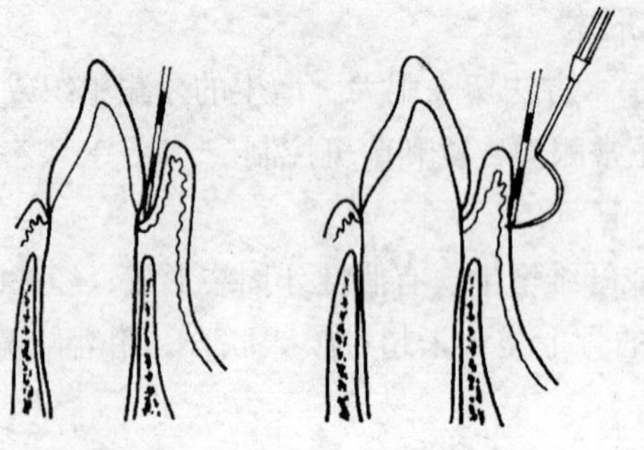

A.探针测量袋深　B.牙龈表面测量并标记袋深位置

**图13-16　探针法进行牙龈切除术的定点**

（3）切口　用斧形切龈刀在已定位好的切口位置，与牙体长轴成45°角，刀刃斜向冠方，切至牙周袋底的根面，然后在邻面牙间做切口，用牙龈乳头刀切断龈乳头，以切除增生的牙龈（图13-17）。

（3）清创、修整　完整去除切断的增生牙龈组织，使用大弯镰形器和锄形刮治器刮除残留的肉芽组织、牙石以及病变的牙骨质，修整牙龈外形使之接近正常生理外形。

（4）冲洗、压迫止血、放置牙周塞治剂　生理盐水冲洗，纱布压迫止血，在创面放置牙周塞治剂。

（5）术后处理　1天内手术区不进行刷牙，建议进食软食物。使用含漱剂进行菌斑控制，以利组织愈合。

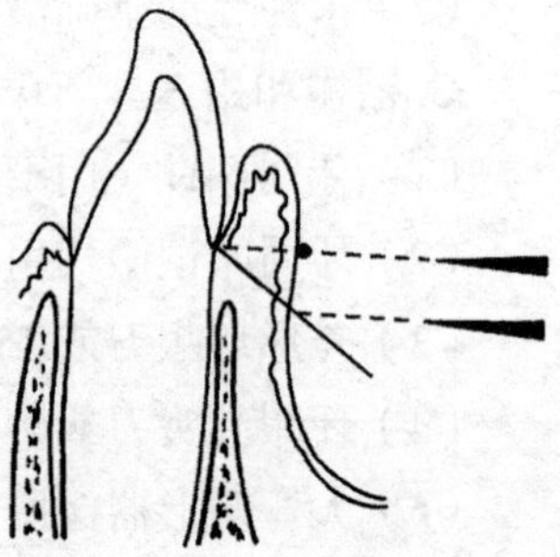

**图13-17　牙龈切除术的定点**

**（二）翻瓣术**

翻瓣术是指用手术方法翻起牙龈粘骨膜瓣，切除部分牙周袋内壁，直视下刮净龈下牙石、肉芽组织和病变牙骨质，进行牙槽骨修整，最后将翻起的牙龈复位、缝合，达到消除牙周袋或使牙周袋变浅、促进牙周新附着形成的目的。应在牙周基础治疗后进行，基础治疗后1~2个月复查，确定是否需要做翻瓣术。

**1.适应证**

（1）深牙周袋或复杂性牙周袋，基础治疗后牙周袋深度仍超过5mm，且探诊出血者。

（2）牙周袋过深，袋底超过膜龈联合，不宜做牙周袋切除者。

（3）骨下袋形成，需对骨缺损进行修整、行植骨术、牙种植术及需截根者。

（4）根分叉病变需直视下平整根面者（如暴露根分叉区及畸形舌侧沟以利刮除感染组织）。

**2.手术步骤**

（1）常规麻醉、消毒、铺巾。

（2）切口设计　根据手术目的、需暴露牙面和骨面的程度、瓣复位的水平等来设计。切口包括水平切口和纵形切口。

1）水平切口　指沿龈缘附近及龈沟底所做的近远中向的切口，一般需包括术区患牙和近远中各1~2颗健康牙齿。水平切口包括以下三个步骤：①先做内斜切口，即距龈缘约0.5~2mm处进刀，刀尖指向根方，刀片与牙面成10°角，以提插式从术区一端向另一端移动，每次均插入达牙槽嵴顶，完成正常牙龈外形，此切口为切除炎症的袋内壁上皮和炎症组织。②然后做沟内切口，将刀片从袋底切入，直达牙槽嵴顶，目的是将欲切除的袋内壁上皮和炎症组织与牙面分离。③最后做牙间水平切口，将刀片与牙面垂直，水平切断已被分离的袋内壁上皮和炎症组织。除颊、舌面外，重点将刀片伸入邻间隙，从颊舌向将欲切除的组织断离牙面（图13-18）。

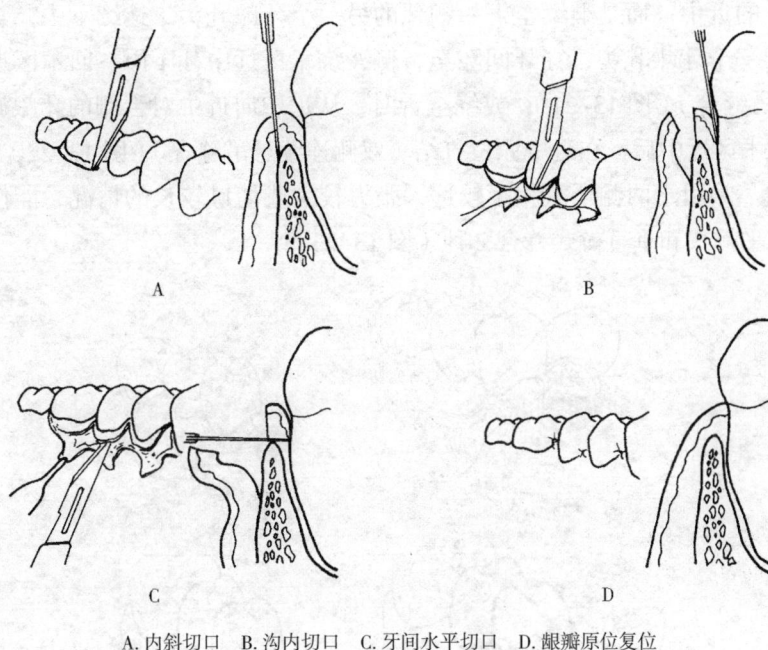

A. 内斜切口   B. 沟内切口   C. 牙间水平切口   D. 龈瓣原位复位

**图13-18   内斜切口的步骤**

2）纵形切口   又称垂直切口，一般在水平切口的近中端或近远中两端作纵形切口，目的是为了更好暴露牙根和骨面。切口应位于邻牙颊面轴角处的附着龈或超过膜龈联合。一般将龈乳头包括在龈瓣内，以利术后缝合及切口愈合。

（3）翻瓣   用骨膜分离器翻起黏骨膜瓣，暴露病变区。

（4）刮治和平整根面   使用龈下刮治器刮除已被分离的领圈状袋内壁和病变的肉芽组织，然后在直视下刮除暴露的根面牙石和病变的牙骨质，平整根面。

（5）修整软组织并复位   用弯剪刀清除龈瓣内面尤其是龈乳头内侧残留的肉芽组织和上皮，修整外形，生理盐水冲洗创口，将龈瓣复位。根据手术的目的龈瓣复位的水平可分为牙颈部、牙槽嵴顶、根向及其他（冠向或侧向）4种复位。

（6）缝合与牙周塞治   龈乳头用间断缝合或悬吊缝合法缝合；纵切口多采用间断缝合，将牙周塞治剂覆盖在缝合后的创面上。

1）缝合

①牙间间断缝合   唇、舌侧牙龈高度一致、张力相当时可使用。将两侧相邻的创缘拉拢缝合，先缝游离一端，再缝固定端，进针时要等宽等距，最后打结。包括直接环形间断缝合和8字形间断缝合（图13-19）。

②悬吊缝合   用于两侧牙龈高度不等时，利用术区的牙对固定龈瓣进行悬吊和固定。

a. 单乳头悬吊缝合法   利用伤口邻近牙对翻起的单个乳头进行固定。先缝乳头，通过牙间隙将缝线绕邻牙一圈，再回到原位，与原缝线打结。

b. 双乳头悬吊缝合法 利用两个乳头间的手术牙,将近、远中两个牙龈乳头同时固定(图13-20)。

c. 连续悬吊缝合 基本方法与单牙悬吊缝合相似,区别在于缝合远中牙龈乳头瓣后,不再绕回该牙的近中,而是继续至下一颗牙的另一个牙龈乳头,连续下去,直到缝至位于术区最远中的一个牙龈乳头,穿牙间隙至舌侧,绕术区远中牙1周,回术区近中原位打结(单侧连续悬吊缝合)(图13-21);或绕至舌时,从远中向近中对舌侧的牙龈瓣进行连续悬吊缝合,回到术区近中后,在近中原位打结(双侧连续悬吊缝合)(图13-22)。

③褥式缝合 用于两侧牙龈相距较远,张力较大或切口较长的情况,能使组织边缘更密合。包括水平褥式和垂直褥式缝合2种(图13-23)。

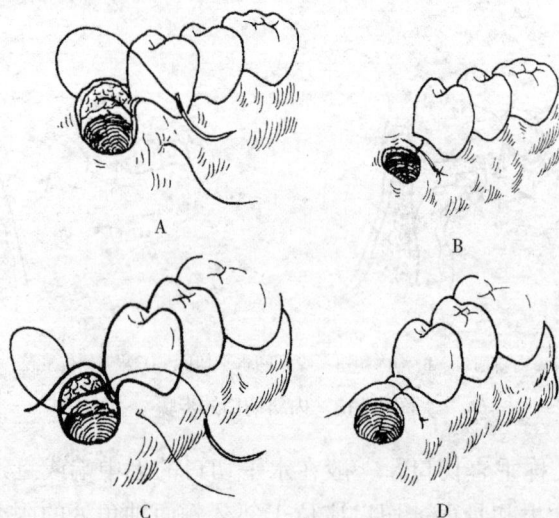

A、B为直接环形间断缝合 C、D为8字形间断缝合

图13-19 牙间间断缝合

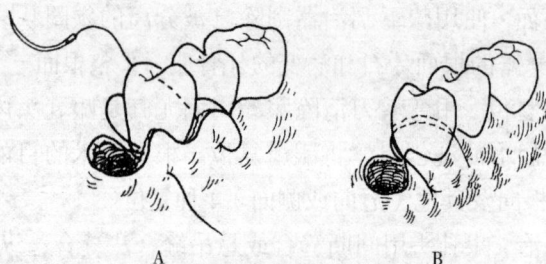

图13-20 单侧翻瓣时的双乳头悬吊缝合

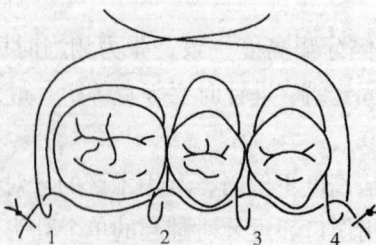

图13-21 单侧连续悬吊缝合

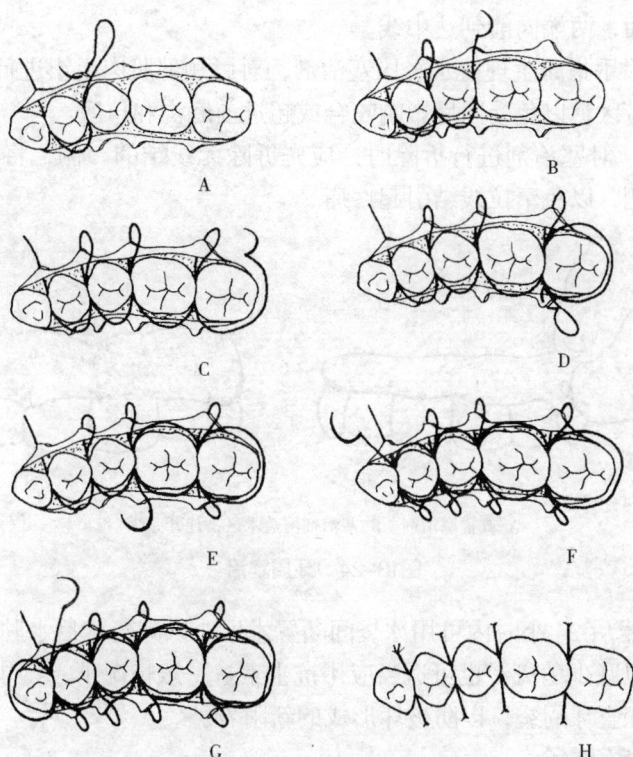

图13-22 双侧连续悬吊缝合

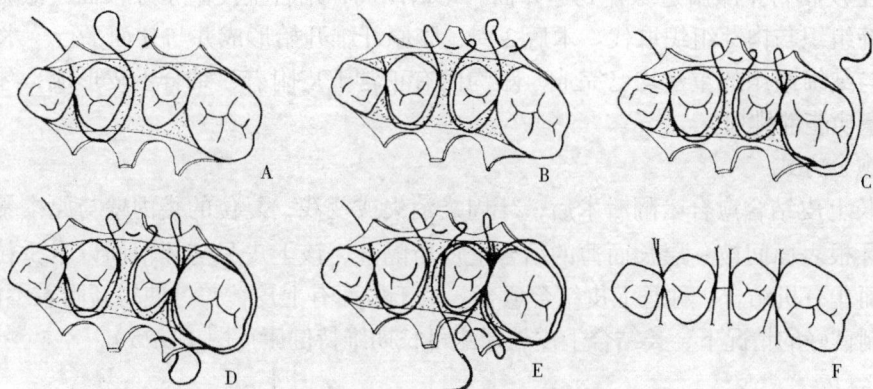

图13-23 连续悬吊缝合加水平褥式缝合

2）牙周塞治 置于术区用于保护创面，对松动牙起暂时固定作用，防止肉芽组织过度生长，预防感染发生，预防术后出血和牙颈部过敏。

①牙周塞治剂 包括含丁香油的塞治剂和不含丁香油的塞治剂。含丁香油的塞治剂为粉（氧化锌和松香）、液（丁香油和麝香草酚）混合型，调制成硬面团状，即可使用。不含丁香油的塞治剂分装在两个软管中，一管内为氧化锌、油脂、胶类和制霉菌素等混合物，另一管内为不饱和脂肪酸和抑菌剂。两软管取等量，混合后使用。操作便利，对牙龈组织无刺激，凝固后柔韧适度，患者舒适度较好。目前使用较多的为不含丁香油的塞治剂。

②塞治方法（图13-24）

a.对术区进行止血、隔湿。

b.塞治剂调制 根据需要，选择合适的牙周塞治剂，按要求进行调制，将调制好的塞治剂搓成细长两条，长度与手术切口一致，分别置于牙龈的唇（颊）面和舌（腭）面，并填入每个牙间隙中。若术区为牙列的1/4区且包括最后一颗磨牙时，应将塞治剂弯成U状，包绕最后磨牙的远中面，两端向前到达中线。

c.塞治剂放置　手指蘸生理盐水轻压塞治剂，对唇颊部肌肉组织进行牵拉整塑，修整塞治剂，使其避开系带区，以免凝固后影响咬合或超过前庭沟和口底。

d.塞治剂拆除　对塞治剂进行拆除时，应先拆除无线结的一侧，将牙周边环绕的线剪断，最后拆除另一侧，以免牵拉线结引起疼痛。

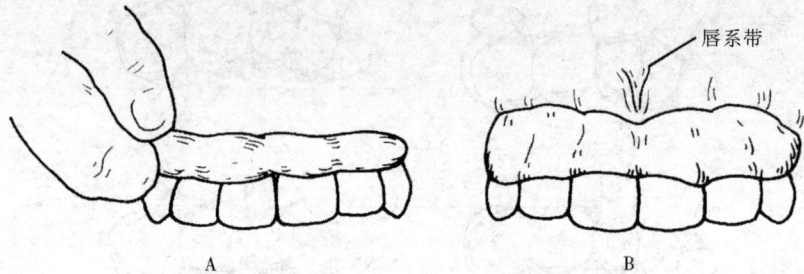

A.放置塞治剂　B.塞治剂覆盖术区，让开系带

图13-24　牙周塞治

**3.术后护理**　术后24小时内可用冰袋间断置术区，以减轻术后水肿。刷牙时勿刷手术区，可进行含漱，以减少菌斑。也可适当应用抗生素。一般情况下，1周后去除塞治剂并拆线。术后6周内勿探查牙周袋，以防破坏形成的新附着。

**4.翻瓣术后的组织愈合**

（1）愈合过程　术后24小时内，龈瓣与牙面（骨面）间有血凝块及大量渗出液。术后1~3日，上皮爬行至龈瓣边缘并到达牙面。术后1周，结合上皮附于牙根面，龈瓣下的血凝块被结缔组织与肉芽组织取代。术后2周，胶原纤维开始形成并与牙面平行。术后3~4周，上皮与结缔组织的重建均已完成，龈沟内有正常上皮附着，结合上皮形成，牙槽嵴以上的纤维呈功能性排列。

（2）愈合方式

1）长上皮结合愈合　翻瓣术后，牙周袋消失或变浅，复位的袋内壁与原本暴露于牙周袋内的牙根表面间被一层长而薄的结合上皮所隔开，该上皮只与牙根面以半桥粒和基底板连接，而非有机结合，称长上皮结合愈合。由于根面有上皮覆盖，使得新附着不能形成。在菌斑控制良好的情况下，长结合上皮处牙龈可长期维持健康（图13-25）。

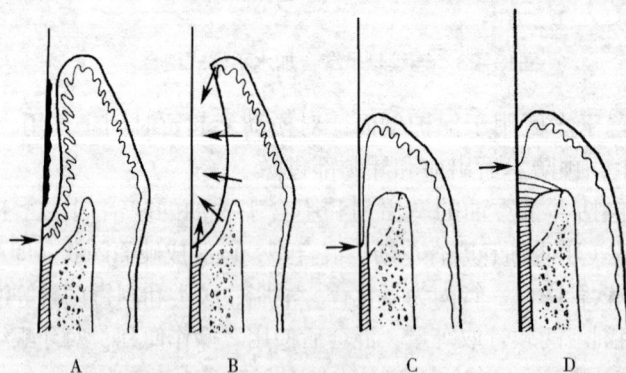

A.治疗前，骨下袋　B.术后当时，箭头示愈合过程中细胞的来源（上皮、牙龈结缔组织、骨、牙周膜）C.长结合上皮愈合，箭头示结合上皮位于术前水平，虽有部分新骨形成，但无新牙周膜　D.牙周组织再生，箭头示结合上皮附着位置位于术前袋底的冠方，有新的牙骨质、牙周膜和牙槽骨形成，以前称为新附着形成

图13-25　长上皮结合愈合和组织再生

2）牙周组织再生 指原本暴露在牙周袋中的病变牙根的表面有新的牙骨质形成，并有新的牙周膜纤维束埋入，这些纤维束的另一端埋入新形成的牙槽骨内。新形成的结合上皮位于治疗前牙周袋的冠方，新形成的牙周组织是有功能的，所以是较理想的修复方式。

（3）有利于新附着形成和组织愈合的措施。

1）彻底切除袋内壁上皮，防止上皮提前与牙面发生接触。

2）术中少暴露骨面或缩短暴露时间。术后龈瓣尽量覆盖骨面以减少骨吸收。

3）彻底根面平整，但应尽量保留近牙槽嵴处根面上健康的残余纤维。

4）龈瓣复位后进行轻压，保护血凝块，术后防止感染，保持良好的口腔卫生习惯。

### （三）袋壁刮治术

袋壁刮治术是指用手术的方法去除牙周袋壁上的感染病变组织并尽可能保留牙龈组织，减少创伤程度，促进牙周组织新附着形成。

#### 1.适应证

（1）牙周袋深度为4～5mm，不需进行骨修整或骨成形者。

（2）牙周袋波及牙面数少。

#### 2.器械 同龈下刮治术。

（1）将龈下刮治器伸入牙周袋底，一侧刃缘紧贴袋内壁，由根方向冠方刮除袋壁的感染病变肉芽组织。

（2）术中以左手手指紧抵牙周袋壁外的牙龈组织面，进行支撑和保护，既利于刮治操作，又可通过指腹感觉掌握刮治的深浅、厚度，以避免刺穿牙龈，造成软组织损伤。

（3）对于位于袋壁冠方但仍与牙龈相连的感染肉芽组织，可用眼科小弯剪伸入袋内少许，修剪肉芽组织。

（4）用温生理盐水反复进行冲洗，去除袋内刮下的细小肉芽组织，减少出血，使术野清晰。

（5）压迫牙龈，使刮治后的袋内壁与牙根面紧贴，放置牙周塞治剂，以保护创面。

术后1周内，术区内牙齿不能咀嚼食物，使用含漱剂；控制菌斑以保持口腔卫生。术后1周，拆除牙周塞治剂，加强自我口腔保健，并定期复查。

### （四）引导性组织再生术

引导性组织再生术是指在翻瓣术和清创的牙周手术中，用一种生物膜性材料覆盖在根方的牙槽骨缺损嵴顶与冠方暴露的根面作为屏障，机械性阻止牙龈结缔组织、上皮与根面接触并提供一个牙周组织修复空间，保证根方残余的牙周膜细胞先附着在根面上，从而形成新的牙骨质并有牙周膜纤维埋入，达到功能性牙周组织再生和新附着（图13-26）。

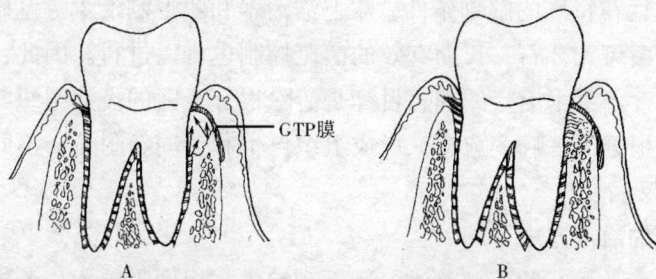

A.在术区放置屏蔽膜，引导具有形成新附着能力的牙周膜细胞优先占领根面 B.愈合后形成牙周组织的再生

图13-26 引导性组织再生术

1. **基本原理** 牙周炎经不同阶段治疗后，愈合过程中细胞的来源有 4 种：牙龈上皮、牙龈结缔组织细胞、牙槽骨骨髓腔细胞和牙周膜细胞。四种细胞中只有牙周膜细胞才能形成新的牙骨质、牙槽骨和牙周膜，形成功能性的牙周组织。但牙龈上皮生长速度最快，易形成长上皮结合愈合，妨碍牙周组织再生。因此，牙周组织再生的前提是设法阻止上皮与结缔组织细胞占据根面并为牙周膜细胞优先占据根面创造条件。

2. **膜性材料** 包括不可吸收性生物膜和可吸收性生物膜。不可吸收性生物膜不能被降解吸收，需二次手术取出，主要成分是聚四氟乙烯（PTFE）。后者术后可降解吸收，不需二次手术取出。可吸收性生物膜可降解吸收，不需二次手术取出。

3. **适应证**

（1）牙周炎的垂直型骨吸收，窄而深的骨内袋尤其是二壁或三壁骨袋。

（2）Ⅱ度或Ⅲ度早期根分叉病变且牙龈高度足够覆盖术区者，尤以Ⅱ度根分叉病变效果佳。

（3）局限性牙龈退缩，仅唇面存在牙龈退缩，邻面牙槽骨和牙龈乳头均完好。

4. **手术步骤**

（1）常规麻醉、消毒、铺巾。

（2）切口和翻瓣 沿龈缘处做内斜切口，切透黏骨膜。在患牙远中和近中方向相隔 1~2 颗牙的部位做垂直切口，翻开全厚黏骨膜瓣，充分暴露缺损区及邻近骨质 3~4mm。

（3）清创和根面平整 清除袋内的肉芽组织，去除根面牙石，彻底平整根面。

（4）膜的选择、放置和固定 根据缺损形态选择合适的生物膜，并对其进行修整。修整后的生物膜应与缺损区有良好贴合，并能覆盖缺损区和牙槽骨边缘（至少 2~3mm），悬吊缝合、固定，保证膜的稳定性。

（5）瓣的复位和缝合 黏骨膜瓣完全覆盖生物膜，缝合，放置牙周塞治剂。术后 1~2 周拆线。使用不可吸收膜者，术后 6~8 周行二次手术将膜取出。

5. **影响引导性组织再生术疗效的因素**

（1）患者 口腔卫生状况、维护治疗的依从性、牙列中是否存留感染部位以及是否吸烟。

（2）骨缺损 深而窄的骨内袋缺损和下颌磨牙Ⅱ度根分叉病变疗效较好。宽而浅的骨袋会影响疗效。

（3）技术 瓣的良好设计；膜材料的选择、形态修整、正确放置；膜与根面的间隙保持；伤口的良好封闭均可决定疗效。

（4）术后 膜暴露，引发感染，新附着不能形成。

**（五）根分叉病变的手术治疗**

后牙根分叉区存在特殊的解剖条件，龈上洁治术和龈下刮治术等基础治疗方法难以彻底清除根分叉区的菌斑和牙石，长期有效的菌斑控制也难以进行。因此，根分叉区的病变常需要进行手术治疗。手术治疗的理想目标是清除根分叉区的炎症组织与坏死牙槽骨、病变的牙骨质，促使根分叉区病变愈合，形成组织再生和牙周新附着。不同的手术方法适用于不同程度的根分叉病变。

1. **根分叉病变的治疗方法**

Ⅰ度根分叉病变：可行龈上洁治术、龈下刮治术、根面平整术。若根分叉区有深牙周袋或存在骨外形不良，龈下刮治术和根面平整术后还可采用翻瓣术和骨成形术，达到使牙周袋变浅的目的。同时，通过修整骨外形以形成正常的牙龈外形，既有利于菌斑控制，又可长期保持牙周健康。

　　Ⅱ度根分叉病变：下颌磨牙的Ⅱ度根分叉病变可行植骨术、骨替代品植入术和引导性组织再生术，也可两者联合治疗，目的是建立牙周新附着。深Ⅱ度根分叉病变难以获得新附着，可采用根向复位瓣等方法来消除牙周袋，使根分叉区充分暴露，利于形成便于自我菌斑控制的较好的解剖结构。

　　Ⅲ度根分叉病变：可用的方法有截根术、半牙切除术以及分根术等，也可采用牙拔除术。以下主要介绍截根术、半牙切除术和分根术。

　　**2. 截根术**　指用手术的方法截除患牙根分叉病变的多根牙中有根折或牙槽骨破坏较重的一个或两个牙根，达到清除根分叉区病变、保留牙冠和剩余健康的牙根、使患牙能行使一定功能的目的。常用于磨牙的Ⅲ度或Ⅲ度以上根分叉病变（图13-27）。

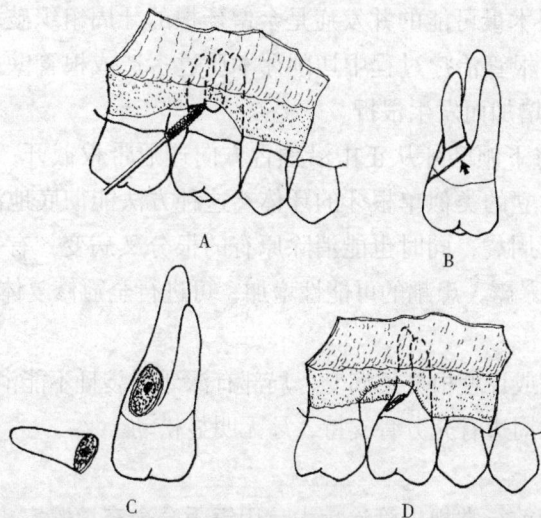

A.用高速细裂钻将患根截除　　B.患根切除部位，↑示应修整的部位

C.患根截除后，断面应成流线形，消除根分叉处的倒凹　　D.修整后的截断面

**图13-27　截根术**

　　（1）适应证

　　1）多根牙其中一个或两个牙根（上颌磨牙）的牙周情况较重，伴有Ⅲ度或Ⅳ度根分叉病变，但其余牙根病情较轻，牙齿松动不明显者。

　　2）磨牙的一个牙根发生纵裂或横折，但其他牙根完好者。

　　3）磨牙的一个牙根有严重的根尖周病变，根管不通或根管内有折断的器械且不能取出，影响病变区愈合效果者。

　　（2）手术方法

　　1）常规麻醉、消毒、铺巾。

　　2）翻瓣　做水平切口及垂直切口，翻瓣，彻底暴露根分叉区，刮治、清创、根面平整。

　　3）截根　用消毒灭菌的高速涡轮手机配细裂钻，在根分叉区将患根截断并取出。修整截根断面的外形，形成流线型斜面，以利菌斑控制。

4）截根面根管口倒充　在截根断面根管口处备洞，用银汞合金或树脂严密倒充填。也可在行根管治疗术时，将需截断的牙根处根管口稍扩大加深，从髓腔将银汞合金填入，这样可省去截根过程中的倒充填术。

5）清创与修整　将根分叉区深部及拔牙窝内的病变组织刮净，同时修整不规则的骨嵴外形。

6）缝合与牙周塞治　创面清洗后，使龈瓣尽量覆盖截根区的创面，复位缝合。置牙周塞治剂。

（3）术后护理及可能出现的并发症

1）术后护理　截根术后即刻，患牙可出现明显松动，可适当降低牙尖高度以减小咬合力，同时嘱患者尽量不用患牙咀嚼，3～4周后牙周组织即可愈合。

2）并发症　截根术最可能的并发症是余留牙根的牙周组织破坏加重或发生根折。如术后未调低牙尖高度，根管治疗过程中切削牙本质过多造成根管壁过薄，根管发生内吸收等，都易导致牙根脆性增加而发生根折。

**3. 分根术**　是指将下颌磨牙从正中沿颊舌方向连冠带根截开，使完整牙分离为近中、远中两半，形成两个独立的类似单根牙的牙体。这种方法能彻底地清除根分叉区深部的病变组织、消除该处的牙周袋，同时也能消除原有的根分叉病变，有利于保持口腔卫生。切割后，牙本质和牙骨质暴露，患龋的可能性增加，可进行全冠修复体覆盖。

（1）适应证

1）下颌磨牙Ⅲ度或Ⅳ度根分叉病变，局部有深牙周袋且不能消除者。

2）患牙两个牙根周边有充分骨支持，牙无明显松动。

（2）手术方法

1）根管治疗　术前行常规根管治疗术，用银汞合金充填髓室。

2）切口　内斜切口尽量保留龈缘，尤其是根分叉区，以利于术后形成两个"单根牙"间的龈乳头。必要时可在近、远中做垂直切口。

3）翻瓣　翻开全厚黏骨膜瓣，充分暴露根分叉区，将病变组织彻底刮除。

4）分根　高速下使用金刚砂钻或涡轮裂钻，从正对根分叉区沿患牙牙冠的颊舌向发育沟切开，将患牙切为近、远中两半，形成两个独立的单根牙，对近、远中两半牙体的外形进行修整（图13-28）。

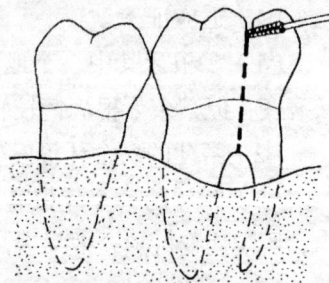

图13-28　分根术

5）缝合与牙周塞治　彻底清创，并刮除深部的病变组织、冲洗、止血，将龈瓣复位、缝合。放置牙周塞治剂。

6）临时冠制作　伤口愈合期间应制作临时冠，以利形成牙龈乳头。6～8周后再行永久性全冠修复。

**4. 牙半切除术**　是指切除下颌磨牙的牙周组织破坏较严重的一个牙根以及该侧牙冠，保留病变较轻或正常的另一半侧的牙冠及牙根，使患牙形成一个"单根牙"，进而达到消除根分叉病变的目的（图13-29）。

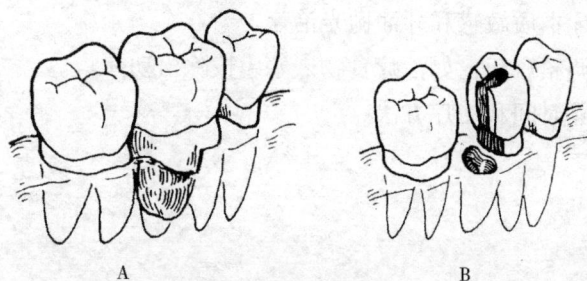

A.磨牙根分叉病变，其中一个根的牙周组织破坏严重　B.牙半切除术

**图13-29　牙半切除术**

（1）适应证　主要适用于下颌磨牙根分叉病变，其中一个牙根周边牙槽骨吸收严重，但另一个牙根周边组织较健康，患牙无松动且能进行根管治疗者。

（2）手术方法

1）术前行常规根管治疗术，髓室内以银汞合金充填。

2）切口、翻瓣同截根术。如根分叉已完全暴露，也可不翻瓣。

3）高速下使用金刚砂钻或涡轮裂钻，将患牙从牙冠向根分叉区分为近、远中两部分，切割的位置可略偏向患根侧，目的是多保留健康侧的牙冠及牙根。

4）拔除患侧冠和根，刮净拔牙窝及原根分叉区的病变组织，必要时进行骨修整。

5）对正常一侧的断面边缘进行修整，形成良好的牙体外形。

6）龈瓣复位和缝合。

7）术区完全愈合后，行牙体或牙列修复。

**考点提示**　牙周病手术治疗的方法、适应证、操作步骤和注意事项。

## 四、牙周病的修复治疗

牙周病的修复治疗包括缺失牙的永久性义齿修复、牙周夹板固定以及正畸治疗，详见《口腔修复学》有关章节。

## 五、牙周病的疗效维护

牙周病的疗效维护又称牙周支持治疗，包括自我菌斑控制及定期复查治疗两方面。

### （一）自我菌斑控制

应指导患者掌握口腔基本保健方法，如正确刷牙法、牙线的使用、适当的牙龈按摩和叩齿。

### （二）定期复查治疗

牙周治疗后每3～6个月应复查1次，复查内容应包括口腔卫生状况、牙龈炎症程度、牙周探诊出血倾向、牙周袋深度、附着水平以及牙齿松动度等，进行详细记录，必要时检查并记录牙龈指数、菌斑指数、牙石指数等，根据病情半年至1年拍摄X线片，重点观察牙槽骨的高度、密度、吸收程度以及牙周膜间隙等的变化。维护治疗的措施如下。

（1）根据菌斑染色情况及菌斑百分率对患者进行口腔卫生指导。

（2）实行必要的治疗如龈上洁治术、龈下刮治术、根面平整术以及牙周手术等。

（3）实行必要的牙本质敏感和牙面抛光治疗。

（4）实行必要的调𬌗矫正，如治疗食物嵌塞、拔除松动牙。

（5）确定复诊间隔时间和治疗方法。

📋 **知识链接**

### 牙周病的预防

牙周病早期仅表现为较轻的牙龈炎，病因为单纯的菌斑因素，去除病因后疾病可逆，即早期牙周病可完全消除。牙周病虽易复发，但针对病因可进行预防，首要的是养成良好的口腔卫生习惯和自我控制菌斑的方法，如饭后刷牙。刷牙是自我清除菌斑的主要手段，但想要达到理想的效果，需做到以下几个方面：①刷牙姿势要正确，这样才能彻底清除龈上和龈下牙菌斑，否则可能会损伤牙龈，导致牙龈退缩。②刷牙时间要足够，保证口腔各个牙面都能刷干净，最少2~3分钟，否则原有牙菌斑可大量堆积和繁衍，最后导致炎症再次发生。③刷牙次数要足够，一般主张每天至少早晚各刷一次。为了维护疗效，可定期进行牙周洁治术，去除牙石，每6~12个月可1次。

# 第四节　牙周病的危险因素评估和预后

## 一、临床危险因素评估

牙周病的发生是多种因素共同作用的结果，如局部因素、全身因素、行为因素及社会心理因素等，在众多危险因素中，一些是可以改变的，但也有些是不可改变的。所以评估危险因素对牙周病的治疗具有重要意义。

### （一）不可逆危险因素

**1. 遗传因素**　牙周炎的家族聚集性，尤其是重度牙周炎、侵袭性牙周炎家族史以及易感基因携带者。

**2. 年龄**　老年人患牙周病的机率以及严重程度都要远高于青年人，是牙周病常年累积效应的结果。

**3. 种族**　非洲裔人易于患侵袭性牙周炎。

**4. 发育异常或解剖缺陷**　患牙先天牙根短小或牙根形态异常，一旦发生牙周炎症和牙槽骨骨吸收，则很快发展至根尖部，导致牙松动。

### （二）可逆危险因素

**1. 局部刺激因素**

（1）菌斑生物膜、牙石　牙菌斑是引发牙周病的始动因子；牙石对牙周组织的主要危害亦来其表面堆积的菌斑生物膜。

（2）咬合创伤　𬌗力若超过牙周组织的储备力，便可导致牙周组织创伤。牙周炎症并伴有咬合创伤时，会加速、加重牙周病的进程。

（3）食物嵌塞 嵌塞物对牙周组织的刺激性是导致牙周炎症和破坏的常见致病因素。

（4）其他局部刺激因素 根分叉角度偏小、根面凹陷、牙颈部釉突、系带附着过高、附着龈过窄或缺失、磨牙根柱过短、牙位置异常、拥挤和错殆畸形等，不利于菌斑的清除，易造成牙周组织损伤，是牙周病发生的有利条件，并可加重牙周破坏的进程。

**2. 全身因素**

（1）糖尿病 与牙周病可相互促进，所以血糖控制不佳的患者牙周组织感染具有不易控制、组织愈合差、再感染的风险高等特点。

（2）骨质疏松 虽然并不是引发牙周病的因素，但骨密度的下降会增加牙槽骨丧失和牙周病的风险。

（3）艾滋病 与牙周组织关系较为密切，易发生在牙龈上。艾滋病患者在经过清创和口腔治疗后可出现明显的伤口延期愈合，这种危险性在免疫力低下的患者中增加较为明显。

（4）遗传性疾病 周期性或永久性白细胞减少症、白细胞黏附缺陷病、Down 综合征、掌跖角化 – 牙周破坏综合征、Chediak–Higashi 综合征等。

**3. 其他因素**

（1）吸烟 不仅提高了牙周病的发病率，还会加快牙周炎病变的进程。

（2）心理压力与精神紧张 心理压力会促进肾上腺皮质激素的分泌，可以抑制机体的免疫防御功能，从而影响牙周炎的发生和发展。另一方面，心理压力也会改变个体的口腔卫生行为，增加牙周病的易感性，从而加重牙周组织的破坏。

（3）依从性差 患者的依从性虽与牙周病的发生和发展无直接相关，但患者的依从性差是导致牙周病治疗预后效果差的最重要因素之一。

## 二、牙周病的预后

### （一）牙龈病的预后

**1. 无系统性疾病的牙龈病预后** 病变仅局限于牙龈组织，治疗时要将牙菌斑、牙石等局部刺激因素彻底清除干净，疾病可逆，牙龈可完全恢复健康。对已有增生的龈炎，在彻底去净菌斑、牙石后，通过手术修整牙龈外形，牙龈也可恢复健康状态。

**2. 伴有系统性疾病的牙龈病预后** 药物性牙龈肥大经治疗后，病情会有明显改善；牙龈纤维瘤病也可通过牙龈切除及成形术纠正，疗效较佳；急性坏死性溃疡性龈炎只要无严重的系统性疾病，且治疗及时，牙龈可完全恢复健康。白血病等血液病所导致的牙龈病损，其牙龈炎症的改善主要取决于全身血液病的控制情况；HIV 相关的牙龈炎，其牙龈炎症的改善主要取决于全身艾滋病的治疗情况。

### （二）牙周炎的预后

牙周炎的预后与多方面因素有关。

**1. 牙周病类型** 轻、中度慢性牙周炎在完善治疗后，疗效较好。

**2. 骨吸收程度及类型** 骨吸收越严重，疗效越差；垂直型骨吸收预后较水平性骨吸收好。

**3. 病因的去除** 能彻底去除病因者，疗效好。

**4. 牙松动度** 松动度不明显的，经治疗后松动情况可减轻或消除。必要时需进行松牙固定。

5. **年龄** 一般年轻人恢复、愈合快，但骨吸收与牙周破坏相同情况下，则年轻人效果差。

6. **依从性** 依从性好，则疗效好。

7. **吸烟** 吸烟者的牙周破坏较重，戒除后治疗效果佳。

8. **心理与精神压力** 可影响牙周病的预后情况。

牙周病的发生是多种因素共同作用的结果，危险因素包括可逆和不可逆，治疗应全方位考虑，对危险因素进行评估，以利于牙周病预后判断。牙周病与牙菌斑关系密切，且牙周环境复杂，术中应保护患者和医师自身的权利和安全。

## 本章小结

牙周病治疗的总体目标是消除炎症和控制菌斑、恢复牙周组织的生理形态和功能、维持疗效和防止复发。为了实现总体目标，需要制订牙周病的治疗计划。牙周病治疗程序分四个阶段：基础治疗、手术治疗、修复治疗及牙周支持治疗。基础治疗和牙周支持治疗是每位患者都必须进行的，但手术治疗和修复治疗并不是必须经历的，所以应视患者不同病情制定个性化治疗设计。药物治疗是牙周病的辅助性治疗手段，也应根据病情进行选择，总原则为轻中度尽量不使用，尽量采用局部用药。

## 习 题

扫码"练一练"

**一、选择题**

1. 牙周病治疗程序第一阶段的目的在于

A. 消除或控制临床炎症及咬合性致病因素

B. 牙周手术治疗及松牙固定

C. 消除患者对牙周病的恐惧

D. 教育病人注重口腔卫生

E. 全身抗菌治疗

2. 牙周治疗第一阶段结束后一般多长时间进入第二阶段治疗

A. 1～2 周　　　　　　　　　　B. 4 周后

C. 1 周后　　　　　　　　　　D. 2～4 周

E. 3～6 周

3. 牙周手术治疗后多长时间可以进行永久性修复治疗

A. 1 个月　　　　　　　　　　B. 2 周

C. 2～3 个月　　　　　　　　D. 5 个月

E. 6 个月

4. 超声洁治时，工作头接触牙石的角度为

A. 80°　　　　　　　　　　　B. 65°

C. 90°　　　　　　　　　　　D. 25°

E. 15°

5. 手用器械洁治时，刃口与牙面的角度为

A. 65°

B. 75°

C. 90°

D. 15°

E. 80°

6. 目前牙周手术后最为常见的龈与牙结合的形式为

A. 骨结合

B. 胶原连结

C. 长结合上皮

D. 新附着

E. 细胞结合

7. 对于侵袭性牙周炎，四环素可作为辅助治疗，效果较好，常规其治疗疗程为

A. 4 次口服连续 1 周

B. 4 次口服连续 2 周

C. 250mg/ 次，4 次口服连续 3 周

D. 250mg/ 次，4 次口服连续 4 周

E. 250mg/ 次，4 次口服连续 2 周

8. 女，16 岁，前牙唇侧牙间乳头呈球状突起，松软光亮。若此患者诊断为青春期龈炎，下列哪项治疗措施不正确

A. 改正不良习惯

B. 尽早做牙龈切除术

C. 教正确的刷牙方法

D. 牙周基础治疗

E. 定期复查

9. 女，55 岁，高血压多年，诊断为药物性牙龈增生。下列治疗方案中，哪一项不正确

A. 牙周基础治疗

B. 全身应用抗生素

C. 口腔卫生宣教

D. 最好换另一类降压药

E. 必要时，可做牙周手术

**二、思考题**

患者，女，36 岁，右下第三磨牙缺失，第二磨牙Ⅲ度根分叉病变，远中根垂直骨吸收近根尖，近中根骨吸收达根长 1/3，牙微松动，最佳治疗方案是什么？

（刘彦杰）

# 第十四章

# 种植体周围组织疾病

## 学习目标

口腔医学专业

1. **掌握** 种植体周围组织疾病的临床表现及诊断。
2. **熟悉** 种植体周围组织疾病的治疗。
3. **了解** 种植体周围组织疾病的病因。
4. 具有对种植体周围组织疾病制定合理的治疗方案及采用合适治疗方法的能力。
5. 具有以患者为中心的人文关怀精神和交流沟通能力。

口腔医学专业专业

1. **了解** 种植体周围病变的临床表现。
2. **熟悉** 种植体周围病变的治疗。

## 案例分析

【案例】

女，48岁，体健。主诉：近3个月刷牙牙龈易出血，且咀嚼较硬食物时牙龈出血。口腔检查发现：患者口腔卫生较差，左上6为种植义齿，周围牙龈红、肿，探诊出血且深度为4mm，X线片无骨吸收。

【讨论】

1. 此患者最可能的诊断是什么？
2. 治疗方法是什么？

种植义齿是在口腔缺牙区的牙槽骨内植入种植体（人工牙根），再在其上端制作修复体完成种植义齿的修复。其应用越来越广泛，已成为缺失牙修复的重要方法。牙周病进展到晚期，牙周破坏加重，会出现牙齿松动和移位，若无及时治疗，则导致失牙发生。因此，了解种植体周围组织的结构、生物学特征、与牙周组织的异同等，是进行种植修复最基本知识；若种植体周围组织维护不好，同样会出现类似牙周组织的疾病，影响种植体功能的稳定性。

种植体周围组织疾病是指发生在种植体周围软、硬组织的疾病，分为两类：一类为仅发生在牙龈组织的可逆种植体周围黏膜炎，一类为同时波及牙龈及深层种植体周围组织的不可逆种植体周围炎，可引起种植体周围持续的骨吸收，最终导致骨结合丧失、种植失败。

# 第一节　种植体周围组织疾病的病因

目前认为，种植体周围组织疾病是多种因素共同作用的结果，主要病因包括种植体上的菌斑微生物、生物力学负荷过重以及宿主易感因素等。

## （一）种植体上的菌斑微生物

目前认为，种植体周围组织疾病与牙周病相似，菌斑堆积是导致疾病发生的始动因素。种植体周围组织疾病菌斑生物膜的特点：①种植体周围健康组织主要含 $G^+$ 需氧或兼性厌氧球菌。②当种植体周围软、硬组织存在炎症病变时，菌斑主要为 $G^-$ 厌氧菌等。③无牙殆患者种植体周围组织的菌斑组成更接近健康牙周组织的菌斑，缺少牙龈卟啉单胞菌和螺旋体。总的来说，口腔卫生状况是决定种植体周围组织患病的重要危险因素，保持口腔卫生和控制菌斑能有效地减轻或消除种植体周围组织病变。

## （二）生物力学负载过重

咬合负载过重是种植体周围组织疾病的重要促进因素，可使种植体 – 骨界面形成垂直型骨吸收，若同时伴有菌斑微生物感染时，病情加重。咬合关系不正常、义齿设计不合理（固位形、数目、长度）、种植体位置异常、上下颌骨关系异常均可能导致种植体生物力学负载过重。

## （三）宿主易感因素

天然牙根与周围牙槽骨有牙周膜的存在，牙周膜在收到不同方向力时，可对机体进行有效保护；人工牙根与周围牙槽骨为骨结合，缺乏本体感受器，感觉较为迟钝。有牙周炎病史的患者较牙周健康者具有更高的种植体周围组织疾病易感性。吸烟可以增加种植体周围软、硬组织并发症的发生率、增加边缘骨吸收速率，影响种植体周围组织疾病的治疗效果，是导致种植体失败的重要危险因素。

## （四）其他因素

种植体类型中，二阶段式不易感染种植体周围组织疾病。下颌骨骨密度较上颌高，初期稳定性和后期骨结合效果较好。种植体表面越光滑，种植体周围组织疾病发展就越慢。手术技术和术后处理不当也易引起种植体周围组织病变。

# 第二节　种植体周围组织疾病的临床表现及诊断

## （一）种植体周围组织疾病的分类

根据波及范围，种植体周围组织疾病可分为种植体周围黏膜炎和种植体周围炎。

## （二）种植体周围组织疾病的临床表现及诊断

**1. 种植体周围黏膜炎**　指发生在口腔种植体周围软组织的可逆炎症。类似牙龈炎。黏膜充血发红、肿胀，探诊出血甚至溢脓，不引起骨破坏，X 线片上无骨吸收表现，种植体无松动。种植体周围黏膜炎也可表现为软组织增生。

**2. 种植体周围炎** 类似牙周炎，病变已突破黏膜屏障，累及骨床，有种植体周袋的形成，溢脓和瘘管形成，水平或垂直型骨吸收，如果未得到及时治疗，将导致持续的骨吸收和种植体 – 骨结合界面分离，最终使种植体松动、脱落。

**3. 检查及诊断** 检查内容：①口腔卫生状况。②种植体周围黏膜。③探诊检查，主要探查种植体周袋的深度、附着丧失及探诊出血情况。健康种植体周袋的探诊深度应 ≤ 4mm，④ X 线检查，种植体周围黏膜炎不会引起骨吸收，因此 X 线片上无骨吸收表现。⑤种植体松动度，种植体黏膜炎不引起种植体松动。

# 第三节　种植体周围组织疾病的治疗

（一）初期治疗

**1. 口腔卫生指导** 施行治疗前，对患者进行有效的口腔卫生指导，患者可掌握有效的菌斑控制方法，以保持良好的口腔卫生，但应注意清洁的重点在种植体 – 基台连接部及其周围软组织。同时应养成定期复查习惯，每半年到一年复查一次，必要时进行专业洁治。

**2. 机械清除菌斑牙石** 通过机械手段清除天然牙和种植义齿各个牙面的菌斑、牙石。这是目前控制种植体周围黏膜炎最有效的方法。但应注意，钛种植体表面容易磨损，进行机械清洁时，必须采用塑料或钛刮治器械使牙石碎裂，再配合橡皮杯和抛光膏对种植体表面进行抛光以彻底清除菌斑。

**3. 局部应用抗菌药物** 探诊出血阳性、探诊深度在 4 ~ 5mm 之间者，有或无溢脓的种植体周围组织疾病，可以局部应用氯己定等抗菌剂，作为机械方法的辅助手段。抗菌剂应用一般需 3 ~ 4 周。常用的抗菌剂有 0.2% 氯己定含漱液以及 0.2% 氯己定凝胶等。探诊出血阳性，探诊深度大于 6mm 者，有或无溢脓的种植体，已有骨吸收时，则应用抗生素以减少致病菌，使软组织愈合。

（二）手术治疗

**1. 膜龈手术** 检查种植体周围软组织情况，若种植体周围无足够的角化龈维持种植体周围封闭，则最好行膜龈手术，增加角化龈宽度。

**2. 切除手术** 骨上袋，一壁骨袋的种植体周围炎，可行切除性手术。目的是减少种植体周袋的深度，重建软组织形态，修整骨外形，以促进患者种植体的菌斑控制。手术方法类似于牙周翻瓣术，翻起组织瓣，去除袋内壁的感染组织并暴露种植体，用激光或化学方法清理种植体表面，恢复种植体表面的生物相容性，进行复位、缝合。

**3. 引导性组织再生术** 将生物膜性材料覆盖在牙槽骨缺损区作为屏障，将软组织与骨组织分开，机械性阻止结缔组织、上皮长入缺损区，为骨细胞充满缺损区提供修复空间。术中应注意：①生物膜性材料放在牙槽骨缺损区并超出 2 ~ 3mm；②膜下的缺损区要有血块或植入自体骨以维持间隙；③术后一定要严密缝合切口。

**考点提示** 种植体周围病变的临床表现及治疗。

## 本章小结

种植体周围黏膜炎是可逆的。只要有效地控制菌斑、牙石等局部刺激物，种植体周围黏膜往往可以恢复正常。反之，则有可能进一步发展为骨的破坏，引起种植体周围炎进而导致骨结合丧失、种植体松动以及脱落、种植失败等。种植牙的植入绝不是种植治疗的终点，种植牙同样需要维护和定期复查，以避免菌斑牙石堆积引起深层周围组织的破坏。一般来说，种植义齿戴入后 1、3、6 个月均应复诊，1 年内无异常者应每半年到 1 年复诊 1 次，全面检查软、硬组织及上部义齿，每年拍 1 次 X 线片观察周围骨有无吸收，以发现早期感染症状。每半年到 1 年应做 1 次专业的洁治，彻底清除种植体及天然牙菌斑。

## 习 题

扫码"练一练"

### 一、选择题

1. 导致种植体周围组织病变最主要的因素是

A. 种植体植入时机械稳定性不适当      B. 食物嵌塞

C. 义齿𬌗关系不正常      D. 不良习惯

E. 牙菌斑

2. 种植体周围组织病变的始动因素是

A. 种植体上的菌斑微生物      B. 种植体数目过多

C. 种植体植入过深      D. 吸烟

E. 种植体上部结构为固定义齿

3. 关于种植体周围黏膜炎的临床表现的描述，下列哪项不正确

A. 软组织发红      B. 软组织肿胀

C. 探诊出血      D. 骨吸收

E. 溢脓

4. 关于种植体周围组织病变的治疗，下列哪项错误

A. 可用 0.12% 氯己定含漱

B. 如负载过重，应去除过重咬合负荷

C. 在应用抗生素之前，应先进行机械治疗和应用氯己定

D. 有些患者可进行手术治疗

E. 可使用传统的金属刮治器去除菌斑、牙石

5. 下列关于种植体周围组织疾病的说法，错误的是

A. 种植体周围组织病变的始动因子是菌斑微生物

B. 咬合负载过重是重要促进因素

C. 吸烟是影响种植体周围骨丧失的重要因素

D. 手术技术和术后处理不当易引起种植体周围组织病变

E. 两段式种植体容易感染牙周致病菌

6. 下列关于种植体周围炎的叙述，错误的是

A. 是种植体周围黏膜炎进展而来

B. 菌斑刺激和咬合负载过重是主要病因

C. 伴有骨吸收

D. 适当治疗可阻止骨吸收

E. 炎症进展比牙周炎要缓慢，治疗效果好

7. 下列关于种植体周围黏膜炎的叙述，错误的是

A. 主要由口腔卫生不良、菌斑刺激所致

B. 病变不可逆

C. 表现为种植体周围黏膜红胀、溢脓及探诊出血

D. 种植体周围黏膜增生

E. 不伴骨吸收

**二、思考题**

如何检查和诊断种植体周围组织疾病？

（刘彦杰）

# 第十五章

# 牙周医学

## 学习目标

口腔医学专业
1. **掌握** 伴有全身疾病患者的牙周治疗。
2. **熟悉** 牙周医学的概念。
3. **了解** 牙周疾病与全身疾病和健康的关系。
4. 具有对牙周病制定合理的治疗方案及采用合适治疗方法的能力。
5. 具有以患者为中心的人文关怀精神和交流沟通能力。

口腔医学技术专业
**了解** 牙周医学与全身的关系。

## 案例分析

【案例】
　　女，46岁，诊断为慢性牙周炎，右上第一磨牙基础治疗后仍有6mm的牙周袋，探诊后出血。该患者伴有糖尿病。

【讨论】
　　治疗时还应注意那些问题?

　　牙周疾病是口腔最常见的疾病，危害牙周健康和口腔健康。大量研究表明，慢性牙周炎和一些全身系统性疾病相关。所以口腔健康不佳，可能诱发其他全身性疾病。因此，牙周病学的一个新分支——牙周医学诞生了。

## 第一节　牙周医学的概念

　　牙周医学旨在描述牙周病与全身健康或疾病的双向关系，即牙周病可能加重以及加速全身疾病，而同样全身系统性疾病也可影响牙周组织健康或疾病。牙周医学的发展促使牙周病和系统性疾病的诊断及治疗进入新的认识。人们常有这样的疑问：为何一些人从不刷牙或口腔卫生很差，但却没有患牙周炎？为什么有一些牙龈炎会演变成牙周炎，但也有一些却始终停留在牙龈炎阶段？大量的研究结果充分表明了宿主的防御反应，也可以说宿主对牙周疾病的易感性是最终决定牙周疾病是否发生以及疾病进程和转归的一个重要条件。认识宿主的易感性为解释牙周炎的发生、发展的差异翻开了新页。宿主的易感性不同，患者的牙周疾病情况不同，对牙周治疗的反应及疗效也不相同。

# 第二节　牙周疾病与全身疾病和健康的关系

## （一）心脑血管疾病

1. **急性心肌梗死和慢性冠心病**　在同等条件下，急性心肌梗死和慢性冠心病患者的口腔卫生状况较无病者严重。

2. **动脉硬化**　炎症在动脉硬化的发生、发展过程中发挥重要作用。

## （二）糖尿病

糖尿病是一种常见的以高血糖为特征的慢性代谢性疾病。胰岛素的生成不足、功能不足或细胞表面缺乏胰岛素受体等机制，引起患者的血糖水平升高，糖耐量降低。研究显示，糖尿病与牙周炎两种疾病之间存在一种相互影响的双向关系，即糖尿病是牙周炎的一个促进因素，糖尿病导致骨代谢平衡失调，破骨活动加强以及骨修复减弱，加速了牙槽骨吸收，进而加重了牙周炎的发病率及严重程度；反之，牙周炎也影响糖尿病的病情，甚至促进糖尿病并发症的发生、发展，已成为糖尿病的第六并发症。

## （三）类风湿性关节炎

两种疾病均以慢性的骨组织破坏为主要临床特征，这也在一定程度上说明了两种疾病的相关性。类风湿性或其他炎症系统性疾病患者患牙周炎的机率较高。

## （四）呼吸系统疾病

牙周可疑致病菌可经呼吸道途径引发呼吸系统疾病，抗菌药物的使用能大大降低牙周可疑致病菌的数量，也可降低抵抗力差者患呼吸系统疾病的概率。

# 第三节　伴有全身疾病患者的牙周治疗

## （一）糖尿病

1. **了解病史**　糖尿病的类型、病程长短、血糖控制水平、有无并发症发生、家族病史以及对治疗的依从性等均会对治疗有一定影响。

（1）血糖控制理想（空腹血糖 4.4 ~ 6.1mmol/L，HbAlc < 6.5%），可行常规牙周治疗。

（2）血糖控制良好（空腹血糖 6.1 ~ 7.0mmol/L，HbAlc < 6.5% ~ 7.5%），可行常规牙周治疗，但尽量不行手术治疗。

（3）血糖控制差（空腹血糖 > 7.0mmol/L，HbAlc > 7.5%），可行牙周非手术治疗，预防性使用抗生素，以减少术后感染。不建议牙周手术治疗。

（4）血糖控制极差（空腹血糖 > 11.4mmol/L），此时口腔治疗后感染概率极大，所以仅建议处理急症。

**2. 控制感染**　加强口腔和全身健康的卫生指导。在急性感染期和重度感染时使用抗生素治疗以控制感染；机械性清创根面时可短期应用抗生素以利牙周组织的愈合及血糖控制。

**3. 治疗时间**　根据胰岛素活性，一般情况下，在胰岛素活性的高峰期前或后进行牙周治疗效果较好，即上午早饭后和服降糖药后。但应注意治疗时间尽量短，尽量控制在 2 小时以内。

**4. 尽量采用非手术治疗**　一般进行非手术治疗，必要时也可进行手术，但要由血糖控制水平和稳定性决定。术中慎用含有肾上腺素的局麻药，必要时可增加镇静药以控制患者情绪，减轻焦虑。

**5. 防止低血糖的发生**　牙周治疗前应了解患者糖尿病的用药情况，充分考虑治疗风险。若服药后长时间未进食后，则应注意低血糖的发生概率。

**6. 加强牙周维护**　强调日常护理。

**（二）心脑血管疾病**

**1. 了解病史**　用药情况、既往发作以及临床牙周检查均应详细。

**2. 多学科合作治疗**　考虑所有可能出现的并发症，及时应对。

**3. 预防性应用抗生素**　风湿性心脏病、先天性心脏病和有人工心脏瓣膜患者牙周治疗前，用过氧化氢或洗必泰溶液含漱，可以减少细菌的数量，减少细菌入血，治疗中可预防性应用抗生素，以避免感染性心内膜炎发生。行牙周手术者，抗生素应用时间延长至拆线之后。

**4. 治疗时间**　有心梗发作史或脑血管意外的患者，牙周治疗应在病情稳定后，6 个月后进行，近中午前后为较佳的治疗时间。

**5. 肾上腺素的合理使用**　局麻药中肾上腺素浓度不宜超过 1 ： 100000，控制药物用量和速度，以免入血。

**6. 高血压患者的治疗**

（1）高血压前期　收缩压 120～139mmHg 或舒张压 80～89mmHg，行常规牙周治疗。

（2）一期高血压　收缩压 140～159mmHg 或舒张压 90～99mmHg，询问全面疾病情况，就诊时测量血压，将血压情况告知患者，行常规牙周治疗。

（3）二期高血压　收缩压大于 160mmHg 或舒张压大于 100mmHg，将血压情况告知患者。收缩压小于 180mmHg 或舒张压小于 110mmHg，可行选择性牙周治疗，如一般检查、牙周非手术治疗等；若收缩压大于 180mmHg 或舒张压大于 110mmHg，则只能处理急症，应立即进行内科治疗。

**7. 其他**　安装有心脏起搏器的患者，应多学科合作，全面评估牙周治疗的可行性。有不稳定性心绞痛史的患者不宜过多牙周处理。

**（三）传染性疾病**

对于活动性传染性疾病，不行常规的牙周治疗，仅进行应急处理，但应在严格防止交叉感染的条件下。有些患者可能不清除自己患有传染性疾病，或不告知医生，因此在临床上应按"一致对待"原则来处理每一位患者，以防止医院内感染发生。常见传染性疾病为肝炎、结核病、HIV 感染和艾滋病、梅毒等。

### （四）凝血机制异常者

因高血压、心脑血管疾病、严重肝病或因其他疾病长期服用抗凝剂者，常有出血倾向，行牙周治疗前应注意检查，术中操作应轻柔以减小创伤；治疗结束可轻轻压迫牙龈组织，并认真检查有无残留的肉芽组织及渗血，必要时再观察20分钟，确认局部无活动性出血时，方可让患者离开。对待其他可导致异常出血的疾病如急性白血病、血小板减少性紫癜、血友病等血液病，均应与内科医生密切合作，谨慎地施以牙周治疗。

### （五）妊娠、哺乳期女性患者

（1）治疗尽量在安全期进行，若需进行龈上洁治术和龈下刮治术，应在妊娠4、5、6个月时进行。手术治疗尽量在分娩后进行。

（2）尽量避免妊娠期女性进行 X 线片检查，或减少照射次数。

（3）避免妊娠期用药，若必要，应与妇科医生商议。

## 本章小结

牙周疾病与全身疾病和健康密切相关。人们应该认识到，牙周健康、口腔健康是全身健康的重要部分，患牙周炎的患者可能也处于患其他疾病的危险中。牙周病患者的全身病史有助于牙周病病因的全面分析。伴有全身疾病患者的牙周治疗时，应指导患者严格控制菌斑，以减少和避免术后的复发，但也应注意全身疾病与牙周病的关系，必要时与所属专科医师会诊，联合进行治疗。

扫码"练一练"

## 习　题

**一、选择题**

1. 下列何种疾病与牙周病没有密切关系

A. 糖尿病       B. 白血病

C. 心血管疾病      D. 大叶性肺炎

E. 再生障碍性贫血

2. 关于牙周病患者的全身病史，下列不正确的是

A. 牙周治疗与全身疾病无关

B. 有助于牙周病病因的全面分析

C. 全身疾病改变对治疗的反应

D. 提醒医生对特殊病人采取特殊治疗

E. 全身疾病改变牙周组织对局部刺激的反应

3. 影响牙周病的全身疾病，除外

A. 糖尿病       B. Down 综合征

C. Papillon-Lefever 综合征   D. 胆囊炎

E. 冠心病

4. 关于全身疾病患者的牙周治疗，下列不正确的是

A. 有严重并发症的糖尿病患者，只进行应急治疗

B. 患者自述无传染性疾病即按其无传染性疾病对待

C. 6 个月内发生过心肌梗死的患者不宜进行常规牙周治疗

D. 长期服用抗凝剂的患者，牙周治疗前应先查血

E. 活动性乙肝患者不宜进行常规牙周治疗

5. 有关全身疾病与牙周炎，下列哪项是错误的

A. 青春前期牙周炎常伴有全身疾患

B. 白血病患者可先于本病被诊断前到口腔科就诊

C. 艾滋病患者可患坏死性牙龈炎和牙周炎

D. 糖尿病性牙周炎与菌斑有关

E. 全身疾病可引起牙周病

6. 关于全身疾病对牙周治疗的影响应考虑

A. 糖尿病 　　　　　　　　　　B. 心血管疾病

C. 凝血机制异常 　　　　　　　D. 传染性疾病

E. 以上都是

7. 女，46 岁，诊断为慢性牙周炎，右上第一磨牙基础治疗后仍有 6mm 的牙周袋，探诊后出血。若该患者伴有糖尿病，治疗时还应注意

A. 口服抗生素 　　　　　　　　B. 同时做牙髓治疗

C. 停止服降糖药物 　　　　　　D. 控制血压

E. 降低免疫功能

**二、思考题**

在临床工作中对伴糖尿病的牙周炎患者进行牙周治疗时应注意哪些事项?

（刘彦杰）

第五篇

# 口腔黏膜病

# 第十六章

# 口腔黏膜病概述

## 学习目标

口腔医学专业

1. **掌握** 口腔黏膜病的定义和口腔黏膜基本损害的特点。
2. **熟悉** 口腔黏膜病的病史采集和检查方法。
3. 具有以患者为中心的人文关怀精神和交流沟通能力。

口腔医学技术专业

1. **掌握** 口腔黏膜病的基本病损特点。
2. **了解** 口腔黏膜病的检查方法。

## 案例分析

【案例】

患者，女，1岁半。主诉：母代述患儿啼哭发热2天。病史：患儿烦躁，啼哭发热2天，拒食，流口水，今晨发现患儿口唇部口内有广泛的小水疱。检查：发育正常，体温38.2，口唇黏膜舌牙龈广泛充血水肿，有成簇透明的小水疱。部分水疱破溃形成浅表小溃疡，直径1~2mm，部分溃疡融合形成大的不规则浅表溃疡。上唇肿胀明显，唇红口周皮肤可见成簇小水疱，可见黄色痂皮。颌下淋巴结肿大，有压痛。

【讨论】

1. 该患儿诊断是什么，还需做哪些检查明确诊断？
2. 该病与哪些常见病相鉴别？
3. 该患儿如何治疗？

口腔黏膜病（oral mucosal diseases）是指发生在口腔黏膜及口腔软组织的类型各异、种类众多的疾病。但口腔肿瘤及牙龈炎症除外，归颌面外科及牙周科诊治。口腔黏膜组织的病变，除局部原因引起损害外，往往是全身性疾病的口腔表征，有时甚至是早期或唯一的表现。口腔黏膜病的临床表现复杂多变，其病种繁多，有常见、少见、罕见的病种，常有同病异症或异病同症的表现，有许多口腔黏膜的诊断又含有一些边缘学科的内容。在讲解过程中，侧重于口腔基本病损、全身症状、诊断及治疗原则。

# 第一节　口腔黏膜组织及其临床病损特点

## 一、口腔黏膜组织

### （一）口腔黏膜的组织结构

1. **上皮层**　复层鳞状上皮。从表层向下依次分为角化层、颗粒层、棘细胞层、基底细胞层。

2. **固有层**　上皮和结缔组织交替伸入部分，分乳头层和网状层。该层对上皮起到支持、营养等功能。

3. **基底膜**　连接上皮和结缔组织的部分。形成的交错面可以分散表层所承受的机械压力。

4. **黏膜下层**　疏松结缔组织，提供上皮营养，有血管、神经、淋巴管、腺体、脂肪组织等。

### （二）口腔黏膜的分类

口腔黏膜按照其功能分为：

1. **被覆黏膜**　仅起覆盖作用。如唇、颊、口底、舌腹、软腭等。

2. **咀嚼黏膜**　有耐摩擦的能力。如硬腭和附着龈表面。

3. **特殊黏膜**　为覆盖在舌背表面的黏膜。表面粗糙，有许多乳头突起，黏膜表层主要是正角化，无黏膜下层。舌肌纤维可伸入基底膜内。

### （三）口腔黏膜的功能

1. **屏障保护功能**　口腔黏膜防御屏障包括物理化学屏障和免疫屏障。

（1）唾液屏障　唾液形成了口腔黏膜的第一道屏障。

（2）上皮屏障　完整的黏膜上皮是阻止异物、微生物进入深层组织的天然生理屏障。

（3）免疫细胞屏障　上皮内的淋巴细胞包括抑制性 T 细胞、辅助性 T 细胞、B 淋巴细胞，在受到抗原刺激后发生增殖反应，产生淋巴因子，发挥免疫功能。

（4）免疫球蛋白屏障或称为体液免疫屏障　sIgA 是最重要的免疫球蛋白，它能保留在上皮细胞或细菌表面，成为一种"抗菌涂层"。

2. **感觉功能**　口腔黏膜不仅对痛觉、触觉和温觉具有敏锐的感觉功能，而且还有司味觉的作用。这一功能是全身任何其他组织细胞都不具有的。另外，口腔黏膜上还具有渴觉感受器。

3. **其他功能**　除上述功能外，口腔黏膜还具有温度调节及分泌的功能。

## 二、口腔黏膜临床病损特点

各种口腔黏膜病都有自己特别的临床病损，正确加以辨认，是诊断口腔黏膜病的第一步。口腔黏膜病损的基本类型有：斑、丘疹、丘斑、疱（大疱、脓疱）、溃疡、糜烂、结节、肿大、角化异常、萎缩、皲裂、假膜、脱屑、痂、坏死和坏疽等。下面的讲述中逐一加以介绍。

**（一）斑（macule）**

黏膜上较局限的颜色异常，大小不定，不高不厚，无硬结。颜色常较周围正常黏膜为深，可呈红色、红棕色或棕黑色。

**（二）丘疹（papule）**

黏膜上一种小的实体性突起，针头至 5mm 大小。颜色呈灰白色或为红色，消退后不留痕迹。

**（三）丘斑（patch）**

丘斑是一种界限清楚，大小不等，稍隆起而坚实的病损，为白色或灰白色，表面比较平滑或粗糙，可看到有沟裂将病损分割开。白斑和癌可呈现丘斑形病损。

**（四）疱（vesicle）**

黏膜内贮存液体而成疱。呈圆形突起，2~5mm 不等。分上皮内疱和上皮下疱。破裂则形成糜烂或溃疡。

**1. 大疱（bulla）** 是一种大的水疱型病损，直径 5mm 以上。大疱壁的厚薄，取决于大疱的部位是皮下还是皮内。大疱被膜的紧张或松弛度，取决于疱内液量多少。

**2. 脓疱（pustule）** 也是一种疱性病损，由脓性物取代了透明的疱液。

**（五）溃疡（ulcer）**

溃疡是黏膜的完整性发生持续性缺损或破坏，表层脱落而凹陷。浅的只破坏上皮层，愈合后无瘢痕；深的病变波及黏膜下层，愈合后遗留瘢痕。

**（六）糜烂（erosion）**

糜烂是黏膜的一种表浅缺损，为上皮的部分损伤，不损及基底细胞层。

**（七）结节（nodule）**

结节是一种突起于口腔黏膜的实体病损，为结缔组织团块，迫使其表面上皮向外突起，形成表浅损害，其大小不等，形状不定，颜色粉到紫。

**（八）肿大（tumescence）**

肿大是一种从黏膜表面向外突出的实质性生长物，其大小、形状、颜色不等。按组织病理学可分为真性肿瘤或肿瘤样病变。

**（九）角化异常** 有三种情况。

**1. 过度角化（hyperkeratosis）** 上皮角化层异常增厚或角化层没有随代谢过程脱落。

**2. 不全角化（parakeratosis）** 当黏膜上皮出现炎症或棘层水肿时常出现，在角化层中有未完全消失的，固缩的上皮细胞核。

**3. 角化异常增殖（dyskeratosis）** 是上皮细胞异常发育，在棘层及基底层中发生角化。

**（十）萎缩（atrophy）**

上皮变薄发红，病变略凹陷，结缔组织丰富的血管分布清楚可见，特有的一些上皮结构消失，被一薄层上皮所取代。

**（十一）皲裂（rhagades）**

黏膜表面线状裂口，由炎性浸润使组织失去弹性变脆而成。

**（十二）假膜（pseudomembrane）**

假膜为灰白色或黄白色膜，由炎性渗出的纤维素、坏死脱落的上皮细胞和炎性细胞聚集在一起形成。

### （十三）脱屑（desquamation）

脱屑是上皮表层脱落成鳞屑或片状。发生鳞屑往往是由炎症引起

### （十四）痂（crust）

在黏膜或皮肤表面，病损的渗出液变干而形成结痂。

### （十五）坏死和坏疽（necrosis and gangrene）

局部组织发生病理性破坏死亡称为组织坏死，受腐败细菌作用而发生组织坏死称为坏疽。

**考点提示**　口腔黏膜基本病损的特点。

# 第二节　口腔黏膜病的检查与诊断

## 一、病史

病史包括主诉、现病史、既往史、家族史、系统病史（偏重于内科及皮肤科、五官科）及治疗史。

## 二、检查

### （一）口腔黏膜检查

1. **唇红**　注意唇线的对称性，唇的张力和形态，口角区黏膜有无糜烂或渗出物。

2. **唇、颊黏膜**　上下牙咬合线处常见前后纵向的组织皱襞，颜色呈灰白略水肿是牙齿长期机械刺激所致，称颊白线。正对上颌第二磨牙牙冠处，颊黏膜隆起处称为腮腺乳头。磨牙远侧称为磨牙后垫。

3. **口底及舌腹**　口底黏膜菲薄，有时隐约可见舌下腺和血管。舌系带位于正中，两侧有下颌下腺和舌下腺导管的开口，舌腹黏膜亦薄，常见舌腹静脉的怒张或小的出血点。

4. **舌**　伸舌检查其对称性，舌背乳头，舌苔形状及颜色。

5. **腭**　硬腭有腭皱襞，硬软腭交界处有腭凹，磨牙区有稍突起的腭隆突，软腭应注意其活动性及悬雍垂的形态。

6. **咽**　咽前后柱常见充血，扁桃体肿大发炎，咽本部炎症又常同时并发舌根部的淋巴滤泡炎症，并迁延为慢性炎症。

7. **牙龈**　形态、色泽，有无起疱及上皮剥脱，白色斑纹的分布等。

### （二）辅助检查

1. **血液学检查**　除血常规外，可考虑进行凝血功能检查、红细胞沉降率的测定、血糖测定等。

2. **免疫学检查**

3. **活体组织检查**　口腔黏膜病活检目的一是确定诊断，二是排除恶变。

4. **脱落细胞学检查**

5. 微生物学检查

6. 其他 如免疫组学检查、分子生物学技术、微循环、血液流变学、微量元素等可做参考。

# 第三节 口腔黏膜病的治疗原则

## 一、对病因采取措施

如去除局部刺激因素，控制病原微生物，治疗全身系统病。

## 二、全身治疗

支持疗法，给高营养食物及维生素类药物。提高机体愈合能力抗感染治疗。调节免疫功能，抗过敏治疗变态反应性疾病。

## 三、局部治疗

保持口腔清洁，防止继发感染，除去局部刺激因素。

1. **消毒灭菌** 可用含漱剂如 0.12% ~ 0.2% 洗必泰溶液。

2. **止痛** 局部可用 1% 普鲁卡因含漱或 0.5% 达可罗宁贴敷。

3. **消炎** 及促进病变愈合

4. **理疗**

## 四、针刺疗法

用耳针、电针等调整全身机能。

## 五、中药辨证论治

调整机体脏腑气血，恢复平衡。

📋 **知识拓展**

### 口腔黏膜病诊疗中常用的实验室检查

口腔黏膜病常用的实验室检查如下。

1. 血常规 评价红细胞、白细胞、血红蛋白的数量或浓度，对于诊断因贫血而造成的口腔黏膜病，如萎缩性舌炎，是首要的诊断依据之一。

2. 血生化 主要是肝肾功能和血糖。

3. 免疫学检查 针对自身抗体的检查，多为自身免疫病的诊断依据，如系统性红斑狼疮、干燥综合征、白塞病等，可存在相关抗体的水平变化。

4. 病原学检查 包括真菌、细菌的培养和药敏实验，梅毒螺旋体的抗体效价实验、人类免疫缺陷病毒的基因学检查。

## 本 章 小 结

口腔黏膜是口腔里的湿润衬里，包括上皮和上皮下组织。口腔黏膜具有生物屏障、感觉等功能。发生或累及在口腔黏膜上的疾病，统称为口腔黏膜疾病，包括全身疾病的口腔表现。掌握基本病损是诊断疾病的基础和前提。

## 习 题

### 一、选择题

1. 黏膜上皮的完整性发生持续性缺损或破坏，称为

A. 萎缩            B. 坏死

C. 溃疡            D. 假膜

E. 丘疹

2. 口腔黏膜防御屏障包括

A. 唾液屏障        B. 上皮屏障

C. 免疫细胞屏障    D. 免疫球蛋白屏障

E. 以上都是

### 二、思考题

1. 简述口腔黏膜的结构和功能。

2. 简述口腔黏膜病的检查方法。

（陈罗曼）

# 第十七章

# 口腔黏膜感染性疾病

**学习目标**

口腔医学专业

1. **掌握** 单纯疱疹、带状疱疹、手足口病的病因、临床表现、诊断和治疗原则。
2. **熟悉** 球菌性口炎的临床表现及治疗。
3. **了解** 口腔念珠菌病的病因、临床表现、诊断和治疗原则。
4. 具有对口腔黏膜感染性疾病的诊断及治疗的能力。
5. 具有以患者为中心的人文关怀精神和交流沟通能力。

口腔医学技术专业

1. **掌握** 口腔黏膜感染性疾病的临床表现。
2. **熟悉** 口腔黏膜感染性疾病的治疗方法。

## 案例分析

【案例】

患者，男，3个月。主诉：母代述患儿口内起白点斑片3天。病史：一周前患儿发热、无力，感冒哭闹不安。服用感冒药后，症状有所缓解。3天前，发现其口内有散在的白色小点，并逐渐增多呈片状。患儿烦躁，拒食。检查：口内双侧颊黏膜，舌腹充血，上有凝乳状白色斑点，针尖大小。同时颊唇区域呈形状不规则的白色斑片，用棉签用力擦拭，白色斑片可脱落，遗留溢血的剖面。实验室检查：取白色斑片涂片镜检可见大量假菌丝、芽孢。培养：培养基形成厚壁孢子。

【讨论】

1. 该患儿诊断和诊断依据是什么？
2. 该病的鉴别诊断有哪些？
3. 该患儿如何治疗处理？

# 第一节　病毒感染性疾病

## 一、口腔单纯疱疹

### （一）病因

单纯疱疹（herpessimplex）是由单纯疱疹病毒（herpessimplex virus，HSV）所致的皮肤黏膜病。临床上以出现簇集性小水疱为特征，有自限性，易复发。口腔单纯疱疹病毒感染的患者及无症状的病毒携带者为传染源。主要通过飞沫、唾液及疱疹液直接接触传播，亦可通过被唾液污染的餐具和衣物间接传染。传染方式主要为直接经呼吸道、口腔、鼻、眼结膜、生殖器黏膜或破损皮肤进入人体。

单纯疱疹病毒初次进入人体，病毒在侵入处生长、繁殖，造成原发感染，原发感染大多无临床症状或呈亚临床感染，其中只有约 10% 的患者表现出临床症状。原发感染尚无抗单纯疱疹病毒的循环抗体。此后病毒可沿感觉神经干周围的神经迁移而感染神经节，如口面部的三叉神经节，也可潜伏于泪腺及唾液腺内。单纯疱疹病毒在人体内不能产生永久性免疫力，尽管原发感染后机体产生了抗单纯疱疹病毒的抗体，但该抗体无明显的保护作用。当机体遇到如紫外线、创伤、感染、胃肠功能紊乱、妊娠、劳累、情绪、环境因素等改变时可使体内潜伏的病毒活化，疱疹复发。

单纯疱疹复发的原因尚不清楚，对单纯疱疹病毒感染的免疫学研究显示，单纯疱疹复发的次数与抗单纯疱疹病毒抗体水平无关。

单纯疱疹病毒与癌变的关系尚存在争议。

### （二）临床表现

**1. 原发性疱疹性口炎（primary herpetic stomatitis）** 为最常见的由 I 型单纯疱疹病毒引起的口腔病损，可表现为一种较严重的龈口炎——急性疱疹性龈口炎。本病以 6 岁以下儿童较多见，尤其是 6 个月至 2 岁婴幼儿更多，本病在成人也不少见。

（1）前驱期　原发性单纯疱疹感染，发病前常有接触疱疹病损患者的历史。潜伏期为 4～7 天，以后出现发热、头痛、疲乏不适、全身肌肉疼痛，甚至咽喉肿痛等急性症状，下颌下和颈上淋巴结肿大、触痛。患儿流涎、拒食、烦躁不安。经过 1～2 天后，口腔黏膜广泛充血、水肿，附着龈和龈缘也常出现急性炎症。

（2）水疱期　口腔黏膜任何部位皆可发生小水疱，水疱可以单个存在，但更多的是成簇分布，水疱的疱壁薄、透明，不久溃破，形成浅表溃疡，绕之以红晕（图 17-1）。

（3）糜烂期　尽管水疱较小，但汇集成簇，溃破后可引起大面积糜烂，并能造成继发感染，上覆黄色假膜。除口腔内的损害外，

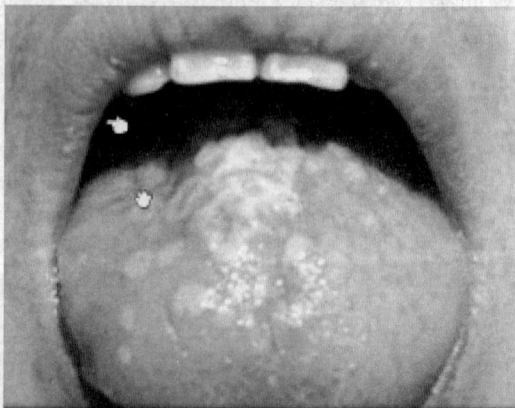

图17-1　原发性单纯疱疹

唇和口周皮肤也有类似病损，疱破溃后形成痂壳。

（4）愈合期　糜烂面逐渐缩小，愈合，整个病程需 7～10 天。但未经适当治疗者，恢复较缓慢。少数情况下，原发感染可能在体内广泛播散。在极少数病例，单纯疱疹病毒可进入中枢神经系统，引起脑炎或脑膜炎。

**2. 复发性疱疹性口炎（recurrent herpetic stomatitis）**　原发性疱疹感染愈合以后，不管其病损的程度如何，有 30%～50% 的病例可能发生复发性损害。一般复发感染的部位在口唇或接近口唇处。复发的口唇损害有两个特征：损害总是以起疱开始，常为多个成簇的疱，单个的疱较少见；损害复发时，总是在原先发作过的位置，或邻近原先发作过的位置。复发前患者可感到轻微的疲乏与不适，病损区有刺激痛、灼痛、痒、张力增加等症状。以后出现水疱，随后破裂、糜烂、结痂。从开始到愈合约 10 天，合并继发感染常可延缓愈合的过程，并使病损处出现小脓疱，愈合后可有色素沉着（图 17-2）。

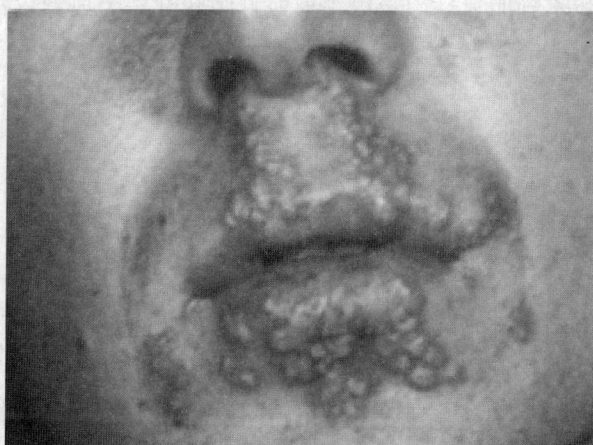

图17-2　复发性疱疹性口炎

### （三）诊断及鉴别诊断

**1. 诊断**　大多数病例，根据临床表现都可做出诊断。如原发性感染多见于婴幼儿，急性发作，全身反应重，口腔黏膜的任何部位和口唇周围可出现成簇的小水疱，口腔黏膜破溃后形成浅溃疡。复发性感染成人多见，全身反应轻，但口角、唇缘及皮肤仍出现典型的成簇小水疱。

**2. 鉴别诊断**　本病应与以下疾病鉴别。

（1）疱疹样阿弗他溃疡（表 17-1）。

表17-1　急性疱疹性龈口炎与疱疹样阿弗他溃疡的鉴别

| | 急性疱疹性龈口炎 | 疱疹样阿弗他溃疡 |
| --- | --- | --- |
| 好发年龄 | 婴幼儿 | 成人 |
| 发作情况 | 急性发作，全身反应重 | 反复发作、全身反应轻 |
| 病损特点 | ①成簇小水疱，疱破后成大片表浅溃疡<br>②损害遍及口腔黏膜各处包括牙龈、上腭、舌、颊和唇黏膜<br>③可伴皮肤损害 | ①散在小溃疡，无发疱期<br>②损害仅限于口腔的非角化黏膜<br>③无皮肤损害 |

（2）三叉神经带状疱疹　是由水痘－带状疱疹病毒引起，水疱较大，疱疹聚集成簇，沿三叉神经的分支排列成带状，但不超过中线，疼痛剧烈。本病以老年人及免疫缺陷者多见。

（3）手足口病　后者在口腔黏膜、手掌、足底出现散在水疱、丘疹与斑疹，其中央为小水疱，数日后干燥结痂；口腔损害广泛分布于唇、颊、舌、腭等处，初起时多为小水疱，迅速破溃成为溃疡，经 5~10 天后愈合。

（4）疱疹性咽峡炎　由柯萨奇病毒 A4 所引起的口腔损害，临床表现与急性疱疹性龈口炎相类似，但前驱期症状和全身反应都较轻，病损的分布只限于口腔后部，如软腭、腭垂（悬雍垂）、扁桃体等处，临床表现为丛集成簇的小水疱，不久破溃成溃疡，损害很少发生于口腔前部，牙龈一般不受损害，病程大约 7 天。

（5）多形红斑　是一种原因尚不明的急性炎症性皮肤黏膜病。诱发因素包括感染、药物的使用，但也有些找不到明显诱因。以靶形或虹膜状红斑为典型皮损的急性炎症性皮肤黏膜病。

**考点提示**　口腔单纯疱疹疾病的鉴别诊断。

### （四）治疗

#### 1. 全身抗病毒治疗

（1）核苷类抗病毒药　目前认为核苷类药物是抗单纯疱疹病毒最有效的药物。

原发性疱疹性口炎：阿昔洛韦 200mg 口服，每天 5 次，5 天 1 个疗程；伐昔洛韦 1000mg 口服每天 2 次，10 天 1 个疗程；泛昔洛韦 125mg 口服，每天 2 次，5 天 1 个疗程。

原发感染症状严重者：阿昔洛韦 150mg/（kg·d），分 3 次静脉滴注，5 天 1 个疗程。

频繁复发（1 年复发 6 次以上）者：为减少复发次数，可用病毒抑制疗法，阿昔洛韦 200mg，每天 3 次口服，或伐昔洛韦 500mg，每天 1 次口服，一般需要连续口服 6~12 个月。

（2）利巴韦林　又称病毒唑，是一种广谱抗病毒药物，主要通过干扰病毒核酸合成而阻止病毒复制，对多种 DNA 病毒或 RNA 病毒有效。可用于疱疹病毒等的治疗。口服 200mg，每天 3~4 次；肌内注射 5~10mg/（kg·d），每天分 2 次注射；不良反应为口渴、白细胞减少等，妊娠早期禁用。

以上药物用量均为成人用量，儿童用量应根据儿童的体重和药物说明书进行具体计算。

#### 2. 局部治疗

（1）口腔黏膜局部用药　常使用的制剂有溶液、糊剂、散剂及含片。

1）0.1%~0.2% 葡萄糖酸氯己定溶液、复方硼酸溶液、0.1% 依沙吖啶溶液漱口，皆有消毒杀菌作用。

2）3% 阿昔洛韦软膏或酞丁安软膏局部涂擦，可用治疗唇疱疹。

3）散剂　如锡类散、养阴生肌散、西瓜霜粉剂等均可局部使用。

4）含片　溶菌酶片 20mg、西地碘含片 1.5mg 等含化，每天 3~4 次。

5）唇疱疹继发感染时，可用温热生理盐水、0.1%~0.2% 氯己定液或 0.01% 硫酸锌液湿敷。锌可抑制 I 型单纯疱疹病毒 DNA 聚合酶，进而直接影响病毒的复制。抗生素糊剂，如 5% 金霉素甘油糊剂或 5% 四环素甘油糊剂局部涂抹。

（2）物理疗法 口腔单纯疱疹的复发感染可用激光治疗。每次总共照射 3～5 分钟。

**3. 对症和支持疗法**

（1）支持疗法 病情严重者应卧床休息，保证饮水量，维持体液平衡。进食困难者可静脉输液，补充维生素 B、维生素 C 等。

（2）对症处理 疼痛剧烈者局部用麻醉剂涂搽，婴幼儿患者高热者可用水杨酸类药退烧。

**4. 中医中药治疗** 疱疹性口炎也可局部应用中成药，如锡类散、冰硼散、西瓜霜等，或口服双黄连口服液、板兰根冲剂、抗病毒冲剂等。

**考点提示** 口腔单纯疱疹的治疗。

## 二、带状疱疹

### （一）病因

带状疱疹（herpes zoster）是由水痘－带状疱疹病毒（VZV）引起，以沿单侧周围神经分布的簇集性小水疱为特征，常伴有明显的神经痛。

### （二）临床表现

本病夏秋季的发病率较高。发病前阶段，常有低热、乏力症状，将发疹部位有疼痛、烧灼感，三叉神经带状疱疹可出现类似牙痛症状，临床易造成误诊。本病最常见为胸腹或腰部带状疱疹；其次为三叉神经带状疱疹，损害沿三叉神经的三支分布。

疱疹初起时颜面部皮肤呈不规则或椭圆形红斑，数小时后在红斑上发生水疱，逐渐增多并能合为大疱，数日后，疱浆混浊而吸收，1～2 周脱痂，遗留的色素也逐渐消退，一般不留瘢痕，损害不超越中线。

口腔黏膜的损害仅限于单侧。第一支除额部皮肤受累外，尚可累及眼角黏膜，可引起失明；第二支累及上唇、腭及颞下部、颧部、眶下皮肤；第三支累及舌、下唇、颊及颏部皮肤。

此外，病毒入侵膝状神经节可出现外耳道或鼓膜疱疹，膝状神经节受累同时侵犯面神经的运动和感觉神经纤维时，表现为面瘫、耳痛及外耳道疱疹三联症，称为 Ramsay-Hunt 综合征，又称带状疱疹膝状神经节综合征。

带状疱疹常伴有神经痛，但多在皮肤黏膜病损完全消退后 1 个月内消失，少数患者可持续 1 个月以上，称为带状疱疹后遗神经痛，常见于老年患者，可能存在半年甚至更长。

### （三）诊断及鉴别诊断

根据特征性的单侧性皮肤－黏膜疱疹，沿神经支分布及剧烈的疼痛，一般易于诊断。应注意与单纯疱疹、疱疹性咽峡炎等鉴别。

### （四）治疗

**1. 抗病毒药物** 应尽早应用，同单纯疱疹治疗。

**2. 止痛** 常用药物有阿司匹林每次 0.5g，每天 3 次；芬必得每次 0.2g，每天 2 次；卡马西平每次 100mg，每天 3 次。

**3. 免疫调节** 免疫球蛋白（0.6～1.2mg/kg）肌内注射，每周2次；转移因子口服6mg，每天3次。

**4. 糖皮质激素** 应用有争议，多认为早期使用可降低宿主炎性反应，减少组织损伤，尤其对防止持久性脑神经麻痹和严重的眼部疾患有积极意义。

以上药物用量均为成人用量，儿童用量应根据儿童的体重和药物说明书进行具体计算。

其他治疗方法包括：①物理疗法，如以中波紫外线照射皮损处。②中医中药治疗，包括内治和针刺治疗。

考点提示 ▶ *带状疱疹的临床特征。*

### 三、手足口病

#### （一）病因

手足口病是由肠道病毒引起的传染病，引发本病的肠道病毒有20多种（型），其中以柯萨奇病毒A16型（Cox A16）和肠道病毒71型（EV 71）最为常见。

**1. 传染源** 病毒污染的手、毛巾、手绢、牙杯、玩具、食具、奶具以及床上用品、内衣等、患者咽喉分泌物及唾液及被病毒污染的水和食物。

**2. 易感人群** 人对肠道病毒普遍易感，各年龄组均可感染发病，但以3岁以下年龄组发病率最高。

**3. 传播途径** 接触传播是重要的传播方式，儿童通过接触被病毒污染的手及生活用品引起感染。或者患者咽喉分泌物及唾液中的病毒可通过空气传播和被病毒污染的饮食传播。

考点提示 ▶ *手足口病的病因。*

#### （二）临床表现

3岁以下幼儿是主要患者。手足口病潜伏期为3～4天，多数无前驱症状而突然发病。常有1～3天的持续低烧，口腔和咽喉部疼痛，或有上呼吸道感染的特征。皮疹多在第2天出现，呈离心性分布，多见于手指、足趾背面及指甲周围，也可见于手掌、足底、会阴及臀部。开始时为玫红色斑丘疹，1天后形成半透明的小水疱，如不破溃感染，常在2～4天吸收干燥，呈深褐色薄痂，脱落后无瘢痕。口内颊黏膜、软腭、舌缘及唇内侧也有散在的红斑及小疱疹，多与皮疹同时出现，或稍晚1～2天出现（图17-3）。

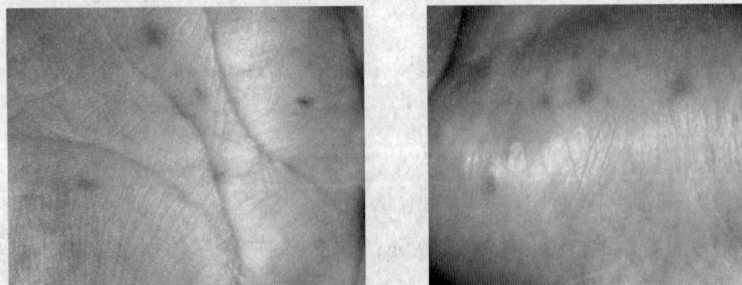

图17-3 手足口病

本病的整个病程为 5~7 天，个别达 10 天。一般可自愈，预后良好，并发症少见，但少数患者可复发。少数患者可并发无菌性脑膜炎、脑炎、急性弛缓性麻痹、呼吸道感染和心肌炎等，个别重症患病情进展快，易发生死亡。

**（三）诊断及鉴别诊断**

夏秋季多见于托幼单位群体发病；患者多为 5 岁以下幼儿；手、足、口部位的突然发病起疱，皮肤的水疱不破溃；一般全身症状轻，可自愈。

发病初期（1~3 天）采咽拭子、疱液或粪便标本可分离出病毒，疱液中分离病毒诊断最准确。患者血清中特异性 IgM 抗体阳性，或急性期与恢复期血清 IgG 抗体滴度可增高 4 倍以上。此外，患者上述组织标本中可检测到病原核酸。

本病应与水痘、疱疹性龈口炎及疱疹性咽峡炎相鉴别。疱疹性龈口炎四季均可发病，一般无皮疹，偶尔在下腹部可出现疱疹。疱疹性咽峡炎为柯萨奇 A4 型病毒引起，其口腔症状与本病相似，但主要发生于软腭及咽周，而且无手足的病变。

**（四）治疗**

**1. 对症治疗**　由于手足口病的症状较轻，预后良好，主要应注意患儿的休息和护理，给予稀粥、米汤、豆奶及适量冷饮，用淡盐水或 0.1% 氯己定液漱口，口服 B 族维生素、维生素 C。同时也应注意患儿的全身症状，警惕并发症（心肌炎、脑膜炎）的出现。

**2. 抗病毒治疗**　同单纯疱疹。

**3. 中医药治疗**　目前临床上可用口炎颗粒、板蓝根颗粒、抗病毒颗粒或蓝芩口服液口服；特别是托幼单位的群体发病情况下用中草药口服，有较好的疗效。

**4. 局部用药**　主要治疗口腔溃疡，如各种糊剂及含片。

**（五）预防**

及时发现疫情和隔离患者是控制本病的主要措施。

📋 **知识拓展**

### 口腔黏膜病毒感染性疾病的预防及预后

单纯疱疹、手足口病、带状疱疹均是由病毒感染导致的疾病，因此，及时发现疫情和隔离患者是控制病毒感染疾病的主要措施。原发性单纯疱疹、手足口病、水痘均多发生于婴幼儿，易在幼托机构爆发，托幼园所应注意检测幼儿体温、双手和口腔黏膜状态，发现病儿应隔离 1~3 周，同时注意定期进行日用品、食物玩具和便器的消毒。这几种疾病预后一般良好，7 天左右愈合，但极少数播散性感染患者会出现脑膜炎、肺炎等严重并发症。

# 第二节　口腔念珠菌病

　　口腔念珠菌病（oral candidiasis）是由念珠菌感染所引起的口腔黏膜疾病。近年来抗生素、糖皮质激素及免疫抑制剂等药物的广泛应用，以及器官移植、糖尿病和艾滋病患者的增加，口腔念珠菌病日益常见且危害性逐渐引起人们重视。

## （一）病因

　　白色念珠菌是口腔念珠菌病中最主要的病原菌。25%～50%的健康人口腔、阴道、消化道可寄生念珠菌，一般不会致病，在某些致病因素影响下，如全身性疾病引起抵抗力低下，长期使用广谱抗生素或免疫抑制剂，口腔环境改变，白色念珠菌可由芽生孢子型转为菌丝型，此型念珠菌可致病。

## （二）临床表现

　　以下将按其主要病变部位分别叙述口腔念珠菌病的临床表现。

### 1. 念珠菌性口炎（candidalstomatitis）

　　（1）急性假膜型　可发生于任何年龄，但以新生儿最多见，发生率为4%，又称新生儿鹅口疮或雪口病（图17-4）。

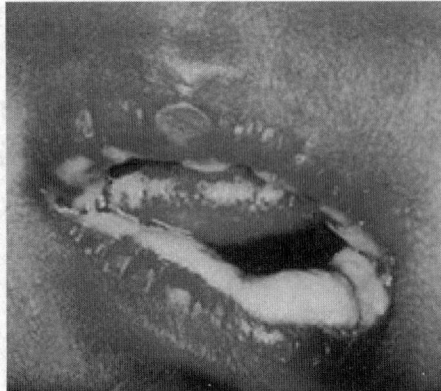

图17-4　急性假膜型念珠菌性口炎

　　新生儿鹅口疮多在出生后2～8天内发生，好发部位为颊、舌、软腭及唇，损害区黏膜充血，有散在的色白如雪的柔软小斑点；不久即相互融合为白色或蓝白色丝绒状斑片，并可继续扩大蔓延，严重者波及扁桃体、咽部。早期黏膜充血较明显，故呈鲜红色与雪白的对比。而陈旧的病损黏膜充血减退，白色斑片带淡黄色。斑片附着不十分紧密，稍用力可擦掉，暴露红的黏膜糜烂面及轻度出血。患儿烦躁不安、啼哭、哺乳困难，有时有轻度发热，全身反应一般较轻；但少数病例，可能蔓延到食管和支气管，引起念珠菌食管炎或肺念珠菌病。少数患者还可并发幼儿泛发性皮肤念珠菌病、慢性黏膜皮肤念珠菌病。

　　（2）急性红斑型　可原发或继发于假膜型，又称抗生素口炎、抗生素舌炎。多见于长期使用抗生素、激素后及HIV感染者，且大多数患者原患有消耗性疾病，如白血病、营养不良、内分泌紊乱、肿瘤放化疗后等。临床表现为黏膜上出现外形弥散的红斑。自觉症状为口干、味觉异常、疼痛及烧灼感（图17-5）。

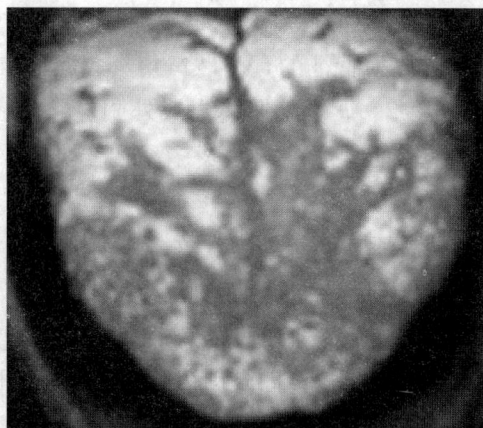

图17-5 急性红斑型念珠菌口炎

（3）慢性红斑型（萎缩型）念珠菌病 又称为义齿性口炎，损害部位常在上颌义齿腭侧面接触的腭、龈黏膜。黏膜呈亮红色水肿，或有黄白色的条索状或斑点状假膜，可查见白念珠菌菌丝和孢子。念珠菌唇炎或口角炎的患者中80%有义齿性口炎，反之，本型病变常可单独发生，不一定都并发唇和口角损害。

义齿上附着的真菌是主要的致病原因，用硅橡胶制的弹性义齿基底更容易滞留和吸附真菌，因而易发生义齿性口炎。

（4）慢性增殖型 又称肥厚型、念珠菌性白斑。多见于颊黏膜、舌背及腭部。由于菌丝深入黏膜内，引起角化不全、棘层增厚、上皮增生、微脓肿形成以及固有层乳头的炎症细胞浸润，而表层假膜与上皮层附着紧密，不易脱落。组织学检查，可见轻度到中度的上皮不典型增生，有人认为念珠菌性白斑病有约4%的恶变率，特别是高龄患者应提高警惕，争取早期活检，以明确诊断（图17-6）。

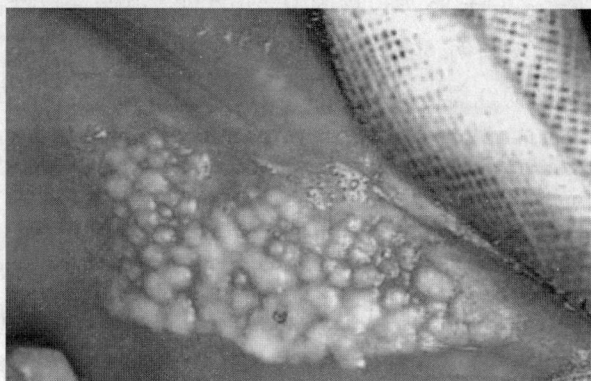

图17-6 慢性增殖型念珠菌性口炎

本型的颊黏膜病损，常对称地位于口角内侧三角区，呈结节状或颗粒状增生，或为固着紧密的白色角质斑块，类似一般黏膜白斑。腭部损害可由义齿性口炎发展而来，黏膜呈乳头状增生。肥厚型念珠菌口炎，可作为慢性黏膜皮肤念珠菌病症状的一个组成部分，也可见于免疫不全综合征和内分泌功能低下的患者。

**2. 念珠菌性唇炎（candidalcheilitis）** 为念珠菌感染引起的慢性唇炎，多发于高龄（50岁以上）患者。可同时有念珠菌口炎或口角炎。

**3. 念珠菌口角炎（candidalangularcheilitis）** 特征是常为两侧罹患，口角区的皮肤与黏膜发生皲裂，邻近的皮肤与黏膜充血，皲裂处常有糜烂和渗出物，或结有薄痂，张口时疼痛或溢血。此种以湿白糜烂为特征的真菌性口角炎，应与维生素 $B_2$ 缺乏症或细菌性口角炎区别，前者同时并发舌炎、唇炎、阴囊炎或外阴炎，后者多单发于一侧口角，细菌培养阳性（以链球菌为主）；而念珠菌口角炎多发生于儿童、身体衰弱患者和血液病患者。

年长患者的口角炎多与咬合垂直距离缩短有关，口角区皮肤发生塌陷呈沟槽状，导致唾液由口角溢入沟内，故常呈潮湿状态，有利于真菌生长繁殖。

儿童在寒冷干燥的冬季，因口唇干裂继发的念珠菌感染的口角炎也较常见。儿童的念珠菌唇炎或口角炎还有一个共同的特点，即唇周皮肤呈干燥状并附有细的鳞屑，伴有不同程度的瘙痒感。

**4. 慢性黏膜皮肤念珠菌病（chronic mucocutaneous candidasis，CMCC）** 是一组特殊类型的念珠菌感染，目前已证实是一种与自身免疫调节基因缺陷相关的疾病，病变范围涉及口腔黏膜、皮肤及指甲。特点多从幼年时发病，病程数年至数十年，易于复发。常伴有内分泌或免疫功能异常、细胞免疫功能低下，因此本组疾病实际上是一种综合征的表现。CMCC 至少可分为四种类型，目前临床采用较多的是 Wells（1972）分类，即早发型、弥散型、内分泌型和迟发型。但并不包括儿童原发性免疫缺陷病。

（1）家族性早发型 CMCC 与常染色体隐性遗传有关，早发于新生儿或婴儿阶段，早期极类似雪口病，但持久不愈。

（2）弥漫性 CMCC 在儿童时期就可发生口腔内广泛的念珠菌性白斑病损，并扩展到咽喉、胃肠道、面部皮肤、指甲、头皮、脸缘等部位，时间稍久可出现肥厚增殖性病损。

（3）多发性内分泌病型 常在青春期前后发病，初期表现多有甲状旁腺功能低下或肾上腺皮质功能低下及慢性结膜炎，但念珠菌性口炎可能为本病最早的表征。

（4）迟发性 CMCC 多发于 35 岁以后的中老年女性，常与铁吸收、代谢异常有关。

各类慢性黏膜皮肤念珠菌病，首先表现的症状，往往都是长期不愈或反复发作的口腔真菌感染；皮损特点初期为红斑、庞状增殖，表面结痂，后形成结节，高出表面 1~3cm，类似皮角样损害。

**（三）诊断**

诊断主要依靠病史、临床特点并结合真菌学检查。念珠菌实验室检测方法包括涂片法、分离培养、组织病理学检查、免疫学和基因诊断等。

**1. 涂片法** 只能发现真菌而不能确定菌种，对于口腔黏膜干燥的患者阳性率也较低。

（1）直接镜检 取口腔黏膜区假膜、脱落上皮等标本，涂一薄层于载玻片上，加入10% KOH 溶液，微加热以溶解角质后在显微镜下直接观察，可见折光性强的芽生孢子和假菌丝，如查到大量的假菌丝，说明念珠菌处于致病状态；该方法对于确定念珠菌致病性有意义。

（2）革兰染色 用棉签或竹片刮取损害组织后趁湿润时固定，常规革兰染色呈阳性。

（3）PAS 染色 标本干燥后用 PAS 染色，芽孢呈红色，假菌丝较蓝，较便于观察。

**2. 培养法** 将标本接种沙保弱氏培养基，经 3~4 天后，形成乳白色圆形突起的菌落。若接种在玉米琼脂培养基上，则菌落发育更旺盛，中心隆起。镜检若查见厚壁孢子，可确诊为白念珠菌。

（1）棉拭子法 用棉拭子在病损区取材。

（2）唾液培养法 收集非刺激性唾液 1~2ml 接种。

（3）含漱液浓缩法 取 10ml 灭菌磷酸盐缓冲液充分含漱 1 分钟，离心后弃上清，取 1ml 接种。

（4）纸片法 应用选择性培养基与化学指示剂吸附于混合纤维素酯微孔滤膜印制的圆片，取刮片标本接种其上，37℃培养 24 小时，可出现棕黑色菌落。

（5）印迹培养和印膜培养 这两种方法可较客观地了解白念珠菌在口腔的分布部位及计数，但操作步骤较繁琐。

病原菌鉴定的方法很多，如芽管试验、厚壁孢子试验、生化检测、商品化的微生物鉴定系统（如 API 20C）等，详见微生物学专著。

**3.免疫法** 用间接免疫荧光法测定血清和非刺激性混合唾液的抗念珠菌荧光抗体。因存在较强的免疫交叉反应性，故假阳性率（误检率）较高。

**4.活检法** 对于慢性或肥厚性损害可进行活检，将组织切片用 PAS 染色，镜下可见增生的口腔黏膜上皮细胞间有芽生孢子和菌丝。

**5.分子生物学方法** 应用基因分型方法对念珠菌进行种间鉴别和种内分型，为临床诊断和流行病学研究提供了更能反映物种本质的工具。

**（四）治疗**

治疗原则为去除诱发因素，积极治疗基础病，必要时辅以支持治疗。分为局部治疗及全身治疗。

**1.局部药物治疗**

（1）碳酸氢钠溶液 由于念珠菌不适合在碱性环境中生长繁殖，用该溶液漱口，可以起到抑制念珠菌生长繁殖的作用。本药系治疗婴幼儿鹅口疮的常用药物。用于哺乳前后洗涤口腔，以消除能分解产酸的残留凝乳或糖类，使口腔成为碱性环境，可阻止念珠菌的生长和繁殖。轻症患儿不用其他药物，病变在 2~3 天内即可消失，但仍需继续用药数日，以预防复发。也可用本药在哺乳前后洗净乳头，以免交叉感染或重复感染。

（2）氯己定 有抗真菌作用，可选用 0.2% 溶液或 1% 凝胶局部涂布，冲洗或含漱，也可与制霉菌素配伍成软膏或霜剂，以治疗口角炎、义齿性口炎等（可将霜剂涂于基托组织面戴入口中）。以氯己定液与碳酸氢钠液交替漱洗，可消除白念珠菌的协同致病菌如某些革兰阴性菌。

（3）西地碘 是一种具有高效、低毒和广谱杀菌活性的分子态碘制剂，商品名华素片。抗炎杀菌能力强而且适合于混合感染，口感好。每日 3~4 次，每次 1 片含化后吞服。禁用于碘过敏者。

（4）制霉菌素（mycostatin） 本药属多烯类抗生素，可用于治疗皮肤、黏膜以及消化道的白念珠菌感染。局部可用 5 万~10 万单位/ml 的水混悬液涂布，每 2~3 小时 1 次，涂布后可咽下。也可用含漱剂漱口，或制成含片、乳剂等。本药的抑菌作用，可能是通过破坏细胞膜释放钾，从而引起细胞内糖原分解中止而失去活力。本品也可口服，副作用小，偶尔有引起恶心、腹泻或食欲减退者。局部应用口感较差，有的患者难以耐受。

（5）咪康唑（miconazole） 本药为人工合成的广谱抗真菌药，局部使用如硝酸咪康唑贴片、凝胶或霜剂。除抗真菌外，本药尚具有抗革兰阳性细菌的作用。贴片可用于口腔黏膜，霜剂适用于舌炎及口角炎治疗。另据报道用咪康唑凝胶涂口腔患处与义齿组织面，每天4次，治疗义齿性口炎（慢性红斑型口腔念珠菌病）疗效显著。因为咪康唑能直接损害真菌细胞膜，使麦角固醇合成发生障碍达到抗真菌的目的。

此外，克霉唑霜、酮康唑溶液均可局部应用治疗口腔念珠菌感染。

**2. 全身抗真菌药物治疗**

（1）氟康唑（fluconazole） 为一种双三唑类衍生物，能抑制真菌细胞膜的主要成分——麦角固醇的合成。该药极易溶于水，口服吸收完全，生物利用度高。此药在肾小管重吸收，半衰期30小时，故每日口服1次即可。本品在组织内具有持久的抗真菌作用，氟康唑是目前临床应用最广的抗真菌药物，抗菌谱广，为治疗白念珠菌的首选药物。治疗口腔念珠菌病剂量：首次一天200mg，以后每天100mg，连续7～14天。本品无严重副作用，以恶心（1%）较为常见，其次为皮疹，停药后症状消失。氟康唑对光滑念珠菌效果较差，克柔念珠菌几乎是完全耐药。近年来耐氟康唑的白念珠菌在临床有逐年增高趋势。

（2）伊曲康唑（itraconazole） 是一种三唑类抗真菌药，包括口服、静脉制剂。口服制剂主要用于治疗浅表真菌感染，它可治愈80%以上的浅部皮肤黏膜真菌或酵母菌感染，其作用强于酮康唑。抗菌谱广，对白念珠菌、其他念珠菌均有效，尤其对耐氟康唑的克柔念珠菌、光滑念珠菌可考虑使用此药。口服后在1.5～4小时达血浆峰浓度，在进餐时服用可改善吸收，给药14天以后达到血浆稳定浓度。剂量：每日口服100mg。副作用有轻度头痛、胃肠道症状、脱发等。

**3. 支持治疗** 加强营养，增强机体免疫力。对于身体衰弱、有免疫缺陷或与之有关的全身性疾病，长期使用免疫抑制剂的念珠菌感染患者，以及慢性念珠菌感染者，需辅以增强免疫力的治疗措施，如注射胸腺肽、转移因子等。

**4. 手术治疗** 对于念珠菌白斑中伴上皮异常增生者，应定期严格观察白斑的变化，定期复查，若治疗效果不明显或为中度以上上皮异常增生者，应考虑手术切除。

**（五）预防**

（1）避免产房交叉感染，分娩时应注意会阴、产道、接生人员双手及所有接生用具的消毒。

（2）经常用温开水拭洗婴儿口腔，哺乳用具煮沸消毒，并应保持干燥，产妇乳头在授乳前，最好用1/5000盐酸氯己定溶液清洗，再用冷开水拭净。

（3）儿童在冬季宜防护口唇干裂，改正舔唇吮舌的不良习惯。

（4）长期使用抗生素和免疫抑制剂的患者，或患慢性消耗性疾病的患者，均应警惕念珠菌感染的发生，特别要注意容易被忽略的深部（内脏）白念珠菌并发症的发生。

**考点提示** 口腔念珠菌病的临床分型、诊断及治疗。

# 第三节　细菌感染性疾病

## 一、球菌性口炎

球菌性口炎（coccigenicstomatitis）是急性感染性口炎的一种，临床上以形成假膜损害为特征，故又称为膜性口炎。

### （一）病因

主要致病菌有金黄色葡萄球菌、草绿色链球菌、溶血性链球菌、肺炎双球菌等。口腔黏膜球菌感染往往是几种球菌同时致病，引起口腔黏膜的急性损害。

### （二）临床表现

本病可发生于口腔黏膜任何部位，口腔黏膜充血，局部形成糜烂或溃疡。在溃疡或糜烂的表面覆盖着一层灰白色或黄褐色假膜，假膜特点是较厚微突出黏膜表面，致密而光滑。擦去假膜，可见溢血的糜烂面。周围黏膜充血、水肿。患者唾液增多，疼痛明显，口腔异味明显。区域淋巴结肿大、压痛。有些患者可伴有发热等全身症状涂片及细菌培养可明确诊断。血细胞分析白细胞增高，中性粒细胞比例升高。

### （三）诊断

球菌性口炎多发生于体弱和抵抗力低下的患者，病损有灰黄色假膜覆盖，假膜致密而光滑，拭去假膜可见溢血的糜烂面病损周围炎症反应明显，口臭明显，淋巴结肿大、压痛，白细胞增高，体温升高。必要时，可做涂片检查或细菌培养，以确定主要的病原菌。

### （四）治疗

**1. 控制感染**　感染程度较严重或伴有全身感染症状者应尽量做细菌学检查和药敏试验，根据药敏试验结果，选择具有针对性的抗菌药物。根据不同的感染类型、病情轻重程度、微生物检查结果、宿主的易感性等情况选择用药方式、用药剂量及疗程。

**2. 补充维生素**　维生素 $B_1$ 10mg、维生素 $B_2$ 5mg、维生素 C 100mg，每日 3 次。

中药治疗可选有清热解毒作用的药物，如银翘散、导赤丹、清胃散和清瘟败毒饮等。

> **考点提示**　球菌性口炎的临床表现。

## 二、口腔结核

口腔结核是由结核分枝杆菌侵犯黏膜引起的慢性感染。由于结核分枝杆菌的数量、毒力及机体抵抗力的差异，可呈现不同的临床表现。

口腔软组织的结核病损包括口腔黏膜结核初疮、口腔黏膜结核性溃疡、口腔寻常狼疮。

### （一）临床表现

**1. 结核初疮**　经 2～3 周的潜伏期后，在入侵处可出现一小结，并可发展成顽固性溃疡，周围有硬结。患者一般无痛感，局部发生淋巴结痛。

**2. 结核性溃疡**　口腔中最常见的继发性结核损害是结核性溃疡。病变可在黏膜任何部位发生，但常见于舌部。通常溃疡边界清楚，表现为浅表、微凹而平坦的溃疡，基底有少许脓性渗出物，除去渗出物后，可见暗红色的桑葚样肉芽肿。溃疡边缘微隆，呈鼠啮状，并向中央卷曲，形成潜掘状边缘。

**3. 寻常狼疮** 一般发生于无结核病灶且免疫功能较好的青少年或儿童。早期损害表现为一个或数个绿豆大小的结节，质稍软而略高出皮肤表面，边界清楚，常无明显自觉症状。

**（二）诊断及鉴别诊断**

**1. 诊断**

根据临床特点，特别是无复发史而又长期不愈的浅表溃疡，应怀疑为此种损害。

口腔结核损害的确诊，主要取决于组织病理学检查，但活检应在控制继发感染后进行。

**2. 鉴别诊断**

（1）创伤性溃疡 形态与损伤因子基本符合，除去创伤因子后损害逐渐好转。

（2）恶性肿瘤 基底有硬结，边缘部位比结核损害更硬，相应的淋巴结坚硬、粘连。

（3）梅毒 有溃疡或穿孔的梅毒瘤性浸润，常类似结核性病变。鉴别诊断应通过梅毒血清试验、结核菌素试验。

（4）深部真菌感染 可以真菌培养或活检。

**（三）治疗**

**1. 结核治疗原则** 早期、足量、规则及联合应用抗结核药物。

**2. 口腔结核治疗**

（1）仅局限于口腔黏膜的结核，可采用异烟肼口服，每日 0.3～0.5g，2～6 个月为一疗程。严重病例可配合链霉素肌内注射，每日 0.5～1.0g，2～3 个月为一疗程。

（2）链霉素 0.5g 或异烟肼 0.1g，每日或间日 1 次，局部封闭治疗。

（3）对症治疗，补充营养，增强抵抗能力，去除致病因素。

**考点提示** 口腔结核的分型。

## 本章小结

本章内容为口腔黏膜感染性疾病。病原体类型不同，治疗方法不同。本章学习重点在于掌握各类疾病的临床特征，诊断要点及鉴别诊断，治疗原则和方案。

## 习题

**一、选择题**

1. 带状疱疹多见于

A. 婴儿 B. 幼儿

C. 青少年 D. 中青年

E. 老年人

2. 带状疱疹的临床特征为

A. 口腔黏膜反复出现散在的圆形或椭圆性溃疡

B. 牙龈、上腭等的口腔黏膜出现簇集的针头大小的透明水疱

C. 口腔黏膜出现白色凝乳状的斑点或斑块，不易擦掉

D. 皮肤及口腔黏膜出现丛集成簇的疱疹并沿神经排列，不超过中线

E. 口腔黏膜、手掌、足底出现水疱、丘疹等病损

3. 球菌性口炎局部治疗首选的漱口水是

A. 0.05% 洗必泰液　　　　　　　　　　B. 0.25% 金霉素液

C. 0.1% 利凡诺液　　　　　　　　　　D. 3% 过氧化氢

E. 0.05% 高锰酸钾液

4. 口腔念珠菌病口腔局部治疗宜选用下列哪种含漱剂

A. 弱碱性液体　　　　　　　　　　　　B. 弱酸性液体

C. 含抗生素液体　　　　　　　　　　　D. 含激素液体

E. 含止痛药物的液体

5. 复发性唇疱疹的治疗，最有效的是局部使用

A. 氢化可的松乳膏　　　　　　　　　　B. 新霉素乳胶

C. 0.01% 硫酸镁湿敷　　　　　　　　　D. 5% 无环鸟苷软膏

E. 杆菌肽软膏

6. 原发性疱疹性口炎最多见于哪一个年龄段

A. 4~6 个月　　　　　　　　　　　　　B. 6 个月~2 岁

C. 6 岁以下　　　　　　　　　　　　　D. 20~50 岁

E. 60 岁以上

7. 口腔念珠菌病最主要的病原菌是

A. 高里念珠菌　　　　　　　　　　　　B. 假热带念珠菌

C. 白色念珠菌　　　　　　　　　　　　D. 热带念珠菌

E. 类星型念珠菌

8. 以下关于口腔单纯疱疹病毒传染方式的描述，错误的是

A. 呼吸道　　　　　　　　　　　　　　B. 口腔

C. 疱疹液　　　　　　　　　　　　　　D. 眼结膜

E. 消化道

9. 单纯疱疹的复发次数与循环抗单纯疱疹病毒抗体水平的关系是

A. 成正比　　　　　　　　　　　　　　B. 成反比

C. 无关　　　　　　　　　　　　　　　D. 先成正比后稳定

E. 先成反比后稳定

二、思考题

1. 简述单纯疱疹的诊断要点和鉴别诊断。

2. 简述口腔念珠菌病的临床分型及各型的特征。

（陈罗曼）

# 第十八章

# 口腔黏膜溃疡类疾病

## 学习目标

口腔医学专业

1. **掌握** 复发性阿弗他溃疡的病因、临床表现、诊断和治疗原则。
2. **熟悉** 白塞病的临床表现、诊断鉴别诊断。
3. **了解** 创伤性血疱及溃疡的病因、临床表现、诊断和治疗原则。
4. 具有对口腔黏膜溃疡类疾病诊断和治疗的能力。
5. 具有以患者为中心的人文关怀精神和交流沟通能力。

口腔医学技术专业

1. **掌握** 复发性阿弗他溃疡的临床表现及治疗。
2. **了解** 创伤性溃疡的病因及临床表现。

## 案例分析

【案例】

患者，男，37。主诉：口腔反复溃疡二十年。病史：口腔反复溃疡二十年。近四年，溃疡面积增大，糜烂增深，愈合后留瘢痕。愈合时间一般需要 1~2 个月，曾用多种抗生素维生素和中药，疗效不佳。3 天前左颊部出现一深大溃疡，局部肿胀，疼痛剧烈。检查：左颊黏膜上有一深大溃疡，约 1.5cm×2cm，中央部凹陷，周边隆起呈瓣状，色紫红，溃疡表面有黄白色假膜覆盖，溃疡周围组织充血，触诊基底部较硬，下唇内侧、舌中央有白色瘢痕，悬雍垂有组织缺损，呈弯月状凹陷，并可见瘢痕。区域淋巴结肿大。

【讨论】

1. 该患者的诊断和诊断依据是什么？
2. 该疾病的鉴别诊断如何？

口腔溃疡是一组疾病病损的共同表征，是一种局部组织破坏性损害，溃疡是由于上皮坏死脱落，使组织凹陷。基底面为炎细胞浸润和纤维蛋白渗出。由于发病原因不同，病情轻重程度、溃疡深浅、边缘、形状也各不相同，如损害只波及上皮层则形成浅溃，愈合后不留痕；如损害破坏到黏膜下层则形成深溃疡，愈合后可遗留瘢痕。

# 第一节 复发性阿弗他溃疡

复发性阿弗他溃疡（recurrentaphthousulcer，RAU）又称复发性口腔溃疡（recurrentoralulcer，ROU）或复发性口疮，是口腔黏膜中最常见的溃疡性损害。人群的患病率为 10%~25%。特点是周期性反复发作，发作的间隔不等，短的连续不断，此起彼好，长的间隔 2~3 个月。本病具有周期性、复发性和自限性的特征。

## 一、病因

病因复杂，存在明显的个体差异。可能有多种因素作用。

**1. 免疫因素细胞免疫异常** 近年对 RAU 的病因研究多集中在免疫学方面，其中又以细胞免疫为主。患者存在细胞免疫功能下降和 T 淋巴细胞亚群失衡。

**2. 遗传因素** 对 RAU 的单基因遗传、多基因遗传、遗传标记物和遗传物质的研究表明，RAU 的发病有遗传倾向。

**3. 系统性疾病因素** 临床实践经验和流行病学调查均发现 RAU 与胃溃疡、十二指肠溃疡、溃疡性结肠炎、局限性肠炎、肝胆疾病及由寄生虫引起的各种消化道疾病或功能紊乱密切相关。

**4. 感染因素** 尽管在 RAU 患者的病损部位发现了一些感染证据，例如 L 型链球菌、幽门螺杆菌、腺病毒、巨细胞病毒、单纯疱疹病毒、乳头状病毒等，但大多数学者认为，这些感染证据是病因还是继发现象值得进一步探讨，感染是否作为 RAU 的发病因素或 RAU 是否属于感染性疾病目前仍有争议。

**5. 环境因素** 随着"生物—心理—社会"医学模式的转化，对 RAU 患者的心理环境、生活工作环境和社会环境等的研究引起重视。如人格问卷调查结果表明，RAU 患者的 A 型行为类型得分高于正常人，回顾发病 1 年内多数人有明显的重要生活事件存在，说明 RAU 与紧张刺激的心理反应密切相关。有人发现学生的 RAU 复发率在考试前明显上升；经常更换工作岗位的人在工作环境变化时期容易复发 RAU。

**6. 其他因素** 有关 RAU 发病因素的研究范围远远不止上述各方面。大量的临床实践和动物实验证实，尚有许多其他因素值得探讨，例如氧自由基、微循环状态异常等。

## 二、临床表现

RAU 一般表现为反复发作的圆形或椭圆形溃疡，具有"黄、红、凹、痛"的临床特征（即病损面覆盖黄色假膜，周边有充血红晕带，中央凹陷，灼痛明显）和长短不一的"发作期（前驱期—溃疡期）—愈合期—间歇期"周期规律，并且有不治而愈的自限性。按 Lehner's 分类，临床主要表现为三种类型：轻型阿弗他溃疡、重型阿弗他溃疡、疱疹样阿弗他溃疡。

**1. 轻型阿弗他溃疡** 也称轻型口疮，占 RAU 患者的 75%～85%。

溃疡好发于唇、舌、颊、软腭等无角化或角化较差的黏膜，附着龈及硬腭等角化黏膜很少发病。RAU 初起为局灶性黏膜充血水肿，呈粟粒状红点，灼痛明显，继而形成浅表溃疡，圆形或椭圆形，直径 5～10mm。约 5 天溃疡开始愈合，此时溃疡面有肉芽组织形成、创面缩小、红肿消退、疼痛减轻。10～14 天溃疡愈合，不留瘢痕，有自愈性。轻型复发性阿弗他溃疡一般为 3～5 个，散在分布。溃疡复发的间隙期长短不一，有的患者会出现此起彼伏、迁延不断的情况。一般无明显全身症状与体征（图 18-1）。

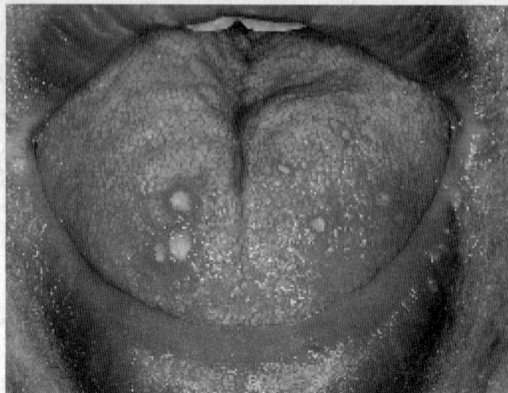

图18-1　轻型阿弗他溃疡

**2. 重型阿弗他溃疡** 亦称复发性坏死性黏膜腺周围炎，腺周口疮。溃疡大而深，愈合后可形成瘢痕或组织缺损，故也称复发性瘢痕性口疮。

腺周口疮溃疡大而深，似"弹坑"，可深达黏膜下层腺体及腺周组织，直径可大于 1cm，周围组织红肿、微隆起，基底微硬，表面有灰黄色假膜或灰白色坏死组织，溃疡期持续时间较长，可达 1～2 个月或更长。通常是 1～2 个溃疡，但在愈合过程中又可出现 1 个或数个小溃疡。疼痛剧烈，愈合后可留瘢痕。初始好发于口角，其后有向口腔后部移行的发病趋势，发生于舌腭弓、软硬腭交界处等口腔后部时可造成组织缺损，影响言语及吞咽。常伴低热乏力等全身不适症状和腺周口疮病损局部区域的淋巴结肿痛。溃疡也可在先前愈合处再次复发，造成更大的瘢痕和组织缺损（图 18-2）。

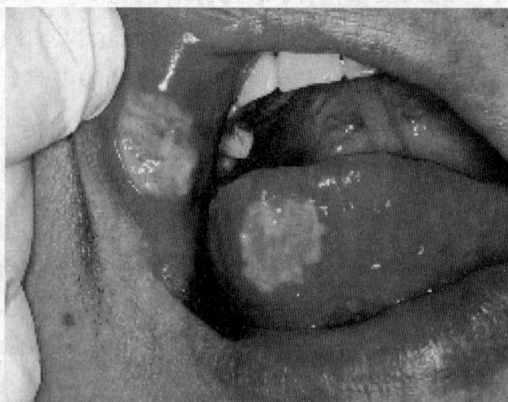

图18-2　重型阿弗他溃疡

**3. 疱疹样阿弗他溃疡** 好发部位及病程与轻型相似。但溃疡直径较小，约 2mm，溃疡数目多可达十几个或几十个，散在分布，似"满天星"。疼痛较重，唾液分泌增加。可伴有头痛、低热等全身不适和局部的淋巴结肿痛等症状（图 18-3）。

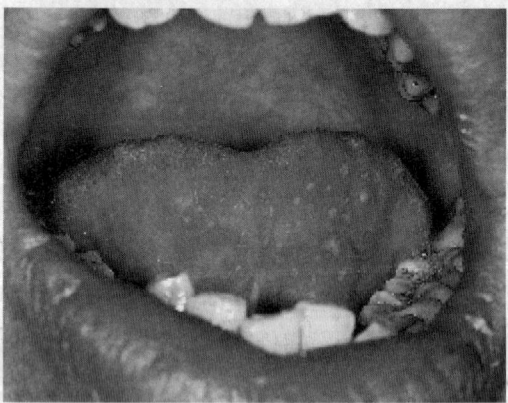

图18-3　疱疹样阿弗他溃疡

**考点提示** ▎RAU 的临床表现及分型。

### 三、诊断及鉴别诊断

根据病史和临床体征即可诊断。需与以下疾病相鉴别。

**1. 创伤性溃疡** 溃疡的形态常与慢性机械损伤因子基本契合，周围有炎症性增生反应，黏膜发白。除去创伤因子后，损害可逐渐好转。

**2. 恶性肿瘤** 溃疡深大，病变进展迅速，基底有细颗粒，溃疡深浅、边缘、形状也各不相同，呈火山口状、菜花状，无周期性发作。

**3. 结核性溃疡** 溃疡微凹而平坦，其底覆有少许脓性渗出物，除去渗出物后，可见暗红色的桑葚样肉芽肿。溃疡边缘微隆，呈鼠啮状，并向中央卷曲，形成潜掘状边缘。溃疡基底的质地可能与周围正常黏膜组织近似。仔细观察溃疡表面，有时在边缘处，可看到黄褐色粟粒状小结节。小结节破溃后成为暗红色的桑葚样肉芽肿，溃疡随之扩大。由于小结节在溃疡边缘发生没有固定位置，所以结核性溃疡的外形通常也不规则。患者早期即有疼痛，疼痛程度不等，以舌部溃疡较为明显。

**4. 疱疹性口炎** 疱疹性口炎多发生在儿童，黏膜上有较大面积的充血区，其上溃疡数目多且较小，有的仅针尖大，融合时溃疡增大呈多环状，患者疼痛难忍，唾液增多。

### 四、治疗

以对症治疗为主，并将减轻疼痛、促进溃疡愈合、延长复发间歇期作为治疗的目的。

**1. 局部治疗** 主要是消炎、止痛、防止继发感染、促进溃疡愈合。

（1）可选用 0.1%～0.2% 葡萄糖酸氯己定溶液、0.5% 聚维酮碘溶液、0.1% 依沙吖啶溶液、0.2% 西吡氯铵含漱液或康复新液漱口。曲安奈德口腔软膏、重组人表皮生长因子凝胶局部涂抹。还可以局部贴复方氯己定地塞米松膜促进溃疡愈合。西地碘片、溶菌酶片含化，每日 3～4 次。

（2）止痛可选用复方甘菊利多卡因凝胶、苯唑卡因凝胶等。

深大的腺周口疮经久不愈，可用曲安奈德混悬液或醋酸泼尼松龙混悬液 0.5～1ml，加入 2% 普鲁卡因 0.3～0.5ml 在溃疡基底部注射，每周 1 次。

**2. 全身治疗** 目的是对因治疗，以减少复发、促进愈合为原则。常用的药物有如下。

（1）糖皮质激素 包括泼尼松、泼尼松龙和地塞米松，临床上常选用泼尼松口服，开始时每日 10～30mg，待溃疡控制后逐渐减量。使用时一定注意禁忌证和不良反应。

（2）免疫抑制剂 包括沙利度胺、硫唑嘌呤、环磷酰胺、秋水仙碱、甲氨蝶呤等。

（3）免疫增强剂 包括转移因子、胸腺素等。转移因子可提高患者的免疫功能。

**3. 中医中药治疗** 可将中药外用，如养阴生肌散、锡类散等。

**4. 物理治疗** 如激光疗法、超声波雾化疗法、微波疗法、毫米波疗法、紫外线疗法、达松伐尔电疗法、冷冻疗法。

**5. 心理治疗** 由于 RAU 患者多数有恐癌等心理问题，所以适当的心理治疗十分必要。

### 复发性阿弗他溃疡的预防

阿弗他溃疡是一种非常常见的口腔黏膜疾病，给人们的生活带来极大的困扰，有效地预防这一疾病是十分必要的。预防措施如下。

1.避免粗糙、硬化食物（膨化、油炸食品）和过烫食物对黏膜的创伤。营养均衡，饮食清淡，少食烧烤、腌制、辛辣食物，保持有规律的进餐习惯。

2.保证充足睡眠时间，提高睡眠质量。保持乐观精神，避免焦虑情绪。

3.养成每日定时排便习惯。若有便秘，可多食含纤维丰富的食物，适当活动，必要时可使用通便药物。

4.去除口腔局部刺激因素，避免口腔黏膜创伤。保持口腔环境卫生。

# 第二节　创伤性溃疡

创伤性溃疡（traumaticulcemtion）是由于物理性、机械性或化学性刺激而产生的口腔软组织损害。

## 一、病因

口内持久的机械刺激，如残冠、残根、不良修复体、锐利的牙齿边缘等，以及化学性灼伤、热刺激伤。

## 二、临床表现

（1）残根、残冠的尖锐边缘，不良修复物、尖锐牙尖等可使相对应的黏膜形成溃疡或糜烂面，开始时可能仅有轻微疼痛或肿胀，时间久后，周围有炎症性增生反应，黏膜发白。溃疡的大小、部位、深浅不一，但与刺激物相适应，病情的严重程度与刺激物存在时间、患者的身体状况有关。继发感染则疼痛加重，区域性淋巴结肿大、压痛，并出现功能障碍。修复体的尖锐边缘或过长的基板，压迫前庭沟黏膜形成溃疡。常见义齿的边缘不但有溃疡而且可见有组织增生，此称为压疮性溃疡。

（2）在婴儿上腭翼钩处双侧黏膜，有时因用过硬的橡皮奶头人工喂养，经常在该处摩擦，容易发生溃疡，称 Bednar 溃疡。若有乳切牙萌出后切缘较锐，吸奶时间长，舌系带、舌腹与新萌中切牙摩擦也会发生溃疡，初起时仅局部充血，继之出现小溃疡，不断刺激的结果不但溃疡扩大，疼痛加重甚至可见组织增生，称 Riga-Fede 溃疡。

（3）化学灼伤性溃疡及热灼伤性溃疡可先发疱，后疱破溃形成浅表糜烂面或表浅溃疡，疼痛明显。

### 三、诊断及鉴别诊断

明显的理化刺激因素是比较容易诊断的。存在相应的机械性刺激因子，去除刺激后，溃疡很快好转或愈合。

考点提示 ▶ 创伤性溃疡的临床表现。

### 四、治疗

应去除局部刺激因素，如拔除残根、修改或拆除不合适的修复体、调磨锐利的牙尖或切嵴。磨钝乳切牙嵴，改变喂养方式，溃疡未愈合时可用汤匙喂养。更换橡皮奶嘴。

可选用 0.1%～0.2% 葡萄糖酸氯己定溶液、0.5% 聚维酮碘溶液、0.1% 依沙吖啶溶液、0.2% 西吡氯铵含漱液或康复新液漱口。曲安奈德口腔软膏、重组人表皮生长因子凝胶局部涂抹。还可以局部贴复方氯己定地塞米松膜促进溃疡愈合。西吡氯鞍含片、溶菌酶片、西地碘片含化，每日 3～4 次。

止痛可选用复方甘菊利多卡因凝胶、苯唑卡因凝胶等。

# 第三节　白塞病

白塞病（Behcet's disease，BD）又称眼–口–生殖器综合征（Oculo–oral–genital syndrome），本病是以口、眼、生殖器病损为临床基本特征的全身性疾病。这三个症状可以不同时出现，也可能只有两个主要病损，则为本病不全型。口疮常是本病初发症状或主要表现，有报道本病患者 90% 以上均有口腔溃疡损害。

除口、眼、生殖器受损外，还可出现关节、心血管、消化、神经、呼吸等多系统多器官病变。多以男性居多，发病年龄则多在中年。

### 一、病因

本病确切发病原因尚不清楚，目前研究表明本病为自身免疫性疾病。

发现患者血清中有抗口腔黏膜抗体，免疫球蛋白含量增高，尤其认为免疫复合物含量增高对本病发病有着重要意义。补体水平也有改变。T 淋巴细胞亚群功能降低等，表明本病与免疫功能有着密切关系。有可能受多因素影响，其中包括病毒、纤维蛋白溶解障碍和微循环障碍、内分泌、遗传、微量元素缺乏、过敏等。

### 二、临床表现

**1. 口腔损害**　本病口腔损害基本与复发性口疮相同，多以轻型阿弗他性损害为主。发病部位及发作规律也与复发性口疮相似。

**2. 生殖器损害**　主要为外生殖器溃疡，疼痛明显，有自愈倾向，间歇期较长。

**3.眼部损害**　可表现为结膜炎、角膜炎、脉络膜炎、视网膜炎，重者可有虹膜睫状体炎、前房积脓、视神经炎，视神经萎缩等。可导致视力减退甚至失明。

**4.其他症状**　皮扶损害可见痤疮、结节性红斑、毛囊炎、疖肿等。针刺现象多为阳性，针刺针眼表现红、肿、化脓，无菌性坏死。关节损害表现为风湿样关节炎，膝、肘关节肿痛发热。心血管可发生非特异性血管炎。消化道可有腹痛、恶心、出血、溃疡性结肠炎等。呼吸道可表现咯血、胸痛、咳嗽等症状。神经系统症状出现较晚，10%～20%患者发生初起多有头痛、头晕、记忆力降低、心烦性急等症状，后期可有失语、偏瘫、平衡失调、痴呆、抽搐等，开始多为脑膜刺激症状，以后可有脑干损害表现，最后脑神经麻痹可致死亡。

### 三、诊断

如症状出现较全又比较典型者诊断并不困难。临床出现口、眼、生殖器病损中的两个基本症状，兼有皮肤、关节或消化道损害、无原因发烧及针刺现象阳性等1～2项症状者，基本可以诊断本病。实验室检查如白细胞降低、淋巴分类增加、血沉加快、类风湿性因子、及抗"O"试验阳性、蛋白电泳球蛋白增高。血液微循环及血液流变异常。病理检查主要为非特异性慢性炎症。

### 四、治疗

病程迁延反复，所以应进行长期调治，以全身治疗为主、局部处理为辅的治疗原则。中医可采取补肾健脾、益气养血、清热解毒、活血祛瘀等治疗。

--- **本 章 小 结** ---

复发性阿弗他溃疡是口腔黏膜最常见的疾病，重点在于疾病的临床分型及各型特征的掌握，因其病因不明，治疗重在寻找可能的诱因，尽量延长溃疡发作间隔的时间。

**习　题**

#### 一、选择题

1.重型阿弗他溃疡的表现为

A.溃疡数量大，大而深

B.溃疡为圆形或椭圆形散在分部

C.单个溃疡，基底硬结

D.单个溃疡，深而大

E.除口腔溃疡外，常伴有生殖器损害

2.创伤性溃疡的临床特征为

A.溃疡形态不规则，边缘隆起，溃疡形态与刺激物相吻合

B.溃疡深大，呈菜花状，基底及边缘硬，有浸润，疼痛不明显

C.溃疡边缘不规整，基底有桑葚状小结节，疼痛明显

D. 溃疡深大，边缘隆起，呈弹坑样，表面有灰黄色伪膜，基底软

E. 溃疡深而大

3. 白塞病除常见的口腔溃疡外，还可出现

A. 手背、手掌虹膜状红斑

B. 虹膜睫状体炎，结节性红斑

C. 干燥性角膜炎

D. 沟纹舌

E. 舌背乳头萎缩

4. 以下与复发性口腔溃疡发生无关的是

A. 维生素 $B_1$          B. 维生素 $B_{12}$

C. 锌、铁          D. 铁、铜

E. 钙、硒

5. 下列关于复发性口腔溃疡特征的描述，正确的是

A. 具有特异性、复发性和自限性

B. 具有传染性、周期性和自限性

C. 具有特异性、传染性和复发性

D. 具有周期性、复发性和自限性

E. 具有聚集性、特异性和周期性

二、思考题

1. 简述复发性阿弗他溃疡的诊断、鉴别诊断和治疗。

2. 简述白塞病的临床特征。

（陈罗曼）

# 第十九章

# 口腔黏膜斑纹类疾病

**学习目标**

1. **掌握** 口腔扁平苔藓的临床表现、诊断和治疗。
2. **熟悉** 口腔白色角化病的病因、临床表现和诊断。
3. **了解** 口腔白斑和盘状红斑狼疮的临床表现和治疗。
4. 具有对口腔黏膜斑纹类疾病诊断和治疗的能力。
5. 具有以患者为中心的人文关怀精神和交流沟通能力。

## 案例分析

**【案例】**

患者，女，62岁。口腔黏膜出现白色条纹损害半年。

检查：颊侧黏膜出现白色针头大小的丘疹，组成白色网状损害，黏膜充血、糜烂。略感黏膜粗糙、发涩。遇辛辣刺激感到病损部位灼痛。

**【讨论】**

1. 该患者初步诊断是什么？
2. 其诊断依据是什么？

## 第一节　口腔扁平苔藓

### 一、概述

口腔扁平苔藓（oral lichen planus，OLP）是口腔黏膜病中的常见病，患病率约为0.51%，男女均可发病，女性多于男性，好发年龄段为中年，但从十几岁到80岁老人均可发病。

世界卫生组织将口腔扁平苔藓定义为癌前状态，是一种典型的非感染性慢性炎性疾患，时发时愈，甚至慢性迁延长达20年以上。

口腔扁平苔藓的病因尚不明确，与患者精神因素、内分泌因素、免疫因素、感染因素等有关，皮肤和黏膜可同时或分别发病。

### （一）精神因素

研究表明，大部分 OLP 患者有精神创伤史，如失业、亲属离世、家庭变故等，也与失眠、情绪波动、更年期或经前期精神紧张有关，这些因素去除后，病情可以得到缓解。

### （二）内分泌因素

临床上可见到部分女性 OLP 患者在妊娠期间病情严重程度得到缓解，哺乳后月经再来时，病变再次出现，或与肾上腺皮质功能异常有关。

### （三）免疫因素

根据本病长期反复，在上皮下固有层内有淋巴细胞浸润带，且其中的淋巴细胞主要是 T 淋巴细胞，考虑与免疫因素有关。另外，OLP 是一种 T 细胞介导的炎症疾病，临床采用免疫抑制剂有治疗本病效，证明本病与免疫有关。

### （四）感染因素

有学者提出扁平苔藓发病与幽门螺杆菌感染有关，并有抗幽门螺杆菌治疗后有效的病例报道。但因幽门螺杆菌在人群中感染较广泛，亚型也较多，尚需进一步观察。

### （五）微循环障碍因素

有研究发现，口腔扁平苔藓患者唇及舌尖微血管形态改变，表现为扩张、淤血，微血管内血流流速较慢。说明高黏血症及微循环障碍与扁平苔藓发病有关。

### （六）遗传因素

有报道在一个家庭中有数人发病，部分患者有家族史。研究证实，患者染色体脆性较高，具有遗传易感性。

### （七）其他因素

有学者认为肝炎、高血压等疾病与扁平苔藓发病有关，也有的学者发现锌、碘、镁等微量元素的缺乏与本病的发病有关。

## 二、临床病理

上皮过度或不全角化，颗粒层增厚，棘层肥厚，少数萎缩变薄，上皮钉突细长呈不规则锯齿状。基底层液化变性，有时形成疱及溃疡。表皮下致密带状淋巴细胞浸润，浸润带的上缘与上皮相连处界限不清，下缘分界比较清楚。在棘层、基底层或固有层上都可见胶样小体，嗜酸性红染。电镜下上皮细胞间隙增宽，细胞间隙内有淋巴细胞浸润，基底膜有变性破坏。基底细胞内线粒体和粗面内质网肿胀，胞质内出现空泡。基底细胞的桥粒与半桥粒松解变性。上皮基底膜区有时可见免疫球蛋白沉积，主要为 IgM。

## 三、临床表现

### （一）口腔黏膜病损

病损大部分左右对称，表现为白色针头大小的丘疹，属角化病损，由白色丘疹组成的各种花纹，有网状、树枝状、环状或半环状。黏膜可发生红斑、充血、糜烂、溃疡、萎缩和水疱等。临床表现虽多种多样，但仍以白色条纹、白色斑块为主。病损可发生在口腔黏膜任何部位，颊部多发，其次为舌、龈、唇、腭、口底等部位。患者多感觉不到异常，常偶然发现。有些患者会感到黏膜粗糙、发涩、烧热，口干，发痒等。黏膜充血糜烂时，遇辛辣、热、酸、咸刺激可引起局部敏感灼痛。病情反复，可同时出现多样病损，并可相互重叠和转化。

**1. 根据病损部位分类**

（1）颊扁平苔藓　颊部病损以磨牙前庭沟为好发部位，其次为颊咬合区域，向后延伸至磨牙后垫、翼下颌韧带，前方可延伸至口角处。

（2）舌扁平苔藓　多发生在舌前2/3区域，包括舌尖、舌背、舌缘及舌腹部，舌部常见萎缩型损害，舌背丝状及菌状乳头萎缩，上皮变薄呈光滑泛红，易形成糜烂。糜烂愈合后，遗留平滑表面。舌背病损可呈丘疹状，灰白透蓝；也可是圆形或椭圆形灰白斑块损害，常与白斑混淆。舌腹面病损常为网状、线条状斑纹，可同时伴充血、糜烂，左右对称或单侧发生。舌缘及舌腹部白色花纹、充血伴自发痛者，应警惕癌变。舌尖及口底扁平苔藓较少见，可涉及舌系带。

（3）唇扁平苔藓　下唇唇红多于上唇，病损多为环状或网状，白色条纹可波及口角，伴鳞屑，有时花纹模糊不清，用水涂擦后透明度增加，花纹较清楚。唇红黏膜乳头层接近上皮表浅部分，故固有层炎症水肿时，出现水疱，进一步导致糜烂、结痂。唇部扁平苔藓常与盘状红斑狼疮混淆。

（4）龈扁平苔藓　附着龈充血，接近前庭沟处可有白色花纹，因龈上皮萎缩，牙龈表面糜烂，易与剥脱性龈炎混淆，周围白色花纹易与良性黏膜类天疱疮混淆。

（5）腭扁平苔藓　较少见，病损常由移行皱襞或缺牙区黏膜延伸而来。常位于腭侧龈缘附近，中央萎缩发红，边缘色白隆起。软腭病损更少见，呈灰白色网状花纹，糜烂者少见。

**2. 根据病损形态分类**

（1）网状型　灰白色花纹稍高隆起黏膜表面，网状，多见于双颊、前庭沟等部位（图19-1）。

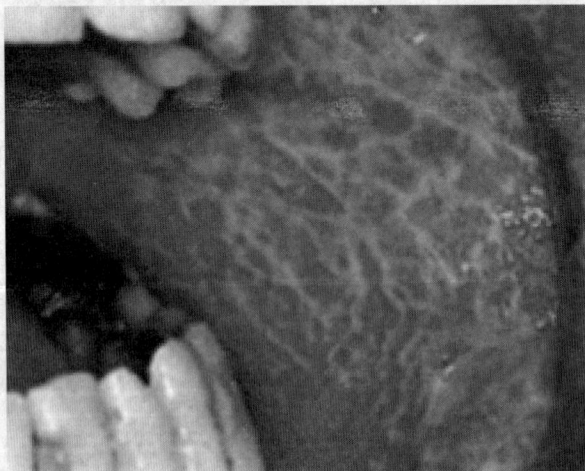

图19-1　扁平苔藓（网状型）

（2）环状型　灰白色微小丘疹组成细条纹，稍高隆起成环形或半环形，可发生于双颊、舌侧、舌腹、唇红等部位。

（3）条纹型　由丘疹连成条纹，可呈直线或波浪形，组成树枝状、条索状病损。多见于牙龈颊移行部、前庭沟、附着龈、口底、舌腹、颊、腭等部位。

（4）斑块型 大小不一，形状不规则，一般为隆起的较硬白色斑块，多见于舌背。

（5）丘疹型 为灰白色针头大小丘疹，略高于黏膜，散在或成簇发生，可在四周有其他形状条纹，易与颊部及唇红部皮脂腺异位症（迷脂症）混淆。

（6）水疱型 因基底层严重液化变性，导致上皮与下方的结缔组织分离所致，疱破后易形成糜烂面。疱周围有斑纹或丘疹。病变常发生于颊、唇及翼颌韧带处。

（7）糜烂型 疼痛明显，糜烂周围必须有白色花纹或丘疹才能诊断。常发生于颊、唇、颊沟、磨牙后区、舌腹等部位。

（8）萎缩型 多见于舌背，舌乳头萎缩面微凹下，表面光滑，虽属白色斑块但略显蓝色。发生在牙龈则见有充血或糜烂，周围有白色花纹。

扁平苔藓病损在口腔黏膜上消退后，黏膜上有色素沉着。

### （二）皮肤病损

微高出皮肤表面的扁平丘疹，粟粒至绿豆大，边界清楚。多为紫红色，亦可暗红，还可有色素减退、色素沉着或正常皮色。有的小丘疹可见到白色小斑点或细线的网状白色条纹，称为 Wickham 纹。皮肤病损发生于身体各部位，但四肢多见。患者有瘙痒感，溃疡性损害可疼痛。皮损痊愈后可留色素沉着（图 19-2）。

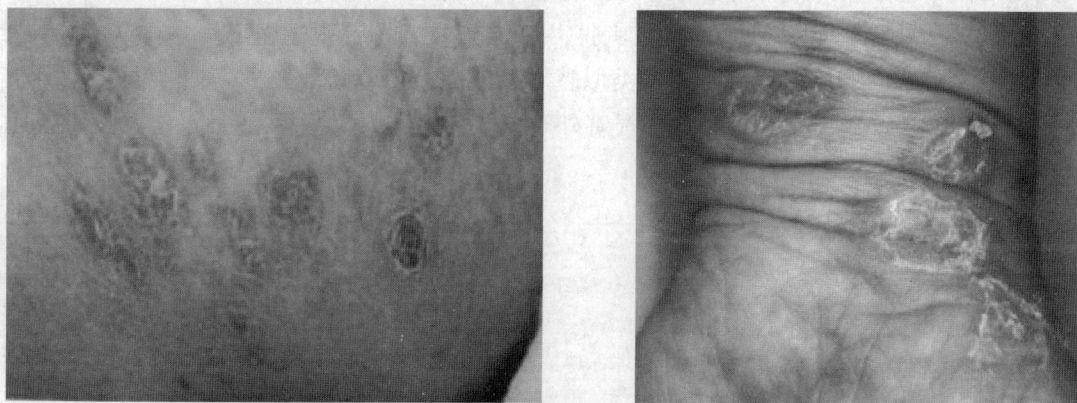

图19-2 多角形扁平丘疹

### （三）指（趾）甲病损

甲部多见于拇指，一般无自觉症状，甲板常有纵沟及变形（图 19-3）。

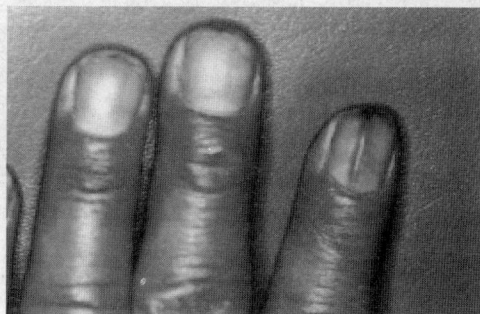

图19-3 指（趾）甲病损

## 四、诊断

根据口腔白色角化病损间以红色充血或正常黏膜，白色细线条或针头大小的丘疹组成网状、环形、树枝状、斑块、条纹等图形可诊断，如较难确定可行活检。

## 五、鉴别诊断

**1. 盘状红斑狼疮** 多发下唇唇红黏膜，唇红与皮肤交界不清，损害的黏膜侧有白色西条纹，放射排列，病损区周围有色素沉着，部分患者面部有碟形红斑。病理检测可鉴别。

**2. 白斑** 与扁平苔藓是口腔黏膜常见白色病变，舌背及颊咬合线白斑与扁平苔藓容易混淆，病理检测可鉴别。舌背面扁平苔藓病损局部较柔软，灰白而略透蓝色，舌乳头萎缩或部分舌乳头呈小块状突起；而舌白斑为白色或白垩状粗糙较硬斑块。

**3. 黏膜天疱疮、类天疱疮、剥脱性龈炎** 偶有口腔扁平苔藓表现为糜烂、溃疡或疱，缺少白色条纹，易与天疱疮、类天疱疮及剥脱性龈炎混淆。天疱疮具有尼氏征表现，镜下可见棘层松解，形成上皮内疱及天疱疮。类天疱疮上皮完整，上皮下疱，无棘层松解。免疫荧光检查下，天疱疮在上皮棘细胞膜周围有免疫球蛋白，主要为IgG；类天疱疮可见基底膜处均匀翠绿色细荧光带；扁平苔藓的荧光为厚网状，主要为IgM。口腔扁平苔藓牙龈充血，但缺少敏感症状。剥膜性龈炎上皮剥脱，形成糜烂出血，有敏感症状。

**4. 多形红斑** 有些疱型扁平苔藓类似多形红斑，但多形红斑往往有发热等急性过程，皮肤上出现红斑，红斑中心有小疱，损害外观似"虹膜"或"靶环"。扁平苔藓没有上述特点。

**考点提示** 扁平苔藓的临床表现。

## 六、治疗

（1）应根据病史，调整全身状况，如精神状态、睡眠质量、月经状况、消化及大便情况，纠正高黏血症等。

（2）清理牙面及牙周结石，用棉签擦拭代替牙刷刷牙，避免刷毛划伤病变区黏膜。

（3）药物 肾上腺皮质激素可制成软膏、凝胶、油膏、药膜、含片、气雾剂等，局部应用较为合适。还可选用2.5%泼尼松龙、曲安西龙等加入2%普鲁卡因等做病变区基底注射，7~10天注射1次，10次为一个疗程。对急性加重或多发糜烂型扁平苔藓，可试用短程小剂量方案，每日15~30mg，服用1~3周。

可选用磷酸氯喹125 mg/次，每日2次。还可选用左旋咪唑、转移因子等。迁延不愈的OLP，避免长期用药导致白色念珠菌感染，可用氯己定或制霉菌素含漱液，局部用制霉菌素药膜。此外，维A酸（口服或局部治疗）、氨苯砜（DDS）、环磷酰胺等皆可用于口腔扁平苔藓。

# 第二节　口腔白色角化病

口腔白色角化病（leukokeratosis）又名良性角化病、良性白色角化病、厚皮病等，大部分属良性病变。

## 一、概述

黏膜长期受机械或化学刺激而引起白色角化斑块，如残根、残冠、不良修复体或吸烟等形成刺激因素。刺激因素去除后，病损一般在1~2周内变薄，最后逐渐消退。

## 二、临床病理

上皮过度角化或部分不全角化，上皮层可有轻度增厚棘层增厚或不增厚，上皮钉突伸长，固有层可有轻度炎细胞浸润，包括浆细胞、淋巴细胞。

## 三、临床表现

临床表现为灰白色或浅白色边界不清的斑块，不高于或微高于黏膜表面。表面平滑无结节，基底较软，通常无自觉症状。白色角化症可发生在口腔内任何部位，以颊黏膜和唇黏膜多见。上腭因吸烟缘故常见灰白或浅白色病变区域，其间可有腭腺开口面而呈现的小红斑点，又称尼古丁白色角化症或尼古丁口炎。

## 四、诊断

因局部刺激引起的口腔黏膜增厚发白，可见对应于白色角化区域的不良修复体（如不合格的卡环、过长且不光滑的树脂基托边缘）、残根、残冠、牙冠折断后的锐利边缘、过于尖锐的牙尖等，去除这些刺激1~2周后，白色损害颜色变浅，范围明显缩小甚至消失。

重度吸烟导致的腭部广泛灰白色过角化损害，软、硬腭交界处黏膜腺丰富区中心为粉红色丘疹样突起。腭部病变均匀、弥散、边界不清晰，停止吸烟后，病变很快减轻或消退。

## 五、鉴别诊断

1. **白色水肿**　多见于双颊黏膜咬合线附近，弥漫性半透明白色薄膜，检查时牵拉口腔黏膜，白膜可暂时消退，局部扪之柔软，无触痛，无自觉症状。组织病理检查可见表层无角化，上皮细胞有显著细胞水肿，基底层无明显改变。

2. **颊白线**　是因咀嚼时牙齿连续不断地刺激颊侧黏膜所引起的对应区域组织角化。成人多见，患者一般无自觉症状。组织病理主要为上皮正角化。

3. **灼伤**　具有腐蚀性的药物如硝酸银、三氧化二砷糊剂等不慎接触口腔黏膜，造成黏膜灼伤。病损区域有灰白色假膜，去除假膜后，露出创面。组织病理为上皮层凝固坏死及表层剥脱，浅层毛细血管充血。

## 六、治疗

去除局部刺激因素，不需特殊治疗。

# 第三节　口腔白斑病

## 一、概述

口腔白斑病（oral leukoplakia，OLK）是发生在口腔黏膜的白色斑块，临床和组织病理学上不能诊断为其他疾病，不包括烟草刺激产生的过角化及其他局部刺激因素引起的单纯性过角化，属于癌前病变的一种。

### 知识拓展

#### 白斑定义的演变

一种特殊疾病的定义需要流行病学家、临床医师和病理医师的共同商讨完成，WHO 几次修改了白斑的定义。1978 年，WHO 工作组将白斑定义为：一种白色斑点或斑块，不能被擦去，不能归类于临床上或病理上任何一种其他病变。1983 年，白斑定义中增加了白斑和吸烟关系的描述，即除吸烟外，不伴有其他任何物理或化学性致病因素。1994 年，明确指出白斑可以转化为癌。2005 年，WHO 认为，白斑是一种有可疑风险的白色斑块，这种白色斑块已排除了其他已知的、无癌症风险增高的疾病或病损。

白斑的相关发病因素如下。

### （一）吸烟

白斑的发病率与吸烟时间长短及吸烟量成正相关，而且发病部位与烟接触口腔的方式和烟雾刺激的部位有关。

### （二）局部理化刺激

饮酒、喜食烫食和酸辣刺激性食物、喜嚼槟榔的局部理化刺激与白斑发生有关。不良修复体易使颊、舌、口底和腭部黏膜损伤，牙齿龋坏后残冠、残根可产生相对应区域黏膜摩擦损伤，这些损伤部位易患白斑。义齿排成对刃关系、垂直距离过短，造成义齿易咬颊、舌黏膜，导致白斑。两种不同金属修复体的电流刺激亦可引起白斑。

### （三）白色念珠菌

白色念珠菌与白斑有密切关系。除此菌外，星状念珠菌和热带念珠菌可能与白斑发生有密切关系。

### （四）全身因素

全身因素包括患者的微量元素、微循环改变、易感的遗传素质等。微量元素中锶（Sr）、锰（Mn）和钙（Ca）与白斑发病成显著负相关。维生素 A 缺乏可引起黏膜上皮过度角化进而易患白斑。维生素 B 缺乏能改变上皮的氧化，使之对刺激敏感而易患白斑。

## 二、临床病理

白斑一般的病理变化是上皮增生，伴过度角化或过度不全角化。粒层明显，棘层增厚，上皮钉突增大，结缔组织中有炎细胞浸润。

白斑伴有异常增生时，恶变程度增高，故 WHO 建议病理学诊断应注明是否伴上皮异常增生，并明确异常增生程度。

上皮异常增生表现在上皮组织分层不规则，排列紊乱，上皮钉突呈滴状或藕节状。核分裂象增加，核浆比率增加，核染色质增加，核浓染，核仁增大。基底细胞极向改变，基底层增生，出现多层基底细胞。细胞多形性、异型性，棘层内出现单个细胞或细胞团角化，细胞间黏合性丧失。

为避免对上皮异常增生诊断的主观性，近年来将组织和细胞的形态变化和某些物质如 DNA 含量的变化通过图像和光度的测量得到量化信息，进行综合分析，可得准确诊断。

## 三、临床表现

### （一）发病情况

口腔白斑病好发部位为颊，唇次之，舌、口角区、前庭沟、腭、牙龈也有发生。患者主观症状有粗糙感、味觉减退、局部发硬，有溃烂时出现自发痛及刺激痛。双颊咬合线处白斑最多见，宽约 1cm，可延及口角，在口角 1cm 处为白斑易恶变区，特别是伴有白色念珠菌感染者。唇部白斑以下唇明显。因主观症状不明显，患者不主动就医。

### （二）临床分型

白斑病可分为均质型和非均质型两大类。均质型又分为斑块状、皱纹纸状；非均质型分为颗粒状、疣状及溃疡状。

1. **斑块状**　口腔黏膜上出现白色或灰白色均质型硬度较高的斑块，平齐或稍微高出黏膜表面，不粗糙或略微粗糙，柔软，可无症状或轻度不适感。斑块亦可为乳白色，结节状表面隆起，亦有颗粒状或乳头状，粗糙或龟裂，质地硬，有不适感。

2. **皱纹纸状**　多发生于口底及舌腹。表面粗糙，边界清楚，周围黏膜正常。白斑呈灰白色或白垩色。患者除粗糙感无其他自觉症状，亦可有刺痛等症状（图 19-4）。

3. **颗粒状**　亦称颗粒 - 结节状白斑，口角区黏膜多见。在充血的黏膜上有白色损害，呈颗粒状突起，表面凹凸不平，可有片状或点状糜烂，刺激痛。此种白斑亦可查到白色念珠菌感染（图 19-5）。

4. **疣状**　损害呈乳白色，较厚的突起，表面呈刺状或绒毛状，粗糙，质稍硬。疣状损害多发生于牙槽嵴、唇、上腭、口底等部位。

5. **溃疡状**　在增厚的白色斑块上，有糜烂或溃疡，可有或无局部刺激因素。有反复发作史，疼痛。

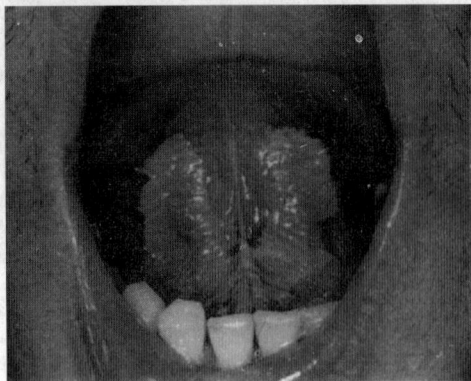

图19-4　口腔白斑（皱纹纸状）

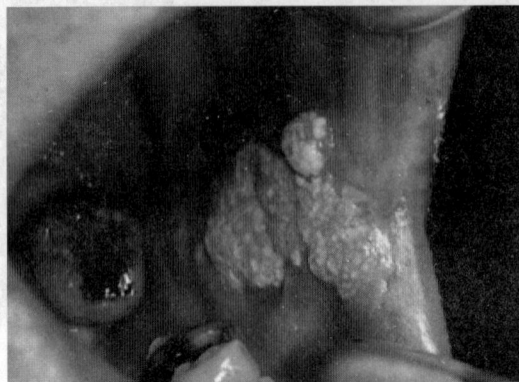

图19-5　口腔白斑（颗粒状）

## 四、诊断

根据临床表现、病理检查，辅以脱落细胞检查及甲苯胺蓝染色，不难诊断。脱落细胞检查是刮取病变区表面细胞，经巴氏染色，可见早期癌变的脱落细胞，其特点是核增大1～5倍、核质比例增加、核浓染、细胞异形性、胞质空泡形成、核膜模糊等。甲苯胺蓝染色是擦干病损表面，以棉签蘸甲苯胺蓝涂于其上，半分钟后再以1%醋酸洗去，有深蓝色部位则为可疑恶变部位。对于口腔临床上所见白斑，将可能病因去除后，观察半月至一个月如白色斑块无反应，可确诊。有条件者可进行活检，并记录上皮异常增生状况。无异常增生的白斑称为"白色角化病"。有异常增生的白斑，应随访。

白斑属癌前病变，但白斑不一定都发生癌变，癌变率为3%～5%。有以下情况者，有癌变倾向，应按时随访。

1. **年龄**　60岁以上白斑患者。
2. **性别**　不吸烟的年轻女性白斑患者，恶变可能性较大。
3. **吸烟**　吸烟时间长、烟量大的白斑患者。
4. **部位**　白斑位于舌缘、舌腹、口底以及口角部位，属于危险区。
5. **类型**　疣状、颗粒状、溃疡或糜烂状白斑易恶变。
6. **组织病理**　具有上皮异常增生者，程度越重者越易恶变。
7. **感染**　具有白色念珠菌感染者。
8. **病程**　病变时间较长者。
9. **自觉症状**　有刺激痛或自发性痛者。

## 五、鉴别诊断

1. **白色角化病**　因于长期受机械或化学因素刺激引起白色角化斑块。临床表现为灰白色或白色边界不清斑块，平齐或微高于黏膜表面，平滑，质软，无自觉症状。去除刺激因素后病损逐渐变薄直至消退。组织病理变化为上皮过度角化，固有层无或轻度炎细胞浸润。

2. **白色水肿**　多见于前磨牙及磨牙咬合线部位，在白斑周围有时也可见。病因不明。临床表现为黏膜灰白色，为一透明灰白色光滑"面纱"膜，可部分去除，但晚期表面粗糙有皱纹。组织病理变化为上皮增厚，上皮细胞内水肿，胞核固缩或消失，出现空泡性变。

**3. 白色海绵状斑痣** 原因不明遗传性或家族性疾患。病损有特殊的珠光色或灰白色，呈水波样皱襞，质地正常，无发硬粗糙。较小的鳞片可揭，揭去时无痛、无血。病理变化为过度角化或不全角化，鳞状上皮肥厚。上皮细胞内水肿，结缔组织中胶原纤维水肿、断裂。

**4. 迷脂症** 是皮脂腺异位，错生在唇、颊黏膜上而形成的一种无自觉症状的疾病。唇部、颊部黏膜上有针头大小、孤立淡黄色或淡白色球形隆起或丘疹，质地粗糙，一般无自觉症状。组织病理变化为一组微小、成熟的皮脂腺小叶，绕着皮脂腺导管伸向黏膜表面。

**5. 扁平苔藓** 斑块型扁平苔藓与白斑有时难鉴别，特别是舌背及咬合线白斑与舌背及颊扁平苔藓鉴别较难。扁平苔藓变常有充血、糜烂。白斑不充血，如有溃疡应警惕癌变。扁平苔藓偶伴皮肤病变，白斑没有。

**6. 黏膜下纤维性变** 以颊、咽、软腭多见，最初为小水疱与溃疡，后为雾白色，可触及黏膜下纤维性条索。舌运动及张口受限，吞咽困难。病理检查可见过度不全角化，上皮钉突消失、萎缩，有时伴上皮增生。可见到上皮异常增生，上皮下胶原纤维增生及玻璃样变。

**7. 梅毒黏膜斑** Ⅱ期梅毒黏膜斑可与皮肤梅毒疹同时存在，初为圆形或椭圆形红斑，随后表面糜烂，呈乳白色，0.5 ~ 1.0cm 大小，稍高出黏膜表面，中间凹陷，表面软、下面硬。假膜不易撕去，损害为黄白色或白垩色。应用血浆反应素环状卡片快速试验（RPP）及梅毒螺旋体血凝素试验（TPHA）可确诊。

## 六、治疗

**1. 去除刺激因素** 如戒烟酒、少吃辛辣刺激食物等，去除残根、残冠、不良修复体等。

**2. 局部涂药** 0.1% ~ 0.3% 维 A 酸软膏局部涂布，但不适用于充血、糜烂病损。可用蜂胶玉米朊复合药膜局部治疗，也可用鱼肝油涂擦或内服鱼肝油，或每天用维生素 A 5 万单位，或用维生素 A、E 口腔消斑膜局部贴敷。局部 1% 维 A 酸衍生物维胺酸涂擦亦有效。

**3. 服用中药** 中草药绞股蓝制剂和复方绞股蓝制剂对阻止白斑癌变有一定作用。

**4. 切除** 对白斑在治疗过程中如有增生、硬结、溃疡等改变时，应及时手术切除活检。对溃疡型、疣状、颗粒型白斑应手术切除全部病变活检。手术切除同时，应去除局部刺激因素。也可用冷冻、激光治疗。

> **考点提示** 口腔白斑病的临床表现及治疗。

# 第四节 盘状红斑狼疮

## 一、概述

红斑狼疮分系统性红斑狼疮（systemic lupus erythematosus，SLE）和盘状红斑狼疮（discoid lupus erythematosus，DLE），前者侵犯全身内脏多个系统及皮肤、黏膜、关节、肌肉等，后者的病损主要局限于皮肤、黏膜。口腔病损多属于盘状红斑狼疮。SLE 与 DLE 的相互关系问题尚是一个争论的问题，有学者认为是两种不同的疾病，有学者认为两者是同一疾病的不同表现。盘状红斑狼疮是一种自身免疫性疾病，具有癌变可能。

盘状红斑狼疮病因不明，多种诱因促发，包括日晒、感染（病毒、结核菌、链球菌）、内分泌障碍（月经前及月经期）、寒冷刺激、妊娠、精神紧张、药物（如肼屈嗪）、遗传等。在诱因和遗传因素的影响下，机体自身抗原形成，产生大量抗体，形成抗原抗体复合物，沉积于组织中引发疾病。直接免疫荧光检查，在病损基底膜处有荧光抗体沉积，称狼疮带。

📋 **知识拓展**

"系统性红斑狼疮"一词的由来："狼疮"在拉丁语中意为"狼"，因该疾病破坏性损伤，使人联想到动物咬伤的创伤。1872 年，Kaposi 第一个描述了狼疮的系统性体征，并在 1982 年阐述了"红斑狼疮"的概念。Osler 根据狼疮患者的心脏、肺部和肾脏问题及皮肤损害，开始使用"系统性红斑狼疮"一词。

## 二、临床病理

黏膜上皮层中等过度角化和不全角化，偶见角质栓塞。棘层萎缩变薄，偶见上皮钉突增生、伸长。基底细胞层液化变性，上皮与固有层之间形成裂隙和小水疱，基底膜不清。固有层毛细血管扩张，血管内可见玻璃样栓塞，血管周围有密集淋巴细胞及小量浆细胞浸润。结缔组织内胶原纤维玻璃样变、水肿、断裂。血管周围上皮与结缔组织交界处可见纤维素样物质沉积。免疫荧光检查，在上皮基底膜区有一较宽而不连续、粗细不均匀的荧光带。

## 三、临床表现

### （一）下唇唇红损害

下唇唇红是 DLE 在口腔黏膜中发病的多发部位，初起为暗红色丘疹或斑块，逐渐融合成片状红斑、片状糜烂，中心凹下呈盘状，周围有红晕或可见毛细血管扩张，在糜烂的周围有白色短的条纹呈放射状排列。病变区可向唇红缘延伸直到皮肤，此时唇红与皮肤界限消失。病损区边缘有黑色素沉着。损害范围内出现散在针尖状白色小点。

由于唇红黏膜乳头层接近上皮表面，且乳头层内血管丰富，故唇红糜烂时常易发生溢血而形成血痂。血痂易引起继发性感染，常合并有灰褐色脓痂，以致使炎症加剧，掩盖了本病的特征。唇红病损经历长时间后，唇红及唇周皮肤可有色素沉着，亦可有脱色斑，状似"白癜风"，唇红病损自觉症状少，有时有微痒、刺痛和烧灼感。初起时，唇红及唇周皮肤可呈桃红色。

### （二）皮肤损害

头面部皮肤为 DLE 好发部位，在颊、鼻背和鼻侧，呈蝶形分布；其次为头皮、耳廓、颈部、四肢与躯干，掌趾很少累及。耳廓病损酷似冻疮。皮肤上病损开始为皮疹，呈持久性圆形或不规则的红色斑块，稍隆起，边界清楚。表面有毛细血管扩张和灰褐色黏着性鳞屑覆盖，用力剥下后露出扩张的毛囊孔，鳞屑底面可见角质倒刺，状似"图钉"，这些角质倒刺，即塞在扩大毛囊的角质栓。病程发展缓慢，中心部位逐渐萎缩呈盘状和色素减退，四周色素沉着，本病除对日光敏感外，一般无自觉症状，可伴瘙痒、刺痛、灼热等自觉症状。

### （三）口腔内黏膜损害

损害可发生于颊黏膜、舌背、舌腹（缘）、牙龈、上唇红、舌腭弓及硬腭。颊黏膜多见。颊黏膜病损常与扁平苔藓难以鉴别。典型病损四周有放射状短条纹。但在口内黏膜上病损的桃红色、色素沉着或脱失均较唇红少见。

### （四）全身症状

必须注意 DLE 的全身症状，如不规则发热、关节酸痛或关节炎、淋巴结肿大、心脏病变、胃肠道症状、肾脏病变、肝脏肿大等。应进一步检查血常规、尿常规、血沉、心电图、类风湿因子、抗核抗体、红斑狼疮细胞等，以排除系统红斑狼疮 SLE。

## 四、诊断

黏膜病损好发下唇，圆形或椭圆形红斑，糜烂前红斑加深，病损四周有白色放射状花纹。中央稍凹陷，边缘暗红稍隆，病损区周围有黑色围线。陈旧性损害呈桃红色。唇部病损常超出唇红边缘，使黏膜 – 皮肤界限模糊。

皮肤病损好发于头面部，特征为红斑、毛囊角质栓、鳞屑、色素沉着和（或）色素减退，毛细血管扩张、萎缩和瘢痕形成。

局部病损活体检查有重要价值。取病变组织应选择时间在糜烂愈合后 2 周左右较为适宜。免疫荧光检查虽不是 100% 阳性，但对诊断及鉴别诊断有意义。

对类风湿因子、抗核抗体阳性，尿中有蛋白，血沉增快，辅助性 T 细胞（CD4）/ 抑制性 T 细胞（CD8）比率增加，血中找到狼疮细胞等患者应加强随访。

## 五、鉴别诊断

1. **慢性唇炎**　特别是慢性糜烂型唇炎也好发下唇，与唇红部位的盘状红斑狼疮容易混淆。DLE 有皮肤损害，位于头面部、上肢、胸部、颈部，病损为红斑、毛囊角质栓、鳞屑、色素沉着、色素脱失、毛细血管扩张、萎缩等；而唇炎无皮肤损害。

DLE 在唇红部病损可超过唇红缘，四周有白色放射状栅栏状花纹。唇炎虽也有白色纹，但不呈放射状排列，大多不超过唇红缘，并没有圆形或椭圆形红斑。

病理活检 DLE 有角质栓、棘层萎缩、基底层液化变性，深层及血管四周炎细胞浸润。免疫荧光检查 DLE 在基底层有 IgG 荧光带。

2. **扁平苔藓**　皮肤病损为对称性，四肢或躯干扁平丘疹，浅紫色多角形，痒感。DLE 皮肤病损多在头面部、耳廓、蝴蝶斑、中央凹陷、鳞屑、毛囊孔扩张，有时鳞屑底面有角质栓。OLP 在口腔黏膜内病损为白色条纹，呈网状、斑块、水疱、充血糜烂，颊部多见；DLE 在口腔黏膜内病损为圆形或椭圆形红斑，中央萎缩变薄，四周有白色放射状花纹，唇红往往超过红缘，下唇多见。病理检查对鉴别有重要意义。

3. **良性淋巴组织增生性唇炎**　突出症状为不同程度的瘙痒。组织病理学上表现为黏膜固有层淋巴细胞浸润，并形成淋巴滤泡样结构。

## 六、治疗

### （一）防护

尽量避免与减少日光照射，户外工作时戴遮阳帽，天气寒冷时避免寒冷刺激。

### （二）面部涂药或注射

下唇有血痂或脓痂时，首先用 0.2% 呋喃西林液湿敷，去痂皮后外用金霉素或四环素眼药膏。如单纯糜烂无明显感染时，可用泼尼松龙或曲安西龙局部黏膜下注射，每周或 7~10 天 1 次，10 次为一疗程。

唇红或口腔黏膜内病损处可敷用含抗生素、泼尼松、达克罗宁的各种药膜，如螺旋霉素药膜、利福平药膜、复方金霉素药膜、复方诺氟沙星药膜等。局部可涂用含地塞米松的溃疡膏。

### （三）全身用药

**1. 磷酸氯化喹啉（氯喹）** 口服，0.25g/d，分 2 次服用。主要通过稳定溶酶体膜等作用，而产生抗炎作用及减轻组织和细胞损伤，不是典型的免疫抑制剂。不良反应为头昏、恶心、呕吐、视野缩小、耳鸣、白细胞减少，严重的毒性反应有心律失常、心搏骤停、心源性脑缺血综合征，有服药后死亡报道。

**2. 雷公藤** 有很强的抗炎作用，抑制体液免疫，对细胞免疫有双向作用。毒副反应主要为胃肠道反应，血白细胞、血小板下降，心肌、肾、肝病变，男性失去生育能力，女性闭经、月经紊乱等。雷公藤总甙片可服用 0.5~1 mg（kg·d），2 个月为一个疗程，可服用 1~4 个疗程。昆明山海棠 2 片，3 次 / 天。

**3. 肾上腺皮质激素** 在服用氯喹、雷公藤效果不明显时，如无肾上腺皮质激素禁忌证的条件下，可服用泼尼松 5mg/d，合用氯喹 0.25g/d。

**4. 反应停** 每天 100 mg，可加大剂量为每天 400mg。每 4 周剂量减半或间断服用。反应停不良反应除使胎儿致畸外，总量 40~50g 时，可出现神经损害，感觉异常或（和）丧失，有些患者停药后不能恢复。

有时加用环磷酰胺片口服，每次 50mg，每日 2~3 次。

其他如转移因子、干扰素、青蒿丸、DDS、维 A 酸、硫唑嘌呤等都可用于治疗 DLE。

> **考点提示** ▷ 慢性盘状红斑狼疮的临床表现及治疗。

=== **本 章 小 结** ===

本章主要讲述了常见的几种口腔黏膜斑纹类疾病，应掌握其临床表现及治疗。另外，口腔黏膜斑纹类疾病均为癌前病变状态或有癌变倾向性疾病，无论其临床表现如何，如果表现为慢性浅表溃疡，均应警惕。

## 习 题

### 一、选择题

1. 皮肤扁平苔藓损害主要表现为

A. 网状型
B. 扁平丘疹
C. 环状型
D. 斑块型
E. 条纹型

2. 以下措施可用于白斑治疗，除了

A. 戒烟
B. 手术切除
C. 涂鱼肝油
D. 硝酸银烧灼
E. 口服维生素 A

3. 流行病学统计女性发病多于男性的是

A. 慢性盘状红斑狼疮
B. 慢性唇炎
C. 牙龈癌
D. 沟纹舌
E. 龋病

4. 口腔扁平苔藓的病因是

A. 精神因素
B. 内分泌因素
C. 免疫和感染因素
D. 微循环障碍和遗传因素
E. 病因不明

5. 白斑的好发部位是

A. 口底黏膜
B. 舌腹黏膜
C. 颊、舌黏膜
D. 软、硬腭黏膜
E. 唇红及唇黏膜

6. 下列属于癌前期病变的是

A. 白色水肿
B. 白色角化症
C. 白皱病
D. 结核性溃疡
E. 均质型白斑

7. 关于白斑的发病因素，下列哪项说法是正确的

A. 戒烟可导致白斑
B. 咀嚼槟榔可导致白斑
C. 菌斑刺激可导致白斑
D. 白斑有家族遗传倾向
E. 免疫低下可造成白斑

8. 关于白斑的发病因素，下列哪项说法是错误的

A. 吸烟者更易患白斑
B. 高血压患者易患白斑
C. 梅毒患者易患白斑
D. 男性白斑患者多见
E. 由于机械摩擦因素引起的白色角化病损不属于白斑

9. 关于白斑的临床表现，下列哪项说法是错误的

A. 颗粒型白斑发生在发红的黏膜上

B. 白斑有时伴白色念珠菌感染

C. 口底和舌腹部的白斑常为皱褶状

D. 疣状白斑不恶变

E. 颗粒型白斑有可能恶变

10. 关于疣状白斑，下列哪项说法是错误的

A. 表面有毛刺状突起              B. 常有粗糙感

C. 与烟酒刺激无关                D. 可伴溃疡形成

E. 白色斑块高出黏膜面

**二、思考题**

1. 扁平苔藓的临床表现有哪些？

2. 简述白斑的临床分型及治疗。

（朱兰兰）

# 第二十章

# 口腔黏膜变态反应性疾病

## 案例分析

**【案例】**

患者，女性，40岁，下唇及舌背黏膜即溃烂，在外院短期服泼尼松后症状逐渐好转，自愈。此次发作2周，与以往表现类似，口腔溃烂范围广泛，疼痛明显来诊。检查：唇部结厚血痂，张口受限，进食困难。唇内黏膜、唇红黏膜上有或大或小的糜烂面，渗出多，并有缓慢的自发或激发性渗血。同时双手、双上肢皮肤出现红斑。

**【讨论】**

1. 该患者可能诊断及鉴别诊断是什么？
2. 该疾病主要治疗方法是什么？

## 第一节 概 述

口腔黏膜变态反应性疾病大部分属于免疫性疾病。正常免疫反应属于生理反应，起着防御病原微生物侵袭机体的功能；通过抑制细胞突变，起着监视作用。异常免疫属于病理

357

反应,是因免疫功能失调所致,即免疫反应过高和免疫反应过低。免疫反应过高可引起变态反应、自身免疫性疾病;免疫反应过低则易引起反复感染或恶性肿瘤。免疫反应可产生不同产物,如细胞免疫过程可释放各种淋巴因子;体液免疫过程有抗体形成,如 IgG、IgM、IgE 等。

变态反应俗称过敏反应,又称超敏反应。是因某些变应原再次进入过敏体质体内所引发的一种体液或细胞免疫应答,并由此而引起组织损伤或生理功能紊乱。引起变态反应的物质称变应原(过敏源),属于特殊抗原,当具有过敏体质者接触变应原时,可引起疾病。变应原分为全抗原或半抗原。全抗原有异种血清蛋白、异体组织细胞、微生物、寄生虫、鱼虾、花粉等。半抗原有青霉素、喹宁、巴比妥等。半抗原与人体组织蛋白结合后可以成为全抗原。与口腔黏膜病有关的变态反应,主要有 I 型变态反应(速发型过敏反应)和 Ⅳ 型变态反应(迟发型变态反应)。

### 知识拓展

#### 变态反应分型

1963 年起,Gell 与 Coombs 按变态反应发生和发展的近代知识,首先提出四型分型法,即 I 型——速发型,Ⅱ 型——细胞毒型(细胞溶解型),Ⅲ 型——免疫复合物型,以上 3 型均由抗体介导,而 Ⅳ 型——迟发型(细胞介导型),由细胞因子介导。

I 型变态反应当过敏机体初次接触某些变应原后,即产生相应的抗体 IgE,属体液免疫反应。IgE 吸附于毛细血管周围的肥大细胞和血液中的嗜碱粒细胞表面,使机体处于致敏状态。当已致敏的机体再次接触相同的变应原,变应原即与这些细胞表面的 IgE 结合,从而激活这些细胞,使之合成并释放组胺、慢反应物质、缓激肽、五羟色胺等生物活性物质,引起小血管及毛细血管扩张和通透性增加,临床上表现为皮肤或黏膜水肿、充血等症状,如血管神经性水肿。

Ⅳ 型变态反应属细胞免疫反应。当某些过敏体质者的皮肤、黏膜初次接触汞、碘或磺胺等时,这些半抗原物质与表面蛋白质结合,成为全抗原而使机体致敏。当其再遇相同变应原时,致敏的 T 细胞即繁殖、分化,一方面可直接杀伤已结合变应原的靶细胞,另一方面释放淋巴因子、淋巴毒素等,继而引起一系列反应,如药物性口炎和接触性口炎。

## 第二节 药物过敏性口炎

药物过敏性口炎(stomatitis medicamentosa)又称药物性口炎,指药物进入人体后在皮肤、黏膜上所引起变态反应性炎症。严重者可累及机体的各个系统,甚至伴有内脏器官的损害,后果严重。

## 一、病因

药物过敏性口炎属 I 型变态反应，但有时也可表现为 IV 型变态反应。药物的抗原性是引起本病重要原因。因药物大多数是小分子物质，属半抗原，须与蛋白质结合后变成全抗原时才成为变应原。首次使用药物后，一般不发病，当机体再次接触同一药物时，即可产生变态反应。一般在接触变应原后 1～2 天发病。抗生素制剂、解热镇痛药类、安眠镇静剂、磺胺药制品等是引发药物性皮肤 – 黏膜炎症反应最为常见药物。

## 二、临床病理

属急性炎症反应，上皮细胞内和细胞间水肿，结缔组织间可有水肿现象，伴炎细胞浸润，初期嗜酸粒细胞较多，继而则中性粒细胞增加，血管扩张、充血。

## 三、临床表现

口腔损害常先于皮肤出现，有时可同时出现。初次发作的潜伏期稍长，复发者则缩短，有时可在 24 小时内发病。

1. **口腔黏膜损害**　患者首先感觉局部不适、灼热。口腔任何部位均可发生损害，如常见在唇、颊、舌、腭等黏膜上充血、水肿，若有水疱可因说话进食的摩擦运动而破溃成大小不等的糜烂面，伴渗出，患者感觉疼痛（图 20-1）。

2. **皮肤损害**　好发于手、足、颜面，以红斑、丘疹等形式出现；若重复接触致敏药物，可在原部位出现圆形或椭圆形红斑，界清，数目多少不一，可合并水疱，称固定药疹；有时，除固定部位外，亦可在新部位发疹。局部灼热、胀、痒，可持续 7 天左右，后逐渐消退（图 20-2）。

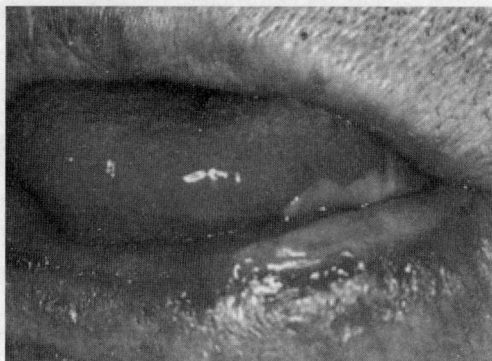

图20-1　药物过敏性口炎

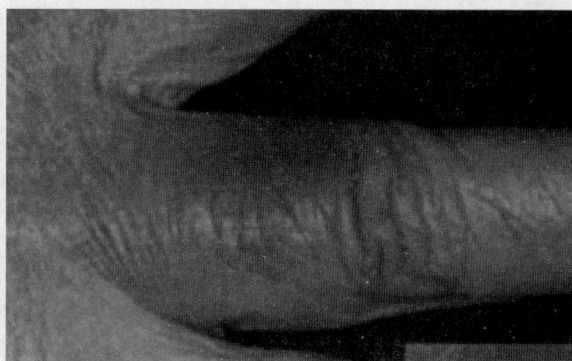

图20-2　固定药疹

3. **眼部损害**　常见为结膜炎，表现为球结膜充血、疼痛，分泌物增多等。
4. **阴部损害**　在生殖器、肛门等处可出现红斑、糜烂等现象。

## 四、诊断

根据临床表现、用药史、既往过敏史、口腔损害等诊断。若皮肤上有固定药疹或既往固定药疹留下的色素时有助于诊断。同时注意眼部或阴部损害。

**1. 常用斑贴试验辅助诊断** 根据受试物性质配制适当浓度的溶液、软膏或直接用原药物作试剂，将试剂浸湿4层1cm²大小纱布，或将受试物置于纱布上，置前臂屈侧，其上用稍大透明玻璃纸覆盖，四周用橡皮膏固定，48小时取下试验物并检查结果。

**2. 结果判定** "－"：阴性，受试部位无任何反应；"±"：可疑，皮肤出现或轻微发红；"+"：弱阳性，皮肤出现单纯红斑、瘙痒；"++"：中度阳性，皮肤出现水肿性红斑、丘疹；"++++"：强阳性，皮肤出现显著红斑、丘疹及水疱。

## 五、鉴别诊断

本病应与接触性口炎、多形红斑相鉴别。尤其当损害单发于口腔时，更易与临床表现为充血、水肿、发疱、糜烂的其他口腔黏膜病相混淆。

### 知识拓展

药物过敏性口炎问诊注意事项：有的患者难以回忆有关致敏药物应用史，可能因药物名称不同，药物结构相似，如磺胺、普鲁卡因和对氨水杨酸几种药物均含"苯胺"核心，因此，使用过磺胺的患者在首次接触普鲁卡因时有可能发生过敏反应。

## 六、治疗

### （一）全身治疗

**1. 找出可疑致敏原并立即停用** 追溯近期食谱，排除含药物的药膳或其他特殊饮食。

**2. 全身支持疗法** 补充体液及维生素，加速致敏原排出，维持水和电解质平衡。

**3. 抗组胺药物** 可口服苯海拉明25 mg，每日3次；口服氯苯那敏4mg，每日3次；或口服阿司咪唑（息斯敏）10mg，每日1次。

**4. 肾上腺皮质激素** 重症可静脉滴注氢化可的松200~400mg；泼尼松每日30~60 mg，或口服地塞米松每日4.5~9mg。

**5. 葡萄糖酸钙加维生素C** 缓慢静脉注射0.5~1.0g，每日1次，以减少渗出。

### （二）局部治疗

使用消炎、止痛、抗感染的药物，如局部贴敷抗生素药膜，或涂布2.5%金霉素甘油等，疼痛严重者可用1%普鲁卡因溶液含漱或涂布0.5%达克罗宁溶液止痛。

注意事项：治疗前应询问患者过敏史；严格掌握用药适应证；用药宜简单，以减少变态反应性疾病的发生；注意药物交叉过敏反应；慎用或禁用与原致敏药物化学结构式相似的药物。

**考点提示** 药物过敏性口炎的临床表现。

# 第三节 血管神经性水肿

血管神经性水肿，属 I 型变态反应性疾病中的局部反应型。

## 一、病因

血管神经性水肿属 I 型变态反应，可导致毛细血管渗出增加，引起皮下组织和黏膜水肿。发生于皮肤浅表部位的水肿表现为风团，发生于深部的水肿表现为大片弥漫性肿块，血管神经性水肿和风团常同时存在。某些食物如鱼、虾、蛋、奶类等可引起血管神经性水肿，接触某些药物如磺胺、抗生素，物理因素如气温骤变，肠道寄生虫，胆道阻塞，感染性病灶等都可引起。

## 二、临床病理

血管神经性水肿表现为深层结缔组织内的毛细血管扩张、充血，或有炎细胞浸润；而荨麻疹则常发生在浅表层。

## 三、临床表现

主要发生于组织疏松部位，好发于头面部的疏松结缔组织，例如唇、舌、眼睑，也可发生于生殖器及手、足部位。临床多见于上唇，可波及眼睑、甚至耳垂等。多数为单发，偶见多发。

通常再次接触变应原后数十分钟，迅速发生无明显界限的肿胀，累及皮下组织，界限不清。往往是皮肤颜色正常，若浅层毛细血管扩张时，水肿区域黏膜及皮肤发红、发亮。因神经末梢受水肿的影响，患者自觉灼热或有痒感。深部水肿，肿胀范围大小不一，触诊感觉组织微硬略有弹性，无压痛（图20-3）。

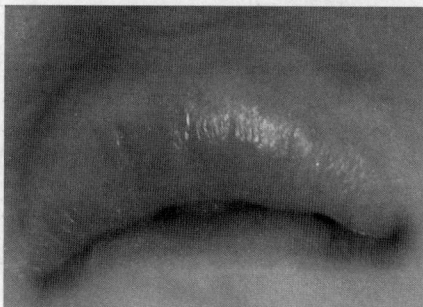

图20-3 血管神经性水肿

在口腔科所见血管神经性水肿以口唇多见，表现为上唇肥厚、翘突，或局限于上唇-鼻翼区，常在晨起时突然发现，一般在数小时或 1~2 天内逐渐消退，但又可在同一部位反复发生，有的病例还伴某一部位荨麻疹，为同病异型的皮肤变态反应，本病也被认为是巨型荨麻疹，通常数小时或 2~3 天后自行消失，不留痕迹。若伴消化道黏膜水肿，可引起恶心、呕吐、腹部痉挛性疼痛、腹泻等；若伴呼吸道黏膜水肿，可引起呼吸困难、胸闷、发绀，甚至窒息。

**考点提示** 血管神经性水肿的临床表现。

## 四、诊断

口唇部突发性水肿，好发于组织疏松部位，肿胀区微硬而有弹性，无压痛，色泽正常或光亮潮红，水肿消退迅速。问诊中需追溯近期有特异食物史或用药史。

## 五、鉴别诊断

本病需与根尖周脓肿或蜂窝组织炎相鉴别，如有牙痛，则可在患病区发现尖周炎或牙周炎的急性发作。

## 六、治疗

（1）排除可能的致敏原，避免再接触。

（2）应用抗组织胺类药物　口服苯海拉明或氯苯那敏，或用阿司咪唑 10mg，每日 1 次。

（3）非特异性抗过敏疗法　静脉注射 10% 葡萄糖酸钙注射液 10ml，每日 1 次；维生素 C 1～3g 加到 10% 葡萄糖液中静脉滴注；组织球蛋白肌内注射或用自血疗法、组织疗法等。

（4）普鲁卡因静脉封闭疗法　静脉滴注普鲁卡因 0.2～0.4g 和 10% 葡萄糖注射液 500ml 中，每日 1 次，共 10～15 次。

# 第四节　多形红斑

多形红斑（erythema multiforme，EM）又称之为多形渗出性红斑（erythema multiforme exudativum，EME），是一种皮肤 - 黏膜病的急性渗出性炎症。

如口腔伴有眼病的多形红斑，属本病之严重型，这种多极性损害的病例称 Stevens-Johnson 综合征。

## 一、病因

本病病因尚未明确，一般认为与以下因素有关。

### （一）药物过敏反应

具有过敏体质者在使用某些药物后，容易引起变态反应，在皮肤、黏膜上出现多少不等的多种形态的红斑、水疱、糜烂等。常见的有关致敏药物如磺胺类、抗生素、巴比妥类等。

### （二）免疫因素

许多学者研究了免疫与多形红斑的关系，认为免疫因素也是发病的一种可能的因素。

### （三）病毒感染

单纯疱疹病毒、柯萨奇病毒、麻疹病毒、埃可病毒、脊髓灰白质炎病毒等都可作为抗原而诱发本病。

### （四）细菌感染

细菌主要包括溶血性链球菌、葡萄球菌、布鲁杆菌、白喉杆菌、类丹毒杆菌等，作为抗原可诱发本病。

### （五）支原体感染

目前认为肺炎支原体是一种使人致病的病原。关于支原体的致病作用，目前认为可从两方面解释：一方面是支原体膜及其代谢产物直接黏附于呼吸道而致病；另一方面是变态反应。

### （六）其他因素

如患者精神紧张、过度疲劳、食物过敏、病灶感染等皆可诱发本病。

## 二、临床病理

上皮细胞角化不全，细胞内或外水肿，上皮层炎细胞浸润，上皮内或上皮下水疱形成，上皮表层组织可严重液化变性。因水疱下基地细胞变性，上皮内水疱又可成为上皮下水疱，基底膜变薄或消失，固有层炎细胞浸润。小血管扩张充血，血管内皮细胞肿胀，有红细胞渗出。

## 三、临床表现

好发于青壮年男性，起病急，病前多有头痛、口干、咽痛、倦怠等症状；发作时关节酸痛及体温升高。本病有一定的自限性；一般分为轻型和重型两种。

### （一）轻型

轻型主要指发病于口腔黏膜或伴皮肤病损者，一般全身症状较轻。

**1. 口腔黏膜病损**　可单独发生，也可与皮肤同时或先后发病。病损可发生在口腔黏膜任何部位。

（1）唇部　为本病的好发部位，以下唇多见。起初局部充血、水肿，在黏膜上所出现的红斑不如皮肤红斑那么明显和边界清楚，口腔黏膜因说话、进食的摩擦，水疱易破而成糜烂面，故难见水疱期，检查常见唇内黏膜、唇红黏膜上有或大或小的糜烂面，渗出多，并有缓慢的自发或激发性渗血，以致唇红部血痂层层加厚，最终形成紫黑色茧状血痂。在言语、进食而牵拉唇部时易致出血加重，晨起常发生上下唇粘连，为紫黑色血痂所覆盖，不能张口。

（2）口腔内部　口腔内发病一般多在颊部。主要表现为充血、水肿、糜烂、渗出，而渗血现象不如唇部明显。渗血因涎液分泌、冲洗作用被忽略，在问诊中有的患者会忆及涎液中含有血迹现象（图20-4）。

**2. 皮肤表现**　多见于手、足背及四肢伸侧或颜面出现各种形式的圆或椭圆形红斑，常对称散在分布。起初红斑为鲜红色，略凸起，逐渐转为暗红色，在病变发展过程中，红斑呈离心性散大，外圈鲜红色、内圈深红色，中央则为陈旧性暗红色，类似靶环，又称皮肤靶样红斑。红斑中心可出现水疱，甚至水疱中有出血点，患者感觉局部灼热、瘙痒（图20-5）。

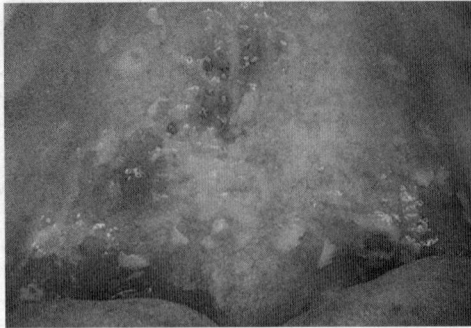

图20-4　多形性红斑

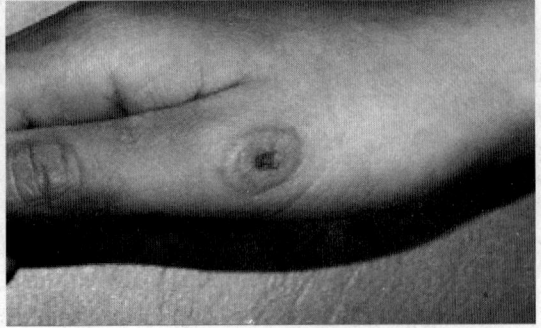

图20-5　靶样红斑

## （二）重型

本病重型又称斯－约综合征（Stevens-Johnson syndrome），即除全身症状较重外，同时有多器官损害。全身症状明显、较重，如体温升高（甚至达40℃）、头疼、咽痛，甚至伴关节酸痛。血液中白细胞总数及淋巴细胞上升，血沉急剧加快。来诊时见患者多呈急性病容，面部潮红，倦怠少言。口腔黏膜局部充血、水肿，伴或大或小糜烂面，渗出、渗血，唾液增多，唇红损害区有时已有血痂。因疼痛而影响说话和进食。

1. **皮肤**　有典型的靶样红斑，数量及大小不等，相近的红斑可重叠或融合。
2. **眼部**　一般为双目呈急性炎症，结膜充血、眼睑肿胀、内眦糜烂，分泌物较多，畏光，表现为结膜炎或角膜炎。
3. **阴部**　生殖器、肛门黏膜充血、糜烂，疼痛不适。
4. **其他**　可并发气管炎、支气管炎及肺炎等。

## 四、诊断

上述多器官损害的表现，在口腔主要是充血、水肿与糜烂，皮肤上出现靶样红斑，再合并其他1~2个部位病损，诊断即可成立。

（1）发病急，病因不明确，有时可能与药物过敏反应有关。

（2）局部为急性渗出性炎症，口腔黏膜充血或有水疱、糜烂、渗液、渗血，以致唇红部常有紫红色血痂，当病情未得到控制时，血痂逐层加厚。口内黏膜病损可注意到涎液中含有血迹现象，皮肤为靶样红斑，重型病例除口腔、皮肤表现外尚合并有眼或阴部等处的损害。

## 五、鉴别诊断

1. **寻常型天疱疮**　表现为黏膜及皮肤渐近性发生水疱，此起彼伏，无急性炎症反应。寻常型天疱疮有边缘扩张和尼氏征阳性表现，上皮内疱及棘层松解。
2. **疱疹性龈口炎**　为病毒感染性疾病，多累及附着龈、硬腭等高度角化的黏膜部位，可见小水疱融合破溃后形成的较大糜烂面。在唇红皮肤侧和唇周皮肤多可见明星成簇小水疱，局部融合成大疱，伴渗出和痂皮。

## 六、治疗

**1. 去除诱因**　分析近期用药、饮食及接触史；停用可疑致敏食物与药品等，如所用药物是必须服用而不能停用者，应设法更换药物。

**2. 全身用药**　补充体液及维生素，加速致敏原排出，维持水和电解质平衡。

**3. 局部处理**　餐前可用1%普鲁卡因溶液含漱3~5分钟以止痛，以便进食。可用0.02%呋喃西林湿敷或温生理盐水进行湿敷，以助消炎、减少渗出，或用以软化痂皮，便于揭除、敷药，适用于唇部糜烂、渗出多时或用于准备揭除血痂时。糜烂面渗出减少时，可用抗生素药膜贴敷，每日多次。睡觉前为防止上下唇部粘连，可涂布抗生素软膏。

## 本 章 小 结

口腔黏膜变态反应性疾病共同的特点是具有突发性、复发性、早期可逆性及发作的间歇性，一般具有过敏体质的人容易发生，须结合病史、检查进行综合分析，才能做出合理的诊断和治疗方案。

## 习　题

### 一、选择题

1. 有关多形渗出性红斑，下列哪项描述是错误的

A. 是一种变态反应性疾病

B. 口腔黏膜表现为大面积糜烂

C. 皮肤损害为红斑、水疱，亦可见丘疹

D. 眼部病损为虹膜睫状体炎及前房积脓

E. 可伴有明显的全身反应，如高热、头痛等

2. 药物过敏性口炎并发皮肤病损的特征性临床表现是

A. 糜烂　　　　　　　　　　　　B. 溃疡

C. 渗出多，形成灰白色假膜　　　D. 疼痛明显

E. 虹膜状红斑

3. 斯－约综合征除口腔黏膜损害外，还伴有

A. 眼干、关节疼

B. 眼结膜疱、溃疡，球睑结膜粘连

C. 引流区淋巴结肿大，肺部阴影

D. 正常皮肤出现大小不等的水疱

E. 皮肤靶形红斑，多见于四肢

4. 下列哪种过敏性疾病病损表现形式多样，糜烂表面有大量的纤维素性渗出物

A. 药物过敏性口炎　　　　　　　B. 过敏性接触性口炎

C. 多形性红斑　　　　　　　　　D. 血管神经性水肿

E. 中毒性表皮坏死松解症

5.下列哪项描述符合多形红斑的临床特征

A.发病有季节性，秋冬季多见

B.一般不伴有全身反应

C.发病过程缓慢，常迁延不愈，无自限性

D.病损特征为红斑、水肿、大疱、糜烂等

E.口腔可出现病损，皮肤、眼、生殖器则无

6.下列哪种过敏性疾病与季节有关

A.多形性红斑　　　　　　　　　B.药物过敏性口炎

C.过敏性接触性口炎　　　　　　D.血管神经性水肿

E.中毒性表皮坏死松解症

7.鉴别多形渗出性红斑与药物过敏性口炎，最重要的区别为

A.发病急缓不同　　　　　　　　B.病变范围不同

C.伪膜厚薄不同　　　　　　　　D.病理表现不同

E.治疗方法不同

8.下列关于药物过敏性口炎临床特征描述的，正确的为

A.皮肤大疱，口腔黏膜白色瘢痕

B.皮肤紫色丘疹，口腔为白色条纹

C.皮肤红斑、水疱，口腔大小不等水疱、糜烂

D.皮肤水疱或斑丘疹，口腔为相互融合的透明小水疱

E.皮肤结节性红斑，口腔为反复发作的溃疡

9.下列疾病中发病迅速，消退也迅速的是

A.药物过敏性口炎　　　　　　　B.过敏性接触性口炎

C.血管神经性水肿　　　　　　　D.多形性红斑

E.中毒性表皮坏死松解症

10.过敏性口炎属于哪型过敏反应

A.Ⅲ型过敏反应　　　　　　　　B.Ⅰ型过敏反应

C.Ⅱ型过敏反应　　　　　　　　D.Ⅴ型过敏反应

E.Ⅳ型过敏反应

二、思考题

1.简述多形红斑的诊断要点。

2.简述药物过敏性口炎的临床表现及治疗。

（朱兰兰）

# 第二十一章

# 口腔黏膜大疱类疾病

**学习目标**

口腔医学专业

1. **掌握** 天疱疮的临床表现及诊断。
2. **熟悉** 良性黏膜类天疱疮的临床表现及诊断。
3. **了解** 天疱疮及良性黏膜类天疱疮的治疗。
4. 具有对口腔黏膜大疱类疾病诊断的能力。
5. 具有以患者为中心的人文关怀精神和交流沟通能力。

口腔医学技术专业

1. **掌握** 天疱疮的临床表现及治疗。
2. **了解** 良性黏膜类天疱疮的临床特征。

**案例分析**

【案例】

患者，男性，68 岁，口腔溃烂 3 个月来诊。

检查：双颊黏膜大面积糜烂，有边缘扩展现象，糜烂面表面被覆较厚的灰白伪膜，呈斑片状。经脱落细胞学检查拟诊为天疱疮。

【讨论】

该疾病治疗方案是什么？

## 第一节　天疱疮

天疱疮（pemphigus）是一种以表皮内棘细胞松解为特点的大疱性皮肤-黏膜疾病，病程缓慢。是一种严重而少见的不易愈合的自身免疫性疾病。在临床上以寻常型天疱疮较为多见，也是天疱疮中的严重型。

## 一、病因

自身免疫性疾病，病因不明。免疫荧光法进行检查时，可在棘细胞间见荧光染色的抗体带，发现抗棘细胞层间黏合物质抗体沉积部位是相应病理变化主要部位。某些病毒、紫外线、药物等可诱发该疾病。

## 二、临床病理

皮内疱和棘细胞层松解为其特点，棘细胞的细胞间桥消失，棘细胞间失去黏合力而互相分离，从而发生棘细胞间的裂隙和疱。因细胞间桥松解的部位不同而分为不同类型。寻常型天疱疮与增殖型天疱疮的皮内疱位于基底细胞层上方，叶型天疱疮和红斑型天疱疮的疱位于角质层下或粒细胞层下，增殖型天疱疮除棘层松解外，还可见棘层肥厚、表皮乳头瘤增殖。免疫荧光染色可见棘层显示网状荧光，主要是 IgG 沉积。

## 三、临床表现

基本损害为正常皮肤、黏膜上出现薄壁、松弛的大疱，易破溃成为糜烂面，且不断扩大，难愈合；因渗出多，表面湿润，常继发感染，使病损部位散发臭味。损害可见于皮肤黏膜的任何部位。患者年龄以 30~60 岁居多，病情发展较快。严重全身泛发皮损，糜烂面体液大量丢失，可使患者出现低蛋白血症及水电解质紊乱等，最终导致病情恶化，严重感染而死亡。本病的临床表现可以分为四种亚型，分述如下。

### （一）寻常型天疱疮

寻常型天疱疮是病情最为严重的一型，临床也最为多见，好发于中年或老年人，男性多于女性。口腔黏膜损害常是最早出现的症状，多呈泛发性。

**1.口腔黏膜表现** 口腔病损常早于皮肤出现，一般口腔任何部位的黏膜均可发反复发生糜烂损害，分泌物多，进食痛。数月后皮肤上出现大疱，皮损可泛发全身，且进展迅速。若单独在口腔发病时则易与其他疾病混淆。

口腔患部水疱往往较大，疱膜薄。水疱受压时，疱液可向四周扩展，原来充盈清亮的水疱立即显得松陷，但因持续渗出的原因，不久可见此疱由小变大，又恢复充盈饱满状；再则因疱膜极薄，患者说话或咀嚼食物时摩擦极易导致水疱破溃，故检查时常只见糜烂面，而且用探针能从糜烂周边透入表皮层并揭起部分表皮，对上述这两种现象，称表皮分离征，又称尼氏征（Nikolsky's sign）阳性。患者感觉疼痛不适，尤其在进食时加重。

天疱疮有时亦可发生于牙龈，当水疱破溃，疱膜坏死、退缩，此时龈缘及龈乳头糜烂，常易被误诊为坏死溃疡性龈炎或剥脱性龈炎。但龈乳头形态正常，充盈于牙间隙中，而非坏死溃疡性龈炎，且无异味。

**2.皮肤表现** 早期常发生于胸背等躯干部位，后期头颈、腋窝、腹股沟等处亦为好发部位，皮损可泛发于全身。常常是在正常皮肤上突然迅速地发生水疱，疱膜薄，疱液清亮，检查时尼氏征阳性。在摩擦部位水疱易破而出现糜烂，周围皮肤可充血，若合并感染则化脓、发臭。患者有痛感。不论水疱破溃与否，均可在趋向愈合时结痂，痂落不留瘢痕，但可有色素沉着。

**3.其他部位** 鼻腔黏膜、眼、外生殖器及肛门处有时也可发生病损。

### （二）增殖型天疱疮

少见，发生在机体一般状况较好的年轻患者。

增殖型天疱疮与寻常型天疱疮临床表现基本相同，唯一不同点是水疱破后，创面为高低不平的肉芽面。本型好发于腋窝、脐周、腹股沟、阴部或肛部，口腔少见。

### （三）落叶型天疱疮

落叶型天疱疮亦称剥脱型天疱疮。口腔黏膜正常，一般不发病。即使有，也只限于轻度红肿或为浅表型糜烂，眼结膜或外阴部可发生同样病损。皮疹常泛发于全身，头、面、胸、背的皮肤上出现水疱，破溃后褐色结痂，其下湿润，可有臭味；因痂皮边缘翘起如落叶状，故名落叶型天疱疮。本型多见于老年人。

### （四）红斑型天疱疮

口腔及其他黏膜部位很少罹患。因表皮松解发生在表皮粒层或角化层下，故出现水疱时位置浅表，疱壁薄，易破溃。常见在面部呈对称性红斑，伴鳞屑，称红斑型天疱疮。本病好发于皮脂溢出区，如头面、胸背中部。

## 四、诊断

### （一）根据临床表现

在口腔黏膜或皮肤上出现反复发作的水疱或糜烂面，尼氏征阳性。

### （二）根据辅助检查结果

**1. 活体组织检查**　取水疱连同四周少许正常组织作组织病理学检查，特点是棘细胞层松解，形成上皮内疱，固有层有淋巴细胞浸润，亦可见嗜酸粒细胞等。

**2. 免疫荧光检查**

（1）直接法　取水疱周围皮肤做直接免疫荧光检查，在病损部位棘细胞间有荧光。

（2）间接法　取患者血清做间接免疫荧光检查，可显示患者血清中有抗表皮棘细胞间物质的特异抗体，含有天疱疮抗体，且抗体效价和病变严重程度成正相关。

**3. 细胞学检查**　镜下可见典型棘层松解细胞，胞核大而圆，染色深，胞质较少，称之为天疱疮细胞，细胞的多少与病情相关。

## 五、鉴别诊断

本病需与黏膜良性类天疱疮相鉴别，发生于龈部的天疱疮，极易与坏死溃疡性龈炎相混淆，根据尼氏征阳性或阴性、龈乳头坏死与否、有无特殊臭味等即可鉴别。

**考点提示**　天疱疮的临床表现。

## 六、治疗

早诊断、早治疗，规律服药，追踪观察是本病的治疗原则。本病是一种复杂性、慢性皮肤－黏膜发疱疾病，也是一种严重而少见的疾病，一般主张在确诊后应立即积极进行治疗。

## （一）全身治疗

**1.支持疗法** 补充高蛋白、高维生素饮食。如因口腔损害而进食困难者可进行肠外营养。全身衰竭者应少量而多次地输血。

**2.肾上腺皮质激素** 是治疗本病的首选药物。应用泼尼松龙或泼尼松，按用药程序分为起始、控制、减量（递减）、维持四个阶段进行。用药原则是起始用量要足够：一般对皮损面积占体表不足10%的轻症病例，或损害仅限于口腔黏膜的患者，首剂量以30～40mg/d为宜；皮损占30%左右的中度病例，以60mg/d为宜；占50%以上的重症病例，则以80mg/d为宜。用药剂量根据病情需要而定，故给药后应密切观察病情，若病情3～5天内无减轻，继续有新水疱出现，应及时增加药量，增加剂量应为原剂量的40%～50%。待病情控制、好转后可以递减药量，例如每2周递减5mg，直至病情稳定时，维持量每日10～15mg，如此常常需要维持一个相当长的时间，多数病例需维持数年，少数可完全撤药。应嘱患者严格遵照医嘱服药，切不可随意加减药量或中断用药而引起病情反复。患者若有糖尿病、结核等不能使用肾上腺糖皮质激素时，可使用免疫抑制剂如甲氨蝶呤、环磷酰胺、环孢素等。对使用上述药物病情仍不能控制的重症患者，可考虑采用肾上腺糖皮质激素冲击疗法。

因治疗所用肾上腺糖皮质激素量较大，在治疗过程中应注意各种合并症，常发生的有感染，如金黄色葡萄球菌感染、鹅口疮、念珠菌性肺炎等；其他如激素性糖尿病、消化道溃疡、骨质疏松等。在治疗过程中，应注意定期复查末梢血象、尿常规、尿糖以及口腔有无出现白色病变。

📋 **知识拓展**

### 天疱疮的临床治疗研究

糖皮质激素是天疱疮治疗的经典药物，同时也是临床的首选药物。关于临床疗效评价的判断标准，目前学术界公认的是随机双盲对照试验。但因其发病率低，很难获得足够数量患者进行治疗研究，故临床治疗结论多根据长期医疗实践观察得出，其中肾上腺皮质激素冲击疗法也是临床长期实践研究的成果之一。

**3.免疫抑制剂** 凡天疱疮病情严重者，多采用皮质激素加免疫抑制剂如环磷酰胺、硫唑嘌呤等联合治疗，对控制症状有良好作用，既提高疗效，又可减少激素用量。

雷公藤总苷每日1～1.5mg/kg，分2～3次，口服。

**4.中医治疗原则** 对天疱疮有一定疗效，尤其对减少糖皮质激素的副作用是有益的。

**5.抗感染** 视病情需要可加用抗生素治疗，以抗感染或预防感染。

## （二）局部治疗

**1.口腔** 为保持口腔卫生，可用消炎含漱剂或用0.2%氯己定溶液含漱。若因疼痛而影响进食，可用1%普鲁卡因溶液含漱数分钟后用餐，目的在于减少痛苦而保证营养的摄入。餐毕刷牙漱口后，可在创面上贴敷抗生素药膜，或涂布2.5%金霉素甘油等，每隔1～2小时涂布1次，以防感染。

**2. 皮肤**  对糜烂的创面以暴露为主，或用抗感染药膜覆盖或涂布 2% 甲紫溶液。皮损应注意清洁，亦可以 1 ：5000 高锰酸钾溶液浸浴。

**考点提示**  天疱疮的治疗。

**知识拓展**

### 天疱疮目前研究方向

在天疱疮研究领域，通过分子生物学技术，深入探索发病机制一直是该疾病的热门方向，如天疱疮相关 IgG 及其亚族、桥粒芯蛋白、钙钴素 E 等。此外，寻求安全有效的治疗方法、新型药物的研发及其与肿瘤间的关系也普遍受到关注。相信随着基础研究领域及相关交叉学科发展，天疱疮发病机制及治疗方法会越来越明晰。

## 第二节  良性黏膜类天疱疮

良性黏膜类天疱疮（benign mucosa pemphigoid）又名瘢痕性类天疱疮，主要侵犯黏膜，好发于口腔、结膜、鼻腔、食管及会阴部等黏膜部位，故称之为黏膜类天疱疮；因其愈合后有瘢痕，故名之为瘢痕性类天疱疮。

### 一、病因

病因不明。一般认为本病属于自身免疫性疾病，用直接免疫荧光法检查，可见抗基底膜区抗体，主要是 IgG。但用间接法检测往往测不到自身抗体，即使出现阳性反应，其效价也较低。

### 二、临床病理

上皮完整，无棘层松解现象，与结缔组织间出现裂隙或水疱，属上皮下疱，其下可有大量淋巴细胞、浆细胞和嗜酸粒细胞浸润，伴血管扩张、充血。直接免疫荧光法检查，可见基底膜区有一条连续而细长的荧光带，为 IgG 沉积。

### 三、临床表现

本病好发于中年或中年以上者，男女之比为 1 ：2。

**1. 口腔表现**  口腔黏膜的损害多累及牙龈，常呈"剥脱性龈炎"状。游离龈与附着龈表现为弥漫性充血，在此基础上发生水疱，其直径由 2 ~ 6mm 不等，属于黏膜上皮下疱，疱膜微厚，疱液清亮。破溃后亦呈现糜烂创面，只有单个未融合的小疱在破溃后才似溃疡。本病由于疱破后常呈糜烂面，因而易被误诊为剥脱性龈炎，检查时尼氏征为阴性。其他如腭垂、腭、口角等处亦可发生，因组织粘连、瘢痕化，易致畸形（图 21-1）。

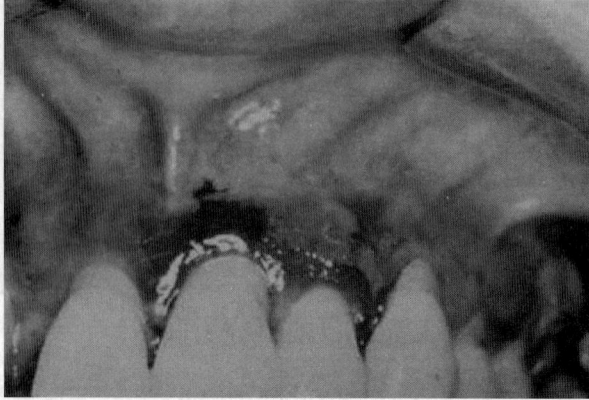

图21-1 瘢痕性类天疱疮

**2.眼部表现** 大部分患者结膜可受累,引发结膜炎,反复发作,睑结膜与球结膜可因损害加重而粘连,称睑球粘连,还可导致睑内翻、倒睫合并角膜受损等。眼部疾患往往先侵犯一侧,继而波及另一侧,以致双目均被累及,严重或未及时治疗时可致失明。

**3.皮肤表现** 少部分患者可有皮肤损害,一般好发于头面部、四肢、腋下及腹股沟等处,出现红斑或在正常皮肤上发生水疱,尼氏征阴性。如果疱破即发生糜烂,愈合后则结痂,痂落而留有瘢痕。

**4.其他部位** 咽、气管、食管、尿道、阴部和肛门等处黏膜也可受累,甚至发生气管、食管狭窄而发生呼吸不畅或吞咽困难。

## 四、诊断

### (一)根据临床表现
口腔主要是在龈部和眼部发生充血或水疱,少数伴有皮肤损害。

### (二)根据辅助检查结果

**1.活体组织检查** 镜下见上皮完整,无棘层松懈现象,上皮与结缔组织之间有水疱或裂隙,故为上皮下疱,结缔组织有大量淋巴细胞、浆细胞及嗜酸粒细胞浸润,伴有血管扩张等。

**2.免疫荧光法**

(1)直接法 大部分患者呈阳性,在新鲜的标本上,基底膜区显示有免疫球蛋白IgG及补体C3沉着,呈均匀连续细带。

(2)间接法 多为阴性。

## 五、鉴别诊断

**1.天疱疮** 本病好发于中年以上女性,而天疱疮好发于中老年男性;本病为皮下疱,尼氏征阴性,而天疱疮为皮内疱,尼氏征阳性。

**2.剥脱性龈炎** 是牙龈的一种退行性疾病,临床表现局限于牙龈充血、水肿,有数个小疱及剥脱区呈鲜红色。而瘢痕性类天疱疮不仅发病于牙龈,口腔各部皆可受累,还可能侵及眼部等。

## 六、治疗

### （一）局部治疗

1. 口腔　用消炎、止痛含漱剂或敷贴各种抗生素药膜等。

2. 眼　用含肾上腺糖皮质激素制剂的溶液滴眼，以防止纤维性粘连。

### （二）全身治疗

病情严重者应用肾上腺糖皮质激素，一般情况下应慎用之。重在局部的积极治疗；必要时抗炎、抗感染，防止并发症。本病预后良好。

## 本章小结

　　口腔黏膜大疱类疾病的患者尽量做到早期诊断、早期治疗，这样皮质激素用量小，预后也较好。对于患者病情的判断，治疗遵循"开始从速足量，维持慢速递减"的用药原则，并辅以其他药物从而减少肾上腺糖皮质激素的用量和不良反应的发生，长期观察患者全身情况及时采取对症治疗。

## 习　题

### 一、选择题

1. 用手指轻推外表正常的皮肤或黏膜即可迅速形成水疱，称为

A. 揭皮试验阳性　　　　　　　　　　B. 表皮松解症

C. 尼氏征阳性　　　　　　　　　　　D. OT 试验阳性

E. 青霉素试验阳性

2. 下列不属于感染性疾病的是

A. 带状疱疹　　　　　　　　　　　　B. 复发性疱疹性口炎

C. 口腔结核　　　　　　　　　　　　D. 鹅口疮

E. 类天疱疮

3. 各型天疱疮中出现口腔黏膜损害最少的是

A. 寻常型天疱疮　　　　　　　　　　B. 增殖型天疱疮

C. 落叶型天疱疮　　　　　　　　　　D. 红斑型天疱疮

E. 以上各型出现概率大致相同

4. 增殖型天疱疮与寻常型天疱疮口腔病变主要区别是

A. 在颊黏膜病损处常有显著增生　　　B. 在舌背病损处常有显著增生

C. 在唇红缘病损处常有显著增生　　　D. 在硬腭病损处常有显著增生

E. 在软腭病损处常有显著增生

5. 下列疾病中具有尼氏征阳性的是

A. 寻常型天疱疮　　　　　　　　　　B. 瘢痕性类天疱疮

C. 糜烂型扁平苔藓　　　　　　　　　D. 大疱性类天疱疮

E. 多形性类天疱疮

6. 寻常型天疱疮的病因包括

A. 细菌感染、病毒感染、真菌感染　　　B. 细菌感染

C. 病毒感染　　　　　　　　　　　　D. 真菌感染

E. 自身免疫病

7. 天疱疮多表现为

A. 斑　　　　　　　　　　　　　　　B. 糜烂

C. 溃疡　　　　　　　　　　　　　　D. 假膜

E. 白色条纹

8. 下列有棘层松解现象的是

A. 类天疱疮　　　　　　　　　　　　B. 天疱疮

C. 艾滋病　　　　　　　　　　　　　D. 多形红斑

E. 唇疱疹

9. 类天疱疮与疱型扁平苔藓鉴别的关键是

A. 是否出现白色角化条纹　　　　　　B. 发病的急缓

C. 疱损与上皮基底膜的关系　　　　　D. 疱损愈合后留下瘢痕

E. 是否出现蝶形红斑

10. 类天疱疮的好发部位是

A. 牙龈　　　　　　　　　　　　　　B. 上腭

C. 颊黏膜　　　　　　　　　　　　　D. 下唇唇红

E. 舌背

**二、思考题**

简述寻常型天疱疮的临床表现及治疗。

（朱兰兰）

# 第二十二章

# 唇舌疾病

学习目标

口腔医学专业

1. **掌握** 常见的唇部和舌部疾病的临床表现、诊断要点和治疗原则。
2. **熟悉** 常见的唇部和舌部疾病的鉴别诊断和局部处理。
3. **了解** 各类唇舌疾病的病因。
4. 具有对唇舌疾病诊断的能力。
5. 具有以患者为中心的人文关怀精神和交流沟通能力。

口腔医学技术专业

1. 掌握 慢性唇炎的临床表现及治疗。
2. 熟悉 地图舌的临床特征。

## 案例分析

**【案例】**

患者，女，25岁，唇红干燥、裂口，有黄白色细鳞屑3年就诊。检查：上下唇部肿胀，唇红干燥，有黄白色或褐色脱屑、脱皮或细鳞屑裂，口角皲裂，口周皮肤可见色素沉着。主诉3年来嘴唇经常干燥、皲裂、脱皮。常反复发作，时轻时重，特别是在干燥季节加重。有舔唇及咬唇不良习惯，经常用手撕皮。

**【讨论】**

1. 该患者诊断是什么病？
2. 该病应如何治疗？

# 第一节　唇部疾病

## 一、慢性非特异性唇炎

慢性非特异性唇炎又称慢性唇炎（chronic cheilitis）是唇部慢性、非特异性、炎症性病变。

### （一）病因

可能与长期慢性持续性刺激有关。如气候干燥、风吹、身处高原寒冷地区、烟酒和烫食的刺激、舔唇咬唇的不良习惯等。也可能与精神因素有关，如郁闷、烦躁、多虑等。

### （二）病理

为非特异性炎症表现。黏膜上皮可有角化不全或过度角化，上皮内层细胞水肿，固有层淋巴细胞、浆细胞等浸润，血管扩张充血。

### （三）临床表现

1. **慢性脱屑性唇炎**　常累及上下唇红部，但以下唇为重。唇红部干燥、皲裂，有黄白色或褐色脱屑。可无痛地撕脱下皮屑，暴露鲜红的"无皮"样组织。病情反反复复，反复剥脱，可持续数月甚至数年不愈（图22-1）。

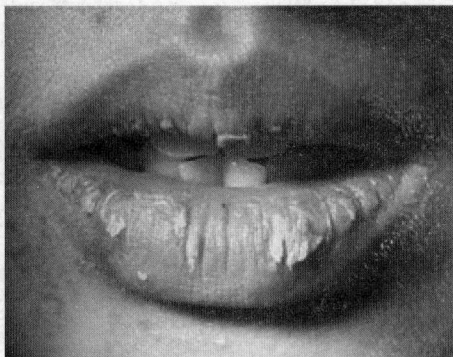

图22-1　慢性脱屑性唇炎

2. **慢性糜烂性唇炎**　下唇多见，上下唇红部反复糜烂，渗出明显，结痂剥脱。有炎性渗出物时会形成黄色薄痂，有出血时会凝结血痂，有继发感染时会结为脓痂。伴有下颌下淋巴结肿大。患部可有暂时愈合，但常复发（图22-2）。

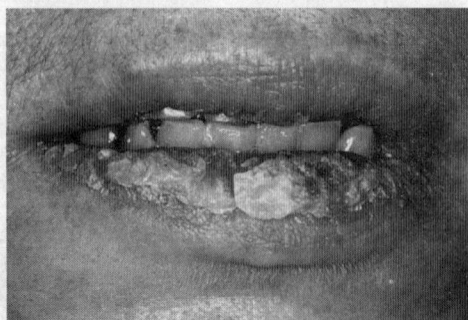

图22-2　慢性糜烂性唇炎

## 知识拓展

### 湿疹性唇炎

此病多发于儿童，青壮年亦可发病，往往发生在季节更替或寒冷季节，由于患者感觉唇部干燥，经常舔唇，导致上、下唇红黏膜发白，略显潮红，轻度肿大，黏膜表面皱缩。唇红周围的皮肤呈暗红色，色素沉着，有细小的皲裂，好像唇周长了一圈胡须，俗称"羊胡子"，皮肤侧瘙痒感明显。

### （四）诊断

（1）寒冷干燥季节好发，病程反复，常有不良嗜好。

（2）临床症状为唇部反复干燥、脱屑、疼痛、肿胀、糜烂，有炎性渗出物，形成血痂或脓痂，痛胀痒明显。

（3）上下唇均可发病，以下唇为主。

### （五）鉴别诊断

**1.干燥综合征**　患者也可出现唇红干燥、皲裂及不同程度脱屑、唇红部暗红色等症状，但有口干、眼干、合并结缔组织病等其他典型症状。

**2.慢性光化性唇炎**　好发于日照强烈的夏季，与暴晒程度有关，脱屑呈秕糠状，痒感不明显。

**3.念珠菌感染性唇炎**　有时表现为唇部干燥脱屑，而不出现假膜红斑糜烂等特征性表现，但常伴有念珠菌口炎和口角炎，实验室检查可发现白念珠菌。

### （六）治疗

（1）避免刺激因素是首要的治疗措施，纠正咬唇、舔唇等不良习惯，戒除烟酒，忌食辛辣食物，避免寒冷刺激，保持唇部湿润等。

（2）慢性脱屑性唇炎可用抗生素软膏或激素类软膏局部涂布，进食前应用温水将残留的软膏洗净，然后涂布医用甘油。

（3）慢性糜烂性唇炎应以唇部湿敷为主要治疗手段。用消毒抗炎液体（如浸有 0.1% 依沙町啶溶液、3% 硼酸溶液、5% 生理盐水等）或有清热解毒功效的中药药液的消毒纱布湿敷于患处，每日 1~2 次，每次 15~20 分钟，直至结痂消除，渗出停止，皲裂愈合，才能涂布软膏类药物。

（4）中医中药、抗过敏药有时也有疗效。

考点提示　慢性唇炎的临床表现及治疗。

## 二、腺性唇炎

腺性唇炎（cheilitis glandularis）是以唇腺增生肥大、下唇肿胀或偶见上下唇同时肿胀为特征的唇炎，病损主要累及唇口缘及唇部内侧的小唾液腺，是唇炎中较少见的一种疾病。

（一）病因

病因不明。可能与遗传有关，还与根尖病灶、化妆品、含漱品、外伤、吸烟、口腔卫生不良、不良情绪、紫外线过度照射等有关，还报道吹奏乐器者较多见。

（二）病理

其病理变化表现各异，以小腺体明显增生为特征。单纯型腺性唇炎镜下可见唇腺腺体明显增生，导管扩张，腺体及小叶内导管周围炎细胞浸润。化脓性腺性唇炎镜下可见非特异性炎症，可见到明显的局限性炎症细胞浸润。

（三）临床表现

好发于中青年。可分为单纯型、化脓型两种类型。

1. **单纯型腺性唇炎**　是腺性唇炎中最常见的一种。唇部浸润肥厚，较正常人增厚数倍，可扪及大小不等的小结节。唇部黏膜面可见针头大小的深红色颗粒状突起，中央凹陷，中心扩张，挤压时有透明的黏液自导管口排出，如露珠状。睡眠时因唾液分泌减少和黏稠度增加而致上下唇红粘连，清醒时又因干燥而黏结成浅白色薄痂。

2. **化脓型腺性唇炎**　是由单纯型继发感染后所致。分为浅表和深部两种。浅表化脓型唇部有浅表溃疡、结痂，痂皮下聚集脓性分泌物，去痂后露出红色潮湿组织，挤压可见腺口处排出脓性液体。唇黏膜可呈白斑样变化。深部化脓型是单纯型或浅表化脓型反复脓肿引起深部感染所致，唇红表面糜烂、结痂、瘢痕形成，呈慢性病程，唇部逐渐弥漫性肥厚增大。深部黏液腺化脓并发生瘘管，长期不愈可发生癌变。

（四）诊断

1. **临床表现**　唇部腺体肿大增厚，唇活动性受限，可扪及针头大小的深红色中央凹陷的导管开口，有黏稠分泌物溢出。化脓性唇炎可见瘘管及疤痕。

2. **组织病理检查**　以小腺体明显增生为主要特征，并有慢性炎症细胞浸润。

（五）鉴别诊断

1. **肉芽肿性唇炎**　一侧发病后向另一侧进展，形成巨唇，且不易消退，扪压无黏液流出。

2. **良性淋巴组织增生性唇炎**　以干燥出血、糜烂脱皮为主，且可同时发生于颊、腭等部位，又称"良性淋巴组织增生病"。可依靠切片进行鉴别。

（六）治疗

（1）局部治疗　去除局部刺激因素，可注射泼尼松龙混悬液、曲安奈德注射液等皮质激素制剂，或用放射性核素 $^{32}$P 贴敷。

（2）全身治疗　口服 10% 碘化钾溶液，每次 10ml，每日 2 次，应注意碘过敏者禁用。

（3）有继发感染可用抗生素控制感染控制后局部可用金霉素甘油、氟轻松软膏等局部涂布。

（4）对唇肿明显外翻、疑有癌变者，尽早活检明确诊断。

## 三、肉芽肿性唇炎

肉芽肿性唇炎（granulomatosa cheilitis）又称米舍尔肉芽肿性唇炎，以唇肥厚肿胀为主要特点。有人认为是梅 – 罗综合征的单症状型，或口面部肉芽肿病的亚型。

（一）病因

病因不明。目前一般认为与链球菌、分枝杆菌、单纯疱疹病毒等感染有关，还与过敏反应、变态反应及遗传因素有关。

**（二）病理**

以非干酪化类上皮细胞肉芽肿为特征，多位于固有层和黏膜下，有时可见于腺体及肌层内。上皮层变薄，表面有不全角化，固有层为非特异性炎症，黏膜下层可见肉芽肿形成也可见有上皮样细胞和多核巨细胞。

**（三）临床表现**

男女性别无明显差异，多在青壮年发病。起病隐匿，进程缓慢，一般无唇部创伤或感染史。上下唇均可发病，但上唇较多，亦可同时发病。肿胀一般先从唇的一侧开始，逐步向唇的另侧蔓延。肿胀区以唇红黏膜颜色正常，局部柔软，无痛，无瘙痒，扪之有垫褥感，压之无凹陷性水肿为特征。病初肿胀时能完全消退，但多次复发后则消退不完全或不消退。随病程发展，唇肿可至正常的 2~3 倍，形成巨唇，出现左右对称的瓦楞状纵行裂沟，有渗出液，唇红区呈紫红色，肿胀并可波及邻近皮肤区，初发时皮肤呈淡红色，复发后转为暗红色。该病除口唇肿胀外，面部其他部位亦可出现肿胀，如龈、颊、鼻、颌、眶周组织等（图 22-3）。

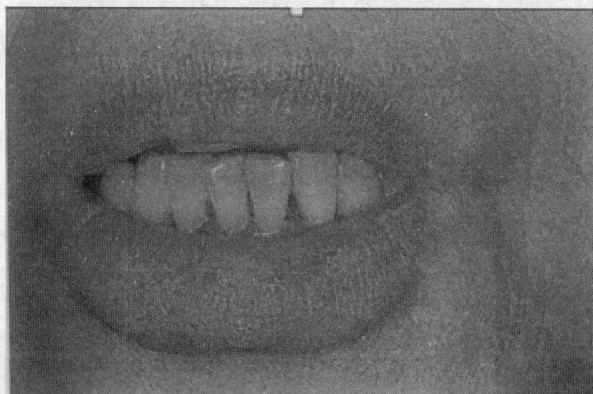

图22-3　肉芽肿性唇炎

**（四）诊断**

依据唇部反复性持续性弥漫性肿胀、非凹陷性水肿时轻时重、扪诊有垫褥感等典型症状，可以做出临床诊断，确诊需组织病理学检查为典型的上皮细胞肉芽肿性结节。

**（五）鉴别诊断**

1. **牙源性感染引起的唇部肿胀**　常有明显的病灶牙感染史。

2. **唇血管神经性水肿**　属变态反应，发病迅速，唇红黏膜色正常或微红，有发热感，消除过敏原后唇部肿胀可完全消退。

**（六）治疗**

1. **局部治疗**　唇部肿胀区可局部注射醋酸氢化可的松、泼尼松龙、曲安奈德等注射液，每次 5~10ml，分别注射于左右唇部黏膜深层，每周 1~2 次。或用微波治疗唇部肿胀区，有控制肿胀作用。

2. **全身治疗**　可服用泼尼松 10mg，每日 3 次。

3. **手术治疗**　反复发作形成巨唇后，患者有强烈的美观要求时，可考虑唇部整形术修复外形，但不能去除病因，因而唇部肿胀复发率较高，术后仍须采用其他治疗措施防止复发。

### 四、良性淋巴组织增生性唇炎

良性淋巴组织增生性唇炎（cheilitis of benign lymphoplasis）又称淋巴滤泡性唇炎，是多见于下唇的良性黏膜淋巴组织增生病。以淡黄色痂皮覆盖的局限性损害伴阵发性剧烈瘙痒为特征。其表现易与慢性糜烂性唇炎、腺性唇炎等相混淆。

#### （一）病因

病因不明。可能与胚胎发育过程中残留的原始淋巴组织在光辐射下增生有关。

#### （二）病理

在上皮下结缔组织中有特征性的淋巴滤泡样结构为特征性表现，其中央为网织细胞和组织细胞，周围有密集的淋巴细胞。

#### （三）临床表现

本病多见于下唇唇红部，尤以下唇正中部为好发区，多局限于1cm以内。唇部损害初为干燥、脱屑或无皮，继之产生糜烂，以淡黄色痂皮覆盖。局限性肿胀，周围无明显充血现象，局部有阵发性剧烈瘙痒感，患者常用手揉搓或用牙咬唇部患处，随即有淡黄色渗出性分泌物自痂皮下溢出，约经数分钟后，瘙痒暂缓，液体停止流出，复结黄痂。如此反复，每日1~2次，损害长期反复发作后，会造成下唇唇红部组织增生。

#### （四）诊断

（1）好发于青壮年，以下唇常见。

（2）反复发作的剧烈瘙痒，淡黄色黏液流出后易结痂，唇部局限性损害。

（3）病理组织检查可见到淋巴滤泡样结构。

#### （五）鉴别诊断

**1. 慢性糜烂性唇炎**　可有糜烂和渗出，但表浅，微痒或不痒。

**2. 唇部扁平苔藓**　周围非糜烂区有斑纹损害，易出血，不痒。

**3. 盘状红斑狼疮**　糜烂的黏膜侧有放射状白纹，皮肤侧有黑色围线。

**4. 腺性唇炎**　常呈多发性散在小结节，位于下唇黏膜下，只有在翻转下唇并挤压时才见溢出，黄色痂皮常见于早晨起身时。

#### （六）治疗

（1）避免日光暴晒。

（2）由于本病对放射性敏感，可用同位素 $^{32}P$ 贴敷治疗。

（3）痂皮可用 0.1% 依沙吖啶（利凡诺）溶液湿敷去除。

（4）局部用肾上腺皮质激素封闭也有疗效。

### 五、光化性唇炎

光化性唇炎（actinic cheilitis）又称日光性唇炎，是过度日光照射引起的唇炎，分急性和慢性两种。急性光化性唇炎以水肿、水疱、糜烂、结痂和剧烈瘙痒为主要临床特征；慢性光化性唇炎以黏膜增厚、干燥、秕糠样白色鳞屑为主要临床特征。

#### （一）病因

该病病因为少数人对日光（尤其是夏天日光）具有特异的敏感性所致。症状轻重与个体对光线的敏感程度以及日光光线强弱、照射时间长短、光照范围大小有关。正常人体经日晒后会产生黑色素沉积反应，出现的皮肤变黑能自行消退。而日光敏感者，在超过一定剂量的日光照射后，除黑色素生成外还会发生细胞内和细胞外水肿、胶原纤维变性、细胞增殖活跃等变化，从而引发该病。

研究表明，卟啉代谢与光敏感有关，引起体内卟啉代谢的因素包括：①肝脏疾病能引起体内卟啉代谢障碍。②某些药物如磺胺、四环素、金霉素、氯丙嗪、异烟肼、甲苯磺丁脲、依沙吖啶（利凡诺）、当归、补骨脂等也可影响卟啉代谢。③摄入含卟啉多的植物，如菠菜、芥菜、芹菜、胡萝卜、无花果、橙、茴香等。此外，吸烟、唇部慢性刺激因素对该病亦有诱发作用。有些患者还有家族史。

**（二）病理**

黏膜上皮角化层增厚，表层角化不全。细胞内与细胞间水肿和水疱形成，棘层增厚，基底细胞空泡变性，血管周围及黏膜下层有炎细胞浸润。上皮下胶原纤维嗜碱性变，地衣红染色呈弹性纤维状结构，称日光变性。少数慢性光化性唇炎标本可出现上皮异常增生的癌前病变构象。

**（三）临床表现**

该病有明显的季节性，往往春末起病，夏季加重，秋季减轻或消退。多见于农民、渔民及户外工作者。以50岁以上男性多发。临床上分为急性和慢性两类。

**1. 急性光化性唇炎**　起病急，发作前常有暴晒史。表现为唇部广泛水肿、充血、糜烂，表面覆以黄棕色血痂或形成溃疡，灼热感明显，伴有剧烈的瘙痒。往往累及整个下唇，影响进食和说话，如有继发感染则可出现脓性分泌物，结成脓痂，疼痛加重，较深的病损愈后留有瘢痕。一般全身症状较轻，2~4周内可能自愈，也可转成亚急性或慢性。

**2. 慢性光化性唇炎**　又称脱屑性唇炎。发病者常为海员、农民、电焊工人及长期野外工作者。隐匿发病或由急性演变而来，早期下唇干燥无分泌物，不断出现白色细小秕糠样鳞屑，厚薄不等，易剥去，鳞屑脱落后又生新屑，病程迁延日久可致唇部组织失去弹性，形成皱褶和皲裂。长期不愈者，可出现局限性唇红黏膜增厚，角化过度，继而形成浸润性乳白斑片，称为光化性白斑病。

**（四）诊断**

（1）有明显的季节性和职业特点，有反复光照史。

（2）下唇常见，急性型唇部肿胀、水疱、脓血、糜烂，表面覆以黄棕色血痂或形成溃疡。慢性型主要为此起彼伏的秕糠状，潮湿性油腻性鳞屑。

**（五）鉴别诊断**

**1. 口唇单纯疱疹**　急性型应与唇疱疹相鉴别，后者常有病毒感染史，水疱成簇、易破，有自愈倾向。

**2. 慢性剥脱性唇炎**　慢性型应与慢性剥脱性唇炎鉴别。后者主要为痂皮，白色而菲薄，强行撕去痂皮，可出血，有灼痛或刺激痛。

**（六）治疗**

避免日光直接照射，因该病可能发生癌变，故应尽早诊断和治疗。

**1. 局部治疗**　可用具有吸收、反射和遮蔽光线作用的防晒剂，例如3%氯喹软膏、5%二氧化钛软膏等，减少紫外线对唇部黏膜皮肤的损伤，唇部有渗出糜烂结痂时用抗感染溶液或漱口液湿敷，去除痂膜，保持干燥清洁。干燥脱屑型可局部涂布激素类或抗生素类软膏。

2. **全身治疗**　口服硫酸羟氯喹，每日 0.1～0.2g，每日 2 次。

3. **手术治疗**　对怀疑癌变或已经癌变的患者应及时手术切除，并对唇红切除缘修补。

## 六、口角炎

口角炎（angular cheilitis）是发生于上下唇两侧联合处口角区的炎症总称，以皲裂、口角糜烂为主要症状。

### （一）病因

感染性口角炎由细菌、真菌、病毒等病原微生物引起；营养不良性口角炎由营养不良、维生素缺乏引起，或由糖尿病、贫血、免疫功能异常等全身因素引起；创伤性口角炎由口角区医源性创伤、严重的物理刺激或不良习惯引起；接触性口角炎是接触变应原或毒性物质引发。

### （二）临床表现

1. **营养不良性口角炎**　表现为单侧或双侧口角区水平状浅表皲裂，裂口由黏膜连至皮肤，大小、深浅、长短不等，多数为单条，亦可有两条或以上。皲裂区可有渗出和渗血，结有黄色痂皮或血痂。口角区皮肤受长期溢出的唾液浸渍而发白，伴有糜烂，还可有唇炎、舌炎。

2. **感染性口角炎**　急性期呈现口角区充血，红、肿，有血性或脓性分泌物渗出、层层叠起呈污秽状的血痂或脓痂，疼痛明显。慢性期口角区皮肤黏膜增厚呈灰白色，伴细小横纹或放射状裂纹，唇红干裂，但疼痛不明显。

3. **创伤性口角炎**　由口角区医源性创伤、严重的物理刺激或某些不良习惯引起，常常为单侧性口角区损伤，为长短不一的新鲜创口，常有渗血、血痂。陈旧创口有痂皮、水肿、糜烂。外伤引起者可伴局部组织水肿、皮下瘀血。

4. **接触性口角炎**　接触变应原或毒性物质后迅速发作。口角区局部充血、水肿、糜烂、皲裂，疼痛剧烈。严重者可有皮疹、荨麻疹，还可有流涕、喷嚏、哮喘、呼吸困难、恶心、呕吐、发热及电解质紊乱、虚脱等全身症状。

### （三）诊断

根据临床表现易做出诊断。营养不良性口角炎多伴有舌部病损如萎缩性舌炎；感染性口角炎可在口角区做涂片培养或 PAS 染色，见念珠菌丝可明确诊断。

### （四）治疗

1. **营养不良性口角炎**　应针对性的补充营养及维生素。

2. **感染性口角炎**　针对引起感染的不同病原微生物，局部或全身使用不同的药物。

3. **创伤性口角炎**　以局部处理为主，若创口过大，则清创缝合。

4. **接触性口角炎**　去除过敏源，停用可疑药物，合理使用抗过敏药物，结合局部处理。

考点提示 ▶ 口角炎的临床表现及治疗。

# 第二节 舌部疾病

## 一、舌乳头炎

舌乳头炎（lingual papillitis）包括丝状乳头炎、菌状乳头炎、叶状乳头炎及轮廓乳头炎。丝状乳头主要表现为萎缩；菌状乳头和叶状乳头容易受到创伤，充血、红肿、疼痛；轮廓乳头较少炎症，但偶有患者感到不适，误认为肿瘤。

### （一）病因

引起舌乳头炎的全身因素有维生素缺乏、营养不良、贫血、真菌感染、滥用抗生素、内分泌失调等。局部因素有残根、残冠、牙结石、不良修复体等刺激和两侧后牙锐利牙尖的摩擦。叶状乳头在人类已退化，呈皱褶状位于舌后部的舌缘两侧，故咽部的炎症可波及。

### （二）病理

除丝状乳头炎黏膜上皮萎缩变薄外，其他乳头炎为非特异性炎症表现，上皮下结缔组织炎细胞浸润、毛细血管扩张。

### （三）临床表现

**1. 丝状乳头炎** 主要表现为萎缩性舌炎，舌背光滑，上皮变薄，舌背成火红色，有灼热、灼痛感。

**2. 菌状乳头炎** 菌状乳头肿胀、充血、灼热，肿胀的乳头突起明显，上皮薄而呈深红色，呈草莓样改变，疼痛明显。

**3. 轮廓乳头炎** 轮廓乳头位于舌后 1/3 处，一般为 7~9 个，呈"人"字形排列。炎症时乳头肿大突起，轮廓清晰，发红。疼痛感不明显，少数患者有味觉迟钝。也有患者无意间发现而感到恐惧。

**4. 叶状乳头炎** 表现为皱褶加深、红、肿，舌运动时局部疼痛，患者偶感局部灼痛，担心其会发展为肿瘤，是引起患者恐惧的主要原因。

### （四）诊断

丝状乳头炎萎缩为主时可诊断为萎缩性舌炎。其他各种舌炎均以其特殊位置和乳头红肿明确诊断。常可发现与其对应的过锐牙尖、不良修复体等刺激因素存在。患者常有患癌症的疑虑，因而频频伸舌自检。

### （五）鉴别诊断

叶状乳头炎、轮廓乳头炎应与肿瘤鉴别。后者有癌前病变或长期慢性不良刺激史，常伴发溃疡，触诊局部有浸润发硬，且经久不愈，病理切片有典型的肿瘤表现。

### （六）治疗

贫血者请内科医师治疗。维生素缺乏者要补充复合维生素，必要时可另外补充维生素 $B_2$、维生素 E、烟酸及叶酸等。念珠菌感染者要进行抗真菌治疗，并注意增强机体抵抗力。去除局部刺激因素，如调磨过锐牙尖、防止过度伸舌等。积极治疗咽部的慢性炎症，可选用清热解毒的中成药，如口炎清颗粒等。用 0.1% 西吡氯铵、0.1%~0.12% 盐酸氯己定等抗菌含漱液漱口。

## 二、游走性舌炎

游走性舌炎（geographic glossitis）又称地图舌，是一种浅表的慢性剥脱性舌炎。主要出现在舌背，可单个或多个，并能扩大融合，融合后形似地图，故名地图舌。任何年龄均可发生，多见于儿童。

### （一）病因

确切病因尚不明了。多认为与遗传因素有关，常与沟纹舌同时发生。学者们也观察到地图舌多见于过敏体质人群的现象。儿童则与消化不良、B族维生素缺乏、缺锌有关。成人则与精神心理因素、贫血、胃肠紊乱、感染性病灶等有关。

### （二）临床表现

表现为舌背丝状乳头呈片状剥脱，微凹陷，形成光滑的红色剥脱区，故也称剥脱性舌炎。地图舌好发于舌背、舌尖。多在舌前2/3游走。有时伴有腭、颊黏膜及牙龈相似的病损。其特征性病损部位由周边区和中央区组成。中央区表现为丝状舌乳头萎缩微凹、黏膜充血发红、表面光滑的剥脱样红斑；周边区表现为丝状舌乳头增厚、呈黄白色弧形线分布，宽约数毫米，与周围正常黏膜形成明晰的分界。病损多突然出现，初起为小点状，逐渐扩大为地图样，持续1周或数周内消退，同时又有新病损出现。因病损的这种萎缩与修复同时发生的特点，使病变位置及形态不断变化，似在舌背移动"游走"（图22-4）。

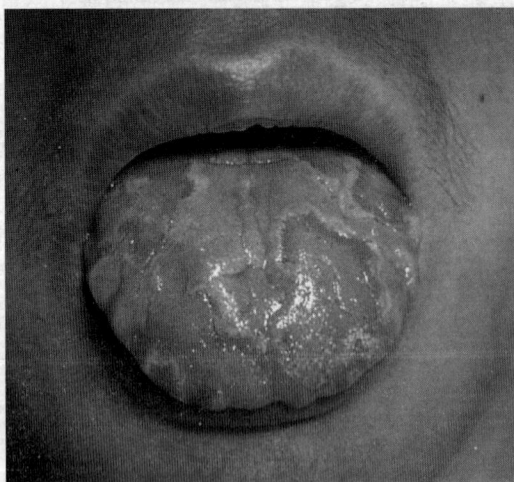

图22-4　游走性舌炎

### （三）诊断

诊断以症状和临床体征为主要依据。舌背出现不规则红斑，有形态及位置不断变化的特点。实验室检查可见念珠菌。

### （四）治疗

（1）一般不需特殊治疗，可定期观察。心理疏导比药物更重要，以消除患者恐惧心理。

（2）保持口腔清洁卫生。

（3）病损的发病规律与药物、食物、消化不良有关，可在医师指导下做相应的治疗。

（4）若有疼痛或伴沟纹舌或念珠南感染者，应局部抗炎和对症治疗，用 3%～5% 碳酸氢钠、0.05% 氯己定等含漱控制感染，并保持口腔清洁。要避免食用热、辣、酸及干咸坚果等可对局部产生刺激作用的食物。

**考点提示** ▶ 地图舌的病因及临床表现。

## 三、正中菱形舌炎

正中菱形舌炎（median rhomboid glossitis）是指发生在舌背人字沟前方呈菱形的炎症样病损。多无不适症状。

### （一）病因

尚缺乏统一看法。可能的因素如下。

（1）发育畸形，舌背遗留的先天性发育异常。

（2）白色念珠菌感染。

（3）糖尿病等疾病的继发感染也可引起。

### （二）临床表现

损害区位于轮廓乳头前方，舌背正中后 1/3 处。一般呈前后为长轴的菱形，或近似菱形的长椭圆形，色红，舌乳头缺如。表面光滑，扪诊柔软的称"光滑型"；表面呈结节状突起，扪诊有坚硬感，但基底柔软的称"结节型"。患者常无自觉症状，无功能障碍（图 22-5）。

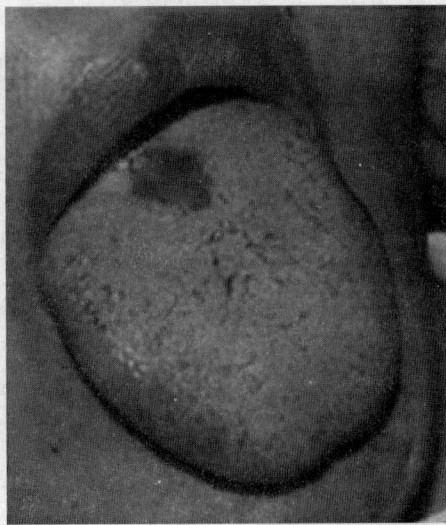

图22-5 正中菱形舌炎

### （三）诊断

根据病损的特定部位和菱形状乳头缺失的特殊表现可做出诊断。对于结节型者应活检排除恶变。

### （四）治疗

对无症状者一般不需治疗，但详细和耐心的解释可起到良好的心理作用，有助于患者消除恐惧感。有白色念珠菌感染和糖尿病可疑者应做相应检查和对因治疗，如含漱 2% 碳酸氢钠液、含制霉菌素片等。如发现基底变硬，应尽早活检，排除恶变可能。

### 四、沟纹舌

沟纹舌（fissured tongue）又名裂纹舌，表现为舌背一条或长或短的中心深沟和多条不规则的副沟，沟纹的形状或排列方向不同。随年龄增长而逐渐加重，常与地图舌同时存在。

#### （一）病因

病因不清，可能与以下因素有关。

**1. 年龄**　有报告新生儿发病率约为 0.8%，学龄儿童为 5%~15%。10 岁前发病率较低，10~60 岁随年龄增加发病率增高，60 岁后上升趋势停止。

**2. 遗传**　精神迟钝者发病率明显增高，并发现有高发家族系。

**3. 全身疾病**　如脓疱性银屑病、梅－罗综合征等。

**4. 地理环境及种族**　存在高发人群，且常与环境、种族因素有关。

**5. 其他**　病毒感染、迟发型超敏反应、苔藓样变等可能与沟纹舌发病有关。

#### （二）临床表现

临床上可见舌背中央有一纵裂沟，其他均无异常。男女发病无差异，多见于成人。常见与纵裂沟呈垂直的横形裂纹，往往较浅，状如叶脉，而称叶脉舌，状如脑回纹的，称脑纹舌。沟纹可布于舌缘而呈纵形沟纹。沟纹的深浅、长短、粗细不一，并不影响舌的活动度和味觉，颜色正常，仍有一定的柔软度，舌乳头正常，较深的沟纹中常有细菌，食物残渣滞留而呈轻度炎症，如有水肿则舌体增大，严重者整个舌背布满裂纹。患者一般无自觉症状，合并感染者可有刺激痛、灼痛，伴有口臭（图 22-6）。

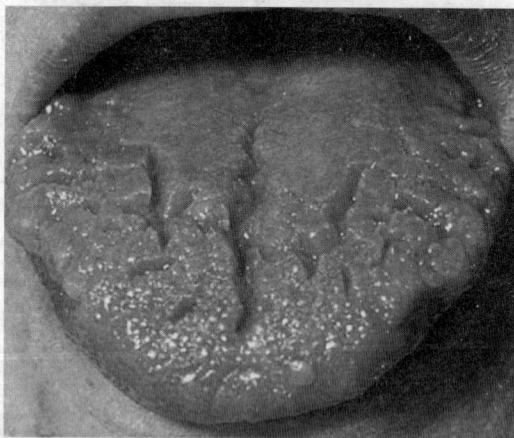

图22-6　沟纹舌

#### （三）诊断

根据沟纹特征诊断不困难。有人主张应以沟深 2mm 以上，沟长 15mm 以上，且病程半年以上为诊断标准。

#### （四）治疗

无症状者一般不需治疗，嘱患者保持口腔清洁。但应向患者解释该病为良性，消除患者恐惧心理。合并感染时，用消炎防腐止痛含漱剂、软膏或散剂，可用 0.2% 氯己定、2% 碳酸氢钠等漱口。含漱时必须将舌背拱起，以去除沟中食物并使沟纹张开"浸泡"在漱口液中，起到局部清洗和消炎作用。有疼痛症状者，可在饭前局部用麻醉剂漱口。合并白色念珠菌感染时，可口含制霉菌素。伴有贫血或维生素缺乏者可口服 B 族维生素、铁剂等。

## 五、毛舌

毛舌（hairy tongue）是舌背丝状乳头过度伸长和延缓脱落形成的毛发状损害。可呈黑、褐、白、黄、绿等多种颜色，而分别称为黑毛舌、白毛舌、黄毛舌、绿毛舌等。

### （一）病因

一般认为与口腔环境状况不佳有关。如口腔卫生不良、过度吸烟、局部长期使用含肾上腺糖皮质激素与抗生素漱口液、化学刺激（如过氧化氢）、全身疾病（如放线菌病、糖尿病、贫血）及放射治疗后。引起毛舌的真菌感染以毛霉菌属的黑根霉菌最常见。

### （二）临床表现

多见于 30 岁后成人。毛舌好发于舌背人字沟前方丝状乳头密集区，丝状乳头增生伸长呈毛发状，毛长数毫米不等，长者可达 1cm。乳头伸长显著者会发生倒伏，可随探针拨向一边而不回复。过长的丝状乳头会刺激软腭或腭垂引起恶心。许多微生物可长入伸长的丝状乳头内引起各种症状，如舌灼痛。少数患者有口臭，无其他不适感（图 22-7）。

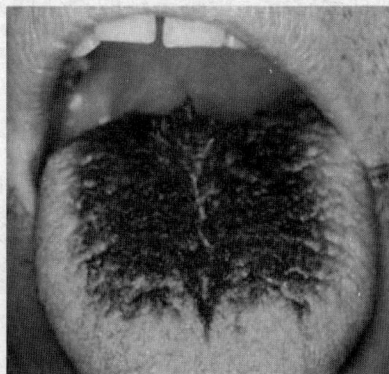

图22-7　黑毛舌

### （三）诊断

根据特征性的毛发状病损不难做出诊断。依据"毛发"颜色的不同并冠以不同颜色的毛舌。临床上以黑毛舌最为多见。

### （四）治疗

**1. 寻找和去除诱因**　停用可疑药物和食物，积极治疗全身疾病，纠正口腔酸性环境等。

**2. 局部处理**　可用牙刷轻洗舌毛区；或用消毒剪刀仔细修剪过度伸长的丝状乳头，以减少其对腭部的不良刺激，但不能修剪太深，以免伤及黏膜表面；或用 1% 鬼臼树脂丙酮酒精溶液涂布舌毛区，涂布后应伸舌冲洗，以防药液咽下；或用制霉菌素片 50 万单位含服，每日 3 次，每次 1 片。

## 六、灼口综合征

灼口综合征（burning mouth syndrome，BMS）是以舌部为主要发病部位，以烧灼样疼痛为主要表现的一组综合征，又称舌痛症、舌感觉异常、口腔黏膜感觉异常等。常不伴有明显的临床损害体征。无特征性的组织病理变化，但常有明显的精神因素，在更年期或绝经前后期的妇女中发病率高。因此，有人倾向该病属心理疾病或更年期综合征之一。

（一）病因

该病病因较复杂，但精神因素占有突出位置。

1. **局部因素**　包括不良修复体、锐利的牙尖和边缘嵴、残根残冠，对义齿材料或口腔充填材料及药物过敏，口腔内术后瘢痕刺激，过度饮酒，大量吸烟，长期嚼用含大量薄荷油的口香糖等理化刺激因素。舌部微循环障碍，唾液成分的改变，引起有金属修复体的口腔内微电流形成等局部病理因素以及频繁地伸舌自检，过度运动造成的舌肌筋膜紧张及疼痛等。

2. **系统因素**

（1）更年期综合征　因患者雌激素水平下降，节段性自律神经调节功能紊乱，导致局部血液循环障碍。

（2）糖尿病　35% 左右的灼口综合征患者有异常的糖耐量曲线。

（3）维生素和矿物质的缺乏　如维生素 $B_1$、$B_2$、$B_6$、$B_{12}$，叶酸，锌等缺乏。

（4）医源性因素　如长期滥用抗生素引起菌群失调、口腔白色念珠菌感染，长期使用抗焦虑药、利尿剂、氯己定漱口液等。

3. **精神因素**　异常的精神社会背景，敏感多疑的特征性人格及恐癌、焦虑、抑郁、紧张等情绪障碍与其发生密切相关。

（二）临床表现

多见于更年期女性，舌烧灼样疼痛是最常见的临床症状，但也可表现为麻木感、刺痛感、味觉迟钝、钝痛不适等感觉异常。舌痛呈现晨轻晚重的时间节律性改变。过度说话、食干燥性食物、空闲静息时加重。但在工作、吃饭、熟睡、饮酒、饮食、注意力分散时无疼痛加重，或反而有疼痛减轻甚至消失。病程长短不一，多数患者病程较长，逐渐加重，少数患者有明确的突发病史。口腔伴随症状包括口干、舌乳头萎缩、黏膜上皮充血发红、局部水肿等。疼痛部位多发于舌根部，约占 BMS 的 70%，其次为舌缘、舌背和舌尖。以单个部位发病多见，但也可累及 2 个以上部位。但灼痛区常无组织的色泽、形态和功能的异常，无器质性病变。除口腔表现外，部分患者有神经衰弱或神经症，产生失眠、多梦、烦躁、疲乏等症状。临床检查无明显阳性体征，舌运动自如，舌体柔软反应正常，舌黏膜正常或有轻度舌乳头炎。

（三）诊断

好发于更年期女性，口舌部产生疼痛的不适症状，注意力转移时疼痛减轻或消失；有较明显的精神、情绪因素。局部检查应注意牙齿情况、残根残冠、唾液腺功能等。排除全身器质性病变及长期服药史。

（四）治疗

主要采用对因对症治疗，去除局部因素，局部适宜应用无刺激的药物，全身治疗主要是心理治疗和药物治疗。强调针对可能的病因用药，尤其应解除患者的心理负担。

# 本章小结

唇舌疾病在考虑发病因素中，对全身状态的了解十分重要。治疗应该强调局部与全身治疗相结合。唇炎有可能引发癌变。舌不仅是许多口腔黏膜病的好发部位，而且许多全身性疾病会有特殊的征兆反映于舌黏膜，因此在诊治舌部疾病时，要关注系统因素。舌部疾病多伴有心理因素，因此治疗时不能仅从药物着手，要配合以心理治疗。

# 习　题

## 一、选择题

1.舔唇可能导致

A.地图舌 　　　　　　　　　　　　　B.唇疱疹

C.慢性唇炎 　　　　　　　　　　　　D.药物过敏性口炎

E.扁平苔藓

2.地图舌又称

A.贫血性舌炎 　　　　　　　　　　　B.游走性舌炎

C.增生性舌炎 　　　　　　　　　　　D.球菌性舌炎

E.霉菌性舌炎

3.下列最有可能伴面神经麻痹的唇炎是

A.光化性唇炎 　　　　　　　　　　　B.肉芽肿性唇炎

C.腺性唇炎 　　　　　　　　　　　　D.良性淋巴增生性唇炎

E.脱屑性唇炎

4.下列哪项与地图舌无关

A.游走性舌炎 　　　　　　　　　　　B.硬化性舌炎

C.消化不良 　　　　　　　　　　　　D.病灶感染

E.剥脱性舌炎

5.舌的生理功能包括

A.味觉功能 　　　　　　　　　　　　B.语言功能

C.咀嚼功能 　　　　　　　　　　　　D.吞咽功能

E.以上都是

6.毛舌的致病菌是

A.细菌 　　　　　　　　　　　　　　B.真菌

C.病毒 　　　　　　　　　　　　　　D.衣原体

E.立克次体

7.沟纹舌伴有巨唇、面瘫者称为

A.梅－罗综合征 　　　　　　　　　　B.莱氏综合征

C.斯－约综合征 　　　　　　　　　　D.Ramsay–Hunt 综合征

E.Reiter 综合征

8. 慢性唇炎的病因可能是下列因素，除了

A. 空气干燥　　　　　　　　B. 风吹日晒

C. 营养缺乏　　　　　　　　D. 摄水不足

E. 变态反应

9. 慢性唇炎的临床表现是下列诸项，除了

A. 放射状斑纹　　　　　　　B. 皲裂

C. 脱屑　　　　　　　　　　D. 结痂

E. 唇肿胀

10. 最有可能伴面神经麻痹的唇炎是

A. 光化性唇炎　　　　　　　B. 肉芽肿性唇炎

C. 腺性唇炎　　　　　　　　D. 良性淋巴增生性唇炎

E. 脱屑性唇炎

11. 应用活检有助于诊断的疾病是

A. 光化性唇炎和肉芽肿性唇炎

B. 肉芽肿性唇炎和脱屑性唇炎

C. 腺性唇炎和肉芽肿性唇炎

D. 良性淋巴增生性唇炎和脱屑性唇炎

E. 脱屑性唇炎和光化性唇炎

12. 常与沟纹舌并存的疾病是

A. 复发性口腔溃疡　　　　　B. 白色念珠菌病

C. 贫血性舌炎　　　　　　　D. 叶状乳头炎

E. 游走性舌炎

二、思考题

1. 简述慢性唇炎的临床表现及治疗。

2. 简述地图舌及舌乳头炎的临床特征。

（余光生）

# 第二十三章

# 口腔黏膜常见色泽异常

**学习目标** ⏐⏐⏐⏐⏐⏐⏐⏐⏐⏐⏐⏐⏐⏐⏐⏐⏐⏐⏐⏐⏐⏐⏐⏐⏐⏐⏐⏐⏐⏐⏐⏐⏐⏐⏐⏐⏐⏐⏐⏐⏐⏐⏐⏐⏐⏐⏐⏐⏐⏐⏐⏐⏐⏐⏐⏐⏐⏐⏐⏐⏐⏐

口腔医学专业

1. **掌握** 外源性色泽异常病因和临床表现。

2. **熟悉** 内源性色泽异常的病因。

3. **了解** 内源性色泽异常和全身疾病的联系。

4. 具有对口腔黏膜常见色泽异常疾病诊断的能力。

5. 具有以患者为中心的人文关怀精神和交流沟通能力。

口腔医学技术专业

**了解** 口腔黏膜色泽异常的临床表现。

---

## 📷 案例分析

**【案例】**

患者，女，45岁，下唇见黑色斑片2年来诊。检查：下唇红部可见一斑片状黑色病损，呈类圆形，直径0.3~0.5 cm，边界尚清，不凸出黏膜，表面光滑无破溃，病损间未见不规则状改变。患者无自觉不适症状。

**【讨论】**

1. 该患者的诊断是什么？

2. 应如何处理？

## 第一节 内源性色泽异常

人体内上皮组织与血液能合成色素，称内源性色素，主要是黑色素和血红素，它们在黏膜上过度沉着或缺失，可导致病理性色泽改变。

## 一、黑色素沉着异常

黏膜黑斑是指与种族性、系统性疾病、外源性物质所致的口腔黏膜色素沉着无关的黑素沉着斑。其原因不明。

### （一）病理

上皮基底细胞层及基底细胞上层黑素增加，呈棕色带状，与下层结缔组织分界明显，黑素颗粒小，呈圆形，均匀地散布于胞质内。

### （二）临床表现

患者一般无自觉症状，多偶然发现，尤以下唇最常见，牙龈、颊、腭及其他部位亦可发生。黑斑表现为棕色至黑色的均匀一致的椭圆形斑片，边界清楚，不高出黏膜表面，多孤立散在分布，直径为 1~20mm。少数黏膜黑斑呈不规则状，面积较大。女性多于男性。

### （三）诊断及鉴别诊断

根据临床表现及病理特点可确诊。无明确诱因，不能归入其他类似疾病者。口腔黏膜黑斑应与黑色素瘤相鉴别，后者早期也为黑斑，易出血、溃烂，晚期出现肿块。

### （四）治疗

目前认为黏膜黑斑是良性病变，一般不需要处理。病理性黑斑应手术切除，并嘱患者随访。

> **知识拓展**
>
> ### 色素痣
>
> 根据痣细胞在皮肤内分布的位置不同，色素痣分为交界痣、皮内痣和混合痣三种。以交界痣和混合痣为多见。交界痣：表现为浅褐色、暗褐色的斑疹，平坦或稍高出于皮肤表面，表面光滑，无毛。皮内痣：为淡褐色至暗褐色，平滑或稍隆起于皮肤表面，也可呈乳头瘤状或疣状，表面光滑，可长毛，以头颈部多见。混合痣：多见于青少年，隆起于皮肤表面，淡褐色和黑褐色，表面光滑，可长毛。

## 二、血色素沉着症

### （一）病因

血色素沉着症又称青铜色糖尿病，因高铁饮食、大量输血或全身疾病使体内铁质蓄积过多，发生铁代谢障碍所致的疾病。

### （二）临床表现

好发于中年男性，女性少见，主要发生在面部、上肢、手背、腋窝、会阴部。肤色银灰或暗紫，伴嗜睡、体重减轻、肝功能异常、胰腺炎、糖尿病、性功能减退等。口腔及口唇黏膜见不规则暗红色色素斑。

**（三）诊断**

根据肤色、黏膜色泽异常，肝功能异常，血清铁增高，血糖升高等进行确诊。

**（四）治疗**

目前无特效疗法，主要请内科治疗。可采用保肝、降糖、低铁饮食等措施，重者用静脉放血疗法。口腔黏膜的色素沉着不需特殊处理。嘱加强口腔卫生，预防口腔感染。

# 第二节　外源性色泽异常

## 一、金属性色素沉着症

**（一）病因**

金属性色素沉着症是长期接触或使用某些金属物质，导致黏膜、皮肤色泽改变，常为职业病，如砷、铅、铋、汞、银、金等沉着。

**（二）临床表现**

**1. 铅沉着症**　常在近牙龈缘处出现灰色铅线，有时牙面见棕黑色素沉着，伴头晕、肌肉酸痛、腹绞痛及贫血等慢性铅中毒表现。

**2. 铋沉着症**　常见前牙龈缘出现黑色铋线，唇、颊、舌黏膜可见不规则灰黑色斑，全身（尤其面、手）皮肤上出现蓝灰色或青灰色色素沉着。

**3. 银沉着症**　中毒会引起口腔黏膜和外露皮肤上的蓝灰色色素沉着。

**（三）诊断**

根据特殊职业接触史、用药史及临床表现，容易诊断。

**（四）治疗**

避免接触可疑重金属，重者可去专科治疗。加强口腔卫生，防止发生牙龈炎和牙周炎。牙龈着色可局部放血或手术切除。

## 二、药物性色素沉着症

某些药物也可引起口腔黏膜色素沉着，如地西洋、米唑四环素、抗疟药、避孕药、细胞抑制剂，在停用这些药物后，色素沉着逐步消退，易于诊断，无须特殊治疗。此外某些含漱剂，如氯己定或中药也可使黏膜出现一过性色素沉着。

> **知识拓展**
>
> ### 吸烟性黑素沉着
>
> 黑素沉着的程度与抽烟时间、抽烟量成正比，女性比男性更易出现。口腔黏膜出现深灰色或棕黑色的不合规则色素斑，主要见于牙龈、唇和颊。

## 本章小结

口腔黏膜常见色泽异常多为系统性疾病在口腔出现的表征，了解口腔黏膜常见色泽异常与全身疾病的关系，掌握其临床特征，口腔黏膜症状大多无须治疗。

## 习 题

### 一、选择题

1. 口腔黏膜色素异常包括外源性色素异常和内源性色素异常，下列属于内源性色素的是

A. 黑色素　　　　　　　　B. 重金属

C. 染料　　　　　　　　　D. 药物

E. 化妆品

2. 黏膜黑斑具有下列哪项临床表现时，应警惕恶变

A. 边界清楚　　　　　　　B. 孤立散在分布

C. 直径大于 20mm　　　　 D. 形状不规则

E. 出现色泽，大小的改变，发生溃疡、隆起

3. 下列关于口腔黏膜外源性色素沉着说法，错误的是

A. 为体外进入的物质沉着于口腔黏膜

B. 胆红素沉着症、吸烟引起的口腔黏膜色素沉着

C. 重金属中毒时牙龈边缘出现色素沉着带

D. 银汞合金引起的色素沉着

E. 在去除外源性因素后色素可逐渐消退

4. 下列属于由于色素沉着异常而引起的口腔黏膜疾病的是

A. 口腔白斑　　　　　　　B. 口腔红斑

C. 口腔黑斑　　　　　　　D. 白塞病

E. 盘状红斑狼疮

### 二、思考题

简述黑色素沉着异常的临床表现和鉴别诊断。

（余光生）

# 第二十四章

# 性传播疾病的口腔表征

口腔医学专业

1. **掌握** 性传播疾病的主要传播途径及口腔表现。

2. **熟悉** 梅毒、艾滋病的治疗原则。

3. **了解** 梅毒、艾滋病的病因及预防措施。

4. 具有对梅毒和艾滋病诊断的能力；具有制定合理的治疗方案的能力。

5. 具有以患者为中心的人文关怀精神和交流沟通能力。

口腔医学技术专业

1. **熟悉** 艾滋病的口腔表现及防治。

2. **了解** 梅毒的临床特征及治疗。

## 案例分析

【案例】

患者，女性，38岁。因反复口腔、阴部溃疡8个月来诊。

检查：患者无明显诱因右唇内侧出现一直径4mm的痛性溃疡，反复加重，在外院行活检，病理示化脓性肉芽肿，局部抗感染治疗，症状无改善。5个月前出现口角、舌尖、舌根、咽周、外阴多发痛性溃疡，表面有脓白苔；头皮、左手腕桡侧数个红色丘疹，丘疹中间有破溃、黄色分泌物，并有结痂、脱屑和轻度瘙痒，无疼痛。梅毒螺旋体血凝试验（TPHA）（+）。

【讨论】

1. 该患者的诊断是什么？

2. 应如何治疗？

# 第一节 梅 毒

梅毒（syphilis）是由梅毒螺旋体引起的一种慢性性传播疾病，已有数百年历史，全世界范围均有分布，是威胁人类健康的性传播疾病。

**（一）病因**

梅毒病原体是苍白密螺旋体，为厌氧微生物，离开人体不易存活。煮沸、干燥、日光、肥皂水和普通消毒液可迅速将其杀灭，但耐寒力强。人是梅毒的唯一传染源，主要是通过性行为传染。

**（二）临床表现**

梅毒可分为后天梅毒和先天性梅毒。

**1. 后天梅毒**  也称获得性梅毒。

（1）一期梅毒（primary syphilis）  一般发生在感染后 3 周左右，是梅毒螺旋体在侵入部位引起的无痛性炎症反应。硬下疳最易出现的部位是外生殖器，男性最常见于冠状沟、龟头、阴茎等处，女性多见于大小阴唇部位。生殖器外好发部位是口腔，以下唇最多见。典型硬下疳为黄红至暗红的圆形或椭圆形单个无痛性溃疡，单个直径 1 ~ 2cm，边缘略隆起，表面无脓性物，触之有软骨样硬度，故又称硬下疳。伴区域性淋巴结肿大，淋巴结活动、不痛亦不溃破（图 24-1）。

（2）二期梅毒（secondary syphilis）  一般发生在感染后 7 ~ 10 周，此期传染性最强。常因一期梅毒未经治疗或治疗不彻底，梅毒螺旋体由淋巴系统进入血液循环形成螺旋体菌血症，引起皮肤、黏膜、骨骼、眼、内脏、心血管及神经损害，称二期梅毒。可出现发热、头痛、头晕、全身关节痛、畏食、全身淋巴结肿大等症状。临床上常见的皮疹是斑疹性梅毒疹和丘疹性梅毒疹，传染性强。黏膜损害多见于口腔、咽喉或生殖器，表现为黏膜炎和黏膜斑（图 24-2）。

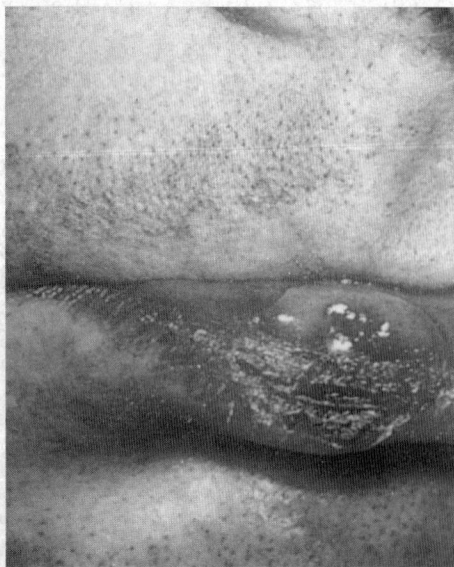

图24-1  唇硬下疳

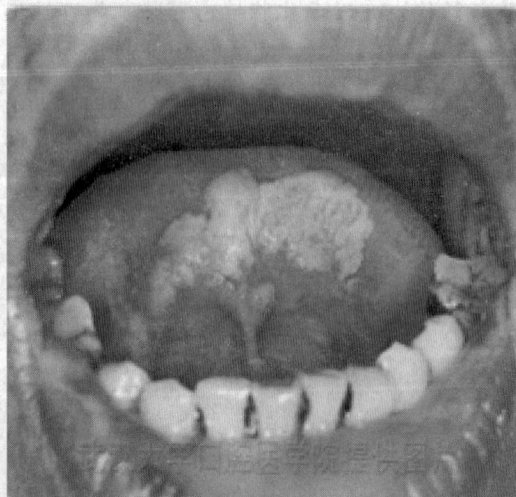

图24-2  黏膜斑

1）梅毒性黏膜炎　好发于颊、舌、腭、扁桃体、咽及喉部，表现为口腔黏膜充血、弥漫性潮红，有糜烂与溃疡，有灼痛、口干。舌背有大小不一的光滑区，舌乳头消失。扁桃体红肿，咽后壁淋巴滤泡充血突出，喉部损害如果累及声带可有声音嘶哑或失声。

2）梅毒黏膜斑　是二期梅毒最常见的口腔损害。可发生在口腔黏膜的任何部位，以唇黏膜最多见，其次为颊、舌及牙龈。损害呈灰白色、光亮而微隆的斑块，圆形或椭圆形，直径0.3～1cm，边界清楚。易发生糜烂或浅表溃疡，周围暗红色浸润。黏膜斑常为多个，内含有大量梅毒螺旋体。

3）梅毒性舌炎　与口炎相似，但以舌背充血、舌乳头剥脱为主要表现，同时可累及咽喉与扁桃体，表现为咽炎。

（3）三期梅毒（tertiary syphilis）　又称晚期梅毒。早期梅毒未经治疗或治疗不充分，经过一定潜伏期，一般为3～4年，最长可达20年，约40%梅毒患者发生三期梅毒。晚期梅毒可侵犯全身任何器官，其中皮肤黏膜梅毒最常见。除皮肤黏膜表现为结节性梅毒疹和树胶样肿外，还可以侵犯骨骼系统、中枢神经系统及心血管系统，对人的生命危害极大。三期梅毒的口腔黏膜损害主要是梅毒性舌炎、舌白斑和树胶肿。

**2. 先天性梅毒**　系母体怀孕4周左右，经胎盘传播给胎儿。其口腔标志性损害是哈钦森牙和桑葚牙。如果有哈钦森牙、神经性耳聋和间质性角膜炎，则合称哈钦森三联症。

**（三）诊断**

**1. 有不洁性交史或梅毒螺旋体接触史**　注意询问时间，确定潜伏期。

**2. 根据临床症状，确定梅毒期别**　如怀疑是先天性梅毒，应询问其父母有无不洁性交史和梅毒史。

**3. 实验室检查**　是确诊梅毒的主要依据。

（1）梅毒螺旋体检查　适用于早期梅毒皮肤黏膜损害，包括暗视野显微镜检查、银染色和免疫荧光染色。

（2）梅毒血清学试验　为诊断梅毒必需的检查方法，对潜伏梅毒血清学诊断尤为重要。

**（四）治疗**

治疗原则为诊断要明确，治疗要及时，剂量要足够，疗程要正规，治疗后要追踪观察。

**1. 早期梅毒**　苄星青霉素240万单位，分两侧臀部注射，每周1次，共3次。普鲁卡因青霉素80万单位肌内注射，每日1次，连续10～15日，总量800万～1200万单位。对青霉素过敏者，选用头孢曲松钠，每次1.0g，静脉滴注，连续10～14天；或盐酸四环素口服，每次500mg，每日4次，连续15日；或多西环素口服，每次100mg，每日2次，连续15日。

**2. 晚期梅毒**　苄星青霉素240万单位，臀部注射，每周1次，共3次。普鲁卡因青霉素80万单位肌内注射，每日1次，连续20日。对青霉素过敏者，盐酸四环素口服，每次500mg，每日4次，连续30日。多西环素口服，每次100mg，每日2次，连续30日。经规范治疗后可达临床治愈、消除感染性。但应定期进行非梅毒螺旋体抗原血清学检查，以便了解是否治愈或复发。

**考点提示**　梅毒的临床表现及治疗。

# 第二节 艾滋病

艾滋病（acquired immune deficiency syndrome，AIDS）又称获得性免疫缺陷综合征。由人类免疫缺陷病毒（HIV）感染引起的传染病。其特点是 CD4$^+$T 细胞免疫功能被 HIV 严重破坏，使患者不断发生多种机会性感染，最后引发恶性肿瘤，导致死亡。艾滋病进展较慢，病程较长。早期就可能出现各种口腔损害，这就要求口腔医务人员具备这方面知识，以便早发现、早诊断、早治疗，有利于疾病的控制，减少传播。

## 一、病因

艾滋病由 HIV 引起。HIV 是逆转录 RNA 病毒，细胞膜芽生。对热敏感，许多化学物质可以使其迅速灭活，但对紫外线不敏感。

### 知识拓展

#### 艾滋病的窗口期和潜伏期

窗口期是指从感染 HIV 到抗体形的时间，一般为 45 天，性交感染为 2～3 周，输血感染为 2～8 周。

潜伏期指从感染 HIV 起到出现艾滋病症状和体征的时间，成人平均 2 年左右，个别患者可超过 5 年，最长者达 14.2 年，最短仅 6 天，儿童平均为一年。

## 二、传染途径

AIDS 患者、HIV 携带者是本病的传染源，特别是后者，因病情隐匿具有更大的传播危险性。病毒可存在于患者的血液、精液、子宫和阴道分泌物、泪液、唾液、尿液脑脊液、羊水中。日常生活的一般接触如握手，礼节性接吻，共同进餐，在同一房间生活、办公，接触电话、便具，被蚊虫叮咬不造成传播，但在口腔黏膜有炎症出血、破溃状态下的接吻具有危险性。

1. **性接触传播** 是本病的主要传染途径，经此途径感染者国外为 75%～80%，我国约占 50%。与 HIV 感染者发生性关系，尤其是男性同性恋，感染危险更大，异性恋间亦可互相感染。

2. **血液传播** 使用含 HIV 的血液、血浆制品、器官或组织移植物；注射毒品者之间共用注射器；污染了 HIV 血液的医疗器械刺伤皮肤，破损的皮肤接触患者血液、体液，共用剃须刀划破皮肤出血等均可造成感染。

3. **母婴传播** 感染本病的孕妇可以通过胎盘、产程中、产后的血性分泌物、哺乳等将 HIV 传播给婴儿。

## 三、易感人群

所有人群对 HIV 都是易感人群，但高危人群是指男性同性恋者、常与 HIV 感染者性接触人员、静脉注射吸毒者、血友病和多次接受输血、血制品的患者，以及上述人员的固定性伴侣及婴儿。

## 四、临床表现

从感染 HIV 到发展成 AIDS 要经历一个长期、复杂的过程，感染者可有不同的临床表现，一般分三个阶段：急性感染期、无症状感染期和症状感染期。

多数 HIV 感染者都有口腔表现，与 HIV 感染密切相关的口腔病损如下。

1. **白色念珠菌病** 在 HIV 感染者的口腔损害中最为常见。分四型，即红斑型、假膜型、口角炎型及增生型（图 24-3）。除口角炎型外，其余三型好发于颊、腭后部及牙龈，是 AIDS 的主要早期表现之一，白色念珠菌病的诊断主要依靠临床表现与实验室检查，抗真菌的诊断性治疗，也有利于确诊。

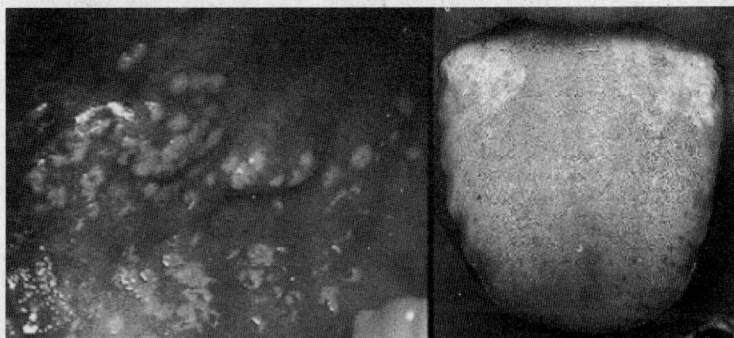

图24-3 白色念珠菌病

2. **与 HIV 相关的牙周病** 包括牙龈线形红斑、HIV 相关性牙周炎和急性坏死溃疡性牙龈炎 3 种。

（1）牙龈线形红斑 又称 HIV 相关性牙龈炎，常表现为牙龈缘呈明显的火红色线状充血，界限清楚，可有自发性牙龈出血或刷牙后出血（图 24-4）。口腔局部治疗无效。

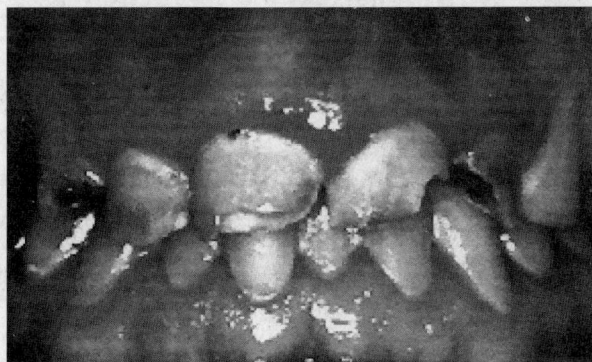

图24-4 牙龈线形红斑

（2）HIV 相关性牙周炎 可从牙龈线形红斑发展而来，进展迅速，牙周附着丧失，骨吸收快，出现牙松动甚至脱落。

（3）急性坏死性溃疡性牙龈炎 主要表现为牙龈出血、疼痛，牙龈乳头坏死，伴有口腔恶臭。

（4）坏死性牙周炎 以牙周软组织的坏死和缺损为特点，疼痛明显，牙槽骨破坏，牙齿松动。

**3.毛状黏膜白斑** 是HIV感染者的主要表现之一。约30%HIV感染者在病程中出现口腔毛状白斑。常见于双侧舌侧缘黏膜，为白色斑块表面有皱折状隆起，不可擦去，可扩延至舌背或舌腹。组织学上主要表现为上皮增生，棘细胞层过度不全角化、角蛋白突起细如毛发（图24-5）。

**5.卡波西肉瘤** 是HIV感染者最常发生的肿瘤。肿瘤可发生于皮肤及口腔黏膜。口腔中，腭部及牙龈是最常见发病部位。典型表现是淡蓝或暗红色斑（肿）块，早期扁平不高出黏膜，后逐渐扩大，颜色加深，突出黏膜，并可出现结节甚至溃疡。组织学上卡波西肉瘤表现为交织在一起的丛状、梭形细胞及血管增生（图24-6）。

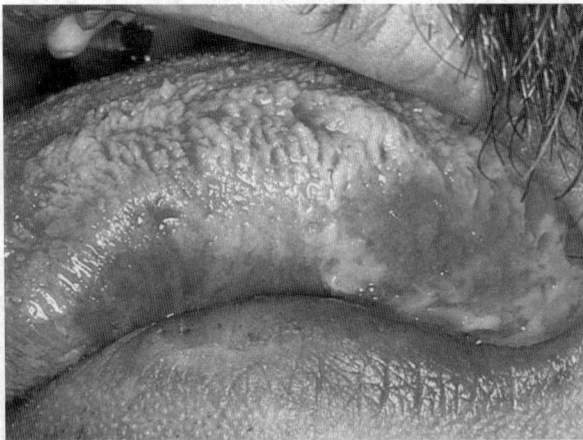

图24-5 毛状黏膜白斑

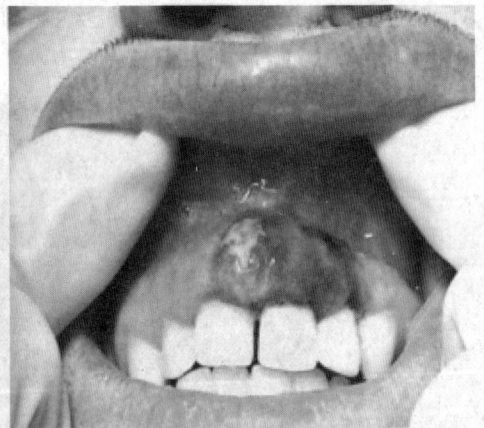

图24-6 卡波西肉瘤

**5.非霍奇金淋巴瘤** HIV感染者该病发生率明显高于正常人群，是确诊艾滋病的表现之一。如发生在口腔，多见于牙龈、软腭、扁桃体、舌根等处，肿瘤呈红色或紫色肿块，固定而有弹性。

**6.艾滋病的其他常见的口腔表征** 包括单纯疱疹性口炎、带状疱疹病毒感染等。

## 五、诊断

确诊必须根据流行病接触史、临床表现和实验室检查结果综合分析判断。无论处于哪一期的HIV感染，必须要有抗HIV抗体阳性或HIV抗原阳性的实验室检测依据。

**1.初筛试验** 可选择免疫荧光法、免疫酶法等，初筛试验结果阳性后，再做确证试验。

**2.确证试验** 常用蛋白印迹法，确认试验结果阳性时才能确定为HIV感染。

**3.机体免疫功能检查** 外周血淋巴细胞显著减少，$CD4^+/CD8^+$ T细胞计数比值<1，$CD4^+$ T细胞计数下降，NK细胞活性下降。

**4.各种致病性感染的病原体检查** 如用PCR方法检测相关病原体，恶性肿瘤的组织病理学检查。

**5.PCR技术** 检测HIV病毒。

### 六、鉴别诊断

**1. 边缘性龈炎**　龈缘的充血由牙菌斑和牙结石引起，去除牙菌斑和牙结石后充血消退，而 HIV 感染者的牙龈线形红斑对局部洁治常无效，HIV 抗体检测阳性。

**2. 口腔白斑、斑块型扁平苔藓**　白斑好发于颊部、软腭、口底或舌腹，临床表现为皱纸型、疣状结节型及颗粒型。舌部斑块型扁平苔藓表现为灰白色，通常不高出黏膜，常伴有舌乳头萎缩，病理检查可见固有层内淋巴细胞带状浸润、基底细胞液化变性等特征性病理表现。而毛状白斑好发于舌外侧缘，双侧发生，病理检查少见上皮异常增生。毛状白斑须通过药物治疗才能消退，且容易复发。

**3. 口腔念珠菌病**　普通人群口腔念珠菌病一般多见于老人和婴幼儿，有一定诱因，HIV 感染者发生的口腔念珠菌病多见于中青年人，无明显诱因，病情常严重而反复，累及附着龈、咽部、软腭、腭垂的假膜型和累及颊、舌的红斑型口腔念珠菌病具有高度提示性，需 HIV 抗体检测。

**4. 单纯疱疹、三叉神经带状疱疹**　在免疫力无缺陷的患者，两病具有自限性，病程约 2 周左右。HIV 感染者发生的疱疹损害往往病情严重，病程长达 1 个月以上。

**5. 慢性牙周炎**　一般病情发展较慢，经治疗后疗效较好，而 HIV 相关性牙周病病情发展迅速，短时间内发生严重而广泛的牙周软硬组织破坏，骨吸收和附着丧失，牙齿呈进行性松动，伴口臭。

### 七、治疗

治疗原则：对无症状的 HIV 感染，一般情况下，嘱注意休息，加强营养，避免传染他人。对有症状患者，相应采取不同病期的抗 HIV 治疗，针对病原体和各种合并症的治疗，也包括支持、免疫调节和心理治疗。

**1. 抗逆转录病毒联合治疗**　包括核苷类逆转录酶抑制剂、非核苷类逆转录酶抑制剂及蛋白酶抑制剂，应联合用药。

**2. 免疫调节治疗**　主要用于免疫调节的药物如干扰素、白细胞介素、丙种球蛋白，中药如香菇多糖、丹参、黄芪等。

**3. 合并症的治疗**　针对各种感染和肿瘤的治疗。

（1）口腔白色念珠菌病　可以局部和全身使用抗真菌药物。如制霉菌素局部涂抹；碳酸氢钠溶液含漱；氟康唑 50～100mg/ 次，口服，1 次 / 日，疗程 1～2 周。对氟康唑或其他唑类药物耐受的患者，可用两性霉素 B 混悬液 1～5ml，4 次 / 日，含漱后吞服，也可用伊曲康唑 200mg/d。口角炎可用咪康唑软膏涂擦。对重症患者，可增加氟康唑的剂量和延长疗程，但注意对患者的肝功能进行监测。

（2）HIV 相关牙周炎　可进行常规洁刮治术，注意操作时动作宜轻柔，因患者常有出血倾向。术后用 0.1% 氯己定溶液或聚维酮碘冲洗或含漱。若病情严重，同时口服甲硝唑 200～300mg，4 次 / 日，阿莫西林 / 克拉维酸甲 500mg，2 次 / 日，疗程 7～14 日。

（3）卡波西肉瘤　采用手术切除、烧灼刮除或冷冻治疗，注意预防继发感染，可同时配合放疗、局部化疗。化疗常选择的药物有长春新碱、长春碱、多柔比星、蒽环类抗生素、依托泊苷。还可以配合生物疗法。

此外，对于单纯疱疹、带状疱疹和毛状白斑，目前主要用阿昔洛韦治疗。

考点提示 艾滋病的口腔表现。

## 本章小结

性传播疾病出现的口腔黏膜损害可以分别出现在疾病的不同时期，根据临床特征，早期诊断，早期治疗。同时把握性传播疾病的传染源及传播途径，对疾病的预防非常重要。实验室检查对梅毒、艾滋病的诊断尤为重要。

## 习 题

### 一、选择题

1. 二期梅毒的损害不包括

A. 皮肤梅毒疹        B. 梅毒性黏膜斑

C. 结节性梅毒疹        D. 梅毒性舌炎

E. 树胶肿

2. 下列与艾滋病预防无关的有

A. 严格检疫，防止传入        B. 严格选择血制品和供血者

C. 避免接触污染 HSV 的物品        D. 避免性关系混乱

E. 加强对危险患者的监测

3. 下列哪项不是艾滋病的临床表现

A. 口腔疱疮        B. 口腔卡波西肉瘤

C. 扁平苔藓        D. 急性坏死性龈口炎

E. 口腔毛状白斑

4. 关天梅毒下疳，下列说法不正确的是

A. 无痛        B. 圆形或椭圆形单个溃疡

C. 覆棕黄色薄痂        D. 触及如硬币或软骨样

E. 病损内不含病原体

### 二、思考题

简述艾滋病的传播途径和口腔损害。

（余光生）

# 第二十五章

# 系统性疾病的口腔表征

学习目标

口腔医学专业

**1. 掌握** 白血病、糖尿病的口腔表现。

**2. 熟悉** 白血病、糖尿病、维生素 $B_2$ 缺乏症口腔表征的治疗原则。

**3. 了解** 系统性疾病口腔表征的病因及预防措施。

4. 具有对系统性疾病的口腔表征诊断的能力；具有制定合理的治疗方案的能力。

5. 具有以患者为中心的人文关怀精神和交流沟通能力。

口腔医学技术专业

了解 系统性疾病在口腔的临床表现。

## 案例分析

【案例】

患者，女性，25岁。面色苍白、头晕、乏力1年余，加重伴心慌1个月来诊。1年前开始发现无明显诱因头晕、乏力，近1个月来加重伴活动后心慌，曾到医院检查诊断为血红蛋白低（具体不详），给硫酸亚铁口服，因胃难受仅用过1天，病后进食正常，二便正常，无便血、黑便、尿色异常、鼻衄和齿龈出血。睡眠好，体重无明显变化。近2年月经量多，半年来更明显。

检查：口唇苍白，舌乳头正常，贫血貌，皮肤黏膜无出血点，浅表淋巴结不大，巩膜不黄，心、肺无异常，肝脾不大。实验室检查血细胞低、血清铁低。

【讨论】

1. 该患者诊断是什么病？

2. 应如何治疗？

# 第一节  造血系统疾病

## 一、白血病

白血病是造血系统的恶性肿瘤。主要表现为异常的白细胞及幼稚细胞在骨髓或其他组织中进行性异常增生。根据白血病细胞的成熟程度和自然病程，将白血病分为急性和慢性两大类。

### （一）病因

病因复杂，可能与病毒感染、电离辐射及遗传背景有关。

### （二）临床表现

全身表现为急性发病，贫血呈进行性发展，病情重，有高热、出血、全身淋巴结肿大、肝脾肿大、胸骨压痛等。慢性者有低热、盗汗、明显肝脾肿大。口腔表现主要有牙龈红肿、牙龈出血、口腔黏膜瘀斑及血肿，重者牙龈增生至接近咬合面，牙龈溃疡坏死、牙痛及牙松动（图 25-1）。如经拔牙或刮治术，可发生出血不止或继发严重感染。如有溃疡，可能较难愈合。

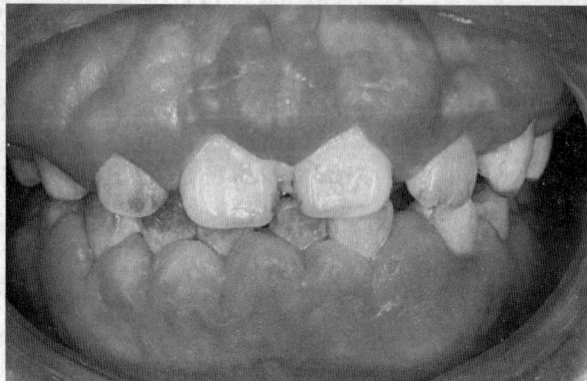

图25-1  白血病口腔表征

### （三）诊断

根据患者全身临床表现、血象、骨髓象特点进行诊断。

（1）白血病患者常于早期出现口腔表征，或在疾病的发展过程中出现顽固性口腔损害，对常规治疗效果欠佳，口腔医师要特别警惕。

（2）血常规检查可发现大量幼稚白细胞，骨髓涂片分析有助于分型。

### （四）治疗

（1）采用联合化疗为主，内科医生治疗为主。分诱导治疗和强化巩固治疗两阶段进行。

（2）对白血病患者进行口腔治疗时，以保守治疗为主，尽量避免在操作时引起出血和继发感染，切忌手术和活检；禁用具有刺激性或腐蚀性的药物。对牙髓病和牙周病尽可能姑息治疗，待全身病情缓解再治疗。牙龈出血者，可采用局部或全身应用止血药物等方法。要注意口腔、鼻咽部、软组织及肛周皮肤卫生。

## 二、缺铁性贫血

贫血是指人体外周血红细胞容量减少，低于正常范围下限的一种常见临床症状。

临床上常以血红蛋白（Hb）浓度来代替。我国血液病专家认为我国海平面地区，成年男性 Hb<120g/L、成年女性（非妊娠）Hb<110g/L、孕妇 Hb<100g/L 为贫血。

缺铁性贫血（iron deficiency anemia，IDA）是机体对铁的需要增加、摄入不足或丢失过多等造成体内铁的缺乏，影响血红蛋白的合成而诱导的贫血。

### （一）病因

机体对铁的摄入不足或需要增加，各种慢性失血导致铁的丢失过多，铁的吸收和利用障碍等均可导致贫血。

### （二）临床表现

1. 缺铁性贫血　常见头晕、乏力、易倦、心悸、食欲缺乏等；组织缺铁常见精神行为异常，如烦躁、易怒、注意力不集中、异食癖、易感染等；皮肤和黏膜苍白，毛发干枯脱落，指甲扁平、脆薄等；缺铁原发病的表现。

2. 口腔表现　口腔黏膜苍白，以唇、舌、牙龈最为明显；黏膜对外界刺激的敏感性增高，常有异物感、口干、舌灼痛等；可出现舌炎，舌背丝状乳头和菌状乳头萎缩消失，导致舌背光滑绛红；还可出现口角炎或口炎，严重者口咽黏膜萎缩，造成吞咽困难。

### （三）诊断

根据病史、临床表现及典型的小细胞低色素性贫血形态学改变以及缺铁指标的检查进行诊断。铁剂治疗试验可作为一种确诊方法。

### （四）治疗

去除引起缺铁的病因，补充足够的铁剂。首选口服铁剂，如硫酸亚铁片，每片 0.3g（含铁 60mg），成人每次 1 片，每日 3 次；鱼、肉、维生素 C 可增加铁剂吸收。铁剂治疗在血红蛋白恢复正常后至少持续 4~6 个月，待铁蛋白正常后方可停药。注意口腔卫生，口腔损害以局部对症治疗为主。

### （五）预防

对婴幼儿及时添加富含铁的食品；对青少年纠正偏食，定期查、治寄生虫感染；对孕期、哺乳期妇女可补充铁剂；对月经期妇女应防治月经过多。做好肿瘤性疾病和慢性出血性疾病人群的防治。

## 三、血小板减少性紫癜

血小板减少性紫癜（thrombocytopenic purpura）是一组外周血中血小板减少而导致皮肤、黏膜或内脏出血的疾病。紫癜性疾病约占出血性疾病总数的 1/3，包括血管性紫癜和血小板性紫癜。前者由血管壁结构或功能异常所致，后者由血小板疾病所致，如血小板减少、血小板功能异常。临床上以皮肤、黏膜出血为主要表现。其中，特发性血小板减少性紫癜（idiopathic thrombocytopenic purpura，ITP）较常见，是一组免疫介导的血小板过度破坏所致的出血性疾病。

### （一）临床表现

全身皮肤瘀点、瘀斑、紫癜，严重者可有血疱、血肿、鼻出血、月经过多，损伤及注射部位可渗血不止或形成大小不等的瘀斑，严重者可有脏器出血，如咯血、呕血、血尿、颅内出血等。半数以上发生于儿童，多数患者发病前 1~2 周有上呼吸道等感染史，特别是病毒感染史。慢性型主要见于成人，起病隐匿，多表现为皮肤黏膜瘀点、瘀斑、月经过多等，严重内脏出血较少见。

牙龈自发性出血，常为本病的早期表现。刷牙、吮吸、洁牙、拔牙或轻微外伤，即可加重出血。口腔黏膜特别是唇红、舌缘、腭、口底和颊容易出现瘀点、瘀斑、血肿。血肿可自行溃破或由于食物摩擦而破裂出血，遗留边缘清楚的圆形或椭圆形的糜烂面。

### （二）诊断

根据病史，累及皮肤黏膜出现紫癜、内脏的广泛出血、实验室检查血小板减少、脾不大、出血时间长、血块收缩不良等即可做出诊断。

### （三）治疗

肾上腺糖皮质激素为治疗首选。还可采用脾切除、免疫抑制剂进行治疗。牙龈出血者，可用牙周塞治剂、吸收性明胶海绵、纱布压迫止血，或用肾上腺素、凝血酶、云南白药等药物，或注射维生素 $K_1$、$K_3$ 等止血剂，出血严重者可缝合止血。保持口腔卫生，可用 1%~3% 过氧化氢等漱口剂含漱，口腔黏膜出现糜烂或继发感染者，可局部用消炎防腐剂。出血严重者应注意严格卧床休息，避免外伤。

# 第二节　糖尿病

糖尿病（diabetes mellitus）是一种以血糖升高为特征的较为常见的内分泌代谢综合征，是由于胰岛素分泌和（或）作用缺陷所引起。

### （一）病因

糖尿病的病因及发病机制尚未完全明了，是包括遗传及环境因素在内的多种因素共同作用的结果。目前，国际上通用 WHO 糖尿病专家委员会提出的病因学分型标准：1 型糖尿病、2 型糖尿病、其他特殊类型的糖尿病、妊娠期糖尿病。

### （二）临床表现

出现多尿、多饮、多食和体重减轻的"三多一少"症状，可有皮肤瘙痒、视力模糊等。并发症和（或）伴发病如常伴发心脑血管、肾、眼及神经等病变。严重病例或应激时，可发生酮症酸中毒、高渗昏迷、乳酸酸中毒。常发生化脓性感染、尿路感染、肺结核等并发症。

糖尿病易引起或加重牙周疾病，而牙周感染又会加重糖尿病的病情。表现为：牙龈炎症明显，呈暗紫色，易出血，龈缘呈肉芽组织样；反复出现牙周脓肿，牙槽骨吸收迅速，以致牙松动脱落；易在短时间内形成大量牙石。唾液少而黏稠，口腔黏膜干燥，舌体肿大，丝状乳头萎缩，菌状乳头充血，有时表现为地图舌样改变。患者常感黏膜灼痛、口干及味觉异常。常伴发细菌和（或）真菌感染，并有组织坏死倾向。龋齿、牙髓炎、根尖周炎的患病率增高。创口愈合迟缓，即使轻微创伤，也可导致炎症扩散及广泛的组织坏死。

### （三）诊断

根据典型的临床表现"三多一少"症状，血糖、尿糖及糖耐量糖化血红蛋白等实验室检查，不难做出诊断。

## （四）治疗

**1. 调节饮食**　是糖尿病是重要的基础治疗措施之一。口服促胰岛素分泌剂、双胍类、噻唑烷二酮类等药物治疗，注意保持口腔卫生，加强体育锻炼，定期监测血糖。

**2. 口腔局部治疗**

（1）治疗牙体牙髓病和牙周疾病，手术操作应细致，术前给予抗生素、维生素，以防止术后感染或组织坏死。但血糖未控制时不宜手术。

（2）注意保持口腔卫生，用 1%～3% 过氧化氢溶液、0.2% 氯己定液交替含漱，防止细菌感染；用 2%～4% 碳酸氢钠液和制霉菌素糊剂防治口腔真菌感染。

（3）有严重并发症的糖尿病患者，除非急症，一般保守治疗，或在控制糖尿病及并发症之后再做处理。

# 第三节　维生素缺乏症

## 一、维生素 $B_2$ 缺乏症

维生素 $B_2$ 又名核黄素，在体内以游离核黄素、黄素单核苷酸和黄素腺嘌呤二核苷酸三种形式存在于组织中。主要来源于动物性食物。作为辅酶的构成部分，核黄素在生物氧化过程中起递氢作用，与糖、脂类和蛋白质的生物氧化有密切关系，对生长发育、维护皮肤和黏膜的完整性、眼的感光等具有重大作用。维生素 $B_2$ 缺乏症主要是摄入不足、吸收不良或需要量增加等有关。

### （一）临床表现

**1. 阴囊炎**　是该病早期和最常见的表现。阴囊瘙痒为始发症状，尤以夜间为重。阴囊出现红斑、鳞屑、丘疹。妇女可有会阴痒、阴唇炎和白带过多等。

**2. 口腔病损**　常为该病的早期表现，分为口角炎、唇炎和舌炎。

（1）口角炎　双侧对称性口角区皮肤湿白浸渍、糜烂，出现皲裂、结痂。

（2）唇炎　以下唇多见，唇部从鲜红色、火红色到暗紫色变化。唇微肿胀、干燥脱屑、皲裂，有烧灼感或刺痛。

（3）舌炎　早期有舌干燥、烧灼感或刺痛感，舌体呈鲜红色，菌状乳头红、肿。病程长者表现为萎缩性舌炎，舌乳头萎缩，舌面光滑发亮。

### （二）诊断

**1. 临床表现**　依据营养史结合口腔病损等典型临床特征。

**2. 实验室检查**　如尿核黄素／肌酐比值、尿排泄负荷试验及红细胞谷胱甘肽还原酶的活性系数测定。

**3. 治疗性诊断**　指维生素 $B_2$ 缺乏症患者，经维生素 $B_2$ 治疗后疗效显著。

### （三）治疗

改进饮食，多食用富含维生素 $B_2$ 的食物，如牛奶、鸡蛋、动物内脏、瘦肉、豆类等。口服维生素 $B_2$ 片，每次 5mg，每日 3 次。同时服用复合维生素 $B_2$ 效果更佳。口腔局部病损可对症治疗，保持口腔卫生，防止继发感染。

## 二、维生素 C 缺乏症

维生素 C 缺乏症（vitamin C deficiency）又称坏血病（scurvy），是由于长期缺乏维生素 C 所引起的营养缺乏症，临床特征为出血和骨骼病变。

### （一）病因

与摄入维生素 C 不足（偏食及食物加工营养过度流失）或吸收不良有关。

### （二）临床表现

（1）起病缓慢，全身乏力、精神抑郁虚弱、厌食、营养不良、面色苍白、皮肤瘀点或瘀斑，内脏也可有出血现象如血尿、便血、月经过多、伤口愈合延迟等症状。骨关节肌肉疼痛，小儿可有髋关节外展、膝关节半屈、足外旋，蛙样姿势。

（2）牙龈出血、牙龈炎是突出的早期表现。牙龈充血水肿、松软肥大，龈乳头处最显著。牙龈呈暗紫色，有时肿大的牙龈可覆盖牙冠，易出血。牙龈表面可出现糜烂、溃疡，易继发感染，常伴有疼痛和血腥样口臭。若存在局部刺激因素或口腔卫生不良，可使症状加剧，特别是牙周炎患者，在短期内牙齿可松动脱落。少数患者可有腭、颊、舌缘瘀点或瘀斑。伤口愈合延迟，对感染的易感性增加，可并发坏死性龈炎、坏死性口炎。

### （三）诊断

**1. 主诉**　长期不吃新鲜水果蔬菜，或有不适当烹调习惯，或为人工喂养婴儿。

**2. 血液检查**　毛细血管脆性试验阳性，凝血酶时间延长；白细胞维生素 C 含量、血清维生素 C 浓度降低。

**3. 治疗性诊断**　经维生素 C 治疗后见效迅速。

### （四）治疗

（1）调整饮食，选择维生素 C 丰富的水果、蔬菜和肉类食物，如橘、柚、柠檬、番茄、山楂、豆芽、辣椒、动物肝肾等，改进烹调方法。

（2）口服维生素 C，每日 200～500mg，分 3 次口服。

（3）注意口腔卫生，避免局部损伤，预防和治疗继发感染。局部止血，可用牙周塞治剂、吸收性明胶海绵、淀粉酶纱布压迫止血，也可应用肾上腺素、止血粉、云南白药等止血药物。

## 本 章 小 结

本章主要学习了系统性疾病的口腔表征，造血系统疾病、糖尿病及维生素缺乏等全身疾病均可出现不同程度的口腔表征，在临床实际工作中，树立整体观念，既要进行详细的口腔检查，也要进行全身检查，治疗中注重治疗全身疾病。

## 习　题

扫码"练一练"

### 一、选择题

1. 白血病牙龈肿大的特点是

A. 可波及牙间边缘龈、附着龈和牙间乳头

B. 牙龈暗红发绀或苍白色

C. 自发性出血

D. 牙龈坏死、疼痛

E. 以上全是

2. 维生素 B 缺乏除有口角炎外，还表现为

A. 鼻炎、唇炎　　　　　　　　　B. 鼻炎、咽炎

C. 鼻炎、舌炎　　　　　　　　　D. 舌炎、唇炎

E. 咽炎、唇炎

3. 以下各项可作为维生素 B 族缺乏口角炎的诊断依据，除了

A. 菌状乳头肿大充血　　　　　　B. 丝状乳头萎缩

C. 轮廓乳头肿大　　　　　　　　D. 口角糜烂

E. 唇干燥、脱屑、微肿

4. 缺铁性贫血的典型口腔表征为

A. 舌乳头萎缩呈镜面舌　　　　　B. 口腔黏膜出现创伤性溃疡

C. 口腔黏膜出现瘀点、瘀斑或血肿　　D. 牙龈增生、肥大

E. 地图舌

5. 临床表现为牙龈出血并伴有骨骼病变的是

A. 烟酸缺乏症　　　　　　　　　B. 维生素 $B_2$ 缺乏症

C. 维生素 C 缺乏症　　　　　　　D. 缺铁性贫血

E. 粒细胞缺乏症

6. 男，18 岁，发热伴牙龈自发性出血，牙龈增生肿大，牙齿松动，咬合无力；口腔黏膜出血坏死性溃疡；骨髓象见大量异常白细胞。诊断可能是

A. 维生素 C 缺乏症　　　　　　　B. 缺铁性贫血

C. 粒细胞缺乏症　　　　　　　　D. 白血病

E. 血小板减少性紫癜

二、思考题

简述白血病和糖尿病的口腔症状。

（余光生）

# 实训指导

# 实训一 口腔内科常用器械及使用方法

【目的要求】

1. **掌握** 口腔内科常用器械的名称、用途及使用方法。
2. **熟悉** 口腔内科常用器械的保养。

【实训器材】

口腔检查器械（口镜、探针、牙科镊），挖匙，黏固粉，调刀与调板，水门汀充填器，乳钵与杵，银汞合金调拌器，银汞合金雕刻器，银汞合金充填器，银汞合金磨光器，成型片及成型片夹，小楔子，树脂类调刀，各类牙标本，根管治疗器械（光滑针、倒钩髓针、根管扩大针、根管锉、根管充填器）等。

【实训内容】

1. 学习常用器械的名称、结构、用途及保养。
2. 示教与练习各类器械的使用方法。
3. 完成实训报告。

【方法步骤】

（一）认识和掌握口腔内科常用器械的名称、用途及使用方法

1. **口腔常规检查器械** 有口镜、牙科探针、牙科镊子。有可重复消毒使用的和一次性使用的两种。

（1）**口镜** 由口镜柄及口镜头组成。可重复消毒式口镜为金属材质，柄前端螺纹，可更换口镜头。口镜头嵌有镜面，镜面有平面与凹面两种，可直观或放大检查部位。一次性口腔检查器械的口镜是由圆镜片和镜柄注塑而成。

1）用途 口镜具有反射光线增强照明、反射被检查部位影像作用，凹面镜还有影像作用；也可用于牵拉或推压唇、颊、舌等软组织。金属口镜柄可用于牙齿叩诊检查。

2）保养 注意口镜头镜面保养，避免磨损、破碎及高温、高压消毒方法损坏镜银涂层；注意保护口镜头与柄连接螺纹，不要随意改变两者相交的角度。

（2）**牙科探针** 由探针柄及两个弯端组成。两弯端细而尖锐，一端镰形、另一端为双曲形。

1）用途 多用于探测牙面、牙颈部或近远中龋洞；探查牙体组织缺损范围、硬度；探查牙体组织感觉、发现敏感点及穿髓点等用途。

2）保养 保持其特有的弯曲度和尖端锐利。禁止任意改变工作端角度，探诊时避免用力过度；可重复消毒使用的探针，切忌加热烧灼探针尖端。

（3）**牙科镊子** 由柄和两弯端镊尖组成。镊尖细长，尖锐、闭合紧密。

1）用途 牙科镊子具有夹持敷料或药物、检查牙齿松动度等用途。

2）保养 保持镊尖的尖锐及密合；可重复消毒式镊子不能灼烧啄尖，保护镊子的弹性，不能用力掰镊瓣。

**2. 牙体修复治疗常用手持器械** 手持器械种类很多，临床常用的有以下几种。

（1）挖匙 由柄及两匙形工作端组成，分大、中、小三种型号。挖匙具有去龋、切髓、去除暂封物及肉芽组织等用途。

（2）牙科材料调拌器械

1）黏固粉调刀与调板 黏固粉调刀具双头，一头平，用以取粉，调粉、液成一定稠度的糊剂；另头稍尖，用以取液（实训图 1-1A）。黏固粉调板为玻璃板，使用时应清洁及消毒。

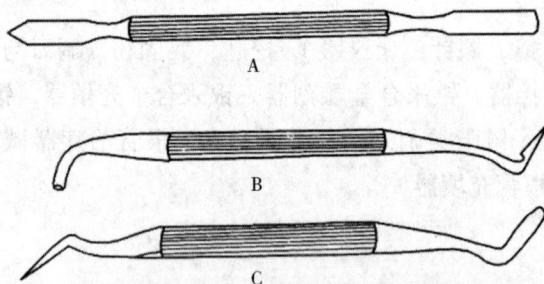

A. 黏固粉调拌刀 B. 黏固粉充填器 C. 黏固粉雕刻刀

**实训图1-1 黏固粉调拌刀、充填器、雕刻刀**

2）树脂类调刀 用于调制树脂与玻璃离子等材料，分骨制与塑料制两种，与一次性调拌纸板配合使用，防止受外界色素污染。

3）银汞合金调拌器械（实训图 1-2）。

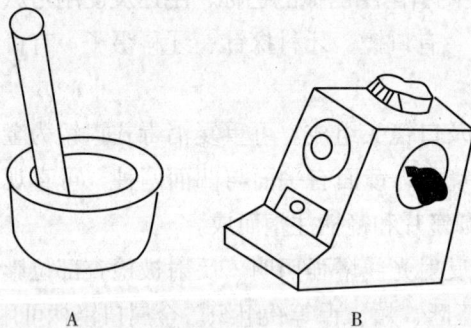

A. 乳钵与杵：用于手工调制银汞合金，现已很少使用 B. 银汞合金调拌机。

**实训图1-2 银汞合金调拌器械**

（3）牙科材料充填相关器械

1）黏固粉充填及雕刻相关器械（实训图 1-1B、C） 双端，一端为扁平钝形，用于取糊剂；另一端为光滑柱状小头形，用于充填糊剂。

2）银汞合金充填及雕刻相关器械

①银汞合金输送器（实训图 1-3A） 包括推压手柄、一定角度弯曲的输送套筒和弹簧栓头。将调制好的银汞合金放到套筒中，通过推压手柄压缩弹簧栓头，将银汞合金推至窝洞内。

②银汞合金充填器　工作端有大、中、小三种型号之分，呈粗细不同的圆柱状，用于充填银汞合金（实训图 1-3B、C）。

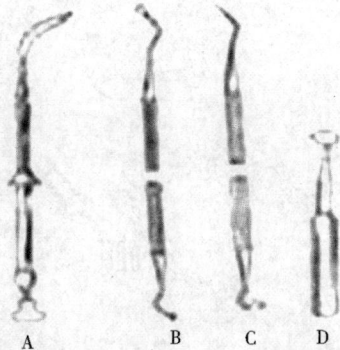

A.银汞合金输送器　B.银汞合金充填器　C.银汞合金雕刻器　D.银汞合金磨光器

**实训图1-3　银汞合金充填器械**

③银汞合金雕刻器　其工作端呈卵圆形或小圆形分叉形，用于雕刻银汞合金外形。注意应保持工作端的角度和光滑的边缘（实训图 1-4）。

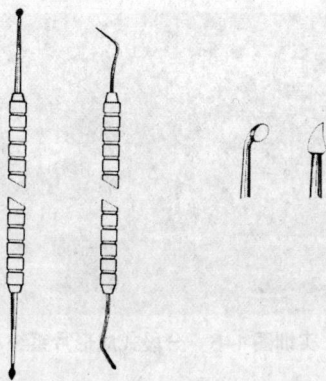

**实训图1-4　工作端的角度和光滑的边缘**

④银汞合金磨光器　其工作端呈圆球形或梨形，表面光滑，用于银汞合金充填后的表面光滑修整，使充填体与洞壁密合（实训图 1-3D）。

3）成形片和成形片夹　成形片为不锈钢或其他材料制成的弹性薄片，用以形成临时洞壁，以利于充填材料的填压和恢复牙齿外形及接触关系；成形片夹的作用是固定成形片。

成形片多为不锈钢材质薄片，中间突出部为紧贴龈壁且深入牙龈沟的部分，可分大、小两型，两侧各有 3 或 2 个固定小孔，分别用于成人磨牙和前磨牙，后者也用乳磨牙。成形片夹由不锈钢的手柄螺丝和两个固定臂组成。成形片和成形片夹主要用于复面洞充填，保持充填体与洞壁的密合，且利于成形、恢复患牙与邻牙的接触关系。

连续成形片及片夹（临床常用 8 号成形片夹）适用于近中 – 𬌗面 – 远中面（MOD）三面洞的充填（实训图 1-5）。

415

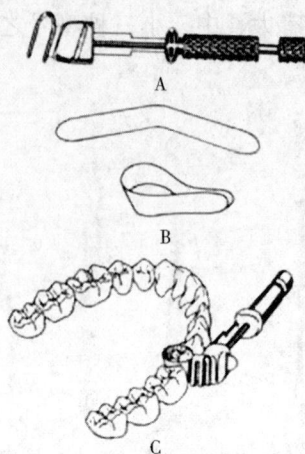

实训图1-5　8号成形片夹及其应用

　　赛璐珞成形片主要用于复合树脂或水门汀充填修复，常以手指或楔子固定。分段式成形片系统有金属环和豆瓣状成形片组成（实训图1-6），金属环有分牙的作用，有利于更好地恢复复合树脂修复体的邻面形态和接触关系。

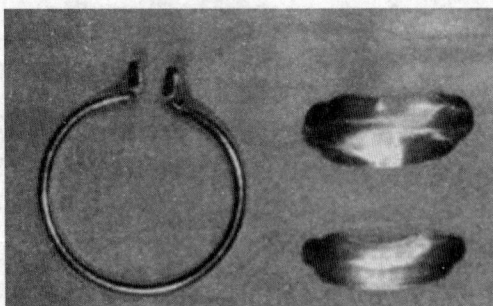

实训图 1-6　分段式成形片系统

　　4）楔子　有木制品与塑料制品两种，均呈三角锥形，与后牙邻间隙形态相适应，配合成形片使用，防止形成充填体悬突。

　　**3. 牙科用手机**　有高速涡轮手机和气动马达手机。

　　（1）高速涡轮手机使用钻针为柱状，夹持式固定。目前，工作端有名种角度、不同大小。光纤手机工作头可以在操作时提供光源。

　　（2）气动马达手机有直机头和弯机头两种工作头。

　　**4. 钻针**　由头、颈、柄三部分组成。头部为各种不同类型工作端，经由颈部与柄相连，柄部为钻针装在手机上的部分。

实训表1-1　牙钻柄部直径和长度的国际标准

| | 直径（mm） | 长度（mm） |
| --- | --- | --- |
| 气涡轮用钻针柄 | 1.588～1.603 | 16mm，19mm |
| 直机头用钻针柄 | 2.35mm | 44mm |
| 弯机头用栓道式钻针柄 | 2.35mm | 16mm，22mm，34mm |

实训表1-2  钻针的型号和工作端最大直径

| 工作端最大直径（mm） | 0.5 | 0.6 | 0.8 | 0.9 | 1.0 | 1.2 | 1.4 | 1.6 | 1.8 | 2.1 | 2.3 | 2.5 | 3.1 |
|---|---|---|---|---|---|---|---|---|---|---|---|---|---|
| 锥形裂钻 | | | 168 | 169 | 170 | 171 | | | | | | | |
| 横刃锥形裂钻 | | | | 699 | 700 | 701 | | 702 | | 703 | | | |
| 圆钻（球钻） | 1/4 | 1/2 | 1 | | 2 | 3 | 4 | 5 | 6 | 7 | 8 | 9 | 11 |
| 倒锥钻 | | 331/2 | 34 | | 35 | 36 | 37 | | 39 | 40 | | | |
| 银汞抛光钻 | | | | | | | | | | | | | |
| 圆形 | | | | | 7002 | 7003 | 7004 | | 7006 | 7008 | | 7010 | |
| 针形 | | | 7901 | 7902 | 7903 | | | | | | | | |
| 火焰形 | | | | | | 7102 | 7104 | | 7106 | 7108 | | | |
| ISO 编号 | 005 | 006 | 008 | 009 | 010 | 012 | 014 | 016 | 018 | 021 | 023 | | |

（1）依据钻针柄形态分  栓道式和柱式。慢速手机头钻针柄部为栓道式，与机头为栓式相接；气涡轮机头高速钻针与直机头钻针柄部为柱式，与机头为摩擦夹持相接。

（2）依据功能不同分  切割钻与磨光钻。

（3）依据针头形状不同分  裂钻、球钻与倒锥钻。

1）裂钻  其工作端为平头圆柱状或尖头锥柱状，刃口呈直形或银齿形，用于开扩洞形、修整洞壁、去龋等。

2）球钻  其工作端多为多刃缘的球体形，用于去龋、修整根管管壁、揭去髓室顶和制备圆钝洞角等。

3）倒锥钻  其工作端为倒锥形，用于修整洞底。扩展洞形和制备倒凹等。

（4）依据工作端材料不同分  钢钻针、碳钨钢钻针与金刚砂钻针。

碳钨钢钻针比钢钻针坚硬而耐高温，但质地较脆，有时会发生头颈连接处折断现象。

金刚砂钻针又称为磨砂钻针。可用于切割、牙体预备或磨光。通过在液态金属基质中，用电镀法将金刚砂颗粒固定在金属原材料上而制成。金刚砂颗粒有粗、中、细和超微颗粒之分。钻针形态可有球形。平头圆柱状、尖头锥柱状、倒锥状等各种类型。该类钻针对牙体组织的切制方式为点状切制，切削效率高，切面更平，且对牙体组织的扭力小，有利于保留牙体组织。工作端电镀的金刚砂颗粒磨损后，钻针丧失切割能力。

**5. 根管治疗常用器械**

（1）基本手持器械  包括牙髓探针、牙髓镊子和牙髓挖匙。

1）牙髓探针  由两个弯曲角度不同的直的工作端组成，工作端细而尖锐，用于探查根管口。

2）牙髓镊子  喙较普通口腔科镊子喙长，有沟槽和锁扣，便于夹持牙胶尖、纸尖、光滑髓针等细小物品。

3）牙髓挖匙  与普通的挖匙相比，其工作端较长，便于进入到髓腔内。用于去除牙髓组织以及髓腔内的腐质和碎屑。应注意保持锐利，不能加热及用于去除牙胶尖等。

（2）髓腔进入和预备器械  髓腔的预备包括开髓和髓腔壁的修整。

1）开髓用钻针  临床上常用涡轮裂钻来穿通髓腔并形成开髓洞型，常用型号为557

（ISO010）和 701（ISO012）。慢速球钻用于揭去髓室顶及去除髓腔内容物，常用型号有 2#、4#、6#。

2）安全头钻针　其工作端刃部顶端光滑无切割作用。可用来扩大开髓孔和揭髓顶而不会破坏髓室底。安全头钻针有裂钻和金刚砂钻针两种类型。常用的有 Endo-Z 和 Diamendo。Endo-Z 为锥形长裂钻，长 9mm，顶端无切削作用；Diamendo 为锥形金刚砂钻，顶端为球形，无切削作用。

（3）根管预备用器械

1）光滑髓针　又称棉花针，由软的回火碳钢制成的锥形针状物，工作端横断面为圆形或三角形，分别用于探测根管和缠绕棉捻。标准光滑髓针全长为 52mm，其型号按工作端直径由细至粗分 6 种，000、00、0、1、2 和 3。

2）倒钩髓针　又称拔髓针、神经针，其工作端表面有许多细小倒刺。可除去根管中棉捻或根髓，其长度和型号与光滑髓针相同。Weine 指出，过细根管不宜插倒钩髓针。可单独使用或置于髓针柄上使用。

3）根管钻　又称根管扩大针，为不锈钢丝缠绕成疏螺旋状，横断面为三角形，旋转 120°，可切割根管壁周。工作端刃长 16mm，总长可分为 21mm、25mm、28mm 和 31mm 4 种规格，D1 表示器械刃尖端直径，D2 表示器械刃末端直径，D2=D1+0.32mm，从 15 号起分别以白、黄、红、蓝、绿、黑 6 种颜色标记为一组，装于一盒内，45～80 号、90～140 号则为另两组，但用地较少。根管钻用于扩大根管（顺时针转动），也可充填根管（逆时针转动），根管钻分手用与机用两种，因工作端的结构和制造方法的不同分 K 型、H 型和鼠尾型三种。

4）根管锉　为不锈钢丝缠绕成密螺旋状，横断面为正方形，旋转 90° 可切割根管壁一周，主要用于锉齐根管壁并可辅助清除根管内残髓及感染物质。

（4）根管充填用器械　见根管治疗术部分。

根管充填器　其工作端为光滑的针状器械，末端为小平面，用于直压充填牙胶尖。

（5）其他器械　有用于确定根管工作长度的器械和根管冲洗器械。如根管治疗测量尺、根管长度测量仪、根管冲洗器。

**6. 牙周病检查及治疗常用器械**　见牙周组织病部分。

**7. 根尖手术常用器械**　见根管外科部分。

**（二）口腔内科常用器械的保养**

（1）口镜镜面应保持平整与光亮，避免磨损，不能用高温或高压法消毒，常采用化学法浸泡消毒。

（2）探针与牙科镊均忌加热烧灼，以免针尖和镊尖变钝。

（3）挖匙边缘变钝时，可用油石打磨外缘，小石尖由匙内向外缘打磨。

（4）手持器械均可采用高温高压消毒。消毒前应清洗、擦干，避免生锈。也可浸泡在含有亚硝酸钠的消毒液中。

（5）根管治疗器械多采用高温高压消毒。牙钻细小，可采用牙钻盒保存。

（6）器械使用前应检查有无变弯曲、裂纹、螺纹拉长或生锈现象，如有则应弃之。

**【思考题】**

简述口腔内科常用器械的类型及用途。

（徐庚池）

# 实训二 口腔内科检查和病历书写

## 【目的要求】

1. **掌握** 口腔内科一般检查方法和特殊检查方法；口腔内科常见病史采集和病历书写的要求。

2. **了解** 口腔器官的正常解剖形态。

3. 培养学生的爱伤观念、整体观念和无菌观念。

## 【实训器材】

口腔检查盘，口镜，牙科镊，探针，牙周探针，气枪，水枪，口杯，牙髓活力检测器，牙胶棒。

## 【录像片】

口腔检查。

## 【方法步骤】

检查学生工作服、工作帽、口罩的穿戴和洗手方法；指导学生准备检查器械；调节椅位和光源。

## 【示教口腔检查方法】

1. **一般检查** 重点检查牙体、牙周、口腔黏膜，包括色、形、质三方面。

问诊：牙体、牙髓侧重牙痛（自发痛与激发痛）；牙周侧重牙龈出血与口臭；口腔黏膜侧重溃疡等口腔病损。

视诊：全身、口腔颌面部、牙齿（牙体、牙周）和牙列、口腔黏膜等。

探诊：牙体缺损、充填体、敏感点、穿髓点、牙龈沟、牙周袋、牙龈窦道等。

叩诊：检查根尖和根侧牙周膜的反应。分垂直叩和侧方叩两种。

嗅诊：牙髓坏疽、根尖周脓肿、口炎、牙周病、大面积龋坏等。

扪诊：牙周炎、牙外伤、根尖周脓肿等。

松动度：牙周炎、牙外伤等。

牙髓活力测试：判断牙髓的活力状况，分冷诊、热诊和电诊。

2. **化验室检查** 包括血、尿、便三大常规，出、凝血时间，血小板计数，肝、肾功能等。

3. **组织检查** 用于肿瘤检查。

4. **细胞学检查** 用于肿瘤检查。

5. **病历书写** 要求简明扼要，重点突出。

包含主诉、现病史、既往史、家族史。

检查：强调顺序、内容、记录阳性体征、牙式符号记录、签名、日期等。学生两人一组，相互做口腔检查，并书写一份病历上交。

【思考题】

简述口腔常用检查方法的操作及注意事项。

（徐庚池）

# 实训三　识别龋损及窝洞结构

【目的要求】

1. **掌握**　龋病的好发部位及类型。

2. 认识龋病的临床特点；窝洞的分类、结构和命名。

【实训器材】

各类龋牙标本、X 线片、挂图、幻灯片、各类洞形的石膏牙模型。

【实训内容】

1. 在标本牙上观察各类龋损的特征及部位。

2. 学习和讨论洞形的分类、结构、名称及备洞的基本原则。

【方法与步骤】

1. 在标本上观察龋病的色、形、质改变的特征，龋病的好发部位及不同类型龋坏的表现，了解不同程度龋病的判断，区别浅龋、中龋和深龋。

2. 窝洞的分类　临床上常用方法为 G·V·Black（1908）分类，它按龋损发生的部位，将窝洞分 5 类。

（1）Ⅰ类洞　指发生在所有牙面发育点隙裂沟的龋损所制备的窝洞。

（2）Ⅱ类洞　指发生在后牙邻面的龋损所制备的窝洞。

（3）Ⅲ类洞　指发生在前牙邻面未累及切角的龋损所制备的窝洞。

（4）Ⅳ类洞　指前牙邻面累及切角的龋损所制备的窝洞。

（5）Ⅴ类洞　为所有牙的唇（颊）、舌面颈 1/3 处的龋损所制备的窝洞。

3. 窝洞的结构　窝洞由洞壁、洞角、洞缘组成。

（1）洞壁　组成窝洞的内面称为洞壁。按照所在的牙面命名如颊壁、舌壁、近中壁、远中壁、龈壁、轴壁等。

（2）洞角　洞壁相交形成洞角。两壁相交构成线角，三壁相交构成点角，洞角以构成它的各壁联合命名。如颊壁与髓壁相交构成的线角叫颊髓线角，颊、轴、龈三壁相交构成的点角叫颊轴龈点角。

（3）洞缘　窝洞侧壁与牙面相交构成洞的边缘，即洞缘。是由洞侧壁与牙面相交形成的线角，即洞缘角或洞面角。

4.观看各类洞形的石膏牙模型，观察洞形的结构，说出各类洞及各洞壁、线、点角的名称。

【注意事项】

1.准确了解龋损的分类和窝洞结构。

2.要求遵守制备各类洞形的基本原则。

3.在操作过程中，注意对患者的保护，避免给患者带来痛苦。

【思考题】

1.简述浅龋、中龋、深龋的临床特征。

2.简述窝洞的分类及结构。

（付　娟）

# 实训四　石膏牙洞形制备

【目的要求】

1.**掌握**　各类洞制备的原则及步骤；各类洞形的结构特点。

2.能够在石膏牙模型上制备Ⅰ～Ⅴ类洞。

【实训器材】

各类龋牙标本、X线片、挂图、幻灯片，各类洞形的石膏牙模型，雕刻刀，铅笔，游标卡尺。

【实训内容】

1.学习和讨论窝洞的分类、结构、名称及备洞的基本原则。

2.学习窝洞的分类：G·V·Black 分类Ⅰ～Ⅴ类。

3.示教石膏牙Ⅰ～Ⅴ类洞制备。

4.在石膏牙制备Ⅰ～Ⅴ类洞。

【方法与步骤】

（一）学习制备洞形的基本原则

1.**生物学原则**　彻底去净病变组织，保护牙髓和尽量保存健康的牙体组织。

2.**力学原则**　充填术采用机械固位原理，备洞时兼顾抗力形与固位形。

（二）石膏牙制备洞形

1.**洞形设计要求**

（1）Ⅰ类洞的设计要点　要求窝洞底平壁直，点线角清晰而圆钝的标准盒状洞形，避开牙尖和嵴，顺沟裂扩展并呈一条圆缓的曲线，洞深 1.5～2mm。

（2）Ⅱ类洞的设计要点　根据病变范围可预备成单面洞或双面洞。以邻殆面洞最典型。

邻殆面洞的预备一般先备邻面部分，殆面部分的大小再由邻面龋损范围来决定。

1）邻面洞的制备要求　颊、舌壁应越过接触区，达自洁区。龈壁位置应位于接触点根方的健康牙体组织，与相邻牙面至少 0.5mm 宽的间隙，以便于清洁。颊、舌壁略向殆方聚合，形成龈方大于殆方的梯形。邻面洞深应为 1～1.5mm。

2）殆面洞的制备要求　应具有连接和固定邻面充填体的作用，除按一般殆面洞的设计原则外，应预备鸠尾固位形，上颌磨牙尽量勿破坏斜嵴，在斜嵴一侧制备鸠尾；下颌磨牙鸠尾做到中央窝；鸠尾峡应做在髓壁上方，其宽度为颊舌二尖间距的 1/4～1/3，外形曲线圆缓，洞深应为 1.5～2mm。

（3）Ⅲ类洞设计要点　根据病变部位、范围和邻牙情况可预备成单面洞或邻舌洞。

1）单面洞制备　邻面病变范围小，舌壁有一定厚度，且邻牙缺失或牙间隙大者可在邻面作单面洞。一般多备成与前牙邻面相似的底向根方的三角形盒状洞。唇、龈、舌三侧壁与相应的牙面平行，龈壁的釉质壁略敞开，洞底与邻面弧度一致，洞深 1～1.5mm。

2）邻舌洞制备　邻面龋缺损范围大，舌侧壁较薄者，一般应备成邻舌洞。邻面预备成唇侧大于舌侧的梯形，洞深 1～1.5mm。舌面窝洞需在舌面制备鸠尾，鸠尾位于舌隆突的切方，一般不超过中线，尖牙的鸠尾尽量不累及舌轴嵴。鸠尾峡宽度为邻面洞舌方宽度的 1/3～1/2。

（4）Ⅴ类洞设计要点　为单面洞，因不直接承受咬合力，制洞时以固位形和外形为重点。多在颊面，不需扩大洞形。前磨牙和磨牙制成肾形，前牙制成半圆形。凸面向着牙颈部，凸缘距牙颈线 1mm 处；近远中壁与釉柱方向一致略向外敞开，在轴线角与龈轴线角制备倒凹，洞深 1～1.5mm；轴壁与相应牙面弧度一致。

**2. 操作步骤**

（1）画线　根据洞形设计要求，在石膏牙上画出窝洞的外形线。

（2）计算深度　根据所用石膏牙的放大倍数，计算出各类洞各部分的宽度和深度。

（3）雕刻　石膏牙咬合面向上，平放于操作台上，握笔式持雕刻刀，在外形线内 1mm 处下刀，达到要求的深度后，形成洞壁和洞底。

（4）修整　修整窝洞，使洞缘刚好在外形线上，侧壁相互平行，使窝洞达到各类洞的要求。

**【注意事项】**

1. 雕刻时掌握好支点，将石膏块状"雕"下，不要呈粉末状"刮"下。

2. 窝洞内的石膏粉末只能用气枪吹去，不能用嘴吹。

3. 洞缘不能超过外形线，洞深按石膏牙和离体牙比例而定，不得大于或小于规定的深度。

**【思考题】**

简述洞形制备基本原则和各类洞制备的方法。

（付　娟）

# 实训五　离体牙洞形制备

## 【目的要求】

1. **掌握**　离体牙窝洞设计的要点。
2. 通过在离体牙上制备洞形，掌握各类洞制备的原则和方法。

## 【实训器材】

离体牙，口腔临床模拟实习系统，高速手机，各种钻针，各类洞形的石膏牙模型，铅笔，游标卡尺。

## 【实训内容】

1. 认识各类窝洞在不同牙齿上的洞形设计、固位形和抗力形设计。
2. 学习各类洞设计的要点。
3. 示教离体牙Ⅰ～Ⅴ类洞的制备。
4. 在离体牙上练习Ⅰ～Ⅴ类洞的制备。

## 【方法与步骤】

（一）学习窝洞的分类、结构、名称及备洞的基本原则

观察离体牙标本，认识各类窝洞在不同牙齿上的外形、深度、固位形和抗力形设计。

（二）离体牙制备洞形

**1. 磨牙Ⅰ类洞（𬌗面洞）**

（1）设计洞形　用铅笔沿所选后牙的𬌗面窝沟画出设计洞形，包括沟窝在内。

（2）开扩洞口，扩展洞形　用裂钻从中央窝处钻入牙体组织，达釉牙本质界内0.2～0.5mm。并保持此深度沿沟裂扩展，注意避让尖嵴，使形成深1.5～2mm，洞缘曲线圆缓的盒形洞。

（3）修整洞形　用探针检查窝洞，用倒锥钻清理修整洞壁及洞底，达到盒状洞形设计要求，用小号球钻修整线角，使点、线角清晰、圆钝。

**2. 磨牙Ⅱ类洞（邻𬌗面洞）**

（1）设计洞形　用铅笔沿所选后牙的邻面和𬌗面画出Ⅱ类洞设计洞形，𬌗面为鸠尾外形，邻面为龈方大于𬌗方的梯形。

（2）制备洞形

1）制备邻面洞形　用裂钻磨除近中边缘嵴中份釉质达釉牙本质界，在釉牙本质界内牙本质向龈方钻磨直到平齐龈缘，并向颊、舌侧扩展到自洁区。注意钻磨时，钻针与牙面平行并略向中线聚合使邻面成一龈方大于𬌗方的倒梯形盒状，龈壁宽度为1.5mm，龈壁的釉质壁略向颈部倾斜，颊壁和舌壁与釉柱方向一致略向外展开，在形成颊舌侧壁时应注意钻针的方向。

2）制备 面洞形　用裂钻或倒锥钻从邻面轴壁釉牙本质界下 0.2 ~ 0.5mm 处，近中边缘嵴中份向中央凹处扩展，形成鸠尾，鸠尾峡应做在髓壁上方，其宽度为颊舌二尖间距的 1/4 ~ 1/3，外形曲线圆缓，洞深应为 1.5 ~ 2mm。

（3）修整洞形　用裂钻和小倒锥钻修整洞壁，使点线角清晰而圆钝，轴壁与邻面平行，与髓壁垂直，轴髓线角圆钝。

### 3. 离体牙Ⅲ类洞（邻舌面洞）

（1）设计洞形　用铅笔沿所选前牙的邻面和舌面画出Ⅲ类洞设计洞形。

（2）制备洞形

1）制备邻面洞形　用裂钻磨除上中切牙舌侧面近中边缘嵴中份釉质达釉牙本质界，从釉牙本质界向唇面方向钻磨，使唇壁与唇面平行，龈壁与切壁向舌方稍聚合，洞侧壁与轴壁垂直，使邻面部份呈唇壁略长于切壁的梯形，洞深 1 ~ 1.5mm。

2）制备舌面洞形　用小倒钻从邻面釉牙本质界下向舌面中线扩展，在舌面窝制备鸠尾，鸠尾峡在边缘嵴内侧，宽度为邻面舌方宽度的 1/3 ~ 1/2。注意勿损伤舌隆突，不超过切 1/3。

（3）修整洞形　用小倒锥钻修整洞形，使侧壁垂直于轴、髓壁，点线角清晰而圆钝，洞缘外形呈弧状。

### 4. Ⅴ类洞（前牙唇面颈 1/3）

（1）设计洞形　用铅笔在所选前牙唇画出Ⅴ类洞洞形，呈半圆形。

（2）制备洞形　用裂钻从牙唇面颈 1/3 中份钻磨达釉牙本质界下 0.2 ~ 0.5mm，并沿牙颈线的曲度向近远中方向扩展，扩展时注意保持钻针深度，使龈壁呈适应颈曲线的圆弧状，龈壁的牙釉质壁向牙颈部微倾斜，以顺应釉柱方向。轴壁凸，与牙冠表面弧度一致。近远中壁的釉质壁向洞口稍敞开，牙本质壁与洞底垂直，洞深 1 ~ 1.5mm。

（3）修整洞形　用小倒锥钻修整洞形，使低平、壁直，点线角清晰而圆钝，洞缘外形呈弧状。

【注意事项】
1. 制备洞形时，自始至终要采用正确的体位和支点。
2. 注意离体牙的握持方法，始终保持 面向上。
3. 用高速手机切割牙体硬组织时注意支点的放置、用力的大小和方向。
4. 采用间断磨除，避免对牙髓的刺激。
5. 制备各类洞时，尽量避免切割过多牙体组织。

【思考题】
简述离体牙Ⅰ ~ Ⅴ类洞的制备方法。

（付　娟）

# 实训六　仿头模洞形制备

## 【目的要求】

1.**掌握**　各类洞制备原则及方法；器械握持法及口腔医师的体位、术式及支点。

2.**熟悉**　制洞器械。

3.能够在仿头模合成树脂标准牙制备洞形。

## 【实训器材】

牙科临床模拟实习系统，仿头模，合成树脂标准牙，高速手机，各类钻针，一次性器械盒。

## 【实训内容】

1.认识各类洞在不同牙齿上洞形设计，固位形和抗力形设计。

2.仿头模合成树脂标准牙上制备 I ~ V 类洞。

## 【方法与步骤】

### 1.磨牙𬌗面 I 类洞

（1）设计洞形　用铅笔在𬌗面设计外形，窝洞在中央窝内，外形线避让尖嵴，顺沟裂扩展并呈一条圆缓的曲线。

（2）调整位置　调节仿头模位置，使上颌牙与地面呈45°，高度平肘关节，术者坐在右后方，左手持口镜，右手握笔式持手机，选好支点，调节口镜的角度，在口镜下进行操作。

（3）制备洞形　用裂钻从中央窝处钻入牙体组织，达釉牙本质界内 0.2 ~ 0.5mm。并保持此深度沿沟裂扩展，注意避让尖嵴，使形成深 1.5 ~ 2mm，洞缘曲线圆缓的盒形洞。

（4）修整洞形　用探针检查窝洞，用倒锥钻清理修整洞壁及洞底，达到盒状洞形设计要求，在牙尖下洞底侧髓线角处做倒凹。

### 2.磨牙邻𬌗面 II 类洞

（1）设计洞形　用铅笔在后牙邻面和𬌗面画出 II 类洞洞形，先备邻面部分，𬌗面部分的大小再由邻面龋损范围来决定。

（2）调整位置　调节仿头模位置，使上颌牙与地面呈45°，高度平肘关节，术者坐在右后方，左手持口镜，右手握笔式持手机，选好支点，调节口镜的角度，在口镜下进行操作。

（3）制备邻面洞形　用裂钻磨除近中边缘嵴中份釉质达釉牙本质界，在釉牙本质界内牙本质向龈方钻磨直到平齐龈缘，并向颊、舌侧扩展到自洁区。注意钻磨时，钻针与牙面平行并略向中线聚合使邻面成一龈方大于𬌗方的梯形，龈壁宽度为 1.5mm，龈壁的釉质壁略向颈部倾斜，颊壁和舌壁与釉柱方向一致略向外展开，在形成颊舌侧壁时应注意钻针的方向。

（4）制备𬌗面洞形　用裂钻或倒锥钻从邻面轴壁釉牙本质界下 0.2～0.5mm 处，近中边缘嵴中份向中央凹处扩展，形成鸠尾，鸠尾峡应做在髓壁上方，其宽度为颊舌二尖间距的 1/4～1/3，外形曲线圆缓，洞深应为 1.5～2mm。

（5）修整洞形　用裂钻和小倒锥钻修整洞壁，使点线角清晰而圆钝，轴壁与邻面平行，与髓壁垂直，轴髓线角圆钝。

### 3. 前牙邻舌面 Ⅲ 类洞

（1）设计洞形　用铅笔在前牙邻面和舌面画出 Ⅲ 类洞洞形。

（2）调整位置　调节仿头模位置，使上颌牙与地面呈 45°，高度平肘关节，术者坐在右后方，左手持口镜，右手握笔式持手机，选好支点，调节口镜的角度，在口镜下进行操作。

（3）制备邻面洞形　用裂钻磨除上中切牙舌侧面近中边缘嵴中份釉质达釉牙本质界，从釉牙本质界向唇面方向钻磨，使唇壁与唇面平行，龈壁与切壁向舌方稍聚合，洞侧壁与轴壁垂直，使邻面部份呈唇壁略长于切壁的梯形，洞深 1～1.5mm。

（4）制备舌面洞形　用小倒钻从邻面釉牙本质界下向舌面中线扩展，在舌面窝制备鸠尾，鸠尾峡在边缘嵴内侧，宽度为邻面舌方宽度的 1/3～1/2。注意勿损伤舌隆突，不超过切 1/3。

（5）修整洞形　用小倒锥钻修整洞形，使侧壁垂直于轴、髓壁，点线角清晰而圆钝，洞缘外形呈弧状。

### 4. Ⅴ 类洞

（1）设计洞形　用铅笔在所选牙齿的牙邻面和𬌗面画出 Ⅴ 类洞洞形，为单面洞，因不直接承受咬合力，制洞时以固位形和外形为重点。多在颊面，不需扩大洞形。前磨牙和磨牙制成肾形，前牙制成半圆形。

（2）调整位置　调节仿头模位置，使上颌牙与地面呈 45°，高度平肘关节，术者坐在右后方，左手持口镜，右手握笔式持手机，选好支点，调节口镜的角度，在口镜下进行操作。

（3）制备洞形　用裂钻从牙唇面颈 1/3 中份钻磨达釉牙本质界下 0.2～0.5mm，并沿牙颈线的曲度向近远中方向扩展，扩展时注意保持钻针深度，使龈壁呈适应颈曲线的圆弧状，龈壁的牙釉质壁向牙颈部微倾斜，以顺应釉柱方向。轴壁凸，与牙冠表面弧度一致。近远中壁的釉质壁向洞口稍敞开，牙本质壁与洞底垂直，洞深 1～1.5mm。

（4）修整洞形　用小倒锥钻修整洞形，使底平、壁直，点线角清晰而圆钝，洞缘外形呈弧状。

【注意事项】

1. 制备过程中，要采用正确的体位、术式和支点。
2. 遵循制备洞形的原则，尽量避免切割不必要磨除的健康牙体组织。

【思考题】

简述仿头模上合成树脂标准牙各类洞形制备的方法。

（付　娟）

# 实训七　橡皮障隔离术

## 【目的要求】

1. **掌握**　橡皮障隔离技术。
2. **熟悉**　橡皮障隔离技术所需的器械和用品。

## 【实训器材】

仿头模，全口牙列模型，橡皮布，打孔器，橡皮障夹，橡皮障夹钳，橡皮障支架，尺子，剪刀，牙线，润滑剂。

## 【实训内容】

1. 讲解橡皮障隔离技术原理、所需器械。
2. 在仿头模和全口牙列模型上示教橡皮障隔离术。
3. 练习橡皮障隔离技术的操作方法。
4. 完成实训报告。

## 【方法与步骤】

### （一）教师讲解

1. **橡皮障隔离术原理**　利用橡皮布的弹性，打孔后套在牙颈部作为屏障，使接受治疗的牙冠与口腔隔离的一种方法。

2. **橡皮障隔离术专用物品**　橡皮布（12.5cm×12.5cm 和 15cm×15cm 两种），打孔器，橡皮障夹（分为前牙、左右前磨牙和左右磨牙用的五种），橡皮障夹钳，橡皮障支架。

3. **橡皮障隔离技术的优点**　提供不受唾液、血液和其他组织液污染的操作空间；保护牙龈、舌及口腔黏膜软组织，避免手术过程中受到意外损伤；防止患者吸入或吞入器械、牙碎片、药物或冲洗液；保持术者视野清楚，提高工作效率；防止医源性交叉感染等。

### （二）在仿头模和全口牙列模型上练习使用橡皮障隔离术

1. **选择橡皮布**　橡皮布的大小要能完全盖住口腔，上缘不要盖住鼻孔，下缘达颏下部。

2. **打孔**　根据所需隔离的牙位，确定打孔的位置。首先标出垂直中线和水平线，将橡皮障分为四个象限，列出常规上下颌牙弓位，确定患牙所在位置并作好记号，留出足够边缘。打孔要求边缘整齐，大小合适。

（1）**打孔的范围**　上颌牙约在橡皮布上缘以下 2.5cm，由正中按牙位向下向外略成弧形。下颌牙约在橡皮布下缘以上 5cm，由正中按牙位向下向外略成弧形。

（2）**打孔的大小**　打孔器工作端转盘上的孔直径 0.5～2mm 不等，应按牙齿大小选择打孔的大小。

（3）孔间距离　取决于牙间隙的宽窄，一般间隔2~3mm为宜。

（4）打孔的数目　按牙位、治疗的牙数和龋坏的部位决定打孔的数目。如治疗咬合面洞打一个孔；治疗Ⅱ类洞或两个患牙要打2~3个孔；治疗两个以上患牙，则要比治疗牙数多打1~2个孔；前牙易滑脱，有时治疗一个牙需打3个孔。

3.**涂润滑剂**　将橡皮布对着牙齿的一面在打孔区周围涂上一层润滑剂，同时在患者的口角处也涂上润滑剂。

4.**安装橡皮障**　双手撑开橡皮布，按打孔部位套入牙齿并推向牙颈部，邻面不易滑入时，可用牙线帮助橡皮布通过接触点；若有两个以上的牙和孔，应从远中向近中套入。然后选择合适的橡皮障夹，并用橡皮障夹钳将橡皮障夹固定到牙颈部。注意不要伤及牙龈，应将夹的体部远离术区。最后用橡皮障支架将橡皮布游离部分在口外撑开即可。

5.**拆卸橡皮障**　治疗完毕后，如果是单个牙齿，则先用橡皮障夹钳取下橡皮障夹，然后将橡皮障支架和橡皮布一并取出即可。如果是多个牙齿或邻面洞，则需用剪刀剪除牙间的橡皮布，再除去橡皮障夹，将支架和橡皮布一并取出。

## 【思考题】

简述橡皮障隔离技术的方法步骤。

（付　娟）

# 实训八　银汞合金充填术

## 【目的要求】

**掌握**　银汞合金的充填技术；常用充填材料的应用范围和使用方法。

## 【实训器材】

已备好洞形的离体牙的石膏模型，检查器械盒，敷料，银汞合金胶囊，银汞合金调拌器，银汞合金输送器，银汞合金充填器，银汞合金雕刻器，银汞合金磨光器，橡皮布，成形片，成形片夹，楔子，磷酸锌粘固剂，氧化性丁香油粘固剂，聚羧酸锌粘固剂，玻璃板，调拌刀，粘固粉充填器，咬合纸等。

## 【实训内容】

1.银汞合金的调制与应用。

2.垫底材料磷酸锌粘固剂、氧化锌丁香油粘固剂的调制与应用。

## 【方法和步骤】

### （一）银汞合金充填术

1.**银汞合金的调制**　取一银汞合金胶囊，按照说明将胶囊放入银汞合金调拌器的固位卡中，开动机器振荡10~20秒钟；取下并拧开胶囊，将其中调制好的银汞合金倒至橡皮布上即可使用。

### 2. 银汞合金充填技术

（1）隔湿，清洁并干燥已制备好的窝洞。

（2）充填窝洞 用银汞合金输送器分次将银汞合金送入洞内，先用小号银汞合金充填器将银汞合金向洞壁点、线角处加压，使银汞合金充满窝洞的点、线角及倒凹，然后换用较大的充填器，将银汞合金逐层填压，直至充满窝洞，并略超出洞缘为止。充填时，应有支点，压力应较大，以使银汞合金与洞壁密合，同时挤出多余的汞，充填应在 2～3 分钟内完成。

（3）修整充填体 银汞合金充填完成后，用银汞合金雕刻器去除表面多余的合金并雕刻出应有的解剖外形。雕刻边缘时，雕刻器应由牙体组织向充填体方向进行雕刻或将雕刻器的工作端同时置于牙体组织和充填体上，以免充填体边缘凹陷露出洞缘或出现飞边。初步修整后，调制咬合。最后用银汞合金磨光器光滑充填体与洞缘交界处和充填体表面。银汞合金充填体的修整应在 15 分钟内完成，超过修整时间易导致充填体碎裂。

（4）充填体磨光 银汞合金充填 24 小时以后，可进行充填体的磨光。磨光时磨光器在充填体表面研磨的方向为顺时针和逆时针方向交替进行，以使充填体表面平整光滑。修整钻用毕，再用抛光钻进行抛光。

### （二）垫底材料的使用

1. **氧化锌丁香油粘固粉的调制和垫底** 将适量的粉、液置于玻璃板上，逐份将粉末均匀以顺时针旋转式调入液体中，直到调出一定稠度的糊剂。通常暂封用糊剂较稀，垫底用糊剂较稠。用粘固粉充填器取少量调好的糊剂送入窝洞后，用另一头蘸少许粉剂，轻压使之铺于洞底。

2. **磷酸锌粘固粉的调制和垫底** 将适量粉、液适量置玻璃板上，粉分成数小份，平握不锈钢调刀将一份粉加入液内调拌，调拌刀应贴玻璃板上做顺时针旋转调拌，以免气泡进入，再逐份加入粉调拌，至所需要的拉丝状稠度。调制在 1 分钟内完成。用粘固粉充填器取少量调好的糊剂送入窝洞后，用另一头沾少许粉剂，轻压铺平至所需厚度。

3. **聚羧酸锌粘固粉的调制和垫底** 将适量粉、液置玻璃板或纸板上，将粉分成两份，用塑料调拌刀在 15 秒内调制第一份；然后，加入第二份调制均匀。调制在 30 秒内完成。聚羧酸锌粘固粉的凝固时间为 2～3 分钟。聚羧酸锌粘固粉垫底时采用粘固粉充填器，轻压铺平至所需厚度。

### 【注意事项】

1. 窝洞充填前，检查对颌牙的牙尖和邻牙的边缘嵴情况，选用合适的石钻对不协调处进行调磨。

2. 检查充填体的咬合接触时，须嘱患者先轻咬、后重咬，以免咬裂未硬固的充填体；正中和非正中咬合位均需检查，以免银汞合金硬固后出现咬合高点。

3. 术后医嘱 充填后 24 小时内勿用该患牙咀嚼食物。

### 【思考题】

1. 简述银汞合金充填的方法步骤。

2. 简述垫底的方法和步骤。

（付 娟）

# 实训九　复合树脂粘接修复术

**【目的要求】**

1.掌握　光固化复合树脂粘接修复牙体缺损的基本方法。

2.熟悉　光固化复合树脂材料的性能及应用范围；玻璃离子水门汀粘固剂的性能及应用方法和范围。

**【实训器材】**

制备Ⅳ类洞的离体牙石膏模型，检查器械盒，光固化复合树脂酸蚀剂，粘接剂，比色板，光固化机，防护镜，聚酯薄膜，咬合纸，各种磨光钻，玻璃离子粘固剂粘固粉，塑料调拌刀，调和板。

**【实训内容】**

1.复习光固化复合树脂和玻璃离子水门汀的性能、粘接修复的原理和使用范围。

2.练习光固化复合树脂修复前牙Ⅲ类洞。

3.练习玻璃离子粘固剂调制方法，用玻璃离子粘固剂充填Ⅴ类洞。

**【方法和步骤】**

**（一）光固化复合树脂修复技术**

**1.比色**　在自然光线及牙面湿润的条件下，用比色板参照正常牙体组织，选定所用材料的颜色。

**2.保护牙髓**　缺损达牙本质中层，用玻璃离子水门汀垫底后充填。

**3.酸蚀**　隔湿并干燥窝洞，将酸蚀剂均匀涂于洞壁及洞斜面上，酸蚀15秒，用高压喷水冲洗15~20秒，吹干。酸蚀过的釉质面呈白垩色。

**4.涂布釉质粘接剂**　用小毛刷或小海绵将釉质黏合剂轻轻涂在酸蚀过的牙面上，用气枪轻吹呈均匀一薄层，光固化20秒。

**5.充填并固化复合树脂**　先用选好的不透明材料修复缺损的舌侧部分，光固化后再用所选的透明材料修复唇侧部分。逐层加压使材料与洞底和洞壁密合并避免带入气泡，初步修整形成牙齿解剖外形，并略超出洞缘少许。每充填2mm厚度树脂材料，用光固化灯光照20秒。光照时，固化灯工作端距充填材料应为2~5mm，医师应使用护目镜保护眼睛。

**6.修整和抛光**　用金钢砂钻针修整充填体外形，再用咬合纸检查有无高点并调整咬合，用金钢砂钻针、橡皮杯、砂纸片等工具按由粗到细的原则抛光修复体。

**7.注意事项**

（1）修复术前，应去除牙石、软垢，消除龈炎。

（2）酸蚀后的牙面呈白垩状，在涂布釉质黏合剂前严禁污染，例如唾液、手指触摸、喷水中混油等污染。如发生了污染，须重新酸蚀。

（3）酸蚀剂、粘接剂和各种光固化树脂材料在使用前应仔细阅读厂家说明，遵照厂家推荐的操作方法进行。在使用后应立即加盖、干燥、低温、避光保存。

（4）操作时，术者应使用护目镜保护眼睛。

（5）告知修复后的注意事项：保持口腔卫生，避免用修复部位咬过硬物品。

### （二）玻璃离子粘固剂修复技术

**1. 调制**　按材料说明书的粉与液比例用塑料调和刀进行调制，方法与调制磷酸粘固剂相似，必须分次加粉。将玻璃离子水门汀调制呈软面团状，表面有光泽。整个调制过程应在 30 秒内完成。

**2. 玻璃离子水门汀充填 V 类洞**

（1）隔湿、清洁和干燥窝洞。

（2）用粘固粉充填器将调好的玻璃离子粘固剂置入窝洞并向洞底轻压，使之与洞底和洞壁贴紧。在充填物有流动性时完成外形的初步修整。

（3）修整磨光。

### 【注意事项】

（1）玻璃离子粘固剂材料发展快，许多改型新产品不断上市，如光固化玻璃离子水门汀、复合体等。调制与临床应用均需严格按厂家说明书进行。

（2）化学固化玻璃离子粘固剂凝固前涂敷釉质粘接剂并行光固化。

（3）玻璃离子粘固剂材料的调制须用塑料调和刀，以免材料变色。

### 【思考题】

简述光固化树脂修复的方法步骤。

（付　娟）

# 实训十　盖髓术与活髓切断术

### 【目的要求】

1. **掌握**　盖髓术和活髓切断术的原理和适应证。

2. **熟悉**　盖髓术的操作技术及注意事项。

3. **了解**　活髓切断术的操作技术。

### 【实训器材】

仿头模，已制备 I 类洞的离体牙石膏模型，离体牙，涡轮机手机，各种钻针，口腔检查器械盘，口镜，探针，牙镊，敷料盒，挖匙，冲洗器，水门汀充填器，调刀，玻璃板。生理盐水，75% 乙醇，氢氧化钙制剂，氧化锌丁香油糊剂。

【实训内容】

1. 复习直接盖髓术、间接盖髓术、活髓切断术的原理和适应证。

2. 在离体牙上行盖髓术。

3. 在离体牙上行活髓切断术。

【方法和步骤】

（一）直接或间接盖髓术的步骤

（1）预备近髓窝洞，辨清窝洞的近髓或穿髓区。

（2）生理盐水缓慢冲洗窝洞，隔湿唾液并清洁、干燥窝洞。

（3）调制盖髓剂——氢氧化钙糊剂。

（4）用探针挑取适量氢氧化钙糊剂轻敷于近髓或穿髓区，糊剂覆盖范围应超出近髓或穿髓区，厚约 1mm。

（5）调制氧化锌丁香油糊剂，用水门汀充填器取适量氧化锌丁香油糊剂轻压，暂封窝洞。

临床上术后观察 1～2 周，患牙如无症状且牙髓活力正常，则除去大部分暂封物，水门汀垫底，永久充填。如出现牙髓炎症状，应改做牙髓治疗。

（二）活髓切断术的操作步骤

1. 开髓　用慢钻去净𬌗面洞腐质，冲洗、干燥窝洞，隔湿（临床要求橡皮障隔湿），75% 乙醇溶液小棉球消毒窝洞，消毒裂钻从髓角处钻入开髓（临床开髓需在局麻下进行）。

2. 去髓腔顶　用消毒裂钻依次延髓角处揭去髓室顶，用小圆钻提拉式修整残余髓腔顶。

3. 切除冠髓　用消毒的锐利挖匙，自根管口略下方约 1mm 处切断冠髓。

4. 冲洗止血　用装有生理盐水的冲洗器冲洗髓腔内的组织碎屑，干棉球止血（临床上根髓出血多时，可用小棉球蘸 0.1% 肾上腺素液压迫止血），干燥窝洞。

5. 放置盖髓剂　用水门汀充填器取适量已调制好的氢氧化钙糊剂放在根管口处，厚 1.0～1.5mm。

6. 暂封窝洞　用水门汀充填器取适量已调好的氧化锌丁香油糊剂暂封窝洞，中等大小压力，压贴暂封物，使其与洞壁贴合。

临床上术后观察 1～2 周，患者如无症状，则除去大部分暂封物，水门汀垫底，永久充填。如出现根髓感染且并发急慢性牙髓炎、牙髓坏死或根尖周炎症状，应改做根管治疗术。

【注意事项】

1. 练习操作时，始终保持正确的术式、支点，正确使用口镜。

2. 做直接盖髓术和活髓切断术均要求严格的无菌操作，所用器材均应严格消毒，因为控制感染是盖髓术和活髓切断术治疗成功的关键。

3. 活髓切断术切断冠髓时，必须用大圆钻或锐利的挖匙，以避免撕拉根髓。

【思考题】

1. 简述盖髓术的适应证和操作步骤。

2. 简述活髓切断术的步骤及注意事项。

（王琴秀）

# 实训十一　开髓术

【目的要求】

1.**掌握**　髓腔各部分的名称与牙髓腔解剖特点；各组牙齿的开髓方法。

2.进一步掌握器械的使用方法；口腔科医师的体位；开髓术的术式和支点的应用。

【实训器材】

各组牙齿的牙髓腔标本，透明牙标本及开髓步骤标本，离体牙石膏模型（上，下颌前牙，前磨牙和第一或第二磨牙各一颗）及相关 X 线片，仿头模，台式电机，弯车头，各型牙钻，气冲，口腔检查盘，口镜，牙科镊，探针。录像片：开髓术。

【实训内容】

1.观察前牙髓腔标本、模型，熟悉牙髓腔的解剖，了解髓腔的增龄性变化。

2.在仿头模上进行各组牙的开髓术。

3.在开髓过程中，反复练习开髓术的术式、支点和口镜的使用方法。

【方法和步骤】

**（一）结合各组牙齿剖面标本，复习髓腔解剖形态**

（1）复习各组牙齿髓腔解剖形态及各部分形态。

（2）复习髓腔的增龄性变化。

**（二）掌握开髓术窝洞制备的原则**

（1）开髓术窝洞制备的形状、大小与方向应与牙髓腔解剖形态相同。

（2）揭净髓室顶，保留髓室壁、髓室底和各根管口的自然形态。

（3）形成用根管治疗器械经开髓洞形进入根管的直线通路。

（4）尽量保留健康牙体组织。

**（三）学习开髓术的基本步骤**

（1）研读 X 线片　根据牙齿 X 线片，结合其髓腔解剖特点，分析牙齿的髓腔形态、大小、方向，髓室顶距切缘（牙尖）和近远中边缘的距离，牙髓及牙根的长度，估计根管数目。

（2）去除所有龋坏组织和影响开髓路径的修复体。

（3）形成开髓洞形　选择大小合适的裂钻安放在涡轮手机上，进行洞形制备。注意涡轮手机钻针的切削方向，用支点、不加力，在开髓洞形内移动，逐层深入。首次离体牙开髓时可在牙面用铅笔画出开髓窝洞外形图。

（4）穿通髓腔，揭净髓室顶　在最高的髓角处穿透髓室顶进入髓腔。注意控制钻针进入的深度，用好支点，体会钻针进入髓腔瞬间的"空落感"。穿通髓腔后，换用球钻提拉式钻磨，揭净髓顶。

（5）修整开髓洞形　用探针双弯小钩检查髓角部位的髓室顶是否去净，修整开髓洞形。

（6）检查根管口的分布　牙髓探针探及根管口时有"嵌入感"。

（7）探查根管　用根管扩大器或根管锉探查根管，检查是否可直线进入各根管深部。

**（四）实习各组牙的开髓法**

**1. 上颌前牙**

（1）根管系统解剖特点　一般为单根管，大约75%的上中切牙为直根管；上颌侧切牙约53%根管的根尖1/3向远中弯曲；上颌尖牙髓室在近远中髓角之间还有一突出的髓角，根管较长较粗，约32%根管的根尖1/3略向远中弯曲。

（2）开髓洞形　开髓窝洞外形为圆三角形，位于舌面窝的中央，近远中边缘嵴之间。三角形的顶在舌隆突处，两腰分别与近远中边缘嵴平行，底边与切缘平行。上尖牙的开髓窝洞外形则近似于椭圆形。

（3）开髓步骤　钻针从舌面窝的中央进钻，钻针方向与舌面垂直。钻至釉质牙本质界时，改变钻针方向，使其尽可能与牙长轴平行，向深层钻入。此时，注意用好支点，体会"落空感"。根据髓腔的大小揭净髓室顶，充分暴露近远中髓角及根管口（实训图11-1）。

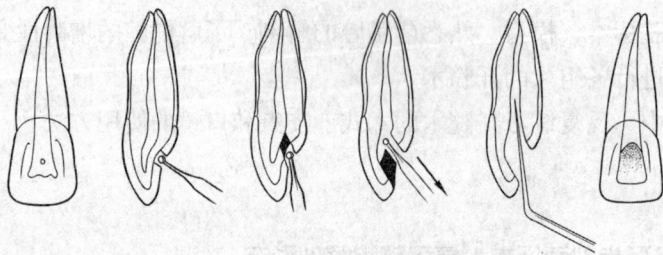

实训图11-1　上颌前牙的开髓步骤

（4）注意事项　①钻到釉质牙本质界后应立即改变钻针方向，否则会形成唇侧台阶或出现颈部侧穿；②开髓口的洞形不宜过大或过小，开髓口过大易出现台阶甚至邻面侧穿及破坏舌隆突，开髓口过小，易致近远中髓角暴露不充分，而遗留残髓。

**2. 下颌前牙**

（1）根管系统解剖特点　为单根牙，约60%左右的下颌前牙为直根管，约20%左右下颌前牙根管的1/3向远中弯曲。

（2）开髓洞形　开髓窝洞外形为椭圆形，位于舌面窝正中。

（3）开髓步骤　从舌面窝与牙面垂直进钻，达到牙本质层后，改变手机方向，沿牙体长轴方向进钻，直至穿通髓腔，充分暴露髓角（实训图11-2）。

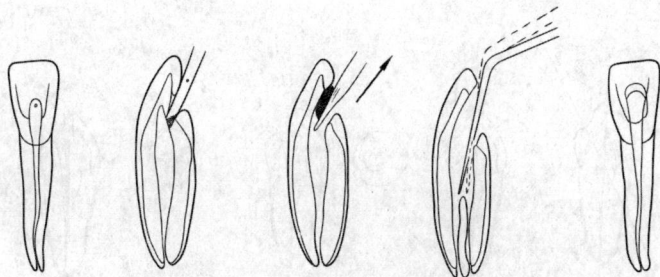

实训图11-2　下颌前牙的开髓步骤

（4）注意事项　①用较小型号钻针，钻针方向始终保持与牙长轴一致，否则极易造成牙颈部侧穿；②避免开髓口过大形成台阶，或开髓口过小遗留舌侧髓室顶，遗漏另一舌侧根管。

### 3.上颌前磨牙

（1）根管系统解剖特点　上颌第一前磨牙多为两根管（高于80%），有时为一个扁根管。上颌第二前磨牙多为单根，约85%为一个扁根管，约15%为双根管；只有9%为直形根管，约27%根管的根尖1/3略向远中弯曲，其余的弯曲方向无明显规律。

（2）开髓洞形　开髓口的外形与颈部横断面处的髓室外形相似，为一长椭圆形。其颊舌径为颊舌三角嵴中点之间的距离，宽度约为咬合面近远中径的1/3（实训图11-3）。

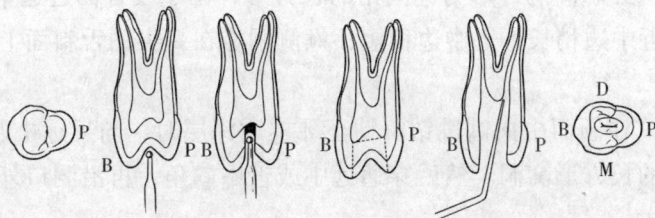

B.腭侧　P.颊侧　D.远中　M.近中

实训图11-3　上颌前磨牙的开髓步骤

（3）开髓步骤　在咬合面中央进钻，至牙本质深层后向颊舌侧扩展至颊舌三角嵴的中点处。穿通颊侧或舌侧髓角后，揭净髓室顶。

（4）注意事项　①用较小型号的两钻针，且钻针方向始终与牙长轴保持一致避免形成台阶；②去净髓室顶，勿将暴露的两个髓角当作根管口；③开髓洞口的近远中宽度不能超过髓室的近远中径，否则易形成台阶或牙颈部侧穿。

### 4.下颌前磨牙

（1）根管系统解剖特点　常为单根管，有时可为双根管。根管粗大较直，根管在牙颈部的横断面为卵圆形。

（2）开髓洞形　开髓洞形为椭圆形或卵圆形，位于咬合面颊尖三角嵴中下部。

（3）开髓步骤　在咬合面中央近颊尖处进钻，钻针方向与牙长轴方向一致，一直穿透髓腔，然后根据根管粗细，去净髓室顶，形成洞形（实训图11-4）。

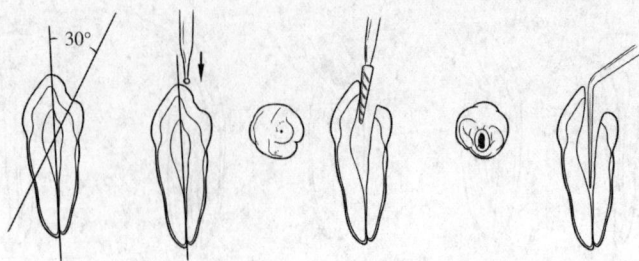

实训图11-4 下颌前磨牙的开髓步骤

（4）注意事项 ①在咬合面的颊尖三角嵴进钻，钻针方向与牙长轴一致，防止向舌侧穿孔或形成台阶；②开髓过程中，钻针周围需要有一定的移动空间，以防止钻针折断；③检查并去净颊舌侧髓室顶，避免遗漏根管。

**5. 下颌磨牙**

（1）根管系统解剖特点 下颌第一磨牙一般有两个根，近中为一扁根，多数内有颊、舌两个根管：远中根管较粗大，横断面近似圆形。有时有三根，即远中根分为颊、舌两根，两根内各含一根管，此时牙齿可有4个根管。下颌第二磨牙近远中各一根，根分叉较下颌第一磨牙收拢，两根内各含1~2个根管。有时两根在颊侧融合，根管的横断面呈C形。远中根和根管常为直形，近中根管多向远中弯曲，近中颊侧根管弯曲尤为显著。

（2）开髓洞形 开髓窝洞外形为钝圆角的长方形，位于咬合面近远中径的中1/3偏颊侧部分，开髓洞形近中边稍长，远中边稍短，颊侧洞缘在颊尖的舌斜面上，舌侧洞缘在中央沟处。

（3）开髓步骤 在颌面中央窝进钻，钻至牙本质深层时，向近远中及颊侧方向扩展，形成比髓室顶略小的长方形窝洞。然后穿通远中或近中髓角，再沿洞口外形开扩，揭去髓室顶（实训图 11-5）。

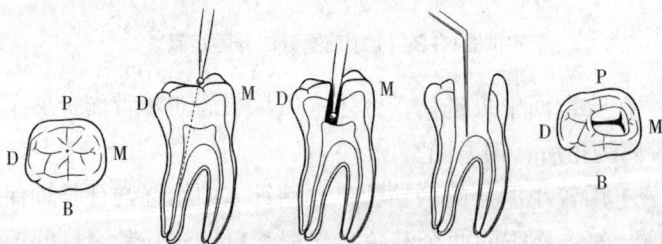

实训图11-5 下颌磨牙的开髓步骤

（4）注意事项 ①开髓洞形的位置在中线的颊侧才能暴露髓腔，还可避免造成舌侧颈部或髓底的台阶或穿孔；②钻针方向应始终与牙长轴方向一致，否则易形成台阶或侧穿；③中老年患者牙齿髓室顶底距离较近，开髓时应注意区别顶底的不同形态，防止破坏髓底形态或造成底穿。注意体会在髓角处的落空感，用探针小弯钩检查髓室顶是否揭净；④要注意髓腔变异，如C型根管、远中有两根或有双根管等情况。

**6. 上颌磨牙**

（1）根管系统解剖特点 上颌第一磨牙有三个牙根，其中腭根最粗大，根管口最易找到；颊侧有近远中两根，远中颊根内有一个根管，多为直行；近中颊根较扁，多有两个根管；近中颊根管的根尖 1/3 多向远中侧弯曲。上颌第三磨牙牙根和根管数变异大，可为 1~3 个根管不等。

（2）开髓洞形　髓的窝洞外形应与颈部横断面根处的根管口排列相似，为一钝圆的三角形，三角形的顶在腭侧，底边在颊侧，其中一腰在斜嵴平行。

（3）开髓步骤　用裂钻在中央窝进钻，钻至牙本质深层时，向颊舌向扩展，形成一偏近中颊舌径较长的钝圆三角形的探洞。然后在近中舌尖处穿通髓角，沿洞口形态揭髓室顶。用探针的双弯侧检查颊侧髓室顶是否去净，并确定开髓窝洞颊侧底边的长度，用球钻提拉去净髓室顶，形成窝洞壁向髓腔壁的平滑移行部（实训图 11-6）。

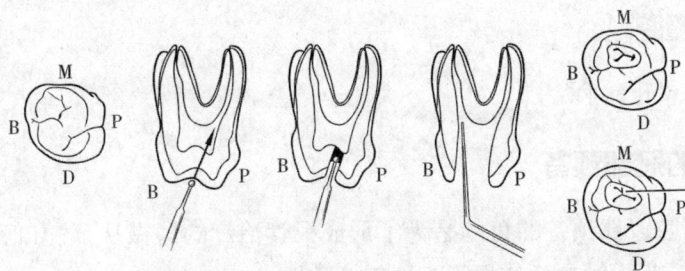

实训图11-6　上颌磨牙的开髓步骤

（4）注意事项　①进钻时，钻针方向略偏向远中，避免磨损髓室的近中壁，甚至造成颈部缩窄处侧穿；②开髓洞形略偏近中，尽量避开咬合面强大的近中舌嵴；③颊侧底边的长度在揭髓室顶时确定，以尽量保留不必磨去的牙体组织；④髓室顶底间距离随年龄增加而变小，揭髓室顶时要防止破坏髓室底形态，防止髓室底穿刺。

# 实训十二　根管治疗术

【目的要求】

1. **掌握**　根管治疗术的原理和适应证；根管治疗术的步骤和技术要点。
2. **熟悉**　根管治疗需用器械及其用法。

【实训器材】

1. 实训设备：牙科临床模拟实习系统、仿头模（装有带髓腔的树脂牙 3 颗：1 个前牙、1 个前磨牙和 1 个磨牙）。

2. 实训器械：一次性器械盒（包括口镜、镊子、探诊），敷料盒，车针，DG16 探针，光滑髓针，拔髓针，髓针柄，扩孔钻，根管扩大器和根管锉（15#~40#），冲洗器，尺子，酒精灯，水门汀充填器，调拌刀，玻璃板，G 型和 P 型扩孔钻等。

3. 实训药物和材料：3% 过氧化氢溶液，生理盐水，纸尖和牙胶尖（15#~40#）。氧化锌丁香油粘固剂、玻璃离子水门汀。

【实训内容】

1. 复习根管治疗术的原理和适应证。

2. 认识根管治疗器械。

3. 复习根管治疗的程序和各步骤的目的、完成时机与应达标准。

4. 分别在 1 个前牙、1 个上前磨牙和 1 个磨牙上完成根管治疗术。

【方法和步骤】

## 一、进入髓腔

见实训十一"开髓术"

## 二、髓腔的冠部预备

**1. 目的**　髓腔冠部预备的目的是为了形成根管治疗的器械从开髓口到达根管口并进入根管的直线通路，为根管预备和根管充填创造条件。

**2. 原则**　在形成器械进入根管的直线通路的同时，应尽量保留健康牙体组织。

**3. 步骤和方法**

（1）修整髓室壁，建立器械进入根管的直线通路。

髓室内牙颈部的牙本质凸起，又称牙本质领（实训图 12-1），常常会遮挡住根管口的位置，或妨碍根管器械进入根管。因此，髓室壁的修整主要是去除后牙髓室侧壁和前牙舌隆突处的牙本质突起，以便消除冠部牙齿结构对进入根管的器械的阻挡或卡压。可用 G 型和 P 型扩孔钻向外提拉磨除牙本质领（实训图 12-2）。

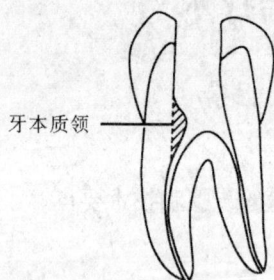

牙本质领

实训图12-1　牙本质领　　　　　　　　　实训图12-2　去除牙本质领

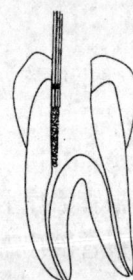

（2）定位根管口，建立根管通路　用 DG16 探针查找根管口，根管口呈漏斗形，可卡住探针，循髓室底灰黑的暗线也可有助于寻找根管口。选用小号 K 锉（08#，10#，15#），预弯尖端 2～3mm，自根管口以 90°～180° 轻微往返旋转进入根管内，以探明根管的分布、走向和根管内的情况。器械进入根管时可使用 EDTA，不要向根尖方向施压，还要以大量的冲洗液冲洗。

### 三、根管预备

**1. 目的**  包括根管清理和根管成形。根管清理是指彻底清除根管系统内所有内容物和感染物资，方法包括机械去除和化学药物冲洗、溶解和消毒。根管成形是指用机械方法使根管形成由根尖狭窄区向根管口方向内径逐渐增大、有一定锥度的根管形态，以利于根管的彻底清洁和根充材料在根管内形成三维严密的充填。

**2. 生物学原则**

（1）根管预备的操作必须局限在根尖狭窄部之内，避免对根尖周组织的刺激。

（2）保持根管和根尖孔的自然形态和位置，避免发生根管和根尖孔的偏移。

（3）根管的冠 1/2～2/3 部分应充分扩大，一方面容纳足够的冲洗液，保证冲洗效果；另一方面提供足够的空间完成牙胶的加压充填。

**3. 步骤和方法**

（1）拔髓和根管清理

1）拔除成形牙髓  根据根管的粗细，选取不同型号的拔髓针，从根管口一侧插入根管，直达根尖部，顺时针旋转 180° 可拔出成条的牙髓。注意：拔髓针进入根管时，遇阻力必须后退，换用小号拔髓针或根管锉；拔髓针旋转的角度也不能过大，否则拔髓针被根管壁卡住，稍一旋转就使拔髓针折断而难以取出。

2）清理分解状牙髓和根管内的感染物质  先在髓室内用冲洗器滴入根管荡洗剂，根据根管的粗细，选取不同型号的根管锉，从根管口一侧插入根管，分别依次达根管的冠 1/3、中 1/3 和尖 1/3 处，提拉荡洗；其间，每次用冲洗剂冲洗，可见有碎屑荡出。反复提拉荡洗，直至出来的荡洗剂清澈无污物为止。注意：禁止根管锉第一次就插至根尖孔部位，避免将感染物推出根尖孔。

（2）根管成形  技术有多种，比较常用的有标准技术、逐步后退技术、逐步深入技术等。

1）标准技术  是常规技术，临床最常用。

2）逐步后退技术  原理是先用小器械从根尖开始预备，逐渐用较大的器械向冠方后退预备，其目的是避免标准技术在弯曲根管中产生的预备并发症，并预备出较大的锥度。逐步后退技术适合于轻中度的弯曲根管，也可用于直根管的预备，是要求学生掌握的基本方法。

3）逐步深入技术  适用于弯曲根管的预备。

具体操作方法见教材第五章第六节根管治疗术。

根管预备方法有多种，临床上可采用混合技术即采用两种预备原理进行根管预备。预备后的根管要达到的目标：管壁光滑无台阶；从根尖到根管口逐渐敞开，形成良好的锥度；对弯曲根管预备，主尖锉在根尖部分至少应比初尖锉大 3 号；根管内无碎屑残留；根尖孔狭窄处无损伤。

**4. 根管冲洗**  根管预备中及预备完成后均需用大量的消毒液冲洗根管，将根管内的碎屑及感染物冲出根管。注意冲洗时避免加压，最后流出的液体应为清亮的，否则表明根管内尚未清理干净。冲洗液可选用 0.5%～5.25% 的次氯酸钠或 3% 的过氧化氢，还可用 17% 的 EDTA 去除玷污层。

## 四、根管消毒（封药法）

**1. 目的** 消毒根管系统，还可以消除根尖周炎产生的症状。

**2. 复习** 根管消毒用药的类型和适应证。

**3. 操作步骤** 隔湿，用消毒的棉捻或纸捻将根管内的液体吸出并擦干根管，用光滑髓针松卷棉捻，浸药液后置入根管内，紧贴一侧管壁抽出光滑髓针，让药捻置留在根管内，用氧化锌丁香油糊剂封闭开髓窝洞。常用根管消毒药物封入根管的时间是 1~2 周。

## 五、根管充填

### （一）目的与时机

**1. 目的** 消除所有从口腔和根尖周组织进入根管系统的渗漏途径，严格地填塞、封闭根管系统，预防再感染，为根尖周组织病变的愈合创造有利的生物学环境。

**2. 时机** 患牙无自觉症状，临床检查无异常表现，根管已成形，根管内清洁，无异味或渗出。

### （二）方法和步骤

根管充填的主要的技术包括冷侧方加压法和热垂直加压法。

**1. 冷侧方加压技术** 是要求掌握的最基本、最普遍的充填技术。

（1）选择主牙胶尖 根据根管的工作长度和主尖锉的大小选择合适的主牙胶尖。主牙胶尖应与主尖锉大小一致，在根管内能到达操作长度或稍短 0.5mm。

（2）根管准备 充填前常规隔湿，以吸潮纸尖充分干燥根管，调制根管封闭剂。

（3）放置根管封闭剂 可用扩孔钻和螺旋充填器将根管封闭剂送入根管。如用扩孔钻将根管封闭剂送入根管，则以逆时针方向旋出，反复数次，直至将封闭剂充满根管；如用螺旋形根管充填器，因螺旋是反方向的，所以装于手机上应用时，只需顺时针方向旋转即可将糊剂均匀涂于根管壁。

（4）放置主牙胶尖和副牙胶尖 将已选好的主牙胶尖蘸少许根管糊剂插入根管达根管工作长度，用侧方加压器侧压主牙胶尖，侧方加压器插入的深度较工作长度短 1mm 左右，再插入与侧方加压器型号一致的副牙胶尖至与侧方加压器一致的深度，再侧压，如此反复直至充填严密。

（5）冠部封闭 用烧热的水门汀充填器齐根管口烧断牙胶尖。在根管口向根尖方向做垂直加压，以使根管冠方的牙胶与根管壁更贴合，用酒精棉球擦净髓腔，垫底、充填。

**2. 热垂直加压法** 牙胶加热后可变软有流动性，可更好地适应根管系统的解剖形态，特别是对弯曲根管和侧支根管的充填具有优势。技术要点如下。

（1）隔湿 用吸潮纸尖干燥根管。

（2）试主牙胶尖 根据根管的形态和长度选择较大的非标准牙胶尖为主牙胶尖，做好长度标记后插入根管拍 X 线片检查。如果主牙胶尖距操作长度 0.5mm，回拉有阻力，主牙胶尖锥度与根管基本一致，主牙胶尖在根尖区与根管壁相接触，主尖选择、修改完成后，用 75% 乙醇消毒、干燥备用。

（3）选择垂直加压器 目前市场上有多种型号垂直加压器。在一个特定根管的根充中至少需要 3 种直径的加压器，一个与根尖部 2~3mm 适合，另两个分别与根尖 1/3，根中 1/3

相适合。要求垂直加压器既能在根管内无妨碍自由上、下运动，又不会接触根管壁。

（4）加热装置　在选择垂直加压器的同时也选好携热器，用来取出或放置牙胶。

（5）涂根管封闭剂及放置主牙胶尖　可用扩孔钻、螺旋输送器、主牙胶尖或超声器械将根管封闭剂送人根管内。垂直加压热牙胶时可在根管壁上留下一薄层根管封闭剂，多余的根管封闭剂主要向冠方移动。放置主牙胶尖，将消毒后的主牙胶尖蘸一薄层封闭剂，缓慢插入根管内至工作长度，以防止根尖区堆积过多封闭剂。

（6）垂直加压主牙胶尖　包括两个阶段，首先充填主根管的尖 1/3 和侧支根管，然后充填主根管的冠 2/3( 实训图 12–3A)。

用电携热器或热的携热器去除根管口外的多余牙胶。断面下方 3~5mm 的牙胶因受热而软化，用大号的垂直加压器向根尖方向多次均匀加压。随后，将热器械插入根管再移去约 3mm 的牙胶，用中号和小号垂直加压器按前述方法按压，反复操作直至根管尖部 3~4mm 区域被牙胶充分、致密地充填。

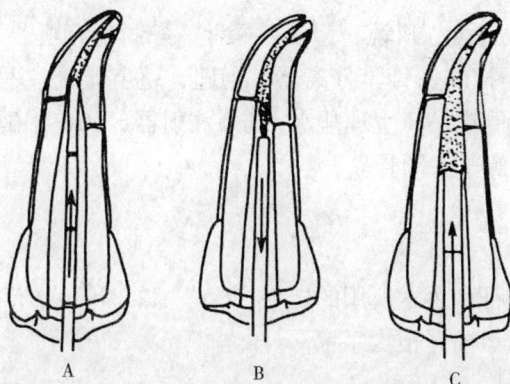

图12-3　垂直加压法充填牙胶尖

（7）充填　加入软化的牙胶根尖向冠方的充填（实训图 12–3B、C）。

将 2~4mm 的牙胶加热软化后扎在垂直加压器的尖端，放入根管内，与根管内已有的牙胶相粘接，并加压使牙胶均匀致密成为一体，无间隙和气泡。重复此步骤至根管充满牙胶。目前多使用热牙胶注射仪将牙胶注射于根管内再加压充填。每次注射入根管内的长度为 3~5mm，采用分段充填的方法进行。

（8）暂封窝洞，拍片检查根充结果，根充完善，进行垫底充填。

## 六、结果判定

拍 X 线片检查根管充填情况。在 X 线片上判断根管充填的下列情况。

1.**恰填**　根管内充填物恰好严密填满根尖狭窄部以上的空间，充填物距根尖端 0.5~2mm，且根尖部无 X 线透射的根管影像。

2.**欠填**　根管内充填物距根尖端 2mm 以上，或在充填物的根尖部仍可见 X 线透射的根管影像。

3.**超填**　根管内充填物不仅填满根管，而且超出了根尖孔，进入了根尖周组织和（或）根尖周病损区。

【思考题】

根管治疗的方法步骤。

（王琴秀）

# 实训十三　根尖外科手术

【目的要求】

1. **熟悉**　根尖手术适应证；根尖手术所用的器械及其用法；根尖周病损区愈合原理。

2. **了解**　根尖手术的方法步骤和技术要点。

【实训器材】

根尖手术包：口腔检查盘、口镜、镊子、探针、黏固粉充填器、黏固粉调刀、玻璃板、刀柄、11 号尖刀片、大小挖匙、骨膜分离器、刮匙、超声器械、手术剪、缝针、缝线、持针器、涡轮手机、裂钻、倒锥钻，生理盐水，5ml 注射器，10% 甲醛溶液，纱布，棉球，玻璃离子水门汀粉和液，新鲜羊头颌骨。

【实训内容】

1. 学习根尖手术适应证和手术所用的器械。

2. 在新鲜动物头上示教前牙根尖手术。

【方法和步骤】

1. **复习**　根尖手术的适应证。

2. **示教**　在羊头上做颌中切牙根尖手术示教。

（1）局部麻醉　用 2% 利多卡因溶液或阿替卡因在手术患牙唇侧局部浸润麻醉。

（2）切口　根据手术患牙的部位、数量选择弧形、角形和梯形切口。

（3）翻瓣　用骨膜分离器翻起黏骨膜瓣，用双齿钩牵拉瓣膜，充分暴露术区骨面。

（4）去骨　翻瓣后，用涡轮机裂钻在距根尖 2mm 处钻孔，扩大此孔，形成一包括根尖 1/3 区在内的骨腔。

（5）根尖搔刮　用刮匙贴骨壁刮除根尖周肉芽等病变组织，并将刮除的病变组织放入 10% 甲醛溶液中，以便进行组织病理学检查。

（6）根尖切除　用裂钻或金刚砂钻在距根尖 2mm 处切除根尖，使根尖呈一向唇侧的斜面，斜面中央有根尖孔，再用倒锥钻做根尖预备倒充填洞形。根尖预备的深度一般为 3mm。

（7）根尖预备　在牙根断面上的根管口处进行窝洞预备，预备深度一般为 3mm。

（8）封闭根尖　调制玻璃离子黏固粉，行根尖孔倒充填，并修整抛光充填体。

（9）清洁骨腔　细致清理骨腔内残余的充填材料、骨渣等，生理盐水冲洗后吸干，用小挖匙搔刮骨壁，使鲜血充满骨腔。

（10）龈瓣复位缝合　将黏骨膜瓣恢复原位、间断缝合。

3. **术后护理**　术后保持口腔清洁，可用洗必泰溶液漱口，每日 3 次。一般在术后 5～7 天拆线。

【思考题】

简述根尖外科手术的操作步骤。

（王琴秀）

# 实训十四　龈上洁治术

【目的要求】

**1. 掌握**　手工龈上洁治器械的正确选择和使用、基本操作方法；超声龈上洁治术的方法。

**2. 熟悉**　不同区域牙洁治的方法。

【实训器械】

1. 一次性口腔检查盘：包括口镜、尖探针、棉球、铺巾、镊子、口杯。

2. 手工龈上洁治器械

（1）镰形洁治器：直角形、大镰刀形（前牙），弯镰刀形（后牙）1 对。

（2）锄形洁治器：左右成对。

（3）磨光器：橡皮杯、环状刷、细砂纸片常用。

3. 超声龈上洁治器械。

4. 其他：3% 过氧化氢溶液，碘甘油。

【实训内容】

1. 教师讲解龈上洁治器的使用方法、龈上洁治术的操作要点。

2. 学生识别龈上洁治器械。

3. 学生练习手工龈上洁治术与超声龈上洁治术，教师指导。

【方法和步骤】

（一）手工器械龈上洁治术

**1. 识别龈上洁治器械**

（1）镰形洁治器　工作端外形似镰刀。前、后牙各 2 件。前牙镰形器工作头呈直角形或大弯形，器械的柄与喙在同一平面，用于刮除前牙邻面的龈上菌斑、龈上牙石及浅表龈下牙石。前牙大弯镰形器还可去除唇（颊）、舌面大块牙石。后牙镰形器柄与喙不在同一平面，颈部呈现两个角度，成对存在，用于刮除后牙邻面的龈上菌斑、龈上牙石及浅表龈下牙石。

（2）锄形洁治器　工作端外形似锄，左右成对，一端刃口为锐角，另一端为钝角。使用时锐角端置于龈沟内，用整个刃口去除前、后牙光滑面的龈上菌斑和龈上牙石以及浅表龈下牙石。

（3）磨光器　常用工具有橡皮杯、环状刷、细砂纸片。洁治后用于磨光牙面，以阻止或延迟菌斑的再次黏附。

## 2. 洁治要点

（1）体位　医生位于患者右前方或右后方，治疗上颌时，上颌平面与地面呈 45° 角，下颌与地面平行。左手持口镜，右手握持洁治器械。

（2）握持器械和支点　改良握笔式握持洁治器械，无名指做支点，一般以邻牙为支点，也可中指与无名指一起做支点。

（3）洁治方法　将龈上洁治器工作头前部尖端 1～2mm 刃口部位置于牙石底部，刀刃与牙面成 80° 角左右为宜。工作尖与牙面紧贴，而非中部工作刃，避免翘起，伤及牙龈。用拉推力向垂直、水平或斜向刮治，将牙石整块刮除。先使用镰形洁治器，再使用锄形洁治器。用力方式为指 – 前臂 – 腕发力。

（4）洁治顺序　先上、下颌前牙，再上、下颌后牙，共六个区分段进行。完成一次洁治后，移动至下一洁治部位，两次间要有重叠，避免遗漏。

（5）磨光　洁治结束后，在牙面涂磨光剂，用橡皮杯或环状刷磨光牙面，邻面使用细砂纸。

（6）上药　洁治完成，3% 过氧化氢溶液冲洗、干燥，用镊子或探针取适量碘甘油置于牙周袋内。

### （二）超声龈上洁治术

**1. 病史收集**　详细询问病史，以确定超声龈上洁治术的可行性。安装心脏起搏器、严重心脏病或患传染病的患者禁止使用超声波龈上洁治术。

**2. 洁治要点**

（1）体位　医生位于患者右前方或右后方，治疗上颌时，上颌平面与地面成 45°～90° 角，下颌与地面平行。左手持口镜，右手握持洁治器械。

（2）术前消毒　洁治术前用消炎含漱剂含漱，进行口内消毒。

（3）选择器械　选择超声龈上洁治工作头，消毒备用。

（4）功率调节　根据牙石的厚薄和硬度适当调节输出功率，同时调节水源至工作头产生气雾为止。

（5）超声洁治　握笔式握持手机，可选择口内或口外支点。一般工作头前端与牙面平行或以小于 15° 角接触牙石根方，来回移动，利用超声振动击碎并振落牙石。切忌将洁治器工作头停在一点处进行震动，造成牙面损伤或产热。

（6）常规抛光、冲洗和上药　超声龈上洁治术完成后，用探针仔细检查是否干净，若有遗漏菌斑和牙石，可再进行必要的手持器械洁治，对牙面加以抛光、冲洗和上药。

【思考题】

简述临床行龈上洁治术应注意那些问题？

（刘彦杰）

# 实训十五　龈下刮治和根面平整术

**【目的要求】**

1.**掌握**　根面平整术和龈下刮治术的目的和原理。

2.**熟悉**　龈下刮治和根面平整术的操作原则；刮治器械及其使用原则。

**【实训器械】**

匙形刮治器（Gracey 刮治器和通用刮治器），仿头模型，带有根面牙石的仿真牙模型，一次性口腔检查盘（包括口镜、尖探针和镊子）。

**【实训内容】**

1.教师讲解根面平整术和龈下刮治术的操作要点。

2.学生识别龈下刮治器械。

3.学生练习龈下刮治术，教师指导。

**【方法和步骤】**

**（一）刮治器种类**

常用的刮治器种类为匙形刮治器。其基本特征是工作端为匙形，工作端的一侧或两侧为工作刃，顶端为圆形。半圆形的断面，底部呈圆滑的凸面，工作刃由底部侧边与工作面相交而形成。刮治器的弯曲设计能够让工作端抱住根面，进而适应牙根面的外形，方便进入深牙周袋，尽可能避免对软组织的损伤。刮治器的种类有通用刮治器和专用刮治器。

**1.通用刮治器**　有2个可使用的工作刃；每一个刃缘都可用于多数区域的根面；工作端只在一个方向弯曲，也就是从顶端至工作端起始处有弯曲；工作面与后方的颈部成90°角，从顶端方向观看，工作面与颈部成90°角。适用于前磨牙的刮治器，颈部有一定的弯度。适用于前牙的刮治器，颈部弯度较小，方便进入前牙牙周袋。适用于磨牙的刮治器，颈部的弯度更大，呈半圆形。

**2.专用刮治器**　即 Gracey 刮治器，有一套器械，经常用的是其中的4支。每支刮治器只能用于一个或数个特定的部位和牙面，Gracey 5/6 号用于前牙，7/8 号用于后牙的颊面和舌面，11/12 号用于后牙近中面，13/14 号用于后牙远中面。从顶端方向观看，工作面与颈部的偏斜角度为70°，这样能够使得工作端在进入龈下进行刮治时，颈部与牙长轴平行，这时的工作面与牙面能够成最佳的角度，从而有效地刮除牙石。

**（二）基本操作要点**

**1.调整体位**

**2.术前消毒与探查**　对术区进行消毒，必要时进行阻滞麻醉或局部浸润麻醉。实训室可省去此步骤。刮治前应先探查龈下牙石的形状、大小和部位。

3. **握持**　用改良握笔法握持龈下刮治器。

4. **支点**　将中指与无名指紧贴在一起作支点；或者用中指作支点，置于相邻近的牙齿上。支点要稳固，以免滑脱伤及软组织。

5. **刮治**

（1）刮治角度　将刮治器工作面与根面成 0° 角，即平行，慢慢放入袋底的牙石基部，然后旋转刮治器，使得工作面与牙根面成 45°～90° 角，以 70°～80° 为宜。如果角度小于 45°，则刮治器的刃不能够"咬住"牙石，容易从牙石表面滑过；如果角度大于 90°，刮治器的刃不能够与牙面接触，刮治器的侧面则与牙面接触。

（2）刮治方式　通过向根面施加压力，用力方式为指–前臂–腕的转动，从而产生爆发力，将牙石去除。

（3）刮治幅度　刮治过程中每一下都由袋底向冠方移动，刮治的范围不要过长或过大，工作端不可超出龈缘。

（4）刮治方向　以冠向为主，当牙周袋较宽时，可以斜向或水平方向运动，刮治器应放在牙石与牙面的结合部，整体进行刮除，避免刮治时层层刮削牙石。每一次的刮除范围都要与前次有部分的重叠，保证刮治的连续性，避免遗漏某些部位。

6. **根面平整**　匙形刮治器进入牙周袋后，紧贴袋底的根面，使工作刃与根面成 80° 左右角，小幅度连续刮治，向冠方来回短刮、连刮，再以斜向刮治动作来回交叉直至根面平滑。刮治过程中支点要稳，动作幅度小，压力不宜过大，以免伤及牙龈。

7. **探查**　刮治完成后要用尖探针进行根面检查，以确定龈下牙石是否已去净，根面是否光滑、坚硬。

【思考题】

简述龈下刮治术的操作步骤及注意事项。

（刘彦杰）

# 实训十六　牙龈切除术与牙周翻瓣术

【目的要求】

1. **熟悉**　牙龈切除术和牙周翻瓣术的基本步骤。
2. **了解**　牙龈切除术和牙周翻辨术的基本操作技术。

【实训器械】

牙周缝合仿真模型；口镜，尖探针，镊子，牙周探针，印记镊，11 号尖刀片和 15 号圆刀片，刀柄，骨膜分离器，宽背镰形洁治器，匙形刮治器，组织剪，线剪，持针器，缝针，缝线；动物模型（新鲜动物上、下颌若干，需具有完整的牙及牙周组织）。

【实训内容】

1. 教师讲解牙龈切除术、牙周翻瓣术的基本操作要点。

2. 学生观看牙周手术录像，练习翻瓣术及牙龈切除术，教师指导。

【方法和步骤】

（一）牙龈切除术

1. **常规麻醉、消毒、铺巾**　术前患者使用 0.12% 氯己定溶液含漱，以减少细菌数量。实训室可省去此步骤。

2. **标记切口位置**　用牙周探针探查牙周袋深度，并用印记镊在牙龈外表面做袋底位置的标记点。也可使用探针法。切口位置应位于标记点的根方 1~2mm。

3. **切口**　用斧形切龈刀在已定位好的切口位置，与牙体长轴成 45° 角，刀刃斜向冠方，切至牙周袋底的根面，然后在邻面牙间做切口，用牙龈乳头刀切断龈乳头。

4. **清创、修整**　完整去除切断的增生牙龈组织，使用大弯镰形器和锄形刮治器刮除残留的肉芽组织、牙石以及病变的牙骨质，修整牙龈外形使之接近正常生理外形。

5. **冲洗、压迫止血**　实训室可省去此步骤。

6. **放置牙周塞治剂**　在创面放置牙周塞治剂（方法见实训十七）。

（二）牙周翻瓣术

1. **常规麻醉、消毒、铺巾**　实训室可省去此步骤。

2. **切口设计**　切口包括水平切口和纵形切口。

（1）水平切口　指沿龈缘附近及龈沟底所做的近远中向的切口，一般需包括术区患牙和近远中各 1~2 颗健康牙齿。水平切口包括以下三个步骤：①先做内斜切口。即距龈缘 0.5~2mm 处进刀，刀尖指向根方，刀片与牙面成 10° 角，以提插式从术区一端向另一端移动，每次均插入达牙槽嵴顶，完成正常牙龈外形，此切口为切除炎症的袋内壁上皮和炎症组织。②然后做沟内切口。将刀片从袋底切入，直达牙槽嵴顶，目的是将欲切除的袋内壁上皮和炎症组织与牙面分离。③最后做牙间水平切口。将刀片与牙面垂直，切断已被分离的袋内壁上皮和炎症组织。除颊、舌面外，重点将刀片伸入邻间隙，从颊舌向将欲切除的组织断离牙面。

（2）纵形切口　又称垂直切口，一般在水平切口的近中端或近远中两端做纵形切口，目的是为了更好暴露牙根和骨面。切口应位于邻牙颊面轴角处的附着龈或超过膜龈联合。

3. **翻瓣**　用骨膜分离器翻起黏骨膜瓣，暴露病变区。

4. **刮治和平整根面**　使用龈下刮治器刮除已被分离的领圈状袋内壁和病变的肉芽组织，然后在直视下刮除暴露的根面牙石和病变的牙骨质，平整根面。

5. **修整软组织并复位**　用弯剪刀清除龈瓣内面尤其是龈乳头内侧残留的肉芽组织和上皮，修整外形，必要时也可进行骨修整。生理盐水冲洗创口，将龈瓣复位。

6. **缝合**　见实训十七。

7. **放置牙周塞治剂**　生理盐水冲洗，纱布压迫止血，在创面放置牙周塞治剂（方法见实训十七）。

【思考题】

简述牙龈切除术和牙周翻瓣术的操作方法。

（刘彦杰）

# 实训十七 牙周手术基本技术

**【目的要求】**

1. **熟悉** 牙周手术的缝合技术。
2. **了解** 牙周塞治剂的调拌与放置。

**【实训器械】**

牙周缝合模型；缝针、缝线，持针器，镊子，线剪；牙周塞治剂，调拌板、调拌刀，棉球。

**【实训内容】**

1. 教师讲解及示教牙周缝合及牙周塞治的基本操作要点。
2. 学生在仿真模型上练习各种牙周手术缝合技术。
3. 学生练习牙周塞治剂的调拌与放置。

**【方法和步骤】**

（一）牙周缝合技术

1. **牙间间断缝合** 唇、舌侧牙龈高度一致、张力相当时可使用。

方法：从唇、颊侧牙龈乳头的外表面进针，穿过牙龈瓣，将缝针穿过牙间隙至舌侧，从舌侧牙龈瓣内表面进针（或从舌侧外侧面进针，此称交叉式间断缝台），穿过牙龈瓣，再次穿牙间隙回至唇、颊侧，原位打结。

2. **悬吊缝合** 用于两侧牙龈高度不等时，利用术区的牙对固定龈瓣进行悬吊和固定。方法如下。

（1）单乳头悬吊缝合法 利用伤口邻近牙对翻起的单个乳头进行固定。先缝乳头，穿过牙间隙将缝线绕邻牙一圈，再回到原位，与原缝线打结。

（2）单牙悬吊缝合 从唇、颊侧近中乳头的外侧面进针并穿过龈瓣，缝针穿过牙间隙，绕牙面并穿过远中牙间隙回至唇、颊侧，再从远中牙龈乳头外侧面进针缝合龈瓣，缝针穿过牙间隙，再绕回近中，在近中邻面原位打结。利用两个乳头间的手术牙，将近、远中两个牙龈乳头同时固定。

（3）连续悬吊缝合 基本方法与单牙悬吊缝合相似，区别在于缝合远中牙龈乳头瓣后，不再绕回该牙的近中，而是继续至下一颗牙的另一个牙龈乳头，连续下去，直到缝至位于术区最远中的一个牙龈乳头，穿牙间隙至舌侧，绕术区远中牙1周，回术区近中原位打结（单侧连续悬吊缝合）；或绕至舌时，从远中向近中对舌侧的牙龈瓣进行连续悬吊缝合，回到术区近中后，在近中原位打结（双侧连续悬吊缝合）。

3. **褥式缝合** 用于两侧牙龈相距较远，张力较大或切口较长的情况，能使组织边缘更密合。包括水平褥式缝合和垂直褥式缝合2种。

**（二）牙周塞治剂的使用**

**1. 含丁香油的塞治剂**

（1）对术区进行止血、隔湿　实训室可省去此步骤。

（2）塞治剂调制　将粉逐份加入液中，调均匀，直至硬度适宜的膏状物。

（3）塞治剂放置　将调制好的塞治剂搓成细长两条，长度与手术切口一致，分别置于牙龈的唇（颊）面和舌（腭）面，并填入每个牙间隙中。

**2. 不含丁香油的塞治剂**　将两软管取等量进行混合，3～5分钟后可进行塑性，置于术区。

**【思考题】**

简述牙周缝合技术和牙周塞治技术。

（刘彦杰）

# 实训十八　松牙固定术

**【目的要求】**

1. **掌握**　松动牙固定术的操作方法和手术要点。

2. **熟悉**　松动牙外固定术在牙周病治疗中的作用。

3. **了解**　松牙固定术的步骤。

**【实训器械】**

松牙模型；钢丝剪，持针器，手术剪，钢丝镊，丝线，0.25mm不锈钢丝；一次性口腔检查盘（含口镜、牙科镊、尖探针以及小杯）。

**【实训内容】**

1. 教师讲解松动牙固定术的操作方法及步骤。

2. 学生练习松动牙固定术，教师指导。

**【方法和步骤】**

**1. 不锈钢丝结扎固定术**　取一段不锈钢丝，长度应可水平包绕需固定的牙唇、舌面，再多出5cm。在松牙模型上，行上颌3-3或下颌3-3松动牙外固定术。用0.25mm不锈钢丝从上颌4-3唇侧牙间隙穿至舌侧，然后从上颌3-2唇间牙间隙穿出至唇侧，再从上颌2-1牙间隙出至舌侧，依次直至上颌2-3唇间牙间隙穿出至舌侧……直至上颌3-2唇侧穿出后，在上颌4-3牙间隙唇侧交叉拧紧钢丝剪断，将断端插入牙龈间隙中。也可用主副钢丝结扎法。固定过程中应注意结扎丝的位置，前牙应在舌隆突的冠方，邻面应在接触点的根方。

**2. 直接粘接固定法**

（1）隔湿　对患牙进行隔湿，橡皮障隔离法效果最佳。

449

（2）酸蚀　涂酸蚀剂，冲洗、干燥。但应注意酸蚀区域为松动牙邻面。

（3）涂活化液。

（4）放置粘接材料　放粘接材料时，要适当保留龈外展隙，避免粘接材料与牙龈发生接触。

（5）修整、调𬌗、抛光　材料凝固后，可进行外形的修整、调𬌗、抛光。

**3. 纤维带及流动树脂固定法**

（1）隔湿　对患牙进行隔湿，橡皮障隔离法效果最佳。

（2）酸蚀　将酸蚀液涂在欲粘接固定牙的牙面，之后用大量水冲洗，吹干。

（3）取适宜长度的纤维带。

（4）放置流动树脂　在欲粘接牙的牙面上涂上流动树脂，但应注意避免材料流至牙龈处，致牙龈损伤。

（5）放置纤维带　将纤维带置于涂有流动树脂的牙面上，在其表面再放置流动树脂。

（6）修整外形　在材料完全聚合前，修整树脂多余的部分，但应保留能外展隙，以便于口腔的维护。

（7）调𬌗、抛光。

（刘彦杰）

# 参考答案

## 第一章

| 1. B | 2. C | 3. D | 4. C | 5. E | 6. C | 7. A | 8. C | 9. A | 10. E |
|------|------|------|------|------|------|------|------|------|-------|
| 11. E | 12. C | 13. B | 14. C | 15. C | 16. D | 17. E | 18. A | 19. C | 20. C |

## 第二章

| 1. E | 2. B | 3. D | 4. D | 5. B | 6. D | 7. A | 8. A | 9. D | 10. A |
|------|------|------|------|------|------|------|------|------|-------|

## 第三章

| 1. A | 2. E | 3. D | 4. C | 5. C | 6. B | 7. A | 8. C | 9. E | 10. A |
|------|------|------|------|------|------|------|------|------|-------|
| 11. C | 12. C | 13. D | | | | | | | |

## 第四章

| 1. D | 2. D | 3. B | 4. D | 5. A | 6. D | 7. C | 8. D | 9. C | 10. A |
|------|------|------|------|------|------|------|------|------|-------|

## 第五章

| 1. E | 2. C | 3. E | 4. A | 5. C | 6. E | 7. A | 8. B | 9. B | 10. E |
|------|------|------|------|------|------|------|------|------|-------|
| 11. B | 12. E | 13. C | 14. A | | | | | | |

## 第六章

| 1. D | 2. A | 3. D | 4. D | 5. D | 6. A | 7. B | 8. D | 9. A | 10. B |
|------|------|------|------|------|------|------|------|------|-------|

## 第七章

| 1. D | 2. C | 3. E | 4. E | 5. E |
|------|------|------|------|------|

## 第八章

| 1. C | 2. C | 3. E | 4. E | 5. E | 6. E | 7. B | 8. E | 9. C | 10. B |
|------|------|------|------|------|------|------|------|------|-------|
| 11. E | 12. B | 13. C | 14. E | 15. C | | | | | |

## 第九章

| 1. D | 2. E | 3. E | 4. E | 5. D | 6. A | 7. E | 8. C | 9. C | 10. D |
|------|------|------|------|------|------|------|------|------|-------|

## 第十章

| 1. B | 2. B | 3. A | 4. C | 5. B | 6. A | 7. B | 8. E | 9. C | 10. D |
|------|------|------|------|------|------|------|------|------|-------|

### 第十一章

1. B　　2. A　　3. B　　4. B　　5. C　　6. E　　7. C　　8. C　　9. E　　10. E

### 第十二章

1. B　　2. E　　3. A　　4. B　　5. E　　6. C　　7. C　　8. C　　9. D　　10. E
11. C　　12. A　　13. B

### 第十三章

1. A　　2. B　　3. C　　4. E　　5. E　　6. C　　7. E　　8. B　　9. B

### 第十四章

1. E　　2. A　　3. D　　4. E　　5. E　　6. E　　7. B

### 第十五章

1. D　　2. A　　3. D　　4. B　　5. E　　6. E　　7. A

### 第十六章

1. C　　2. E

### 第十七章

1. E　　2. D　　3. B　　4. A　　5. D　　6. B　　7. C　　8. E　　9. C

### 第十八章

1. D　　2. A　　3. B　　4. E　　5. D

### 第十九章

1. B　　2. D　　3. A　　4. E　　5. C　　6. E　　7. B　　8. B　　9. D　　10. C

### 第二十章

1. D　　2. E　　3. B　　4. C　　5. D　　6. A　　7. B　　8. C　　9. C　　10. B

### 第二十一章

1. C　　2. E　　3. D　　4. C　　5. A　　6. E　　7. B　　8. B　　9. A　　10. A

### 第二十二章

1. C　　2. B　　3. B　　4. B　　5. E　　6. E　　7. A　　8. E　　9. A　　10. B
11. C　　12. E

**第二十三章**

1. A    2. E    3. B    4. C

**第二十四章**

1. E    2. C    3. C    4. E

**第二十五章**

1. E    2. D    3. C    4. A    5. C    6. D

# 参考文献

[1] 樊明文. 牙体牙髓病学 [M]. 4 版. 北京：人民卫生出版社，2014.

[2] 孟焕新. 牙周病学 [M]. 4 版. 北京：人民卫生出版社，2012.

[3] 陈谦明. 口腔黏膜病学 [M]. 4 版. 北京：人民卫生出版社，2012.

[4] 葛立宏. 儿童口腔医学 [M]. 4 版. 北京：人民卫生出版社. 2012.

[5] 岳林. 口腔执业医师资格考试实践技能指导用书 [M]. 北京：人民卫生出版社，2018.

[6] 岳林，伊彪. 口腔执业医师资格考试医学综合考试指导用书 [M]. 北京：人民卫生出版社，2018.

[7] 张志愿，王旭霞，杨征. 口腔科学 [M]. 北京：中国医药科技出版社，2016.

[8] 杜凤芝 熊均平. 口腔内科学 [M]. 北京：中国医药科技出版社，2015.

[9] 顾长明，杨家瑞. 口腔内科学 [M]. 3 版. 北京：人民卫生出版社，2015.

[10] 王美青. 口腔解剖生理学 [M]. 7 版. 北京：人民卫生出版社，2012.

[11] 熊均平. 口腔内科学 [M]. 北京：教育科学出版社，2015.

[12] 邹慧儒，熊均平. 口腔内科学 [M]. 北京：北京科学技术出版社，2017.

[13] 邱蔚六，刘正. 老年口腔医学 [M]. 上海：上海科学技术出版社，2002.

[14] 王嘉德. 口腔医学实验教程 [M]. 北京：人民卫生出版社，2004.

[15] 中华医学会. 临床治疗指南口腔医学分册 [M]. 北京：人民卫生出版社，2004.

[16] 孟焕新. 临床牙周病学 [M]. 北京：北京大学医学出版社，2017.

[17] 葛立宏. 儿童口腔医学 [M]. 北京：北京大学医学出版社，2019.

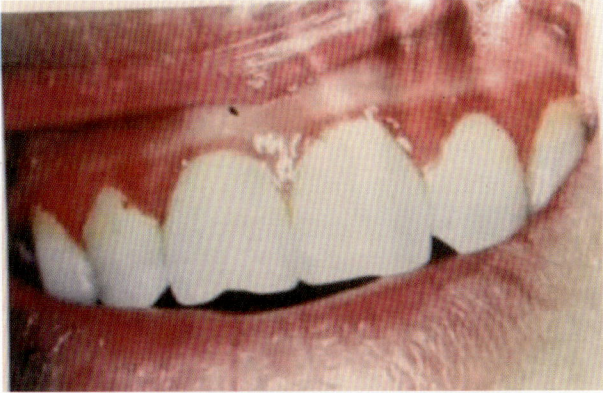

图12-1 慢性龈缘炎

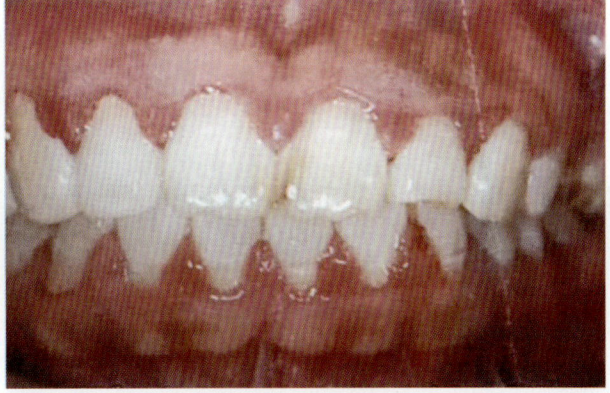

图12-2 妊娠期龈炎

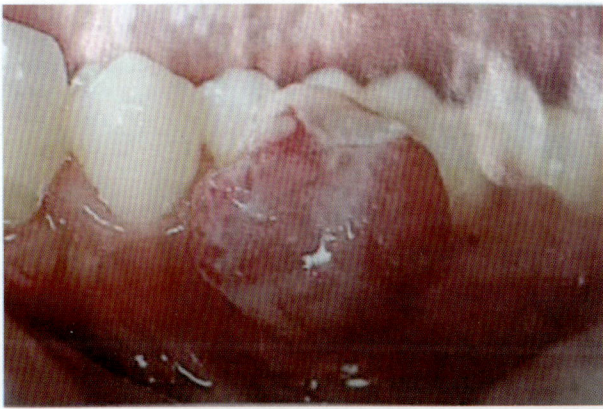

图12-3 妊娠期牙龈瘤

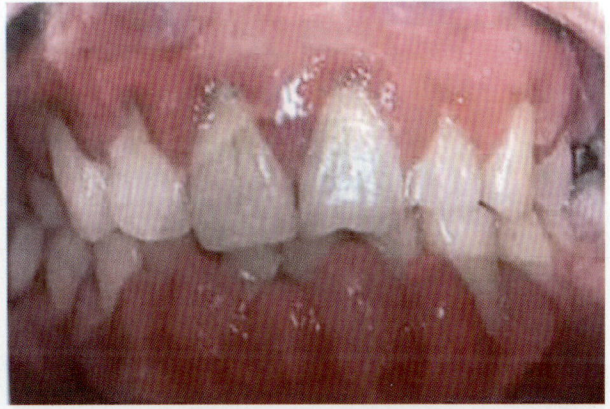

图12-4 药物性牙龈增生

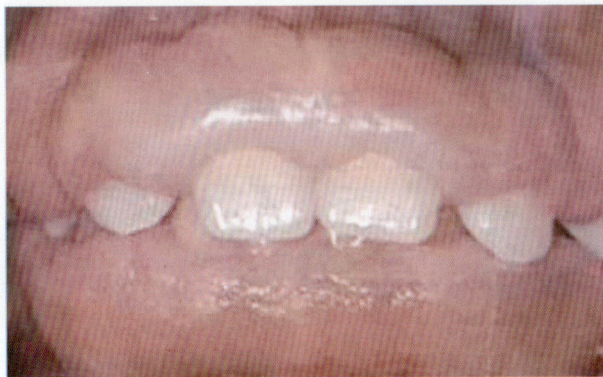

图12-5 牙龈纤维瘤病

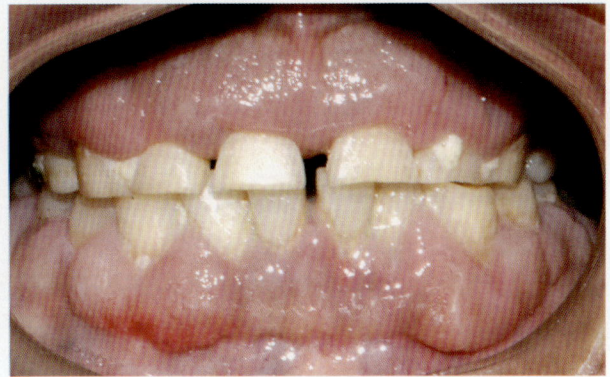

图12-6 白血病的牙龈病损

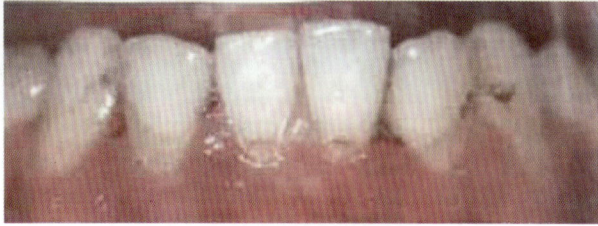

图12-7 急性坏死性溃疡性龈炎

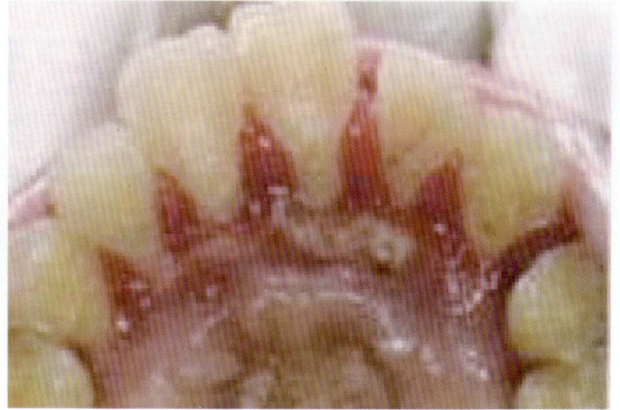

图12-8 慢性牙周炎

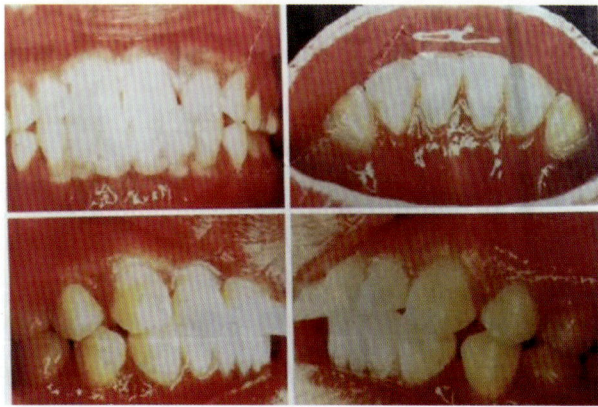

图12-9 局限性侵袭性牙周炎

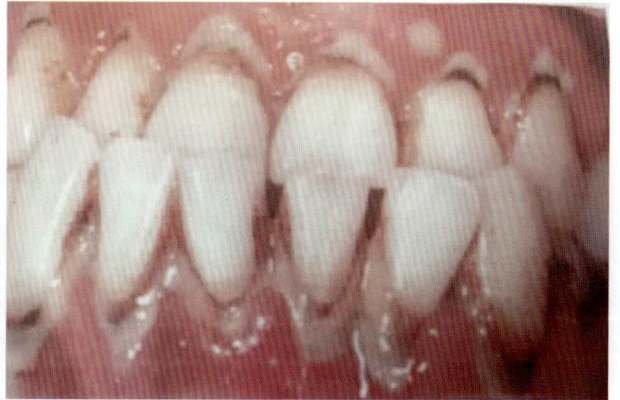

图12-10 伴糖尿病的牙周炎

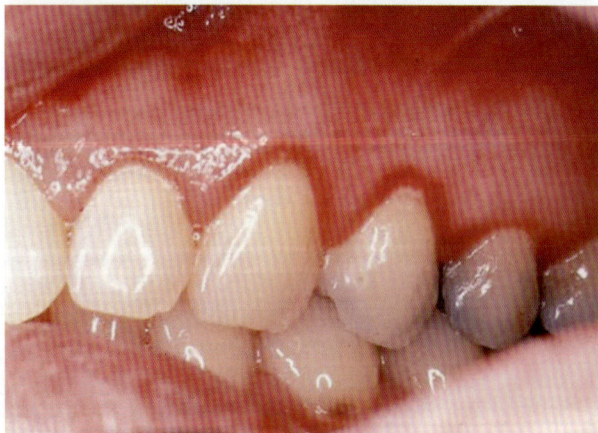

图12-11 艾滋病患者的龈缘红线

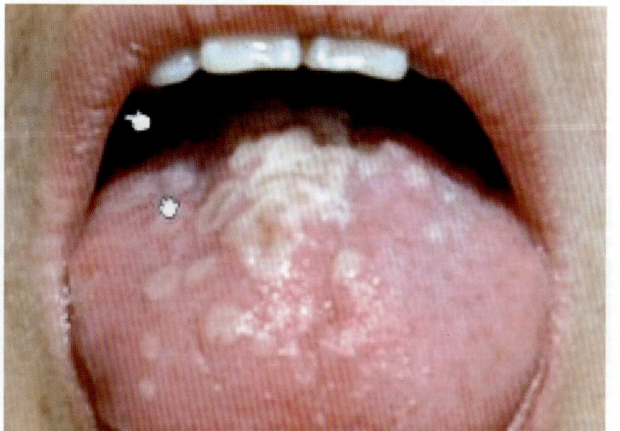

图17-1 原发性单纯疱疹

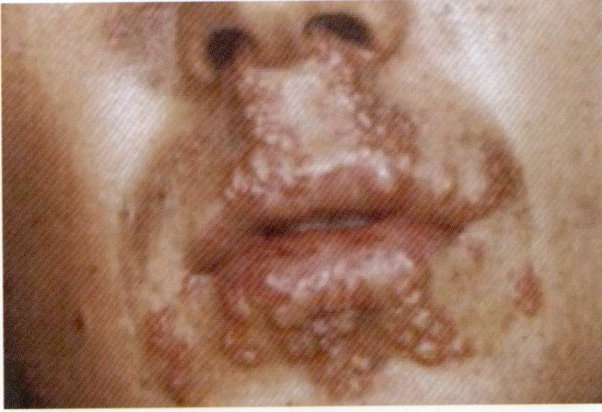

图17-2 复发性疱疹性口炎

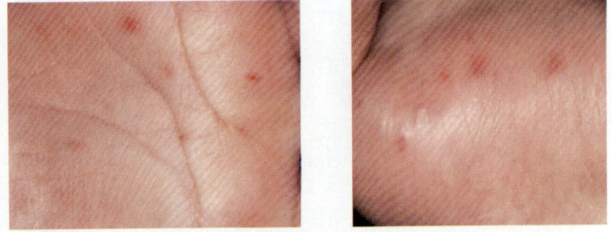

图17-3 手足口病

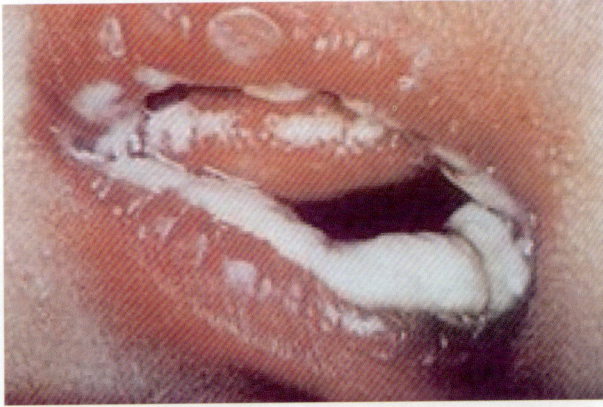

图17-4 急性假膜型念珠菌性口炎

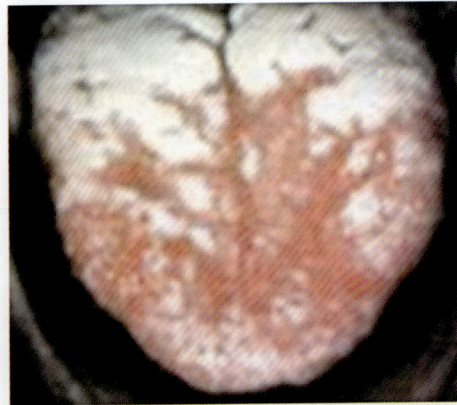

图17-5 急性红斑型念珠菌口炎

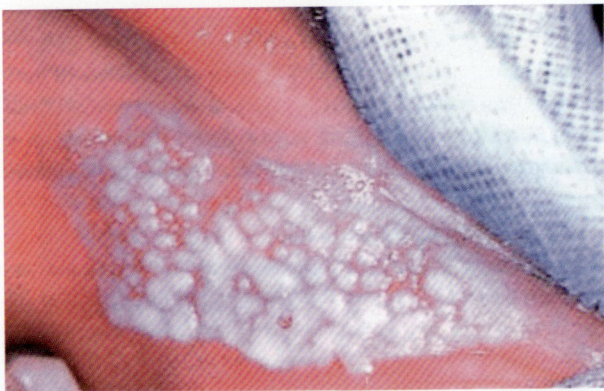

图17-6 慢性增殖型念珠菌性口炎

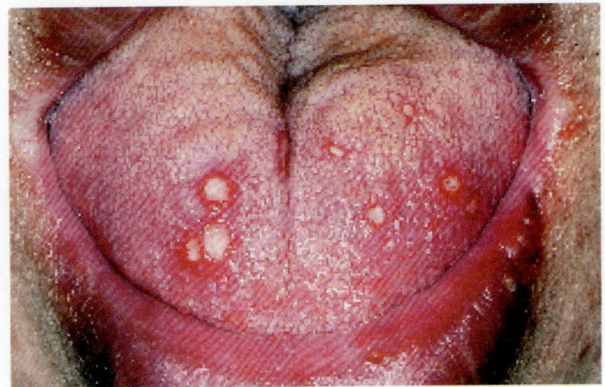

图18-1 轻型阿弗他溃疡

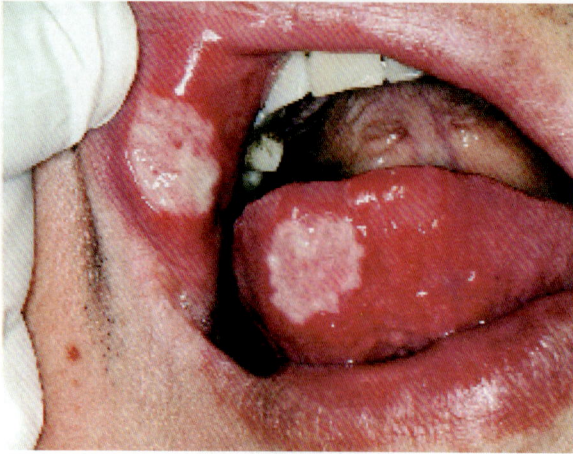
图18-2 重型阿弗他溃疡

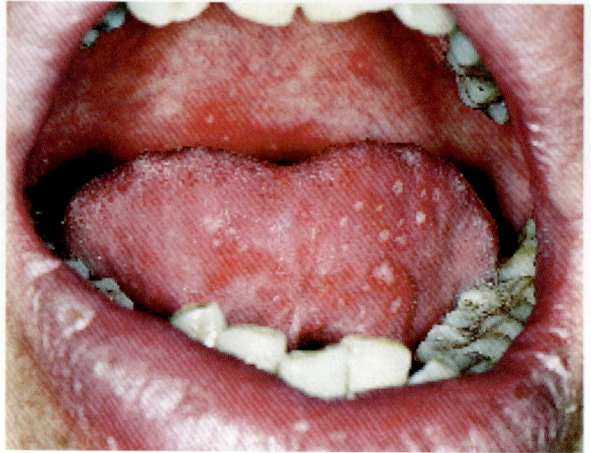
图18-3 疱疹样阿弗他溃疡

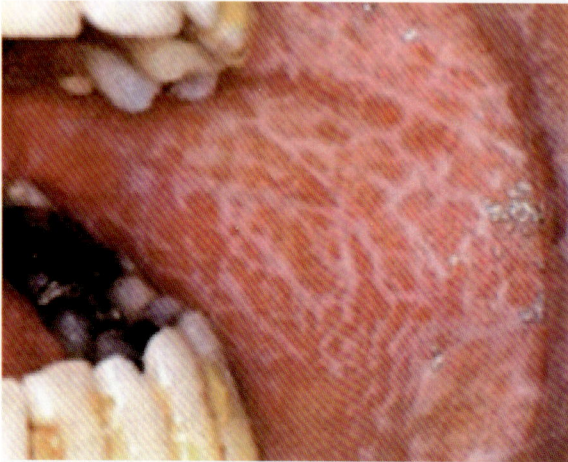
图19-1 扁平苔藓

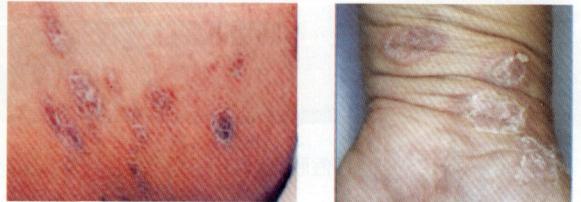
图19-2 多角形扁平丘疹

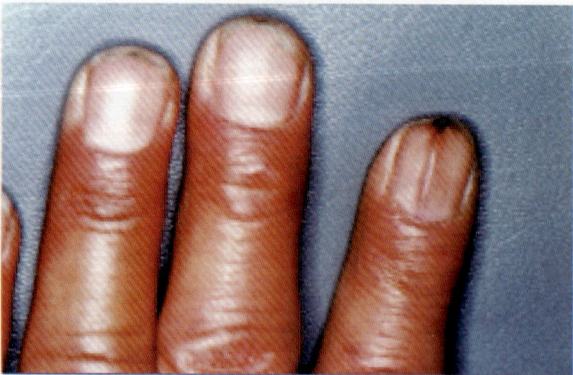
图19-3 指、趾甲病损

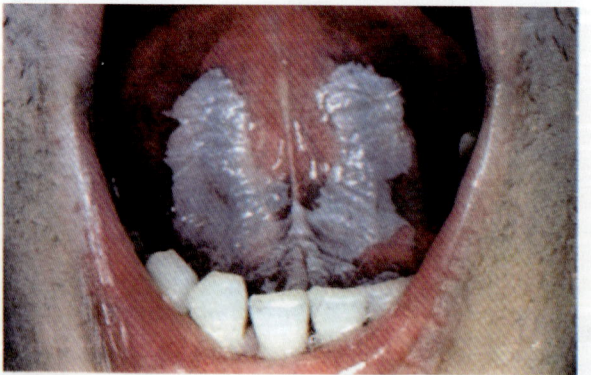
图19-4 口腔白斑（皱纹纸状）

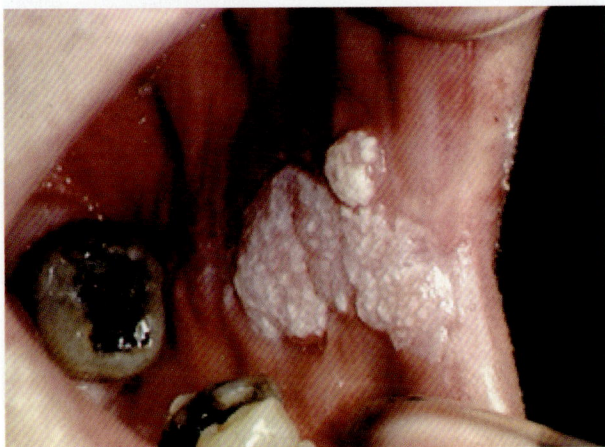

图19-5 口腔白斑（颗粒状）

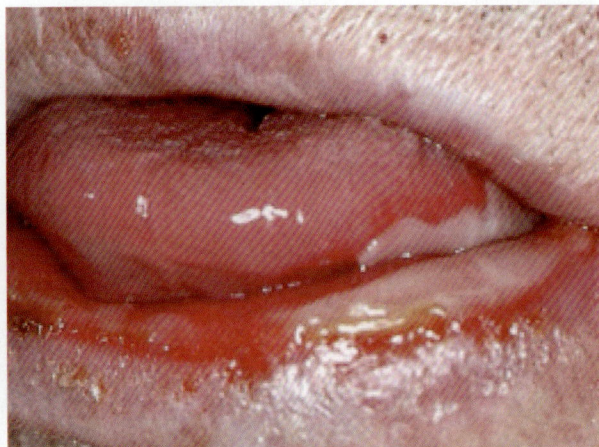

图20-1 药物过敏性口炎

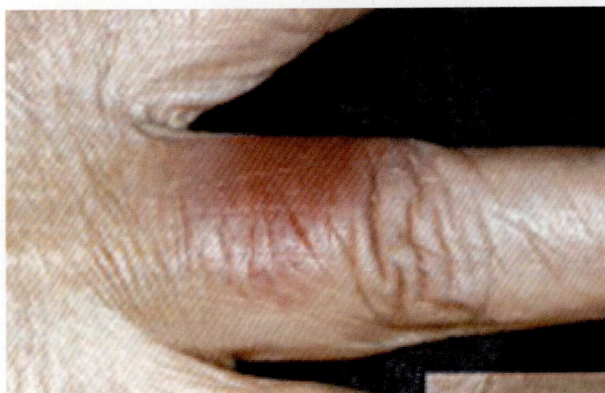

图20-2 药物过敏性口炎

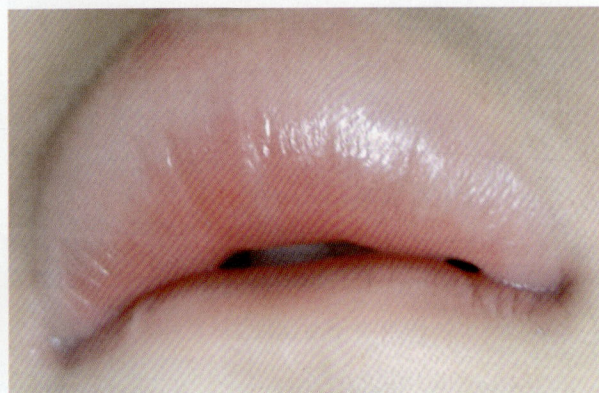

图20-3 血管神经性水肿

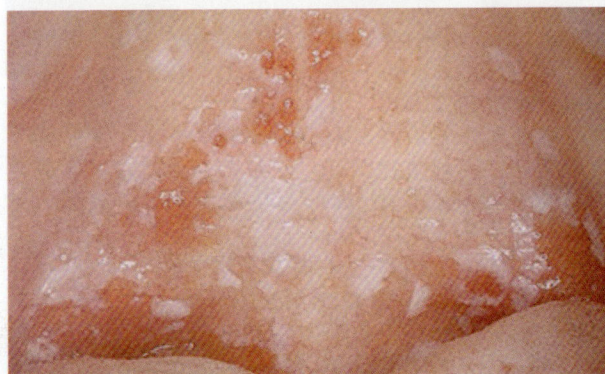

图20-4 多形性红斑

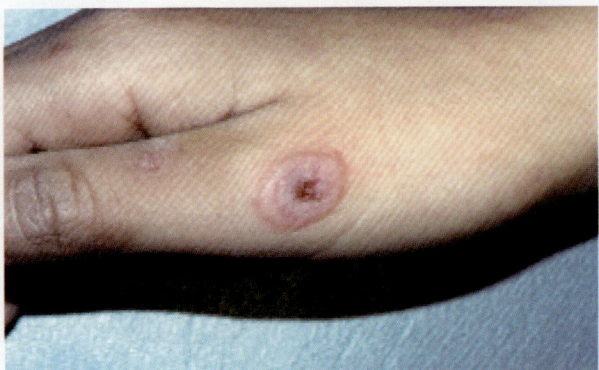

图20-5 靶样红斑

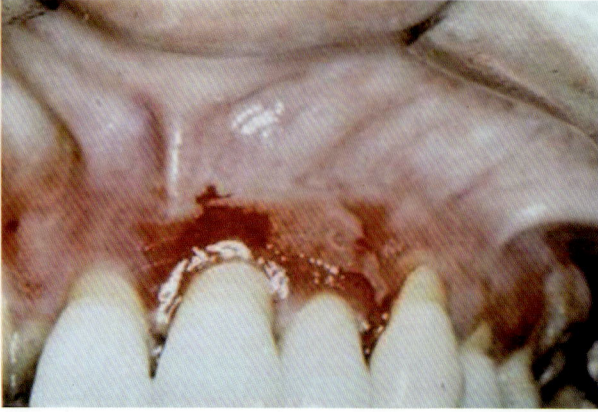

图21-1 瘢痕性类天疱疮

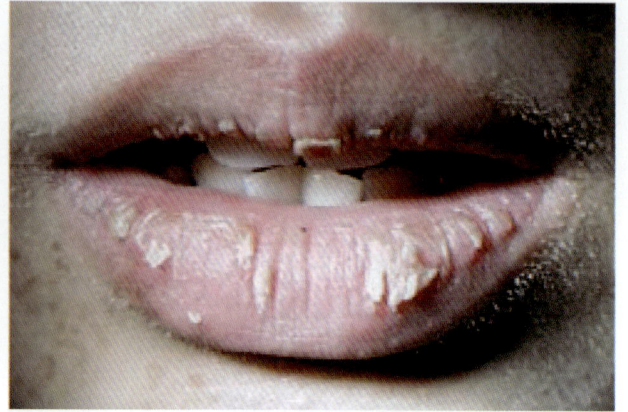

图22-1 慢性脱屑性唇炎

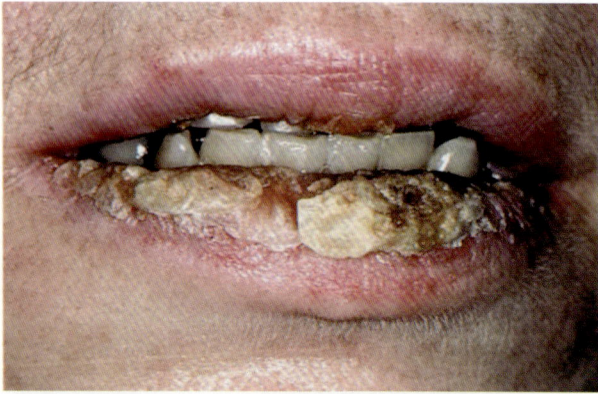

图22-2 慢性糜烂性唇炎

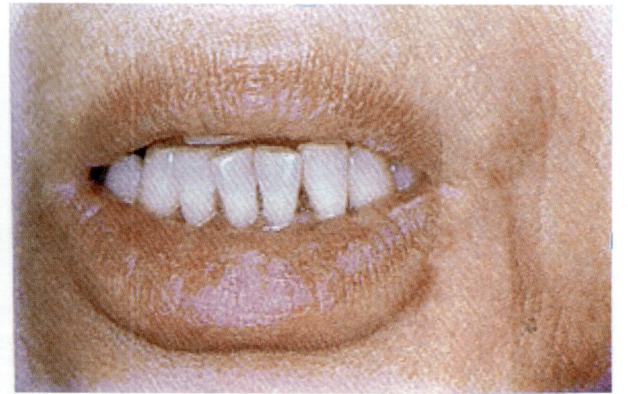

图22-3 肉芽肿性唇炎

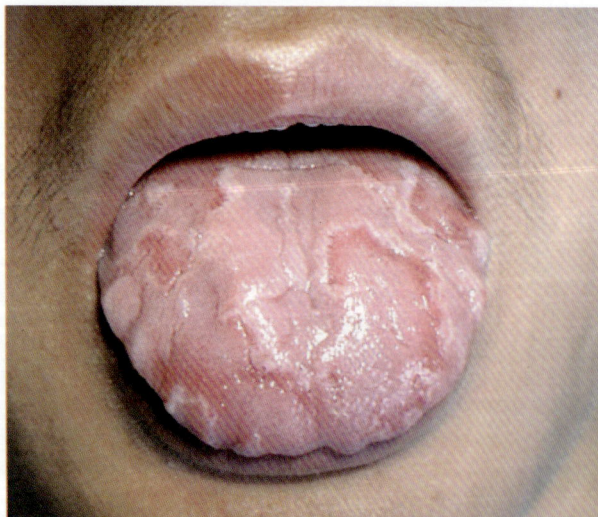

图22-4 游走性舌炎

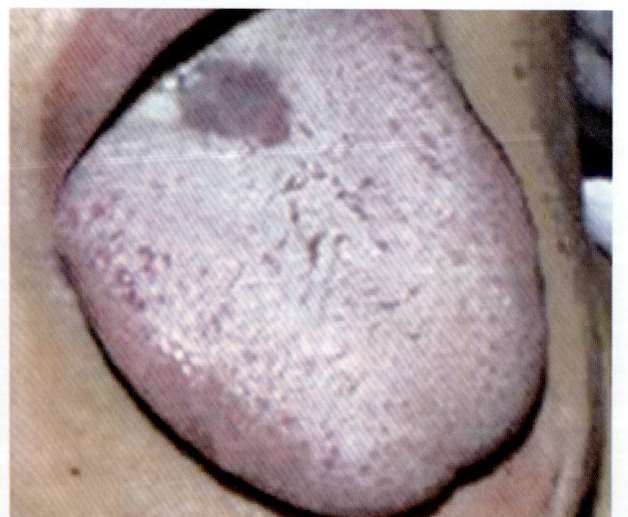

图22-5 正中菱形舌炎

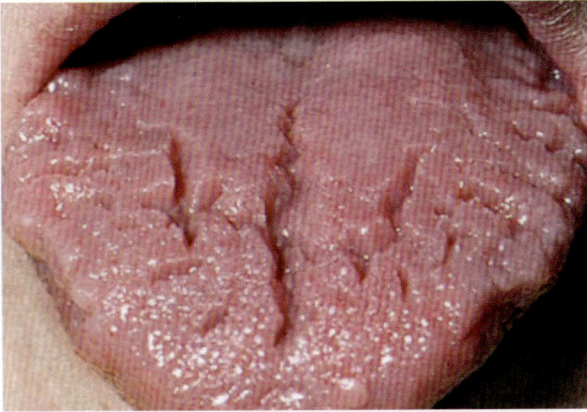

图22-6 沟纹舌

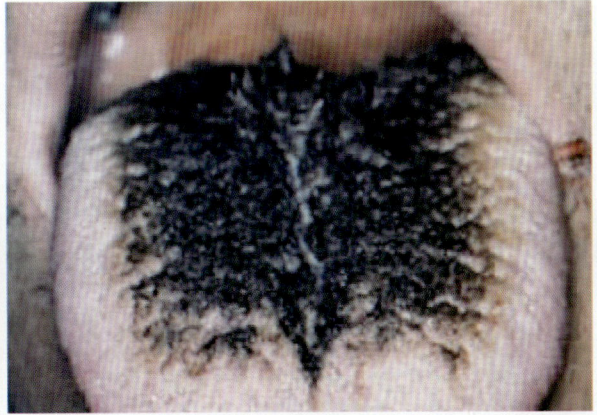

图22-7 黑毛舌

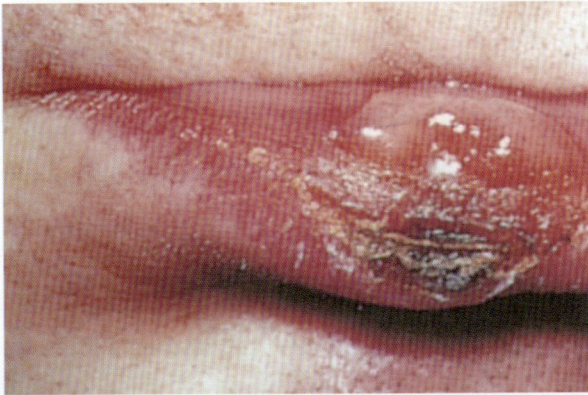

图24-1 唇硬下疳

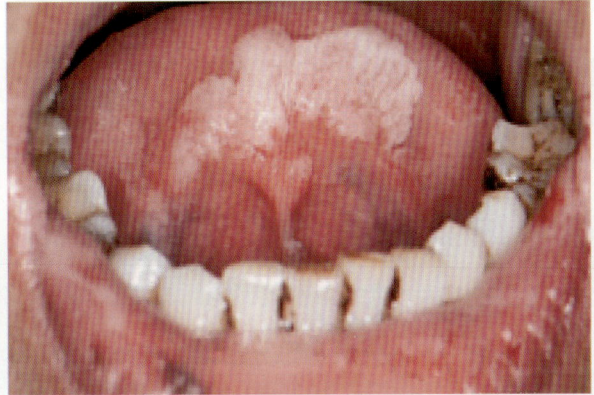

图24-2 黏膜斑

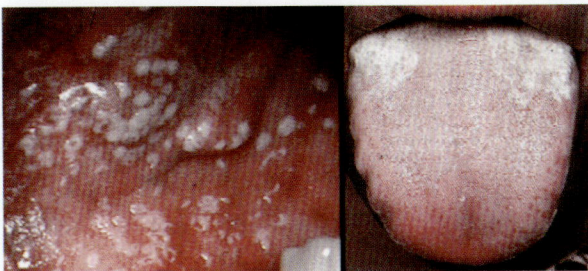

图24-3 白色念珠菌病

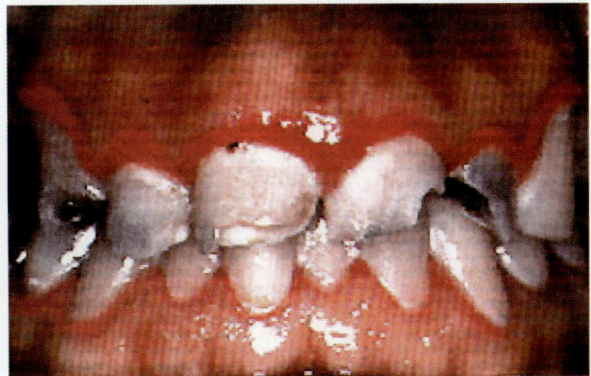

图24-4 牙龈线形红斑

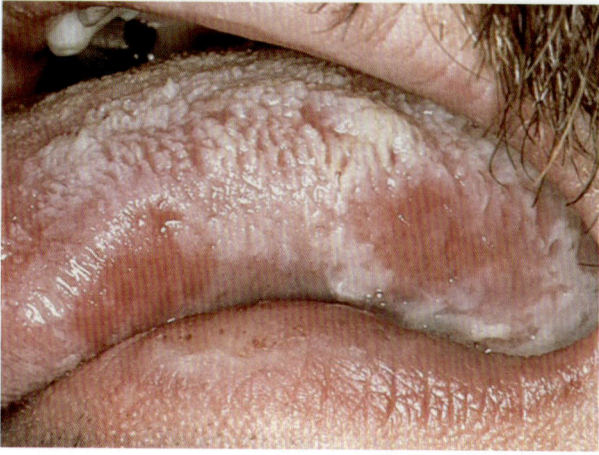

图24-5 毛状黏膜白斑

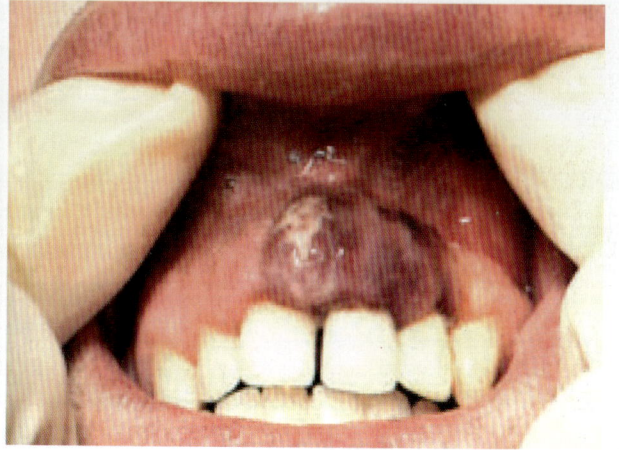

图24-6 卡波西肉瘤

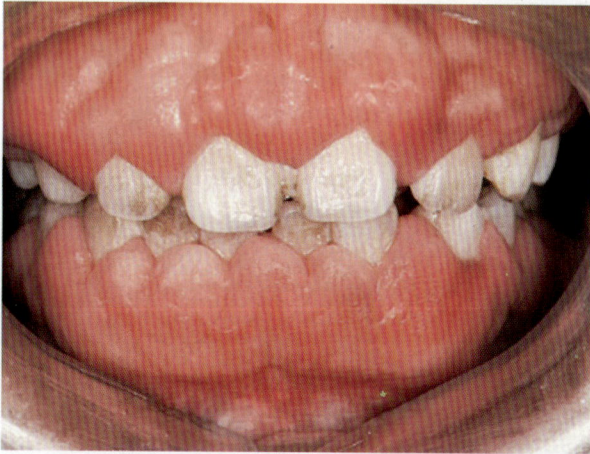

图25-1 白血病口腔表征